Más Joven que Nunca

Más Joven que Nunca

Recursos rejuvenecedores para la mujer

Las medidas que usted puede tomar ahora para lucir y sentirse como nueva

Por los Editores de **PREVENTION** Magazine Health Books en Español

Doug Dollemore, Mark Giuliucci, Sid Kirchheimer,
Ellen Michaud, Elisabeth Torg, Laura Wallace-Smith, Mark D. Wisniewski

Editado por Patricia Fisher y Abel Delgado

RODALE

NOTA

La intención de este libro es que se use como referencia solamente, y no como un manual médico. La información contenida aquí está diseñada para ayudarle a usted a tomar decisiones inteligentes sobre su salud. No tiene la intención de ser una sustitución para cualquier tratamiento que le hubiera sido recetado por su médico. Si usted sospecha que tiene algún problema médico, le exhortamos a buscar asistencia médica competente.

Library of Congress Cataloging-in-Publication Data

Age erasers for women. Spanish
   Más joven que nunca : recursos rejuvenecedores para la mujer : las medidas que usted puede tomar ahora para lucir y sentirse como nueva / por los editores de Prevention Magazine Health Books en español.
      p.   cm.
   Includes index.
   ISBN 0–87596–444–3 hardcover
   ISBN 0–87596–470–2 paperback
   1. Middle aged women—Health and hygiene. 2. Aged women—Health and hygiene.
3. Middle aged women—Mental health. 4. Aged women—Mental health. 5. Longevity.
I. Prevention Magazine Health Books. II. Title.
RA778.A3318   1997
613'.04244—dc21   97–6592

            10 9   tapa dura
2 4 6 8 10 9 7 5 3 1 rústica

NUESTRO OBJETIVO

Nosotros queremos demostrar que toda persona puede usar el poder de su cuerpo y de su mente para mejorar su vida. El mensaje en cada página de nuestros libros y revistas es: ¡Usted sí puede mejorar su vida!

RODALE

MÁS JOVEN QUE NUNCA: PERSONAL EDITORIAL Y DE DISEÑO

EDITOR DE PREVENTION® MAGAZINE HEALTH BOOKS EN ESPAÑOL: ABEL DELGADO

TRADUCCIÓN AL ESPAÑOL Y MAQUETACIÓN: GRANDA INTERNATIONAL INTERPRETERS, BELLFLOWER, CALIFORNIA

ÍNDICE EN ESPAÑOL: FRANCINE CRONSHAW

EDITORA EJECUTIVA SÉNIOR: PATRICIA FISHER

EDITOR SÉNIOR: RUSSELL WILD

ESCRITORES: DOUG DOLLEMORE, MARK GIULIUCCI, SID KIRCHHEIMER, ELLEN MICHAUD, ELISABETH TORG, LAURA WALLACE-SMITH, MARK D. WISNIEWSKI

ESCRITORES COLABORADORES: STEFAN BECHTEL, JEFF CSATARI, LISA DELANEY, TIM FRIEND, MARK GOLIN, MARCIA HOLMAN, CLAIRE KOWALCHIK, RICHARD LALIBERTE, JEFF MEADE, MELISSA MEYERS, RICHARD TRUBO, JOSEPH M. WARGO, STEPHEN WILLIAMS

DIRECTOR ARTÍSTICO: STAN GREEN
DISEÑADORA DE LA TAPA: DEBORA SFETSIOS
DISEÑADOR DE INTERIORES: ACEY LEE
ILUSTRADORA: SUSAN ROSENBERGER

ASESORA EDITORIAL: TANIA RODRÍGUEZ

ASISTENTE EDITORIAL: LINDA MOONEY

INVESTIGADORA DE DATOS REFERENTES A LOS LATINOS: KATHRYN PIFF CASTAÑO
INVESTIGADORES Y VERIFICADORES DE DATOS: SUSAN E. BURDICK, HILTON CASTON, CHRISTINE DREISBACH, VALERIE EDWARDS-PAULIK, JAN EICKMEIER, THERESA FOGARTY, CAROL J. GILMORE, DEBORAH PEDRON, SALLY A. REITH, SANDRA SALERA-LLOYD, ANITA SMALL, CAROL SVEC, MICHELLE M. SZULBORSKI, JOHN WALDRON

PREVENTION MAGAZINE HEALTH BOOKS EN ESPAÑOL

VICEPRESIDENTA Y DIRECTORA EDITORIAL: DEBORA T. YOST
DIRECTOR DEL DISEÑO Y PRODUCCIÓN: MICHAEL WARD
DIRECTORA ARTÍSTICA: FAITH HAGUE
GERENTE DE INVESTIGACIÓN: ANN GOSSY YERMISH
GERENTE DEL TEXTO: LISA D. ANDRUSCAVAGE

LOS ASESORES MÉDICOS DE PREVENTION® MAGAZINE HEALTH BOOKS EN ESPAÑOL

HÉCTOR BALCAZAR, PH.D., es profesor asociado de nutrición comunitaria y salud pública en el Departamento de Recursos Familiares y Desarrollo Humano así como catedrático asociado en el Centro Hispano de Investigación en la Universidad Estatal de Arizona en Tempe, Arizona.

HANNIA CAMPOS, PH.D., es profesora asistente de nutrición en la Escuela de Salud Pública de la Universidad de Harvard en Boston, Massachusetts, y miembro del comité que está actualizando la Pirámide Dietética Latinoamericana. Ella también es profesora asociada visitante del Instituto de Investigación de la Salud en la Universidad de Costa Rica.

VÍCTOR CONTRERAS, DOCTOR EN MEDICINA, es el director médico de la Clínica de Medicina Ocupacional en Santa Paula, California.

ELENA RÍOS, DOCTORA EN MEDICINA, es la presidenta de la Asociación Nacional de Médicos Hispanos en Washington, D.C.

HELEN RODRÍGUEZ-TRIAS, DOCTORA EN MEDICINA, fue presidenta de la Asociación de Salud Pública de los Estados Unidos y actualmente es la codirectora del Instituto Pacífico de la Salud de la Mujer en Los Ángeles, California.

ÍNDICE

Tercera Parte: Recupere su juventud

INTRODUCCIÓN

Es más temprano
de lo que usted se imagina

Es posible que los impuestos y la muerte sean inevitables, pero para la mayoría de nosotras, estos no representan un miedo tan grande como el de envejecer. Envejecer, ¡ay, ay, ay! Las puras palabras son suficientes para congelar el corazón de cualquier mujer. Y nos encogemos ante las desgastadas imágenes que acompañan estas palabras: canas, arrugas pronunciadas, brazos fláccidos, muslos colgantes, y el fin de la atracción, del romance y de las posibilidades.

Le quedaba bien a Gloria Steinem decir orgullosamente, durante unas de sus décadas importantes: "Así es cómo una se ve a los 40 años." Y lo dijo otra vez cuando cumplió 50 años, añadiendo alegremente otros diez años a su edad.

Pero la mayoría de nosotras no somos tan displicentes y seguras de nosotras mismas. Y, ciertamente, no nos reímos en público mientras que los cumpleaños pasan uno tras otro. Dejamos de admitir nuestra edad después de los 29 y cambiamos el tema cuando alguien más joven que nosotras pregunta: "Así que, ¿cuándo fue que se graduó de la universidad?"

Por eso es que escribimos *Más joven que nunca: Recursos rejuvenecedores para la mujer.*

Después de un año de hablar con expertos y efectuar un estudio extenso sobre cómo ponerle freno al paso del tiempo, nuestro equipo de escritores encontró que, de hecho, sí es posible para cualquier mujer "atrasar al reloj" —o por lo menos detenerlo donde está. Como mínimo, este libro le ayudará a redefinir la imagen que usted tiene del envejecimiento, para que pueda moverse hacia el mañana con energía y expectación.

Nos embarcamos en este proyecto después de que ustedes nos dijeron en nuestras encuestas que el envejecer era una de sus preocupaciones más grandes. Es una preocupación que nosotros compartimos, ¿por qué no? En los Estados Unidos, la juventud es reina, especialmente para las mujeres.

Cuando un hombre empieza a tener canas alrededor de las sienes, se ve distinguido. Cuando empieza a mostrar una barriga, se ve simpático. Cuando empieza a jugar golf en lugar de fútbol con muchachos de 18 años de edad, está madurando.

Cuando eso le sucede a una mujer, se está haciendo vieja.

Pero no tiene que ser así. Las múltiples medidas simples contenidas en este libro le ayudarán a sentirse y verse más joven, sin importar su edad.

Por lo tanto, tome este libro, por favor, y diviértase con él. El futuro es mejor de lo que usted se imagina.

Patricia Fisher

Patricia Fisher
Editora Ejecutiva Sénior
Rodale Books

Primera Parte

Cómo envejece una mujer

DETENGA EL TIEMPO

Y haga que los años la traten bien

Pepper Herman juega al golf fabulosamente, conduce un carro deportivo y vuela para arriba y para abajo entre su casa en Charlottesville, Virginia, y sus trabajos como locutora para agencias de publicidad en Wilmington, Delaware y Filadelfia.

Su cabello es largo y oscuro. Su cutis es suave. La gente le dice que se parece bastante a Cher.

Ah, y otra cosa: Pepper Herman tiene 60 años de edad.

Allá cuando ella se encontraba entre los 30 y los 40 años de edad, Pepper empezó a crear la mujer vibrante y llena de energía que es hoy. Usted también puede lograr esto.

Lo que realmente la envejece

Hoy en día, el envejecer no es lo que era para nuestras madres.

Muchas de nosotras teníamos madres que engordaron 10 libras cuando tenían 30 años de edad. Empezaron a tener arrugas a los 35, piel reseca a los 40, articulaciones tiesas a los 45, alto colesterol a los 50, problemas de corazón a los 55, pérdida de memoria a los 57, y osteoporosis a los 60 años de edad.

Nosotras, no.

Nosotras no, porque hoy sabemos que una dieta con bajo contenido de grasa evita el subir de peso y el aumento en el colesterol asociado con la edad.

Sabemos que manteniéndonos fuera del sol y usando lociones antisolares evitamos la proliferación de arrugas.

Sabemos que los ácidos alfahidróxidos —ácidos que se encuentran en frutas y leche— previenen la piel reseca y dispareja que viene acompañada de manchas de edad y piel abolsada.

Sabemos que el ejercicio —especialmente nadar y aeróbicos en el agua— retrasa la aparición de la artritis.

3

Sabemos que el ejercicio aeróbico, una dieta de bajo contenido de grasa, aspirina y ejercicios de relajamiento previenen la evolución de arterias obstruidas en enfermedades del corazón.

Sabemos que hacer crucigramas y leer la sección de opinión y editorial del periódico puede contrarrestar la pérdida de memoria que resulta de un cerebro envejeciendo.

También sabemos que hacer ejercicios de cargar con su propio peso y tener suficiente calcio pueden evitar el adelgazamiento de los huesos que conduce a la osteoporosis en una mujer.

En otras palabras, sabemos que aunque el sobrepeso, las arrugas, la piel reseca, la artritis, el colesterol alto, las enfermedades del corazón, la pérdida de memoria, la osteoporosis y una multitud de otras cosas pueden robarnos nuestra juventud, lo que realmente nos hace envejecer no es físico; es la actitud mental que permite que vegetemos enfrente de la televisión, comamos alimentos con alto contenido de grasa, fumemos, no comamos verduras, nos tostemos bajo el sol y nos olvidemos cómo jugar y desafiarnos a nosotras mismas.

El envejecimiento, en su mayor parte, nos lo causamos nosotras mismas.

El proceso biológico del envejecimiento

"El cuerpo humano está preparado para durar 110 años", dice Ben Douglas, Ph.D., profesor de anatomía en el Centro Médico de la Universidad de Misisipí, en Jackson y autor de *"AgeLess: Living Younger Longer"* (Sin edad: viviendo joven por más tiempo). "Exactamente igual que otros miembros del reino animal, nuestros cuerpos están diseñados para durar aproximadamente cinco veces la edad que teníamos cuando alcanzamos nuestra madurez sexual. Por lo tanto, con un cuidado apropiado, así debería ser."

Entonces, ¿qué es lo que tiene el envejecer que nos detiene? Echemos una mirada, parte por parte, teniendo en mente que lo que llamamos envejecer puede superarse.

Piel. Cuando usted se encuentra entre los 20 y los 30 años de edad, el daño acumulado debido al sol puede causar que su piel se arrugue a través de su frente. Y luego entre los 30 y los 40 años de edad puede arrugarse entre los ojos. Al llegar a los 40 años, aparecen las patas de gallo, y al llegar a los 50 años, las arrugas empezaron a formarse en las comisuras de su boca. Con el tiempo, su piel se volverá más delgada, más seca y menos elástica —debido mayormente a una reducción en el abastecimiento de tejido conectivo y estrógeno que comienza al cumplir 40 años de edad.

Sistema cardiovascular. Después de los 25 años de edad, se produce un descenso pequeño pero constante en la capacidad de su sistema cardiovascular para suministrar sangre oxigenada a través de todo su cuerpo al hacer ejercicio. Típicamente, la capacidad aeróbica de una mujer disminuye de 5 a 10 por ciento por década entre los 25 y los 75 años de edad, lo cual en términos prácticos, significa que usted se queda sin aliento más fácilmente al envejecer. El corazón mismo se achica y palpita a un ritmo más lento. Los vasos capilares se estrechan y se vuelven menos flexibles. La presión sistólica de la sangre —el número más alto al tomarse la presión— aumenta aproximadamente 20 a 30 por ciento entre los 30 y los 70 años de edad.

Músculos. Después de los 45 años de edad, más o menos, sus músculos empiezan a encogerse a medida que los depósitos de grasa se expanden. La fuerza en los músculos decrece aproximadamente 30 por ciento entre las décadas de los 20 y los 70 años de edad, mientras que la masa muscular se reduce hasta en un 40 por ciento.

Huesos. Los minerales —particularmente calcio— se agregan y retiran de sus huesos constantemente a lo largo de toda la vida. Los depósitos exceden los retiros hasta alrededor de los 35 años de edad. Después de esa edad, hay una reducción constante en fuerza ósea y densidad. En parte porque los esqueletos de las mujeres son más pequeños que los de los hombres, y en parte debido a que los cambios hormonales después de la menopausia aceleran la pérdida ósea, la osteoporosis tiende a ser más un problema para las mujeres que para los hombres. El peligro de una fractura de la cadera empieza a aumentar entre los 40 y los 50 años de edad, y después se duplica cada seis años a partir de esa edad. De hecho, los investigadores estiman que es probable que una mujer haya perdido 30 por ciento de su masa ósea pico para cuando llega a los 70 años de edad, volviéndose más propensa a fracturas.

Articulaciones. Una ligera rigidez en las rodillas, caderas y cuello empieza entre los 40 y los 50 años de edad. Gradualmente empeora hasta que su médico lo diagnostica como artritis cuando está entre los 60 y los 70 años de edad. Los discos entre sus vértebras empiezan a degenerarse y su espina se endurece más o menos entre los 70 y los 80 años de edad.

Metabolismo. Comenzando alrededor de los 20 años de edad, el número de calorías que su cuerpo requiere se reduce gradualmente. Para cuando usted cumple 70 años de edad, necesitará 500 calorías menos por día.

Cerebro. Nosotras empezamos la vida con un número determinado de neuronas diseñado para prestar un servicio de por vida. Aunque perdemos algunas células nerviosas durante nuestra vida, si no sufrimos alguna enfermedad, las células nerviosas funcionan, se reparan, regeneran y hacen nuevas conexiones durante nuestra vida entera. Entonces, ¿qué causa la senilidad? La mayor parte de lo que pensamos que es un comportamiento senil en las personas mayores es causado por enfermedad, no por la pérdida de neuronas.

Sistema inmune. Después de los 60 años de edad, la baja gradual de su sistema inmune la hace a usted más propensa a infecciones. Si hay un microbio alrededor, hay más probabilidad de que usted lo contraiga.

Colesterol. La cantidad de colesterol en su sangre —el cual es producido por el hígado de las grasas saturadas y el colesterol en su dieta— tiende a aumentar con su edad. Generalmente, alcanza un pico entre los 60 y los 70 años de edad, aproximadamente una década después del pico de los hombres.

Cabello. Las canas pueden empezar en cualquier momento. Para los 50 años de edad, la mitad de nosotras tendrá canas. A los 80 años de edad, el 40 por ciento de nosotras tendrá más vello en la cara del que quisiéramos.

(continúa en la página 8)

Ante el espejo

La mayoría de nosotras seguimos el proceso de envejecimiento con nuestros espejos. Esto es lo que una mujer puede y no puede ver mientras observa su cara y su cuerpo a lo largo de los años adultos.

Entre los 20 y los 30 años de edad. *Se ve bien y se siente fantástica. Pero al principio de la decada de los veinte años, las primeras señales ligeras de envejecimiento empiezan a aparecer. Sus músculos empiezan a perder lo lleno y lo firme debido a la pérdida de fibras musculosas. El ritmo al cual su cuerpo quema calorías empieza a hacerse más lento, decreciendo en un dos por ciento por década a partir de ahora. Su oído para tonos agudos empieza a desaparecer.*

Entre los 30 y los 40 años de edad. *Líneas de risa y arrugas pequeñas aparecen alrededor de sus ojos y boca, y si es muy aficionada a un bronceado à la California, puede tener otras arrugas también, así como manchas de la edad. Eso es porque su cutis está disminuyendo lentamente la producción de melanocitos productores de pigmento, pequeñas células que ayudan a proteger contra los rayos ultravioleta. Más o menos al cumplir los 30 años de edad, las patas de gallo se le pueden aparecer. También tiene que mantenerse activa para hacer más lenta la disminución de la salud cardiovascular, que empieza ahora y puede bajar 30 a 40 por ciento para los 65 años de edad. La pérdida gradual en la fuerza de los huesos empieza a los 35.*

Entre los 40 y los 50 años de edad. *A medida que las glándulas sebáceas en su piel reducen la producción y las fibras de apoyo se vuelven menos elásticas, primordialmente como resultado del daño solar, ella nota que su cutis se vuelve reseco, más delgado y con más tendencia a arrugarse. Puede notar bolsas bajo los ojos. Para su*

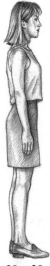
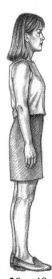
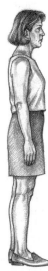

20 a 30   30 a 40   40 a 50

sorpresa, encontrará que necesita anteojos para leer —*las lentes en su ojos empiezan a endurecerse alrededor de los 40 años de edad y ahora tiene dificultad para enfocar objetos cercanos. Puede ser que también empiece a notar un pequeño aumento en su peso.*

Entre los 50 y los 60 años de edad. *En la mayoría de las mujeres, los ovarios dejan de producir estrógeno y progesterona a aproximadamente los 50 años de edad. El cambio acelera la pérdida ósea, reduce la lubricación vaginal y aumenta los niveles de colesterol —aumentando el riesgo de osteoporosis, ataques al corazón y derrame cerebral. Su piel se aflojará y colgará a la mitad de sus mejillas, parte inferior de los carrillos y cuello. El tono de la piel se vuelve más irregular.*

Entre los 60 y los 70 años de edad. *Ella empieza a pedirle a la gente que le repita lo que dijeron porque su oído ha comenzado a debilitarse. También puede descubrir que de hecho, está empezando a perder peso —principalmente porque ha perdido masa muscular y aumentado grasa. Dado que la grasa pesa menos que los músculos, ella tiene aproximadamente una talla menos. Asimismo, ella empieza a hacerse ligeramente más corta de estatura, perdiendo media pulgada durante los próximos veinte años. Su cutis es más áspero y ha perdido su color uniforme, resultando en más manchas. Es posible que note que está siendo más fácil pescar cualquier microbio que ande circulando, debido a una disminución en su sistema inmune que la hace más propensa a infecciones.*

Entre los 70 y los 80 años de edad. *Ella toma ahora la vida con más calma. Su fuerza muscular ha disminuido desde su ápice entre los 30 y los 40 años de edad, y una reducción en el tono muscular significa que ahora puede tener dificultad en controlar su orina o hacer que los alimentos pasen a través de sus conductos digestivos. Ahora necesita el doble de luz para ver tan claramente como antes, pero lo más probable es que mentalmente esté tan despierta como siempre lo fue.*

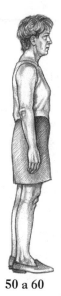 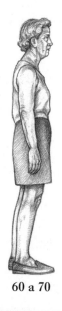 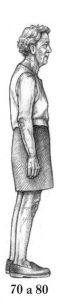

50 a 60   60 a 70   70 a 80

Nuestra ventaja de longevidad

Es posible que las mujeres sean más resistentes que los hombres desde el momento de la concepción.

La razón sigue siendo un misterio, según dicen los científicos. Pero notan que aunque se desarrollan 170 embriones masculinos por cada 100 embriones femeninos, solamente nacen 106 niños por cada 100 niñas.

También más bebés del sexo masculino mueren durante la infancia y niñez, de tal manera que cuando las hormonas reproductoras empiezan a fluir durante la adolescencia, la relación de muchachos a muchachas es aproximadamente de uno a uno.

Después de eso, los hombres parecen estar resueltos a dejar el planeta. Tienen el doble de posibilidades de morir de una lesión no intencional que las mujeres, y cerca de tres veces la posibilidad de morir por suicidio o crimen.

Parte de la razón del deceso prematuro de tantos hombres —según dicen los expertos— es la expectativa social que anima a los hombres a desarrollar trabajos peligrosos. Por eso es que los hombres tienen 29 veces más probabilidades que las mujeres de caerse de una escalera a su muerte; 23 veces más probabilidades de que los mate una máquina, o cerca de 20 veces más probabilidades de ser electrocutados.

Por supuesto, a medida que las oportunidades aumentan para las mujeres en el lugar de trabajo, probablemente van a tener oportunidades iguales de

---

Vejiga. Cuando empieza a disminuir el estrógeno al final de la década de los 40 años de edad, usted puede perder orina al estar haciendo ejercicio. Después de la menopausia, usted puede ser más susceptible a infecciones de la vejiga.

Reproducción. Los ovarios pueden producir menos estrógeno y progesterona después de los 35 años de edad. La fertilidad cesa gradualmente y la menopausia comienza.

Ojos. Cuando usted empieza a sostener el periódico con los brazos extendidos —entre los 40 y los 45 años de edad— la lente de su ojo está perdiendo su elasticidad haciendo más difícil enfocarse en objetos cercanos o ajustarse de cerca a lejos. Para los 65 años de edad, es posible que empiece a desarrollar cataratas, y para los 80 años de edad usted puede necesitar tres veces más luz para ver tan claramente como ve ahora.

Oídos. Su capacidad para oír empieza a declinar gradualmente en la década de los 60 años de edad. Declina también en los hombres, pero a un paso más rápido.

ser aplastadas, destrozadas y electrocutadas. Por ello, hay una fuerte posibilidad según los expertos, de que la diferencia en los índices de muertes entre hombres y mujeres relacionados con su ocupación desaparezca.

Entretanto, las estadísticas indican que hay tres factores que aparentemente aumentan la longevidad en las mujeres: educación, trabajo y un ingreso arriba del promedio.

Una mujer de 25 años de edad que vive en los Estados Unidos que tiene estudios de postgrado puede anticipar que va a vivir 59 años más, mientras que una mujer de la misma edad que sólo terminó el cuarto grado probablemente vivirá solamente otros 54 años, reporta la Oficina de Censos de los Estados Unidos.

Una mujer de 25 años de edad que trabaja fuera de su casa puede anticipar que va a vivir otros 61 años, mientras que una mujer de la misma edad que trabaja en su casa probablemente viva otros 56 años. Y una mujer de ascendencia europea con ingresos familiares de más de $50.000 anuales puede anticipar que vivirá otros 58 años más, mientras que una mujer de la misma edad cuyo ingreso familiar es de aproximadamente $5.000 probablemente vivirá sólo 54 años más.

Pero, como quiera que sea que las mujeres logran años adicionales, el hecho es que para cuando hombres y mujeres alcanzan los 65 años, habrán ocho mujeres por cada siete hombres.

Nariz. Su capacidad para oler decrece gradualmente después de cumplir los 45 años de edad.

Boca. Su capacidad para notar diferencias sutiles entre sabores se reduce al disminuir el número de papilas gustativas de la lengua.

Las medidas rejuvenecedoras

A pesar de lo que usted acaba de leer, muy poco de lo que llamamos envejecer tiene que suceder. Alrededor de los 40 años de edad, por ejemplo, Pepper Herman se dio cuenta de que si quería mantener su cuerpo joven y su personalidad llena de energía al llegar a las decadas de los 60 y 70 años de edad era mejor que desarrollara un plan para rechazar la irrupción de la edad.

Pepper enfocó esto en su forma característica: habló con sus amigas, vio médicos y leyó todo lo que pudo encontrar acerca de la preservación de un cuerpo saludable. Entonces comenzó a experimentar para encontrar lo que era más conveniente para ella.

Empezó con un régimen de alimentación que incluía frijoles (habichuelas), arroz integral, brócoli, sopa miso y pastellitos de arroz junto con tomates, pimientos verdes y pollo.

La dieta tuvo tal éxito que la hizo verse y sentirse alrededor de diez años más joven. "Mi colesterol bajó de 300 a 167 y perdí peso", dice. "Pero no hice ejercicio, así que no tenía una buena figura."

Finalmente, una amiga la arrastró a una clase de aeróbicos que trataba de formar todo al mismo tiempo: "trasero de acero", "vientre potente" y "pectorales espectaculares". "Fue horrible", declara Pepper. "Todas se veían como estrellas de cine y yo no podía mantener el paso. Sólo podía hacer una cuarta parte de lo que ellas hacían."

Exhausta, Pepper decidió que podía ser que necesitara ejercicio, pero no a ese nivel de intensidad. "Encontré localmente una clase de ejercicio en la cual me sentí más cómoda, y fui a ella dos veces por semana", dice. "También empecé a caminar con mi cuñada y a jugar golf."

"Comencé a perder más peso, y a ponerme más a tono y a endurecerme", añade. "Mi cuerpo se volvió mejor de lo que había sido cuando tenía entre los 20 y los 30 años de edad."

Eventualmente, dice Pepper, agregó una técnica de relajamiento, tragó algunas vitaminas —especialmente vitaminas C y E más betacaroteno—, empezó a mascar un chicle enriquecido con calcio, completó y se graduó con una maestría, empezó a andar con gente creativa que estimulaba su mente, se involucró en grupos de acción política y sedujo a su esposo durante viajes vigorizantes a Santa Fe, Anguilla, Vermont y a cualquier parte que se le antojaba.

¿El resultado? La Pepper que tenemos ahora: el prototipo de una mujer excitante, para la que aparentemente no pasan los años —una mujer que hace pedazos el concepto de "vejez" que tenían todas las generaciones anteriores.

No todas pueden volverse una Pepper, por supuesto. Pero todas pueden detener el envejecimiento al cambiar la forma en que ven el envejecer.

Para mantenerse joven, dice Mary M. Gergin, Ph.D., profesora asociada de psicología del Campus Delaware de la Universidad Estatal de Pennsylvania, "Necesitamos liberarnos de las nociones anticuadas sobre envejecer. Necesitamos no tener miedo, ser desafiantes y tener la voluntad de tomar riesgos. Y necesitamos estar dispuestas a romper el molde del envejecimiento."

Una vez que lo hacemos, dice la doctora Gergin, necesitamos usar las medidas rejuvenecedoras que más se conforman a nuestras necesidades individuales tal y como Pepper Herman lo hizo. ¿Cuáles? Aquí hay una muestra de medidas que usted puede tomar en cuenta.

Salga a sudar la gota gorda

Si hay algo cercano a una droga genuina de la juventud, es el sudor.

"No hay nada que la ciencia pueda hacer por usted que pueda ser de más beneficio que el ejercicio", dice William Evans, Ph.D., director de Laboratorio

Noell para la Investigación del Desempeño Humano, en la Universidad Estatal de Pennsylvania en University Park, y coautor de *Biomarkers: The Ten Determinants of Aging You Can Control* (Bioindicadores: Los 10 determinantes de edad que usted puede controlar).

Un solo experimento clásico ilustra gráficamente su punto. Al final de los años 1960, un fisiólogo sueco de nombre Bengt Saltin pidió a cinco hombres jóvenes, dos de ellos atletas, que se acostaran en cama por tres semanas mientras él medía la reacción fisiológica de sus cuerpos a un desuso prolongado.

¿El resultado? En un espacio de 21 días, no hacer nada redujo la capacidad aeróbica tan dramáticamente que el Señor Saltin concluyó que era equivalente a casi 20 años de envejecimiento.

Afortunadamente, investigación subsecuente encontró que el ejercicio no sólo podía invertir los resultados del Señor Saltin, sino que de hecho podía invertir los resultados de la edad. En un estudio, por ejemplo, 11 hombres y mujeres saludables entre los 62 y los 68 años de edad fueron puestos por seis meses en un programa moderadamente extenuante de caminar; éste logró aumentar su capacidad aeróbica en un promedio de 12 por ciento. Al continuar con este programa por otros seis meses, al doble de intensidad, su capacidad aeróbica aumentó un 18 por ciento adicional.

Muchos otros cambios fisiológicos que antes normalmente se asociaban con el envejecimiento también se pueden evitar o retrasar por medio de un ejercicio moderado. ¿Qué quiere decir "moderado"? Cerca de 20 minutos de actividad aeróbica, tres veces por semana, deben lograrlo.

Investigadores en la Universidad Tufts pusieron un grupo de voluntarios mayores de edad en un programa de ocho semanas de entrenamiento de fuerza, y encontraron que mujeres de hasta 96 años de edad tenían la capacidad de incrementar el tamaño y fuerza de sus músculos en más de 200 por ciento.

Otros investigadores han descubierto que los ejercicios de cargar con su propio peso como son caminar, trotar y bailar pueden mantener los huesos fuertes y evitar la osteoporosis.

Y aún otros investigadores han encontrado que el ejercicio puede evitar los aumentos de peso, triglicéridos, colesterol y presión arterial diastólica —el número pequeño en una lectura de la presión arterial.

En un estudio en la Escuela de Medicina de la Universidad de Pittsburgh, los investigadores registraron peso, triglicéridos, colesterol y presión arterial a 500 mujeres entre los 42 y los 50 años de edad tanto al empezar el estudio, como después otra vez tres años más tarde. En los años entre una medición y la otra, la presión diastólica de la sangre, el peso, los triglicéridos y el total de los niveles de colesterol se fueron para arriba en todas. Pero, las mujeres que hacían más ejercicio aumentaron menos de peso y disfrutaban de niveles más saludables de colesterol en la sangre.

¿Cuánto ejercicio es necesario para mantener su cuerpo joven en las décadas de los 60 y los 70 años de edad?

(continúa en la página 15)

¿Cuánto vivirá usted?

Las decisiones que usted hace cada día sobre lo que come, si es que hará ejercicio, y qué tan estresada se permitirá estar se combinan con los problemas genéticos para determinar su longevidad.

Haga la siguiente prueba para ver si tiene una buena posibilidad de longevidad. Vaya sumando o restando la puntuación a medida de que responda a las siguientes preguntas:

Historia familiar
(Escoja todo lo que corresponda)

1. **−1** Uno o ambos padres vivieron más allá de los 75 años y no tuvieron cáncer o enfermedades del corazón.
2. **+2** Cáncer en uno de los padres o hermanos.
3.   Enfermedad coronaria del corazón antes de los 40 años en:
   - **+2** Uno de los padres
   - **+4** Ambos padres
4.   Alta presión arterial antes de los 50 años en:
   - **+2** Uno de los padres
   - **+4** Ambos padres
5.   Diabetes *mellitus* antes de los 60 años en:
   - **+2** Uno de los padres
   - **+4** Ambos padres
6.   Derrame cerebral antes de los 60 años en:
   - **+2** Uno de los padres
   - **+4** Ambos padres

Tipo de vida y salud
(Escoja todo lo que corresponda)

7. **+2** Vive y/o trabaja en una zona con alta contaminación en el aire
8.   Fumar:
   - **−1** Nunca fumó o dejó de fumar hace más de cinco años
   - **0** Dejó de fumar hace uno a cinco años
   - **+1** Dejó de fumar durante el año pasado
   - **+5** Ha fumado más de 20 años
9.   Usted fuma cigarrillos:
   - **+2** Menos de una cajetilla por día
   - **+3** Una cajetilla por día
   - **+5** Más de dos cajetillas por día

10.   Su consumo de alcohol:
-1   Nunca o rara vez
 0   Bebe no más de 1,5 onzas (44 ml) de licor fuerte, 5 onzas (148 ml) de vino o 12 onzas (360 ml) de cerveza por día
+2   Tres o más bebidas diarias

11.   Su presión arterial:
-2   Abajo de 121/71
 0   121/71 a 140/85
+2   141/86 a 170/100
+4   171/101 a 190/110
+6   Arriba de 190/110

12.   Su nivel de colesterol en la sangre:
 0   190 o menos
+1   191 a 230
+2   231 a 289
+4   290 a 320
+6   Más de 320

13.   Su nivel HDL de colesterol:
-1   Arriba de 60
 0   60 a 45
+2   44 a 36
+4   35 a 28
+6   27 a 22

14.   Su peso:
 0   Normal o dentro del 10 por ciento de lo normal
+1   Sobrepeso de 20 a 29 por ciento
+2   Sobrepeso de 30 a 39 por ciento

15.   Usted hace ejercicio:
-2   Vigoroso, más de 45 minutos, cuatro a cinco veces por semana
-1   Vigoroso, por lo menos 30 minutos, tres veces por semana
 0   Moderado, por lo menos 30 minutos, tres veces por semana
+2   Moderado, dos veces por semana
+3   Rara vez o nunca

Personalidad y evaluación de estrés
(Escoja todo lo que corresponda)

16. +2   Intensamente competitiva
17. +2   Enojada y hostil

(continúa)

¿Cuánto vivirá usted? —continuado

18. **+2** No expresa su enojo
19. **+2** Trabaja duro sin sentir satisfacción
20. **+2** Rara vez se ríe; a menudo deprimida
21. **+2** Rara vez discute problemas o sentimientos con otros
22. **+2** Trata constantemente de complacer a otros en lugar de a sí mismo
23. **−2** Nada de lo anterior

Dieta
(Escoja todo lo que corresponda)

24. **−2** Usted come repollo, brócoli, coliflor, zanahorias o frijoles (habichuelas) tres o más veces por semana
25. **−2** Usted come granos con alto contenido de fibra (tales como pan de trigo integral, arroz integral, cereal de salvado) casi diariamente
26. **−2** Usted come tres o más porciones de frutas y verduras al día
27. **+1** Usted hace una o dos dietas de moda para perder peso por año
28. **+2** Usted come mantequilla, crema y queso frecuentemente
29. **+2** Usted come carne, tocino o carnes procesadas frecuentemente
30. **+2** Usted le echa sal a la comida antes de probarla
31. **+2** Usted come más de seis huevos por semana
32. **+2** Usted come helado de crema, pastel o postres ricos casi diariamente

Otros factores

33. **+3** Usted usa píldoras anticonceptivas y fuma
34. **+1** Usted ha pasado la menopausia y no toma estrógeno

Cómo interpretar su puntuación

-16 a 0. Riesgo bajo. Usted debería disfrutar de una vida larga y saludable sin cáncer, enfermedades del corazón, ataques de apoplejía o diabetes. Continúe su estilo de vida.

1 a 34. Riesgo moderado. Usted tiene algún riesgo de desarrollar mala salud y puede esperar vivir un término promedio de vida. Estudie la prueba para ver dónde puede usted bajar su riesgo.

35 a 60. Riesgo alto. Usted está corriendo un riesgo considerable de contraer una enfermedad con peligro de muerte temprano en su vida y de morir antes de lo que debería. Use la prueba para ver dónde puede usted reducir su riesgo. Vea al médico para que la aconseje.

Más de 60. Riesgo muy alto. Su salud está corriendo un riesgo extremo, y usted puede morirse prematuramente. Use esta prueba para identificar sus hábitos poco saludables y consulte a su médico para que le dé mayores consejos.

"Por años, los fanáticos del ejercicio han estado diciendo que usted debe de hacer ejercicio por 30 ó 40 minutos, tres veces por semana, a fin de obtener un beneficio", dice el doctor Evans. "Pero ahora, hay evidencia clara que un nivel de ejercicio relativamente bajo también es beneficioso."

Nivel bajo significa subir por las escaleras cuando se puede tomar el elevador, añade. Significa estacionar el coche lejos de la entrada a los centros comerciales (*malls*), supermercados, lugares de trabajo —en resumen, donde quiera que usted vaya. También significa caminar diez minutos en la mañana o a la hora del almuerzo, y otros diez minutos cerca de la hora de la cena o antes de irse a la cama.

"Todo funciona", dice el doctor Evans. Y el resultado final es que usted eliminará muchos de los problemas que la están envejeciendo antes de tiempo.

Coma verduras para su longevidad

Unas cabezuelas de brócoli, un montón de zanahorias cocidas al vapor o unas cuantas hojas de col rizada parece no ser tan importantes en el gran esquema de la vida. Pero estas verduras sencillas son de hecho "alimentos para longevidad"—se compara a los combustibles que arden limpiamente, con alto octanaje, que pueden evitar muchas causas de envejecimiento prematuro.

Brócoli, col de brusela (*brussels sprouts*), zanahorias y la mayoría de las verduras verdes hojosas están llenas de betacaroteno, la substancia productora de vitamina A que ha mostrado poder impedir al cáncer y prevenir ataques al corazón.

La col rizada y otras verduras están llenas de calcio, el mineral que su cuerpo necesita para mantener fuerza juvenil en sus huesos.

Y todos los vegetales casi no tienen grasa o colesterol, lo cual le ayudará a mantener controlados los aumentos de peso relacionados con la edad, las lecturas altas de presión arterial y las arterias taponadas.

Dese un festín de fruta

Los nutrientes llamados antioxidantes —vitaminas C y E y betacaroteno— resultan ser ingredientes clave en lo que se podría describir como una "dieta antienvejecimiento". Contenidos en frutas, nueces y algunos vegetales, los antioxidantes son la defensa del cuerpo contra lo que los científicos llaman radicales libres —moléculas altamente reactivas moviéndose alrededor del cuerpo, causando toda clase de daños celulares. Estas moléculas están involucradas en la iniciación del cáncer, enfermedades del corazón y aun el envejecimiento mismo, tanto así que algunos científicos creen que el proceso de envejecer se produce en su mayor parte por toda una vida de pequeñas hendiduras, abolladuras, y golpes celulares causados por los radicales libres al oxidar diferentes células.

Los antioxidantes, como su nombre lo indica, proporcionan al cuerpo una defensa natural contra estos radicales libres. Por eso es que los especialistas en nutrición recomiendan frecuentemente que usted ingiera alimentos ricos en vitaminas C y E y betacaroteno.

Las fuentes de la vitamina C incluyen frutos cítricos, pimientos (ajís) rojos y repollo. Otras fuentes buenas son las fresas y los tomates.

Las mejores fuentes de betacaroteno son las zanahorias, la espinaca, el brócoli y la lechuga.

La vitamina E se encuentra principalmente en los aceites de nueces como son las avellanas, girasoles y almendras —todos ellos contienen más de 100 calorías por cucharada. Usted podría comer las nueces solas, por supuesto, pero tendría que comer tantas para obtener suficiente vitamina E que estaría masticando todo el tiempo —sin mencionar toda esa grasa que también estaría ingiriendo. Por consecuencia, muchas mujeres prefieren obtener su vitamina E de un suplemento.

Comprométase con la vida

"La literatura científica es absolutamente clara en un punto", dice el doctor Evans. "Las personas que llevan vidas significativas y algo que les da un propósito —una carrera satisfactoria, participación en la comunidad o en trabajo de la iglesia— viven más tiempo y más saludablemente que aquellas que no cuentan con esto."

Camine a la luz de la luna

Usted puede llamar a los efectos del sol en su piel broncearse, pero los dermatólogos lo llaman fotoenvejecimiento. Eso es porque la exposición a los rayos ultravioletas en la luz solar causan literalmente las arrugas, las motitas, pigmentación irregular y manchas de la edad que nosotras normalmente atribuimos a una piel envejeciendo. Con suficiente exposición al sol, la piel se hace más gruesa, cuelga y desarrolla una textura áspera y como de cuero. Y mientras más blanca sea su piel, mayor será el daño.

También, usted se verá más vieja de lo que realmente es. Los dermatólogos estudiaron a 41 mujeres, oscilando en edad entre los 25 y los 51 años, que habían vivido en Tucson, Arizona por un mínimo de diez años. Algunas eran adoradoras inveteradas del sol; otras se mantenían la mayor parte del tiempo dentro.

Se fotografiaron las caras de las mujeres, sin maquillaje en inmutables acercamientos de primer plano. Las fotos se mostraron entonces a un panel de jueces femeninas a quienes se les preguntó: "¿De qué edad se ven estas mujeres?"

En aquellas mujeres que se encontraban entre los 20 años y a principios de la década de los 30 años de edad, no se notó diferencia en la edad aparente entre aquellas que se habían expuesto al sol para broncearse, y las que habían rechazado el sol. Pero entre las mujeres mayores (con un promedio de 47 años de edad), la situación no era tan agradable. De hecho, a las mujeres con las caras tostadas por el sol se les calculó que tenían por lo menos cinco años más que aquellas que se habían mantenido lejos del sol.

Aún más, ya que los estudios han demostrado que la exposición al sol por largo plazo aumenta su riesgo de cataratas, demasiado sol también puede envejecer sus ojos.

Por eso es que los expertos dicen que usted debería guardarse del sol tanto como sea posible y aprender a gustar de los sombreros grandes que dan mucha sombra. Los anteojos (gafas) para sol curvados alrededor de sus ojos y una loción antisolar con un factor de protección (o *SPF*, por sus siglas en inglés) de 15 también le ayudarán a proteger del sol a sus ojos y cutis.

Evite el humo

Fumar cigarrillos es una forma estupenda de gastar mucho dinero para envejecerse más rápidamente, sentirse mal y enfermarse más pronto.

A pesar de que el fumar acostumbraba a verse como un problema de salud de los hombres, hoy también es un problema de la mujer. Y ahora, si usted fuma, tiene las mismas probabilidades de morirse de cáncer de pulmón que los hombres.

Usted también puede sumarse a los hombres para obtener una bonificación adicional: aquellas de ustedes que realmente inhalan, van a lograr tener una "cara de fumadora", la cual incluye arrugas alrededor de la boca, nariz y ojos que se deben exclusivamente a las contorsiones faciales necesarias para aspirar el humo de un cigarrillo.

"Trabaje" esas neuronas

La mejor manera de mantener su mente alerta, su intelecto agudo y su memoria despierta es mantener activo su cerebro. Eso se debe a que las células del cerebro tienen pequeñas ramas que crecen y se esparcen cuando se usan —tal y como las raíces de una planta cuando se las riega— o se marchitan y mueren cuando no se las usa.

Los investigadores han encontrado que las células del cerebro de ratas habitando un entorno intelectualmente estimulante —eso quiere decir juguetes para ratas y otras ratas— están más densamente llenas de estas ramas de células en el cerebro que los animales que se mantienen en aislamiento sombrío y sin juguetes.

Lo mismo puede ser verdad en los humanos. Los estudios indican que cuando una u otra área del cerebro se usa intensivamente, esa área casi explota con crecimiento. El área del cerebro destinada a la comprensión de palabras, por ejemplo, está mucho más desarrollada en los graduados de universidad que en los de escuela secundaria. Y la razón probablemente se debe al hecho de que los estudiantes de universidades se pasan más tiempo trabajando con palabras.

En resumen, el mantener su mente trabajando —tratando de obtener un grado más avanzado, leyendo sobre una amplia variedad de tópicos, aprendiendo un nuevo idioma o proporcionando al cerebro de cualquier manera un estímulo mental— mantiene sus filamentos neurales funcionando hasta una edad bien avanzada.

Segunda Parte

Detenga los ladrones de la juventud

ALERGIAS

Ayuda para la que estornuda

Este día parece ser una obra maestra de la naturaleza, con sus cielos azules, flores perfumadas y la brisa que acaricia suavemente. Tan sólo al estar afuera, usted se siente más joven. Sale al parque para disfrutar el buen tiempo, pero de repente la atacan. No es un ladrón que le está robando la cartera, sino un ataque por un ejército microscópico —¡el polen! Entre los estornudos y la congestión, en vez de sentirse como un capullo que florece, se siente como una flor vieja y marchitada. Logra escaparse al entrar a su casa, pero su día ya está arruinado, y el único consuelo que le queda es la cajita de antihistamínicos en la gaveta.

Las alergias de estación como esta afectan a unos estimados 45 a 50 millones de habitantes de los Estados Unidos, o uno en cada cinco, según los Institutos Nacionales de Salubridad. Pero el polen no es su único enemigo en las alergias. Docenas y docenas de cosas pueden provocar reacciones, desde ácaros de polvo, moho y caspa de las mascotas a camarones y cacahuates (maníes). Incluso un par de guantes de látex puede dar problemas.

Y las alergias no son siempre algo que se puede tomar a la ligera, tampoco. En casos de asma y reacciones alérgicas severas, pueden ser fatales.

"Afortunadamente, hay bastante que se puede hacer para mejorar la situación", dice el doctor Harold S. Nelson, médico sénior en el Centro Nacional Judío para Medicina de Inmunología y Respiración en Denver, y un miembro del Panel Nacional de Expertos para Educación sobre Asma del Instituto Nacional de Corazón, Pulmón y Sangre. "Aunque parezcan terribles cuando usted las tiene, las alergias no necesitan dominar su vida."

Un caso de identificación equivocada

Cuando se trata de combatir enfermedades, su sistema inmune es normalmente bastante inteligente. Puede identificar rápidamente substancias extrañas dañinas tales como gérmenes y virus, y destruirlos con eficiencia letal.

Pero algunas veces su cuerpo se confunde un poco. Por razones que nadie entiende completamente, su sistema inmune puede identificar erróneamente y atacar a substancias inofensivas como son el moho, polen y productos derivados de alimentos. Las células cebadas, parte de su sistema inmune, se pegan a estas substancias conocidas como alergenos. Las células cebadas entonces desprenden unos químicos potentes llamados mediadores alérgicos, incluyendo histamina, para combatir los alergenos.

El resultado, dice el doctor Nelson, es un caso clásico de síntomas de alergia: una nariz congestionada, estornudos y ojos acuosos. En algunos casos, usted también puede terminar con sarpullido, urticaria, retortijones en el estómago, náusea o vómito. Y 5 a 12 horas después, cuando otras partes del sistema inmune se unen a la batalla, una segunda ola de síntomas similares puede atacar.

La herencia desempeña un papel importante en muchas alergias. Usted puede heredar la capacidad de producir un anticuerpo llamado inmunoglobulina E, o IgE, dice el doctor alergólogo David Tinkelman, profesor de pediatría en el Departamento de Alergias e Inmunología en el Colegio Médico de Georgia, en Augusta. Si una persona no hereda IgE, dice él, es menos propensa a desarrollar alguna alergia.

Las alergias a alimentos son más raras de lo que usted se imagina. Sólo 0,1 a 5 por ciento de la población sufre de ellas, dice el doctor Nelson —y la mayor parte de la gente las pierden a la edad de tres años. Sin embargo, algunos adultos son altamente alérgicos a las nueces, los mariscos y pescados, la leche, los huevos y otros alimentos. Y en algunas ocasiones, las reacciones se empeoran con el tiempo.

Las mujeres rara vez contraen alergias nuevas después de los 30 años de edad, dice el doctor Nelson, a menos que usted esté expuesta a algún alergeno nuevo como es una mascota o polen. La buena noticia es que las alergias tienden a disminuir aproximada a los 55 años de edad, dice el doctor Edward O'Connell, profesor de pediatría, alergias e inmunología en la Escuela de Medicina Mayo, en Rochester, Minnesota. Eso es porque su sistema inmune empieza a declinar, haciendo menos factible que ataque a una espora invasora de moho u otro alergeno.

Pueden ser una cosa seria

Las alergias son usualmente nada más que una molestia. Los medicamentos que se pueden obtener con o sin receta pueden aliviar los síntomas cuando se toman correctamente, dice el doctor Nelson. Pero, algunas alergias pueden ser mucho más serias.

En el caso de picaduras de abejas y otros encuentros desafortunados con insectos, aproximadamente 1 por ciento de la población puede desarrollar una reacción alérgica peligrosa llamada anafilaxia, según la doctora Susan Rudd Wynn, una alergista de Médicos Asociados para Alergia y Asma de Fort Worth, en Texas.

Poco después de que una abeja la ha picado usted puede notar síntomas tales como picazón en las palmas de las manos, una tensión en el pecho, ronquera o incluso un sentimiento de que algo muy desagradable va a pasar. "Si se siente así, váyase rápido a una sala de emergencia", dice la doctora Wynn. "La anafilaxia no es algo que se puede tomar a la ligera." De hecho, dice, hasta 50 personas mueren anualmente de la reacción —muchas de ellas porque se sofocaron cuando sus gargantas se inflaman y cierran. En casos raros, las alergias a alimentos también pueden causar anafilaxia, dice la doctora Wynn.

No existe una prueba que permita predecir la anafilaxia, pero los doctores pueden proporcionar juegos de jeringas a las personas que ellos saben que sufren de reacciones alérgicas severas, para inyectarse adrenalina ellas mismas. "Eso le da a usted un poco de tiempo valioso, para que pueda llegar a un hospital para recibir tratamiento adicional", dice la doctora Wynn.

También hay evidencia de que las mujeres con alergias pueden tener un mayor riesgo de desarrollar ciertos tipos de cáncer, incluyendo cáncer de mama. Un estudio de seis años a más de 34.000 Adventistas del Séptimo Día en California mostró que las mujeres con tres o más alergias pueden ser 1,25 veces más propensas a desarrollar cáncer de mama. La buena noticia es que el estudio encontró un pequeño descenso en el riesgo de cáncer en los ovarios en mujeres con alergias.

Los investigadores no entienden la posible conexión entre alergias y cáncer. De hecho, dice el doctor Nelson, otros estudios han demostrado que las probabilidades de desarrollar ciertos tipos de cáncer realmente parecen disminuir en personas con alergias. "Toda esta área se presta a todo tipo de especulaciones", dice.

Medidas de auxilio

¿Cuál es el mejor consejo para vencer las alergias? Evite cualquier cosa que la haga estornudar o que le provoque un sarpullido. Un alergista puede hacerle unas simples pruebas de sangre o piel para determinar sus alergias. "Una vez que usted sabe qué causa sus problemas, puede tratar de evitarlo", dice la doctora Wynn. Aquí hay algunos consejos para mantener sus alergias bajo control.

Conozca sus medicinas. Dos tipos de medicamentos, disponibles sin receta, atacan síntomas de alergia. Los antihistamínicos alivian los estornudos, y la nariz con picazón que gotea. Los descongestionantes ayudan a aliviar una nariz tapada. Algunas medicinas combinan ambos; lea la etiqueta para saber qué es lo que usted necesita.

"La mayor desventaja de los antihistamínicos es que la pueden hacer sentir somnolienta", dice el doctor Edward Philpot, profesor asistente de medicina en el Departamento de Reumatología, Alergia e Inmunología, en la Escuela de Medicina de la Universidad de California, en Davis. "Si todo lo que usted tiene es una nariz congestionada, tome solamente un descongestionante." O, si usted necesita un antihistamínico, trate una de las nuevas recetas de antihistamínicos como terfenadina (*Seldane*) que no la hacen sentir somnolienta. Si está descontenta con la efectividad de un antihistamínico, trate otras marcas hasta que encuentre la que funciona.

Dé el primer golpe. Si usted sabe que el conteo de polen es alto, o si va a visitar a la tía Juanita y su gato peludo, tome su medicina antes de que los síntomas se hagan notar. "Es mucho más efectivo de esa manera", dice el doctor Philpot. "Le da una ventaja de anticipo al antihistamínico con su alergia." Asegúrese de tomar la medicina por lo menos 30 minutos a una hora antes de exponerse a los alergenos.

Evite el alcohol. El alcohol puede empeorar síntomas tales como la congestión, dice la doctora Wynn, y mezclar alcohol con antihistamínicos puede causar problemas serios de salud. Lea la etiqueta en la medicina para alergias antes de beber cualquier cosa.

Mire bien a su mascota. La caspa de perros y gatos es un alergeno doméstico importante. Si usted es alérgica a la caspa, la forma más sencilla de aliviar el problema es deshacerse de sus mascotas. Pero, emocionalmente, eso es muy difícil de hacer —y puede ser innecesario. El doctor Nelson dice que siguiendo estos pasos puede corregir el problema y de paso dejar que se quede con sus queridos animales:

- Mantenga a sus mascotas fuera de la recámara.
- Limítelas a partes de la casa donde no hay alfombra.
- Bañe semanalmente a sus mascotas para eliminar la caspa.

Barra con el polvo. El mayor enemigo en su casa también es el más pequeño. El ácaro de polvo es un organismo microscópico —pero bajo aumento, se ve como el Chupacabras. Si respira esos pequeños bichos puede causarle toda clase de síntomas de alergia. Para ayudarla a reducir el problema, los expertos sugieren tomar estas medidas:

- Cubra sus fundas de almohadas y colchones con cubiertas de plástico. Lave las sábanas, los protectores de colchones y las mantas semanalmente en agua a una temperatura mínima de 130°F (54° C).
- Limpie regularmente la casa. Limpie con la aspiradora por lo menos una vez por semana, y trate de no tener cosas amontonadas ya que eso almacena polvo.
- Siempre que sea posible, escoja pisos de madera o vinilo en lugar de alfombra. Un estudio en la Universidad de Virginia en Charlottesville encontró que la alfombra atrae y guarda alergenos 100 veces más que los pisos de madera barnizada. Use tapetes lavables en lugar de alfombrillas, especialmente en el baño.

¿Puede usted ser alérgica al frío?

Usted sale a la calle en una fría mañana de invierno para recoger el periódico. Dos minutos más tarde, está llena de urticaria. ¿Por qué?

Es raro pero es posible ser alérgica a descensos súbitos de temperatura, dice el doctor Martin Valentine, un experto en alergias y profesor en el Centro Johns Hopkins de Asma y Alergias en Baltimore. Un descenso de 30 grados (17° C) —tal y como usted experimenta cuando sale de su casa caliente para recoger el periódico— puede causar la urticaria e inflamación que puede durar hasta dos horas. Los cambios drásticos, como echarse a una piscina (alberca) helada, pueden causar un shock a algunas personas.

Si usted cree que es alérgica al frío, haga una prueba colocando una bolsa para sándwich llena de hielo sobre su brazo y dejándola ahí de 30 segundos a dos minutos. Si usted es alérgica, se le formará allí un verdugón con picazón. Su médico le puede recetar el antihistamínico apropiado para ayudarla con su problema, dice el doctor Valentine.

Ayune a su alergia. La única manera en que usted va a evitar las alergias a alimentos es con evitar a los alimentos que la están causando. Si usted no está totalmente segura de cuales alimentos le causan problemas, el doctor Nelson dice que un médico puede efectuar pruebas para estudiar su sensibilidad. Usted también puede llevar un diario de alimentos, en el que anote qué comió cada día para descubrir así qué es lo que le provoca una reacción alérgica.

Deshágase del látex. Un estudio de más de 1.000 dentistas del Ejército de los Estados Unidos descubrió que entre 9 y 14 por ciento de la gente es alérgica al látex que se encuentra en guantes. Otros estudios encontraron alergias similares a productos de caucho desde botas hasta condones.

¿En conclusión? Si una marca le provoca un sarpullido, trate otra. Ya que los fabricantes usan diferentes aditivos en sus productos, el doctor Nelson dice que tratar varias marcas puede ayudarla a encontrar la que no le causa problemas.

Quédese en la cama. Los conteos de polen usualmente llegan a su máximo en las primeras horas de la mañana, entre las cinco y las ocho de la mañana. Si usted se puede quedar en su casa hasta media mañana, el doctor Philpot asegura que será mejor. Y no importa qué tan agradable se siente allá afuera, no duerma con las ventanas abiertas en días de mucho polen. "Usted se garantizará una llamada de despertador miserable", dice.

Detenga la humedad. Mantenga su casa o apartamento seco para reducir los alergenos. Eso significa usar el aire acondicionado que seca el aire al mismo tiempo que lo enfría, o usar un deshumectador. Un humectador o vaporizador es una mala idea. "Los ácaros del polvo adoran la humedad adicional causada por un humectador", dice la doctora Wynn. "Y lo mismo pasa con el moho. Si usted tiene alergias, simplemente olvídese del humectador completamente."

Arranque su problema de la raíz. La Asociación del Pulmón de los Estados Unidos dice que las siguientes plantas pueden causar fuertes alergias: robles y nogales, enebros, cipreses, arbustos de alheña y todo tipo de pasto *Bermuda*. Si usted está buscando reemplazos antiestornudos para su jardín, trate con estos: morera, abeto, peral y árboles de seda; hibisco, arbustos de yuca y *pyracantha*, y *dichondra*, musgo irlandés y céspedes *bunchgrass*.

Deje que la piquen. Si sus alergias resisten todas las medidas, usted probablemente necesita inyecciones contra la alergia, dice el doctor Philpot. Los doctores la pueden inyectar con pequeñas cantidades de lo que le causa a usted las alergias para ayudar a su cuerpo a que produzca inmunidad contra los alergenos. Usualmente, esta es una medida de última instancia ya que usted necesitará de seis meses a un año de inyecciones semanales más otra inyección cada mes, por cerca de cinco años.

"Realmente se requiere una gran dedicación", dice el doctor Philpot. "Pero es lo único que puede ayudar a las personas que sufren de alergias." El doctor Philpot recomienda evitar las inyecciones de corticosteróides, las cuales, dice él, pueden suprimir su sistema inmune y permanecer en su cuerpo. "Es como usar una bazuca para eliminar las termitas en su casa", dice. "Se va usted a deshacer de las termitas, pero también va a dañar su casa considerablemente."

ARRITMIAS

Cuando su corazón se salta un latido

¿Cuándo fue la última vez que usted sintió dentro del pecho el golpeteo de latidos rápidos o caprichosos de su corazón? Posiblemente fue momentos antes de presentar un informe en el trabajo. O quizás fue durante una sesión fuerte de ejercicio en el gimnasio.

Bienvenida al mundo de las arritmias, las cuales son perturbaciones en el ritmo normal de los latidos de su corazón.

Puede ser que su corazón sea la máxima abeja obrera, palpitando cerca de 100.000 veces al día, año tras año, década tras década. Si usted tuviera un programa así de intenso también daría pitiditos, se sacudiría y saltaría. Afortunadamente, su corazón es suficientemente listo y protesta sólo brevemente. La mayor parte del tiempo, casi más rápidamente de lo que usted puede sentirlo, su corazón vuelve por sí mismo a su curso normal, y la vida continúa como si nada hubiera pasado.

Pero a medida que nos envejecemos, esas idiosincrasias del corazón pueden a veces ser algo más que una molestia inofensiva. Algunas formas de arritmia pueden minar su energía, dejándola débil y desgastada. En ocasiones, las perturbaciones grandes en el ritmo del corazón amenazan al corazón mismo. "Por lo general, cuando las arritmias empiezan tarde en la vida, se deberían investigar mucho más cuidadosamente y tratarse más seriamente", dice la doctora Marianne J. Legato, profesora asociada de medicina clínica en el Colegio de Médicos y Cirujanos de la Universidad Columbia, en la ciudad de Nueva York y autora de *The Female Heart* (El corazón femenino).

La conexión con la placa

Pongamos las cosas en perspectiva: no importa cuál es su edad, la mayor parte de las vibraciones del corazón no son una señal de una catástrofe por ocurrir. "En algún momento de nuestras vidas, todos tenemos latidos extras", dice el doctor Gerald Pohost, director de la División de Enfermedad Cardiovascular en la Escuela de Medicina de la Universidad de Alabama, en Birmingham. "Y ciertamente, la gran parte de esos latidos extras son inofensivos."

Pero si usted desarrolla una enfermedad de las arterias coronarias —en especial, la acumulación de placa (ateroma), que consiste en depósitos grasos y otros depósitos que pueden contribuir a un ataque al corazón— entonces esas arritmias podrían necesitar algo más de atención. Si la placa priva a su corazón de la sangre y el oxígeno que necesita, su corazón puede temblar y estremecerse con arritmias que son potencialmente más serias y pueden poner su vida en peligro.

Por suerte, las mujeres en edad previa a la menopausia tienen algo de protección adicional contra problemas del corazón porque nuestros cuerpos producen la hormona sexual estrógeno, que protege al corazón contra enfermedades. Como resultado, las mujeres van diez años atrás de los hombres

Un problema en el corazón de una mujer

No es precisamente una condición inquietante, pero en algunas mujeres puede causar un dolor ligero en el pecho, desmayo, mareo —y ritmo irregular en el corazón. Se le llama prolapso de la válvula mitral (o *MVP*, por sus siglas en inglés), una condición congénita que afecta al 5 por ciento de la población, y tanto como las dos terceras partes de ésta son mujeres.

¿Qué es exactamente MVP? Es una irregularidad en una válvula del corazón en la cual los folíolos (o faldones) de una de las válvulas del corazón, sobresale o prolapsa cuando el corazón se contrae. "En las mujeres, es una de las causas más comunes de palpitaciones y disturbios en el ritmo del corazón", dice el doctor Richard H. Helfant, vicepresidente de medicina y director del Programa de Entrenamiento de Cardiología del Centro Médico de la Universidad de California, en Irvine, y autor de *Women, Take Heart* (Mujeres, anímense).

Si usted sufre de MVP y está preocupada acerca de esos pitiditos irregulares en su pecho, consulte con su médico.

en desarrollar un endurecimiento de las arterias. Pero todo lo bueno tiene su fin. Después de la menopausia, las mujeres se emparejan rápidamente con los hombres al reducirse su estrógeno a un hilito. Así es que al envejecer, tenemos mayores probabilidades de una enfermedad del corazón, ataque al corazón y desórdenes de ritmo potencialmente serios.

Si usted ha tenido un ataque al corazón, es posible que su médico le haya advertido que el músculo lesionado de su corazón tiene más probabilidades de causar anarquía en los impulsos eléctricos rutinarios del corazón, produciendo posiblemente latidos peligrosamente anormales llamados arritmias ventriculares. Cuando esto sucede, el corazón puede acelerar de un trote a una carrera supersónica, palpitando a un paso frenético y caótico de quizás 150 a 300 veces por minuto en lugar de 60 a 100 que es lo normal. En su peor momento, esta condición puede deteriorarse en tales temblores y estremecimientos que el corazón dejará de bombear sangre adecuadamente, y el resultado puede ser la muerte súbita.

Esta situación puede hacer que usted se preocupe. Pero no entre en pánico. Recuerde, la mayoría de los latidos irregulares del corazón son bastante habituales —y si usted toma el control de su salud, puede reducir las posibilidades de experimentar tanto los inofensivos como los más serios desasosiegos y fluctuaciones en los latidos de su corazón.

Cómo recobrar su ritmo

Ya que muchas de las irregularidades más preocupantes en los latidos del corazón están relacionadas con enfermedades coronarias, probablemente su mejor defensa contra esos indeseables estremecimientos y temblores del corazón sea prevenir en primer lugar problemas tales como un ataque al corazón. Aunque usted haya experimentado palpitaciones, usted puede mantenerlas a un mínimo a través de cambios en su estilo de vida. Aquí hay algunas formas de hacerlo, ya sea por medio de prevenirlas completamente o reduciendo su frecuencia.

Apague el cigarillo. Demasiadas mujeres —cerca de la cuarta parte de la población femenina— fuma. Y como grupo, empezamos a fumar más jóvenes. Esos cigarrillos están aumentando nuestro riesgo de enfermedades del corazón y ciertos tipos de latidos irregulares del corazón. Pero si usted elimina la nicotina de su vida, le será más fácil a su corazón mantener un latido regular, dice el doctor Richard H. Helfant, vicepresidente de medicina y director del Programa de Entrenamiento de Cardiología del Centro Médico de la Universidad de California, en Irvine, y autor de *Women, Take Heart* (Mujeres, anímense).

Venza el estrés. Ahora que las mujeres están ascendiendo la escalera corporativa más que nunca, hay un mayor número experimentando estrés relacionado con su trabajo. Añada a eso la tensión producida por los otros papeles de las mujeres —esposa, madre y ama de casa— y no es de extrañar que algunas mujeres sienten que la presión las está aplastando.

Muchos expertos creen que el estrés tiene algo que ver en el desarrollo de las enfermedades de arterias coronarias así como que contribuye a las arritmias. Para disminuir el efecto del estrés, trate de hacer mucho ejercicio, dese unos baños calientes y masajes y mantengase ocupada con pasatiempos creativos, dice el doctor Fredric J. Pashkow, director médico del Programa de Mejoría y Rehabilitación de la Salud Cardíaca en la Fundación Clínica Cleveland, en Cleveland y autor de *The Woman's Heart Book* (El libro del corazón de la mujer).

Tenga cuidado con su cafecito. Un estudio británico a 7.300 personas encontró que nueve o más tazas de café pueden hacer que un corazón se salte palpitaciones. Algunos estudios más pequeños sugieren que las cantidades menores de café pueden tener efectos similares, particularmente en aquellas personas que no están acostumbradas a tomar mucha cafeína. Vaya a lo seguro: si usted es propensa a arritmias, vaya despacio con la cafeína.

Beba con mesura. Aún cuando usted no consuma alcohol regularmente, no piense que está fuera de peligro. Las rachas de beber sin control —seis o más bebidas en un día, según un estudio de los Estados Unidos— pueden aumentar el riesgo de un palpitar rápido del corazón asociado con una irregularidad llamada taquiarritmia supraventricular. Algunos doctores le llaman a este síndrome "corazón de fiestas" ya que ocurre a menudo en personas que consumen durante días festivos más alcohol del que están acostumbradas.

Amparo profesional

Las arritmias pueden ser en lo que usted menos piensa cuando va a la doctora para un examen físico. Pero con un electrocardiograma —una prueba que mide la regularidad de los latidos de su corazón— ella le puede confirmar un desorden en el ritmo. La doctora también puede diagnosticar arritmias si usted llega a su oficina quejándose de palpitaciones y mareo. Usted tiene varias opciones cuando se requiere algo más que un cambio en el estilo de vida para controlar un latido seriamente irregular del corazón.

Los medicamentos son una opción. "Los medicamentos pueden controlar muchas arritmias y sus síntomas. Algunas de las drogas nuevas son bastante efectivas", dice el doctor Pohost. Estos medicamentos usualmente pueden calmar su temor de una muerte súbita estabilizando la actividad eléctrica de su corazón, pero su médico debe escogerlos cuidadosamente ya que pueden provocar efectos secundarios, incluyendo arritmias más graves, trastornos gastrointestinales y baja presión arterial. En muchos casos, la gente termina tomando estas drogas por el resto de sus vidas.

Su médico también puede recomendar el implante de un desfibrilador cardíaco. Su médico puede insertar este dispositivo a pilas en su pecho o abdomen desde donde controlará el latido de su corazón. Si el latido se vuelve peligrosamente rápido o caótico, mandará un choque eléctrico al corazón que puede sentirse como una palmada o golpe en el pecho. Esto tiene por objeto sobresaltar al corazón para que regrese a su actividad normal.

¿Qué tan efectivos son estos dispositivos? Un estudio encontró que entre 650 pacientes (edad promedio de 60 años), los desfibriladores implantados mantuvieron al 60 por ciento de ellos vivos por diez años como mínimo. Los investigadores estimaron que prácticamente todos ellos se hubieran muerto sin este dispositivo de alta técnica.

Cuando el latido de su corazón simplemente no quiere agarrar la onda, los médicos tienen otra opción de alta técnica a su disposición, llamada catéter de ablación. Este tratamiento está reservado para tipos particulares de desorden de ritmo que pueden ser resistentes a otras terapias. Es particularmente útil para condiciones en las cuales los latidos anormales del corazón se originan en las cámaras superiores del corazón. Consiste en hacer pasar un tubo delgado a través de una de sus venas e insertarlo en el corazón.

Una vez que el catéter está colocado correctamente, se activa una frecuencia débil de radio para matar las áreas minúsculas del tejido del corazón que están causando las arritmias. Al destruir las células en una sección no mayor a la quinta parte de una pulgada en diámetro, este procedimiento elimina los impulsos locos que causan ciertos tipos de arritmias de alto riesgo.

ARRUGAS

Cómo liquidar
las líneas prematuras

Concentrada y con el ceño fruncido, usted se pone muy seria cuando se maquilla. Entrecierra los ojos para aplicarse un toque de sombra de ojos. Levanta las cejas ligeramente al ponerse rímel y darse una pasada de rubor. Luego frunce la boca para el lápiz de labios. Muy bien. Usted se recompensa con una sonrisa en el espejo.

Y entonces se da cuenta. El ceño fruncido todavía está allí, junto con los ojos entrecerrados y las líneas de la sonrisa.

¿Arrugas, ya? Tener carácter está bien, y usted siempre ha admirado a las mujeres que envejecen con dignidad, pero estas líneas se sienten prematuras —como un mensaje del futuro entregado demasiado temprano. Usted simplemente no está lista para las arrugas todavía.

De repente, usted se siente vieja. Y probablemente menos atractiva. Por eso, le preocupa que una sonrisa amplia vaya a dejar translucir sus arrugas grandes. Y mantiene sus ojos bien abiertos para borrar esas patas de gallo.

Las raíces de los surcos

Los médicos dicen que las inevitables arrugas de origen genético y de la gravedad realmente no deberían llegar hasta que usted se acerca a su década de los 60 años de edad. Pero estas llegan mucho más temprano —a finales de su década de los 20 años de edad y durante su década de los 30 años de edad— para muchas de nosotras. Aquí está la razón por qué.

Primero, muchos conocen el viejo refrán que dice "No se puede tapar el sol, y muchos menos con un dedo". Pues un refrán nuevo para evitar las arrugas debería de ser: "Si al salir al sol te tapas, de las arrugas te escapas". La razón es sencilla, el sol es el causante número uno de las arrugas prematuras y el cáncer de la piel. A pesar de esto, las personas siguen tostándose como nueces para un *look* aparentemente "saludable". Y no se crea que este daño se limita sólo a las personas muy blancas de tez, aunque sí es cierto que éstas se queman más fácilmente que las personas trigueñas. Aun en una piel naturalmente oscura, el daño del sol causa entre un 80 a un 90 por ciento de las señales visibles del envejecimiento, incluyendo las arrugas, dicen los doctores.

La causa número dos de las arrugas es fumar, porque acelera el envejecimiento de su piel en hasta diez años. El fumar reduce el flujo de la sangre a la piel, lo cual disminuye su capacidad de reparar el daño. También libera enzimas que atacan los tejidos de su piel de la misma forma en que los ablandadores para la carne debilitan las fibras de esta. Y debido a que la piel "memoriza" cuando se la dobla en el mismo lugar una y otra vez, la mecánica de fumar también causa arrugas. El continuo fruncir la cara para aspirar el cigarrillo forma arrugas en los labios, y entrecerrar los ojos para evitar el humo abre el camino para las patas de gallo.

Algunas líneas se van a formar simplemente porque expresamos emociones, con una sonrisa pronta o un entrecejo preocupado. La forma en que usted duerme puede también dejar grabada una arruga en la memoria de su piel, especialmente si usted duerme boca abajo.

Pero, ¿qué puede hacer usted si lleva años practicando hábitos que fomentan las arrugas? ¿Puede deshacerse del daño? Sí, se puede. Usted puede evitar que se formen la mayoría de las arrugas nuevas y quitar las peores de las antiguas con la ayuda de su doctor.

Más vale prevenir...

Si usted está decidida a combatir las arrugas, aun cuando signifique abandonar el bronceado por una belleza más pálida y más saludable, aquí está dónde empezar.

Use un parasol químico. La loción antisolar es su arma número uno contra el daño adicional del sol, dice el doctor Albert M. Kligman, profesor de dermatología en la Escuela de Medicina de la Universidad de Pensilvania, en Filadelfia. Use una loción antisolar de espectro completo que bloquee los dos tipos de radiación ultravioleta (*UVA* y *UVB*, por sus siglas en inglés), y úsela diariamente, durante todo el año, dice el doctor Kligman. Después de que usted se lava la cara en la mañana, déjela ligeramente húmeda y aplique gotitas del tamaño de un chícharo (guisante) de loción antisolar en sus mejillas y frente, frótela por la piel en toda la cara. No se olvide de los dorsos de sus manos, el cuello y el escote.

Usted necesita usar una loción con un *SPF* de 15 o más alto. *SPF* (por sus siglas en inglés), significa el factor protector del sol, y SPF 15 —el que la mayoría de los médicos recomiendan— significa que usted puede estar en el sol 15 veces más tiempo sin quemarse que lo podría estar si no usara la loción.

Recuerde también, que aunque el uso diario de una loción antisolar SPF 15 la protegerá adecuadamente mientras usted sale y entra de los edificios, para pasarse muchas horas afuera necesitará usar productos con un SPF más alto y volverse a aplicar frecuentemente.

Sin embargo, los doctores no concuerdan en qué tan alto ir con los números SPF. Algunos dicen que los números superiores a 25 pueden darle una falsa sensación de seguridad. Aunque los números más altos sí la protegen de los rayos UVB que queman, pueden dejar pasar más radiación UVA. Los rayos UVA penetran más profundamente en la piel y causan la mayoría de los daños relacionados con la edad, como las arrugas, dice el doctor Melvin L. Elson, director médico del Centro Dermatológico, en Nashville.

El doctor Joseph Bark, un dermatólogo en Lexington, Kentucky, y autor de *Retin-A and Other Youth Miracles* (La *Retin-A* y otros milagros de la juventud) no está de acuerdo. Él dice que la investigación muestra que la piel se va a quemar algo aun con las lociones SPF 15, y él recomienda usar el SPF más alto que pueda encontrar, incluso para el uso diario.

Y lea el contenido de las lociones antisolares. "Las mejores lociones de espectro amplio contienen dióxido de titanio (*titanium dioxide*) —partículas finas que permanecen en su piel y son resistentes al lavado y frotado", dice el doctor Kligman. Un ejemplo es *Sundown*.

Confíe en los cosméticos sólo para maquillarse. Su mostrador favorito de cosméticos puede ofrecer bases o humectantes que contienen loción antisolar con SPF bajos, pero estos son muy débiles para una protección real, dice el doctor Kligman.

Proteja el área de sus ojos. Mientras que está haciendo ejercicio, usted no quiere una loción antisolar que irrite sus ojos al sudar. Pruebe este consejo del doctor Elson para cuando hace ejercicio. "Tome una loción antisolar con base de cera hecha para los labios y aplíquela alrededor de los ojos. No se correrá", dice él. Usted también se debería proteger los ojos con un buen par de anteojos (gafas), preferentemente del tipo que se curva alrededor. Asegúrese de que la protegen de los rayos UV.

Vístase para el sol. Los fabricantes de ropa innovadores han salido con una colección básica de blusas, trajes de baño y ropa informal de una tela que está especialmente tejida para evitar que la radiación del sol llegue a su piel.

Bote ese hábito desagradable. Sí, sí, ya le han dicho antes que fumar ya no está de moda. Ahora usted tiene otra razón más para dejarlo.

Alimente su rostro. Para la salud de la piel en general, coma una dieta balanceada de frutas, granos integrales y verduras. Puede ser que también quiera probar suplementos que han probado reducir el daño del sol en su piel, dice la doctora Karen Burke, Ph.D., una dermatóloga en práctica privada en la Ciudad de Nueva York. Ella recomienda suplementos diarios de 100 microgramos de selenio (tomado mejor como *l-selenomethionine*), más 400 unidades de vitamina E. Use las formas de la vitamina E *d-alpha tocopheryl acetate*, *d-alpha tocopheryl acid succinate* o *d-alpha tocopherol* —no la forma "*dl tocopherols*", la cual es mucho menos activa. Usted no debería sufrir ningún efecto secundario de estas dosis seguras, dice la doctora Burke. Aunque la investigación no se ha diseñado específicamente para vincular estos nutrientes con la reparación de las arrugas, estos pueden ayudar, agrega ella.

Obsérvese en el espejo. Coloque un pequeño espejo de mano junto a su teléfono por unos cuantos días y obsérvese cuando habla. Puede ser que tenga algunos hábitos de arrugar la cara de los cuales no está usted consciente, tales como fruncir el entrecejo o entrecerrar los ojos mientras está reflexionando. El espejo le ayudará a aprender a relajar los músculos de la cara que usted está haciendo trabajar horas de más y a reducir las líneas de expresión.

Mueva el cuerpo, no la cara. Aunque los ejercicios faciales han sido promocionados en muchos libros sobre la belleza, la mayoría de esos realmente aumentan las arrugas, dice la doctora Burke. Cuando usted hace muecas o contorsiona su rostro a través de los ejercicios, termina por trabajar los mismos músculos que causan las arrugas en primer lugar, dice ella.

Duérmase boca arriba. "Es la mejor posición para un rostro de aspecto joven y sin líneas", dice el doctor Gary Monheit, profesor asistente de dermatología en la Escuela de Medicina de la Universidad de Alabama, en Birmingham. Si usted ha enterrado su cara de frente en la almohada por años, acostarse sobre la espalda todas las noches con una almohada debajo de sus rodillas puede ayudarle a cambiar el hábito.

Los puntos básicos para reparar las arrugas

Ahora que usted se ha comprometido a evitar arrugas nuevas, ¿tiene usted que seguir sufriendo por las que ha tenido por años? De ninguna manera. Hay muchas tendencias nuevas en la dermatología y la cirugía plástica que pueden quitarle sus arrugas. Abarcan desde lociones y cremas con receta para *peeling* (descamación de la piel en capas) a reparaciones de superficie y cirugía.

Pero recuerde esto: "No es posible ir y que le hagan una cantidad ilimitada de cirugía plástica. Hágase lo menos posible para obtener la cantidad máxima posible de mejoras", dice el cirujano plástico doctor Geoffrey Tobias, de la Escuela de Medicina Monte Sinaí de la Universidad de la Ciudad de Nueva York. "Usted nunca volverá a tener 21 años de edad otra vez o a borrar 20 años de su cara. Pero si dos o tres arrugas la molestan, hágase cargo de ellas. Se verá y se sentirá mejor."

Considere esto.

Alíselas con *Retin-A*. El *tretinoin* (*Retin-A*), derivado de la vitamina A, se ha ganado su reputación como una crema excelente para alisar las arrugas, particularmente para las líneas finas causadas por años de gozar bajo el sol. Pero esté prevenida: la crema *Retin-A* sólo está disponible con receta. La multitud de ingredientes con nombres similares en muchos de los cosméticos y las lociones son sólo eso: similares en nombre. Vea a su dermatólogo. (Para consejos en el uso de *Retin-A*, vea la página 461)

Detenga el tiempo con *Retin-A*

La *Retin-A* no es solamente para el acné.

"Yo no sé cómo tratar a una paciente con arrugas sin recetarle *Retin-A*", dice el doctor Melvin L. Elson, director médico del Centro Dermatológico, en Nashville. "La crema *Retin-A* funciona al cambiar la piel para hacerla normal y más lisa." Aumenta el flujo sanguíneo en la piel para darle otra vez un tono rosado juvenil y también atrae las células fabricantes de colágeno más cerca de la superficie de la piel, lo cual tiende a rellenar las arrugas.

Los efectos de la *tretinoin* (*Retin-A*) sobre las arrugas fueron descubiertos por el doctor Albert M. Kligman, profesor de dermatología en la Escuela de Medicina de la Universidad de Pensilvania, en Filadelfia. Muchos de sus pacientes que estaban usando *Retin-A* para el acné grave observaron su piel notablemente más tersa y firme. Desde entonces, los efectos contra el envejecimiento de la *Retin-A* se han comprobado en numerosos estudios, el doctor Kligman recomienda usarla temprano en la vida para tener una ventaja en la prevención de las arrugas.

"Si usted tiene muchas arrugas y está joven, aun en su década de los veinte años de edad, no espere hasta llegar a los 40 ó 50 años de edad y tener arrugas profundas y muchas manchas en la piel", dice él. "Si usted es una persona de tez clara quien tuvo una niñez normal en los Estados Unidos, usted debería empezar con la *Retin-A* temprano y ponerse en un programa que le dure por el resto de su vida."

La *Retin-A* para arrugas se vende en forma de jalea y crema en varias concentraciones, y usted y su dermatólogo probablemente necesiten experimentar para descubrir cuál es la adecuada para usted. Al principio, su piel puede irritarse y escamarse, pero dentro de un mes o dos, debería adaptarse. Si usted tiene una piel muy sensible, pruebe aplicándola una vez cada tercer día y después cada segundo día hasta que su piel se adapte, o bien empiece con la concentración más baja (crema de 0,25 por ciento), y aumente gradualmente a concentraciones más altas, sugiere el doctor Kligman. Una forma menos irritante de *Retin-A*, llamada *Renova* está esperando la aprobación de la Administración de Alimentos y Drogas.

Si usted está determinada a combatir las arrugas con *Retin-A*, necesita saber que esta es una relación de por vida. Si usted deja de usar la droga, sus arrugas finas volverán. Y debido a que la *Retin-A* aumenta la sensibilidad de su piel al sol, es vital un tratamiento de loción antisolar diario con un factor de protección solar (o *SPF*, por sus siglas en inglés) alto.

Pruebe las lociones *AHA*. Su dermatólogo tiene un nuevo método gradual para la reducción de las arrugas, dice el doctor Elson. Las lociones altamente concentradas hechas de ácidos alfahidróxidos (o *AHA*, por sus siglas en inglés), derivadas del vino, la leche, las manzanas, los limones o la caña de azúcar, gradualmente desprenderán las capas superiores de piel muerta. "Con el transcurso del tiempo, harán menos visibles las patas de gallo y las arrugas finas", dice el doctor Elson. Algunas de las lociones más populares contienen ácido glicólico de la caña de azúcar, el cual tiene pequeñas moléculas que son fáciles de absorber por la piel. Los AHAs de baja concentración también están disponibles en su botica o mostrador de cosméticos en algunos limpiadores y humectantes tales como *Avon's Anew Alpha Hydrox Skin Treatment System* y *Eucerin Plus Alphahy-droxy Moisturing Lotion*, pero estos son menos efectivos que los productos de mayor fuerza que su dermatólogo le puede proporcionar.

Hasta la fecha, los AHAs son la única competencia real para la capacidad de combatir arrugas de la *Retin-A*. Las lociones AHA proporcionan resultados menos dramáticos que *Retin-A*, pero también tienen menos probabilidades de irritar su piel.

Quítese las líneas con el *peeling*. Aunque esto puede sonar drástico, el *peeling* (descamación de la piel en capas) químico puede ser un procedimiento relativamente sutil, dice la doctora Sorrel S. Resnik, profesora clínica de dermatología y cirugía cutánea en la Escuela de Medicina de la Universidad de Miami. El dermatólogo limpia su rostro con acetona, un solvente fuerte para limpieza, y entonces aplica ácido en su cutis con un algodón. El cutis se vuelve blanco y arde brevemente mientras que la acetona penetra; entonces, un día o dos después, varias capas de cutis (y arrugas finas) se desprenden. Muchos doctores ofrecen una serie de tres a seis *peelings* de ácido leves con intervalos de varias semanas, para obtener resultados que son un poco menos efectivos que un *peeling* medio o profundo. Con las series, usted tendrá menos molestia y una cura más rápida, usualmente en unos cuantos días. El ácido tricloroacético tiene un buen récord de seguridad y efectividad, y el ácido glicólico, que es menos penetrante, también es popular.

Los *peelings* muy profundos pueden ser peligrosos, dice la doctora Resnik, y por lo general se ofrecen sólo a las personas con la piel extremadamente curtida y áspera. El químico usado más a menudo para los *peelings* profundos es el fenol, el cual puede causar problemas cardíacos o en el riñón. El fenol se debe aplicar en la sala de operaciones ya que requiere una supervisión cercana del corazón.

Pregunte acerca de los rellenos. Rellenar la piel debajo de una arruga es una alternativa al *peeling* de las arrugas desde la superficie, dice el doctor Monheit. Los dermatólogos usan varias substancias para rellenar las arrugas, pero la más conocida es el colágeno, derivada del ganado. El colágeno es un tejido fibroso que forma una red de apoyo justo debajo de la superficie de la piel. El doctor inyecta el colágeno en su arruga, y aparece un bulto debajo de la superficie de la piel. Cuando el bulto desaparece (en tan poco como seis horas), la arruga se habrá desaparecido.

¿Los problemas con el colágeno? Que es temporal —los resultados duran de 4 a 15 meses, dice el doctor Monheit. Y algunas personas pueden ser alérgicas a esta forma de colágeno, así que los doctores deben primero hacer una prueba alérgica.

Si usted resulta ser alérgica al colágeno del ganado, pregunte acerca de un nuevo método llamado implante autógeno de tejido, dice el doctor Elson. Un parche de piel obtenido de otra parte de su cuerpo se manda a una empresa que procesa su propio colágeno de la piel. Esta empresa entonces regresa a su doctor una jeringa llena con el colágeno para una inyección.

Un relleno de arrugas llamado *Fibrel* puede durar hasta cinco años, dice el doctor Monheit. El *Fibrel* es un material de base gelatinosa que se mezcla con su propio suero de la sangre y se inyecta debajo de la arruga. Su cuerpo reacciona fabricando su propio colágeno el cual, a su vez, llena la arruga. ¿Desventajas? Las inyecciones de *Fibrel* duelen más que las inyecciones de colágeno, y el proceso toma más tiempo, dice el doctor Monheit.

"El mejor relleno sería algo natural de su propio cuerpo", dice el doctor Michael Sachs, un cirujano plástico en práctica privada en la Ciudad de Nueva York. Una técnica para llenar arrugas que todavía se encuentra en la etapa experimental se llama transferencia de grasa o *microlipoinjection* (inyección pequeña de grasa). El doctor extrae una cantidad minúscula de grasa de otra parte de su cuerpo, como por ejemplo de su barriga o asentadera, y la inyecta debajo de la arruga. No hay peligro de una reacción alérgica ya que esto es realmente inyectarse a usted misma dentro de usted misma. Sin embargo, los resultados duran poco. Los investigadores no están seguros por qué, pero las células grasosas no parecen durar mucho en su nueva ubicación.

El hilo quirúrgico también puede hacer rellenar una arruga, dice el doctor Sachs. "El cirujano coloca un hilo de base proteica directamente debajo de la línea de la arruga, donde estimula las células locales para que produzcan su propio colágeno. En unos seis meses o algo así, el hilo se disuelve, y el colágeno que queda rellena la arruga por dos a cinco años." El doctor Sachs desarrolló este procedimiento. Verifique con su doctor acerca de su disponibilidad.

Quítelas raspando. Un procedimiento llamado dermabrasión, el cual a menudo se usa para quitar cicatrices de acné, también puede ser muy efectivo sobre las arrugas alrededor de la boca pero no en áreas donde la piel es muy delgada, como alrededor de los ojos, dice el doctor Sachs. Un instrumento especial llamado *dermabrader* literalmente lija y quita la capa superior de la piel dejando una costra que sanará en unos diez días, dice él. Una desventaja es que a menudo la dermabrasión quita el pigmento de la piel, agrega la doctora Resnick. Así que si usted escoge este método de quitar las arrugas, siempre necesitará ponerse maquillaje en las áreas tratadas.

Y si piensa en la cirugía . . .

Hay una amplia gama de opciones quirúrgicas para quitar las arrugas, dice el doctor Tobias. Algunas cirugías levantarán y tensarán la piel facial, alisando las

arrugas en el proceso. Otros procedimientos quitan las bolsas arrugadas o relle-
nan los pliegues de arrugas en la piel. Aquí hay dos opciones.

Alise el área de los ojos. A lo largo de los años, los párpados pueden arrugarse en forma de pliegues pesados que hacen a sus ojos verse cansados todo el
tiempo. Con una blefaropastia tradicional, o estiramiento de los ojos, un cirujano
corta y quita la piel excesiva para hacer el aspecto del área de los ojos más firme
y de aspecto juvenil. O usted puede tener bolsas arrugadas arriba o abajo de los
ojos que están compuestas primordialmente de grasa. Un nuevo procedimiento
inventado por el doctor Sachs, llamado blefaroplastia para derretir la grasa,
puede ayudar. Un cirujano inserta una sonda caliente a través de una incisión
diminuta en la esquina del ojo y vaporiza el contenido de agua de la grasa, que
literalmente derrite las bolsas. El tiempo de recuperación puede variar entre
unos cuantos días a una semana o más, depende del procedimiento usado, dice
el doctor Sachs.

Deshágase del aspecto demacrado. Uno de los procesos naturales del
envejecimiento es la pérdida gradual de hueso a lo largo de la mandíbula y del
tejido suave debajo de las mejillas. Los implantes de silicón sólido pueden
rellenar los resultantes huecos y pliegues de arrugas avejentados, dice el doctor
Tobias. Los implantes sólidos de silicón no se han asociado con las dificultades
que se han visto en los implantes de silicón líquido, agrega. Operando a través
de incisiones dentro de la boca, un cirujano puede insertar estas fórmulas debajo
de las mejillas y a lo largo de la línea de los carrillos.

Artritis

Cómo puede usted vencer el dolor

Según un estudio publicado en la revista *Arthritis Care and Research* (Tratamiento e Investigaciones Sobre la Artritis), casi el 7 por ciento de los latinos que viven en los Estados Unidos, más de dos millones de personas, padecen de la artritis. Pero a menudo no es quien usted espera.

Seguramente, usted entendería si fuera su madre o abuela. Después de todo, aproximadamente la mitad de las personas mayores de 60 años de edad sufren de alguna forma de esta enfermedad, haciéndola la condición crónica más común entre los estadounidenses mayores.

¿Pero, artritis en personas de su edad?

Puede suceder.

A pesar de su reputación de ser tan parte de envejecer como es el tener canas, la artritis no discrimina —despliega dolor con igualdad. "Mucha gente no se sorprende de oír que la artritis es la causa principal de incapacidad en personas arriba de los 45 años de edad", dice el doctor Paul Caldron, D.O., un reumatólogo clínico e investigador en el Centro de Artritis, en Phoenix. "Pero sí se sorprenden de saber que es la causa principal de incapacidad en todas las edades." Las estadísticas apoyan lo que dice el doctor Caldron. Casi un millón de mujeres latinas de la edad de 15 años y mayores padecen de la artritis. Quiere decir que no sólo afecta a las personas mayores, sino también a mujeres muy jóvenes.

El vínculo con las hormonas

Aunque hay más de 100 tipos diferentes de artritis, los más comunes son la osteoartritis y la artritis reumática. Las mujeres tienen tres veces más probabilidades que los hombres de adquirir la artritis reumática, la forma más debilitante de la enfermedad.

A diferencia de la osteoartritis, la artritis reumática afecta todo el cuerpo. Es especialmente dolorosa y normalmente ataca a las mujeres entre los 20 y los 40 años de edad.

"Lo que realmente es triste es que muchas personas sufren de fuertes dolores y pérdida de funciones, y no hay nada que usted pueda hacer para prevenirla, ya que no sabemos qué es la causa", dice el doctor Arthur Grayzel, vicepresidente de asuntos médicos en la Fundación de la Artritis. "Sabemos que la artritis reumática es una enfermedad inmunológica, y como otras enfermedades inmunológicas como el asma, lupus y problemas de la tiroides, afecta a las mujeres en índices más altos debido a que ellas tienden a tener sistemas inmunes sobreactivos. Pero también hay información sólida apoyando que la artritis reumática está relacionada con las hormonas."

Los investigadores especulan que durante nuestros años de fertilidad, a algunas de nuestras hormonas se les asigna la protección del feto contra ataques inmunológicos, dice el doctor Grayzel. En el proceso, otras partes de nuestros cuerpos se dejaron más vulnerables, y algunos investigadores creen que por esa razón algunas de nosotras nos volvemos víctimas de la artritis reumática. Aun cuando una mujer nunca tiene niños, estos cambios hormonales ocurren de todas maneras, y es por eso que muchas de las mujeres sin niños se encuentran entre los casi dos millones de mujeres con artritis reumática que viven en los Estados Unidos.

La forma más común de artritis, la osteoartritis, afecta a 16 millones de estadounidenses y se produce cuando el cartílago en las articulaciones se deteriora por estrés, sobrepeso o lesión a menudo relacionada con algún deporte. "Eso no quiere decir que si usted practica algún deporte, sufrirá de artritis. Pero aquellos que han sufrido una lesión repetida en una articulación, sin importar qué tan pequeña, tienen una probabilidad mayor de sufrir de osteoartritis", dice el doctor Caldron. Ataca a unos 12 millones de mujeres, quienes usualmente la adquieren después de cumplir los 55 años de edad. Los lugares problemáticos típicos incluyen los dedos, pies, la espalda, las rodillas y caderas.

Una pesadez para el cuerpo y la mente

Cualquiera de las formas de artritis pueden afectar una vida activa. La artritis puede hacer que sus movimientos sean más lentos y causar algo de dolor en sus músculos, articulaciones o tendones. En su peor momento, puede causar suficiente agonía como para requerir hospitalización o cuidado día y noche, dice el doctor Jeffrey R. Lisse, director de la División de Reumatología, y profesor asociado de medicina en la División Médica de la Universidad de Texas, en Galveston. La artritis también puede resultar en problemas para dormir, actividad sexual disminuida debido al dolor y un sistema cardiovascular más débil, ya que los que la sufren dejan de hacer ejercicio cuando tienen dolor y articulaciones inflamadas.

Pero la artritis no envejece sólo al cuerpo. "La depresión es casi universal entre los pacientes de artritis", dice el doctor Lisse. "Pero mucha gente con artritis también adquiere lo que se conoce como incapacidad aprendida. Eso ocurre cuando alguien empieza saludable y capaz de hacer cosas por sí misma, pero al paso del tiempo, a medida que el dolor empeora, ella es menos capaz de cuidarse a sí misma. Alguien más debe asumir esas funciones, así que la persona con artritis se vuelve más y más inútil. De hecho, algunos de los pacientes más jóvenes en asilos de ancianos son personas que sufren de artritis grave, que están allí por su incapacidad de cuidarse a sí mismos."

El doctor Grayzel agrega: "Yo creo que la sociedad casi espera que la gente tenga artritis cuando se hace vieja, de tal manera que cuando una mujer mayor cojea o usa un bastón, realmente no sorprende a nadie. Pero cuando usted es joven y la imagen de su cuerpo es muy diferente, los efectos pueden ser devastadores. El hecho es que muchas personas que tienen artritis —atletas, estrellas de cine y otras bajo la vista del público— no lo admitirán porque parece tener una imagen negativa. Tener artritis la hace verse vieja antes de tiempo."

Una estrategia inteligente

Pero no tiene que ser así. Puede ser que usted no pueda evitar la artritis reumática, pero sí puede reducir los efectos de envejecimiento sobre usted. Y puede ser que pueda prevenir o reducir el dolor de la osteoartritis. Aquí le decimos cómo.

Pierda peso. "Tener sobrepeso es un factor de mayor riesgo, especialmente para artritis de las rodillas y caderas", dice el doctor Grayzel. "Aun cuando se encuentre entre los 20 y los 40 años de edad, usted debe tratar de reducir el peso a cerca del promedio normal para su estatura. Si usted tiene 20 por ciento de sobrepeso —cerca de 160 libras (72 kilos) o más para la mujer normal— usted es una candidata ideal para la osteoartritis. Pero cualquier pérdida de peso ayuda. Si pierde solamente 10 libras (4,5 kilos) y se mantiene así por diez años, no importa cuál es su peso actual, usted puede reducir el riesgo de osteoartritis en sus rodillas en un 50 por ciento."

Cuide lo que come. Varios estudios muestran que los alimentos desempeñan un papel crucial en la gravedad de la artritis. Investigadores noruegos descubrieron que pacientes con artritis reumática vieron una mejoría dramática en sus condiciones dentro del mes de comenzar dietas vegetarianas. Otros científicos han encontrado que los ácidos grasos omega-3, abundantes en peces de aguas frías como el salmón, arenque y sardinas, también alivian los dolores de la artritis reumática.

"Una dieta que es baja en grasas saturadas y grasas animales también parece ayudar", dice el doctor Caldron. Comer bastantes frutas frescas y verduras y fuentes de grasa de carne no roja como pescado y pollo pueden hacer que el cuerpo produzca menos substancias pro-inflamatorias. Eso no quiere decir que una dieta va a curar la artritis, pero puede modificar sus efectos.

"Algunas personas reaccionan a ciertos alimentos, casi como una alergia", agrega el doctor Caldron. "Esto puede resultar del trigo o frutos cítricos, lentejas o aun alcohol. El problema es que no hay una forma de hacer pruebas para esto. Pero si usted nota una reacción significativa y consistentemente más dolor dentro de un período de 48 horas después de comer ciertos alimentos, elimínelos de su dieta."

Póngase en movimiento. El ejercicio regular para fortalecer sus músculos y adquirir flexibilidad puede mantener a raya a la osteoartritis o reducir sus efectos. El ejercicio también se recomienda para la artritis reumática, aunque el ejercicio debe estar bajo la supervisión de un médico y enfatizar ejercicios de alcance-de-movimiento, (en inglés, se llaman *range-of-motion exercises*).

"El ejercicio mejora la fuerza y la flexibilidad, por lo tanto se ejerce menos tensión sobre las articulaciones y éstas se pueden mover más fácil y eficientemente", dice el doctor John H. Klippel, director clínico del Instituto Nacional de Artritis y Enfermedades Musculoesqueléticas y de la Piel en Bethesda, Maryland. "La inactividad, por otro lado, de hecho incita al dolor, rigidez y otros síntomas."

Levantar pesas es especialmente útil ya que fortalece el tono muscular, que es especialmente importante en los que sufren de artritis. Enfatice el fortalecimiento de los músculos abdominales para reducir el dolor en la espalda, y los músculos de los muslos para el dolor en las rodillas, aconseja el doctor Grayzel. Entretanto, el ejercicio aeróbico como correr, andar en bicicleta y nadar también es útil para mejorar la flexibilidad.

Vaya más despacio cuando sea necesario. Cuando una articulación está hinchada e inflamada, no ayuda que se la continúe usando. "No ejercite cuando tenga dolor", dice el doctor Grayzel. "De lo contrario, se va a lastimar más." Así que aun cuando usted esté en un programa de ejercicio regular, deje de hacerlo un día (o dos) cuando sus articulaciones o músculos empiezan a doler.

Equípese bien. "Una causa frecuente de la osteoartritis son las lesiones, por lo que usted debe aprovechar de los diferentes equipos de protección para atletas", dice el doctor Caldron. "Al usar equipo protector, usted va a disminuir la posibilidad de lesiones o de volver a lastimar sus articulaciones, tendones y músculos, lo cual reduce el riesgo de la osteoartritis." Eso quiere decir que usted debería usar almohadillas en las rodillas, codos y otros lugares de posibles problemas para reducir las lesiones. Estas almohadillas están disponibles en cualquier tienda de artículos deportivos.

Caliéntese. Para alivio inmediato, mucha gente encuentra que colocar calor húmedo directamente sobre las áreas inflamadas ayuda a reducir el dolor, dice el doctor Lisse. Las botellas de agua caliente, mantas eléctricas y baños calientes ayudan. Pero use el calor juiciosamente —no más de 10 ó 15 minutos a la vez. Y asegúrese de hacer una pausa de por lo menos una hora antes de volver a aplicarlo. Los bálsamos analgésicos de venta libre como por ejemplo *Ben-Gay*, también pueden ayudar a calmar el dolor cuando las articulaciones están calientes, sensibles e inflamadas. Pero no las use con calor, advierte el doctor Caldron. Las dos cosas juntas pueden provocar reacciones desagradables tales como quemaduras y ampolladuras.

O congélese. El hielo, entretanto, se recomienda algunas veces para prevenir dolor cuando las articulaciones están sobretrabajadas o abusadas. El doctor Lisse sugiere que usted envuelva algo de hielo en una toalla y lo aplique suavemente a sus articulaciones varias veces al día, 15 minutos sí y 15 minutos no.

También practique la otra forma de enfriarse —al encontrar maneras de enfrentarse al estrés en su vida. Cuando usted está tensa, tendrá más dolor. Pero cualquier cosa que usted haga para aprender a relajarse —sea escuchar música, meditar o practicar un pasatiempo— puede ayudar, especialmente cuando el dolor es fuerte.

ATAQUE AL CORAZÓN

No descarte la posibilidad

De vez en cuando usted se entera de una mujer en la flor de su edad cuya vida fue arrebatada por un ataque al corazón. Y entonces usted piensa "¿me podría suceder esto a mí?"

No entre en pánico. Hasta que no llegan a la menopausia, la mayoría de las mujeres tienen una protección natural contra los ataques al corazón. De hecho, los expertos dicen que apenas arriba de la mitad de un 1 por ciento de los ataques al corazón ocurren a las mujeres de 44 años de edad para abajo.

Pero mientras que los ataques al corazón son poco comunes entre las mujeres premenopáusicas, eso no quiere decir que usted no debería hacer todo lo que pueda ahora para estar segura de que no va a sufrir uno.

Pocas cosas en la vida pueden envejecerla tan rápidamente como un ataque al corazón.

Puede caer como un rayo, aunque el escenario se puede haber estado preparando por años con depósitos de grasa formándose en sus arterias coronarias.

Cuando se termina la suerte

Por definición, un ataque al corazón es una reducción o bloqueo del flujo de sangre en una arteria coronaria lo cual causa un daño al corazón que potencialmente pone su vida en peligro. Y aunque nuestra sociedad tiende a pensar que los ataques al corazón son un problema de los hombres, más de 500.000 mujeres sufren ataques al corazón cada año, a menudo acompañados por un dolor agobiante en el pecho, mucho sudor y falta de aliento que son señales de un coágulo súbito en una arteria coronaria y de sus efectos en el corazón. Un tercio de estos ataques al corazón son fatales. Cuatro en cinco muertes por ataques al corazón ocurren en aquellas mujeres de 65 años de edad o mayores.

Cuando se trata de nuestros corazones, las mujeres somos más afortunadas que los hombres. En nuestros años premenopáusicos, la hormona femenina estrógeno proporciona una protección natural contra las fuerzas siniestras que son los ataques al corazón, los cuales empiezan a afectar a gran cantidad de hombres antes de llegar a una edad madura. Pero una vez que nosotras atravesamos la menopausia, esas defensas naturales prácticamente desaparecen. Al envejecer, nuestros corazones y los vasos sanguíneos que los alimentan empiezan a mostrar y sentir su edad, aun sin la intrusión dramática de un ataque al corazón. El corazón comienza gradualmente a bombear un poco menos eficientemente, y las paredes de las arterias se vuelven un poco más duras y menos flexibles.

Cuando le da un ataque al corazón, en sólo minutos u horas, éste puede afectar en forma devastadora su cuerpo, tal y como si usted agregara 20 a 30 años a su edad de la noche a la mañana. Cuando el abastecimiento de sangre a su corazón se daña, las células del corazón pueden perjudicarse gravemente. Mientras más tiempo se obstaculiza este flujo de sangre, mayor es la posibilidad de un daño irreversible, que produzca la muerte de células y de parte del músculo del corazón.

Pero también hay buenas noticias. La mayoría de los ataques al corazón son evitables, sin importar cuál sea edad, si usted adopta hábitos en su estilo de vida que pueden hacer más lenta la acumulación de depósitos grasosos en sus arterias coronarias. Sí, hay excepciones a esta regla. En algunas raras ocasiones, el estrés puede provocar un ataque al corazón, aun en una mujer joven que no tiene los vasos sanguíneos fuertemente obstruidos. "Las arterias coronarias pueden entrar en espasmo en situaciones estresantes, y esto puede reducir el flujo sanguíneo al corazón", dice el doctor James Martin, un médico familiar en el Instituto para la Salud de la Familia Urbana del Centro Médico Beth Israel, en la ciudad de Nueva York. "Si el espasmo dura lo suficiente —cerca de siete a diez minutos— usted puede tener un ataque al corazón."

Pero ese tipo de escenario es extremadamente raro. Lo más probable es que usted tenga bastante control sobre la salud y la longevidad de su corazón.

Cómo atacar el problema

Entonces, ¿dónde debe de empezar para evitarlo? Aquí hay algunas estrategias cruciales para tener en mente.

Conózcase a sí misma. "Es importante saber cuál es su situación", aconseja el doctor Richard H. Helfant, vicepresidente de medicina y director del Programa de Entrenamiento de Cardiología en el Centro Médico de la Universidad de California, Irvine y autor de *Women, Take Heart* (Mujeres, anímense). Eso quiere decir estar consciente de los factores de riesgo que pueden aumentar las posibilidades de que usted tenga problemas con el corazón. Como mujer, usted cuenta con el estrógeno como uno de sus más grandes aliados para combatir un ataque al corazón —pero, la producción de estrógeno de su cuerpo se reduce después de la menopausia. También, si parientes cercanos han tenido ataques al corazón a edades tempranas —menos de 55 años de edad— usted necesita ser aun más precavida. Y si tiene una condición que aumenta su riesgo pero que usted puede cambiar —alta presión arterial, un nivel alto de colesterol en la sangre, diabetes o el hábito del cigarrillo— necesita atacarla y controlarla antes de que ésta ataque a su corazón. Hable con su doctor sobre cómo hacer eso.

Sea disciplinada. Nadie le está pidiendo que sea una fanática. Usted no tiene que dejar la carne roja o hacer ejercicio en el gimnasio hasta querer caerse al suelo. Pero si usted lleva un estilo de vida razonablemente cuidadoso y vigoroso, usted puede mantener a su corazón palpitando con el vigor de una mujer mucho más joven, sin tener que preocuparse acerca de un ataque al corazón.

Vuélvase activa. Si usted es una de esas mujeres que se siente más cómoda con un control remoto del televisor en la mano que con una raqueta de tenis, es hora de cambiar. El ejercicio regular, como es caminar vigorosamente por 30 a 45 minutos tres veces a la semana o nadar varias veces el largo de la piscina (alberca), puede hacer de esa bomba dentro de su pecho una máquina impresionante.

"El ejercicio es beneficioso para su corazón en muchas formas", dice el doctor Stephen Havas, profesor asociado de epidemiología y medicina preventiva en la Escuela de Medicina de la Universidad de Maryland, en Baltimore. "Puede impulsar su colesterol *HDL* (lipoproteína de alta densidad), el cual es el componente protector del nivel de colesterol en su sangre. También puede reducir modestamente su presión arterial y ayudarle a controlar su peso." Y puede ayudar a mantener su corazón en forma y en condición, tal y como lo hace con los otros músculos en su cuerpo.

Coma correctamente. No es una varita mágica, pero una dieta apropiada puede ser el cuerpo y alma de cualquier programa de cuidado cardíaco personalizado. Según el doctor Fredric J. Pashkow, director médico del Programa de Rehabilitación y Mejora de la Salud Cardíaca en la Fundación Clínica de Cleveland, en Cleveland y autor de *The Woman's Heart Book* (El libro del corazón de la mujer), la investigación muestra que la mejor manera de mantener a su corazón fuera de peligro es recortando la grasa y el colesterol en su dieta. Eso significa que cuando se trata de planificar el menú, escoja pescado más a menudo que bistec (biftec), leche descremada más frecuentemente que leche entera, claras de huevo en lugar de los huevos enteros y yogur congelado bajo en grasa en lugar de helado de crema. Conserve su consumo diario de grasa dietética en un 25 por ciento o menos del total de las calorías.

Considere las hormonas. La terapia de reposición de estrógeno puede reducir su riesgo de un ataque al corazón a la mitad o a una tercera parte, según el doctor Helfant.

Pero usted debe hablar con su doctor sobre sus opciones. "Hay un inconveniente potencial con la terapia hormonal", dice el doctor Helfant, "y éste es un riesgo en el aumento de cáncer endometrial y quizás también, cáncer de mama". Si tiene una historia familiar de cáncer endometrial o de mama u otros factores de riesgo, puede ser que usted y su doctor decidan que la terapia hormonal no es para usted.

Después de sufrir un ataque

La prevención puede sonar bien, pero ¿qué si usted ya sufrió la terrible experiencia de un ataque al corazón? Bueno, agradezca haberlo sobrevivido y entonces comprométase a observar algunos hábitos saludables que podrían evitar que lo sufra por segunda vez, y esto podría ponerla en el camino más rápido a una vida vigorosa y saludable. Si usted cree que un ataque al corazón afectará permanentemente su movilidad, nivel de actividad, funcionamiento en el trabajo o vida sexual, es hora de que haga desaparecer esos mitos. A pesar de su ataque al corazón, todavía puede tener sus mejores años por delante.

Con los cambios de estilo de vida, usted debería ser capaz de reducir el riesgo de sufrir otro ataque al corazón, dice el doctor Helfant. "Estos cambios también le permitirán tomar el control de su salud y vivir una vida con sentido y significativa mientras que usted se protege al máximo grado posible."

Entonces, ¿cuál es el curso de acción que debe tomar? Las recomendaciones pueden sonar familiares, pero aquí está el impacto específico que pueden tener cuando un ataque al corazón es parte de su historia clínica.

Coma saludablemente. Después de algo tan trascendental como un ataque al corazón, usted podría pensar que el daño que su corazón ha sufrido hace que las medidas simples tal como una alimentación más saludable sea tan útil como poner un *Band-Aid* (curita) sobre su pecho. Pero cuando los investigadores del Instituto Nacional de Corazón, Pulmón y Sangre llevaron a cabo un análisis de estudios a sobrevivientes de ataques al corazón, encontraron que las personas podrían reducir significativamente sus posibilidades de sufrir otro ataque al corazón al disminuir sus niveles altos de colesterol en la sangre. Varios estudios han mostrado que una reducción del 10 por ciento en los niveles de colesterol en la sangre disminuye entre el 12 y 19 por ciento el riesgo de sufrir un segundo ataque al corazón. Una clave para bajar el colesterol en la sangre es bajar el consumo de grasa saturada (el tipo que se encuentra en productos animales y aceites tropicales) y colesterol dietético (encontrado en la mayoría de los productos animales).

Muévalo. En muchos programas para la recuperación de un ataque al corazón, la actividad física es el centro de atención, a menudo comenzando con niveles muy mesurados incluso mientras las mujeres están todavía hospitalizadas. La mayoría de los programas de rehabilitación recomiendan hacer ejercicio por 15 a 30 minutos al menos tres veces por semana.

"Las personas que no han hecho ejercicio en el pasado ciertamente estarían mejor haciendo por lo menos un poco ahora", dice Peter Wood, Ph.D., profesor emérito de medicina y director asociado del Centro de Investigación en Prevención de Enfermedades de la Universidad de Stanford, en Palo Alto, California. Al aumentar gradualmente la cantidad de actividad física que usted haga —bajo la guía de su doctor— su corazón cosechará aún más beneficios, dice el doctor Wood.

Tome aspirina. En esta era de medicamentos de gran poder y alto precio, ¿podría la humilde aspirina convertirla a usted en la viva imagen de la salud? Un equipo de investigadores de la Asociación del Corazón de los Estados Unidos analizó seis estudios en los cuales se les dio aspirina a los pacientes después de sufrir ataques al corazón. Esta píldora blanca y barata redujo el índice de fallecimiento por enfermedades del corazón entre el 5 y el 42 por ciento, y disminuyó el índice de subsecuentes ataques al corazón no fatales entre el 12 y el 57 por ciento.

Otra buena noticia: usted no necesita excederse en las dosis de aspirina. "Una aspirina para bebés al día es todo lo que necesita", dice el doctor Helfant. No obstante y a pesar de sus beneficios potenciales, algunas personas probablemente deberían evitar la aspirina por completo. "Si usted tiene un trastorno de sangramiento o una úlcera, por ejemplo, tomar aspirina no es una buena idea", dice Julie Buring, Sc.D., investigadora principal del Estudio de la Salud de las Mujeres y profesora asociada de cuidado ambulante y prevención en la escuela de Medicina de Harvard, en Boston. Ella sugiere hablar con su doctor antes de tomar aspirina.

BURSITIS Y
TENDONITIS

Cómo aliviar
esas articulaciones agotadas

Usted ha estado en la máquina escaladora por una hora. Ha estado paleando nieve toda la tarde. Puso tapiz de empapelar en la cocina durante el fin de semana.

¿Qué tienen todas estas cosas en común? Todas ellas son formas magníficas de terminar con un caso tremendo de bursitis o tendonitis. Estas condiciones dolorosas se superponen tan a menudo que los médicos frecuentemente las diagnostican como bursitis/tendonitis, ya que puede ser difícil decir dónde una termina y la otra empieza.

Y pueden suceder más a menudo en personas entre los 40 y los 50 años de edad, particularmente en aquellas que no han hecho nada para mantener su flexibilidad. Sin un estiramiento regular, los músculos y los tendones se tensan y se frotan más entre sí, aumentando el riesgo de inflamación.

Una vez que usted tiene bursitis y tendonitis, usted se mueve con la precaución de una persona mucho más mayor. Y usted se puede olvidar del placer de su deporte favorito, porque un movimiento súbito puede sentirse como si alguien la hubiera golpeado con un atizador caliente al rojo vivo.

Estas son las razones por la que duele.

El síndrome del desuso

Sus bolsas (*bursae*) son pequeños sacos llenos de fluido que acojinan los espacios donde los músculos pasan sobre el hueso y donde dos músculos se frotan entre sí. En sus rótulas y codos, forman un acojinamiento entre la piel y el hueso. Pueden inflamarse cuando usted se lesiona o abusa de una articulación o cuando usted acelera su ejercicio más allá de lo que está acostumbrada, dice el doctor Pekka Mooar, director del Centro de Medicina Deportiva Delaware Valley, en Filadelfia.

Si usted tiene tendonitis, lo que duele no es realmente su tendón sino un anillo de tejido alrededor del tendón donde éste se sujeta al hueso o músculo. El dolor está causado por un abuso del tendón lo cual produce inflamación.

"Todos tenemos más achaques con la edad; no hay controversia acerca de eso", dice el doctor Phillip E. Higgs, un cirujano reconstructivo en la Escuela de Medicina de la Universidad Washington, en St. Louis. Pero si usted se mantiene flexible a través de los años, un estallido de esfuerzo tiene menos probabilidades de causar bursitis y tendonitis, dice él.

Es el poco ejercicio, no el envejecimiento mismo, lo que aumenta su riesgo de sufrir estos dolorosos padecimientos. Esa es la conclusión a la que el doctor Higgs y sus colegas llegaron después de contar casos de bursitis y tendonitis en un estudio de 157 trabajadores avícolas y 118 procesadores de datos. Aunque los trabajadores oscilaban en edad entre los 20 y los 71 años de edad, los trabajadores más jóvenes que hacían poco ejercicio sufrían de aproximadamente el mismo número de inflamaciones que los trabajadores mayores que tampoco hacían mucho ejercicio.

La bursitis y la tendonitis varían mucho de persona a persona, dice el doctor Higgs. Por ejemplo, un día de hacer deportes al máximo puede causar síntomas en una persona, mientras que otra puede no tener dificultad hasta después de pasar muchos años de trabajar en una línea de ensamblaje.

Donde duele

Los hombros, codos, las caderas, rodillas y los tobillos son especialmente vulnerables a la bursitis y tendonitis. Las mujeres tienden a sufrir inflamaciones en las caderas más que los hombres porque nuestras caderas están colocadas en un ángulo más amplio desde la pelvis, colocando una mayor tensión en las articulaciones de las caderas. Para los hombres, el área problemática es por lo regular los hombros, porque ellos tienden a lanzar más o a tener empleos que requieren levantar a menudo por encima de la cabeza.

Años atrás, cuando nosotras éramos las únicas fregando pisos, a una bolsa inflamada en la rodilla se le llamaba rodilla de criada. Y una forma de tendonitis raramente vista en alguien hoy en día solía ocurrir casi exclusivamente en las muñecas de las mujeres. ¿La causa? Exprimir pañales de tela y trapos para limpiar. Actualmente, muchas de nosotras todavía sufrimos de otras formas de tendonitis por actividades como mecanografiar, dicen los médicos. Cualquier trabajo o pasatiempo que requiere un movimiento repetitivo, desde trabajar en una línea de ensamblaje hasta coser, aumenta el riesgo.

La bursitis y tendonitis también son causadas por practicar su deporte favorito en demasía. El tenis puede causarlas en los codos y muñecas y nadar puede irritar las bolsas de los hombros; correr puede agravar los tobillos y el tendón de Aquiles, particularmente si usted corre sobre superficies duras en zapatos inadecuados. Y los ejercicios aeróbicos, particularmente los aeróbicos de *step*, pueden causar que sus caderas y rodillas estallen de dolor.

Muchas veces no se detecta la bursitis como una causa del dolor en la parte inferior de la espalda, dicen los expertos. Y muchas veces acompaña al trastorno llamado fibromialgia, el cual causa dolor muscular y rigidez en todo el cuerpo.

Afortunadamente, la bursitis y tendonitis pueden tratarse. Y usted puede hacer bastante para prevenirlas.

Cómo proteger sus articulaciones

Lo más importante es ponerse en condición gradualmente y empezar con cuidado a hacer ejercicio vigoroso, dice el doctor Stephen Campbell, un reumatólogo de la Universidad de Ciencias de la Salud de Oregon, en Portland. Aquí hay algunas sugerencias.

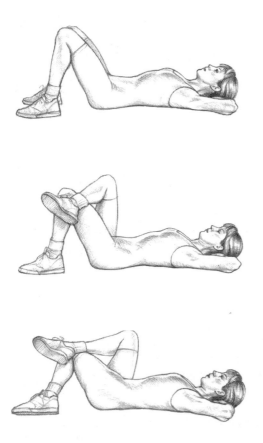

Acuéstese derecha en el piso boca arriba con las rodillas flexionadas y los pies planos en el piso (arriba). Enlace las manos atrás de la cabeza. Cruce la pierna derecha sobre la pierna izquierda, colocando el pie derecho en la parte exterior de la pierna izquierda apenas abajo de la rodilla izquierda (centro). Incline ligeramente su pelvis (esto es, presione suavemente la curvatura de su espalda hacia el piso). Conservando los hombros y la parte superior de la espalda estacionarios, use su pie derecho para jalar la rodilla izquierda a un ritmo constante hacia el piso a su lado derecho (fondo). Usted debe sentir un estiramiento en la parte izquierda de la región inferior de la espalda o parte exterior del muslo al tratar de hacer que su rodilla izquierda toque el piso. Mantenga este estiramiento por seis segundos. Regrese a la posición del principio. Descanse. Repita el ejercicio usando el pie izquierdo en la parte exterior de la pierna derecha (ligeramente abajo de la rodilla derecha) para jalar la rodilla derecha hacia el piso a su lado izquierdo. Repita tres a cinco veces, dos veces diarias.

Estírese antes de hacer ejercicio. "En preparación para una actividad vigorosa, usted necesita estirar más los músculos que va a usar", dice el doctor Mooar. "Mantenga un estiramiento lento y sostenido por diez segundos, y no salte. Repita el estiramiento tres a cinco veces antes de hacer ejercicio." Y no se estire a alta velocidad, o corre el riesgo de rasgar las fibras de músculos o los ligamentos, dice. Si no está segura de qué tipo de estiramiento es el mejor para usted, pregúntele a un entrenador.

Empiece nuevas actividades lentamente. Si usted empieza con un nuevo deporte, empiece gradualmente aumentando la fuerza y flexibilidad de los músculos que va a usar, dice el doctor Mooar. Si usted escoge tenis, por ejemplo, juegue un *set* a la vez al principio. "No tome la raqueta y juegue varios *sets* enseguida, porque su hombro va a sentir como que se está desprendiendo", dice.

Prepárese para trabajar o jugar. Si su trabajo o pasatiempo requiere movimiento repetitivo, pida a un entrenador que le recomiende ejercicios de fortalecimiento y resistencia especiales para ese movimiento, dice el doctor Mooar. "Si hace eso", dice, "usted puede detener la bursitis y tendonitis antes de que sucedan una y otra vez". Muchas personas desarrollan una inflamación crónica al volverse a lesionar sus articulaciones, dice.

Apóyese usted misma. Escribir a máquina (o computadora) y archivar puede causar problemas en sus muñecas y espalda. Para escribir, use un apoyo de muñecas para el teclado, dice el doctor Campbell. Y verifique que su silla esté ajustada correctamente para que su espalda tenga apoyo y sus brazos y muñecas estén nivelados entre sí.

Tenga piedad de sus rodillas. Fuera de una pequeña bolsa entre su rótula y la piel que la cubre, dice el doctor Mooar, hay muy poco. Así que si está haciendo el trabajo de la casa o jardinería sobre las rodillas, arrodíllese sobre un pedazo de espuma de caucho o use almohadillas en las rodillas para acojinarlas. Muchos centros de productos para el jardín, tiendas de productos deportivos y ferreterías tienen espuma de caucho o almohadillas para las rodillas.

Consejos para una pronta recuperación

¡Ay! Usted ya tiene bursitis o tendonitis y quiere alivio, pronto. La primera pregunta que usted debe hacerse es ¿qué es lo que ha hecho diferente? "Usted está haciendo demasiado, sea lo que sea", dice el doctor Campbell. "Primero, deje de hacerlo." Luego:

Dese un masaje con hielo. "Aplique una taza de papel llena de hielo a la zona dolorida", dice el doctor Robert L. Swezey, director médico del Centro de Artritis y Dolor de Espalda en Santa Mónica, California. Frote el fondo helado de la taza en el lugar dolorido de dos a cinco minutos, tres o cuatro veces al día, para controlar la inflamación, dice el.

Altérnelo con calor. Para calmar el dolor, después del hielo aplique una compresa de esas que se calientan en el horno de microondas, o una compresa

Ejercicios sin dolor

No hay necesidad de dejar que la bursitis o la tendonitis le eche a perder su participación en su deporte favorito. El acondicionamiento gradual es la clave a la prevención —o para preparar un retorno cuidadoso si la bursitis o la tendonitis ya la atacó. Aquí hay algunos consejos para varias actividades.

Ejercicios aeróbicos. Aprenda la rutina a su propio paso; no se esfuerce. Siempre haga ejercicios de calentamiento y estiramientos antes de hacer ejercicio y enfríese después, dice el doctor Robert L. Swezey, director médico del Centro de Artritis y Dolor de Espalda en Santa Mónica, California.

Tenis. Para evitar sufrir de dolor en las muñecas o del codo de tenis, escoja una raqueta de mango largo, disminuya la tensión en las cuerdas y use una banda elástica alrededor de su antebrazo para soportar los músculos, dice el doctor Stephen Campbell, un reumatólogo en la Universidad de Ciencias de la Salud de Oregon, en Portland. Si su problema es el hombro, modifique su servicio para evitar hacer girar su brazo enérgicamente por encima de su cabeza.

Correr. Acondiciónese muy gradualmente antes de correr distancias grandes, dice el doctor Campbell. No corra demasiado vigorosamente si apenas está comenzando, evite superficies duras, y use zapatos con suelas suaves y plantillas y soportes de calidad para el arco del pie.

Nadar. Aunque el nadar es muy moderado para la mayoría de las articulaciones, el hombro puede hacer demasiado ejercicio, dice el doctor Campbell. Para prevenir o curar la bursitis o tendonitis del hombro, evite el estilo libre, el crol y la brazada de mariposa, dice. En lugar de eso, use la brazada de pecho o de lado o una tabla de patear.

Regresar al entrenamiento. Después de un encuentro con la bursitis o tendonitis, es crucial esperar hasta que el dolor se ha ido para volver a empezar el ejercicio enérgico, dice el doctor Campbell. Cuando usted tiene la aprobación de su médico para empezar de nuevo, ejercítese a una frecuencia e intensidad más baja y reacondicione su articulación lesionada a través de semanas o meses, dice él.

---

eléctrica, dice el doctor Campbell. Las compresas para el horno de microondas se encuentran disponibles en la mayoría de las farmacias, dice el.

Arrópese para meterse a la cama. Use una camisa de franela o un suéter de lana en la noche para darle calor adicional a su hombro dolorido. Si usted duerme sin mangas en un cuarto frío, la rigidez y el dolor de las mañanas van a ser mayores.

Use el analgésico apropiado. Escoja un analgésico con aspirina o ibuprofen para calmar el dolor, dice el doctor Campbell. La aspirina y el ibuprofen bloquean la producción de los químicos llamados prostaglandinas, que contribuyen a la hinchazón y el dolor de los tejidos inflamados. El acetaminófeno no controlará la inflamación porque no bloquea las prostaglandinas.

Balancéelo. Algunas veces la bursitis en el hombro progresa hasta una condición dolorosa llamada capsulitis adhesiva u hombro congelado. Cuando esto sucede, los límites de movimiento del hombro se restringen completamente y la articulación queda prácticamente inmóvil. Para evitar el hombro congelado, usted necesita empezar a mover su hombro tan pronto como el dolor agudo haya pasado, dice el doctor Campbell. Acuéstese boca abajo sobre una superficie acojinada como una cama, y deje que el brazo afectado cuelgue por un lado. Con cuidado haga oscilar su brazo como un péndulo, aumentando gradualmente la amplitud hasta que lo puede balancear en un círculo completo. Haga esto por 15 a 30 minutos, tres a cinco veces a la semana, para restablecer su amplitud de movimiento, dice él.

Considere cuidado quiropráctico. Si su dolor no cesa, una técnica llamada masaje de fricción puede eliminar el problema, dice Warren Hammer, D.C., un quiropráctico con práctica privada en Norwalk, Connecticut. Cuando la inflamación es crónica, las adherencias fibrosas no permiten que las bolsas se deslicen suavemente. El masaje de fricción puede romper esas adherencias, dice el doctor Hammer, aliviando la causa del dolor de la bursitis. "También, un tendón inflamado se hace más grueso y corto lo cual crea más inflamación en la bolsa sobre la que está frotando", dice el doctor Hammer. "La presión profunda del masaje a través de la bolsa y el tendón puede estirar las fibras del tendón otra vez." Use hielo para calmar la inflamación antes del tratamiento quiropráctico, dice el.

Cómo prevenir el congelamiento

Si la bursitis o tendonitis persisten por demasiado tiempo, es posible que necesite ver a su doctora para que la ayude a combatir el dolor. Aquí hay algunos remedios que usted le puede pedir a ella.

Considere alivio recetado. Si usted no tiene una historia de problemas estomacales, pregunte a su doctora acerca de las drogas antiinflamatorias (o *NSAIDs* por sus siglas en inglés) para el dolor, de fuerza sujeta a receta, que no son esteroidales y son desinflamantes, dice el doctor Campbell. Como la aspirina y el ibuprofen, las NSAIDs trabajan bloqueando la producción de prostaglandinas. Pero también pueden irritar el estómago como lo hace la aspirina y por ello usualmente no se recetan por períodos prolongados.

Tome las inyecciones con precaución. Prácticamente el último recurso para el dolor, los esteroides son "atajos, no curaciones", dice el doctor Mooar. La mayoría de los doctores recomiendan inyectar una articulación, tendón o bolsa dolorido no más de dos veces al año. Las inyecciones frecuentes pueden debilitar o desgarrar un tendón.

"La mayoría de las personas están sobreinyectadas con drogas similares a la cortisona", dice el doctor Swezey. "La mayoría de los doctores usan de 10 a 20 miligramos para inyecciones bursales, pero yo he encontrado que 2,5 miligramos funcionan bastante bien."

Haga que la cirugía sea su último recurso. Para bursitis extremadamente severa, su doctor puede usar una aguja para extraer líquido de una articulación dolorida o recomendar que un cirujano ortopédico remueva una bolsa inflamada completamente, dice el doctor Mooar. Pero antes de consentir a la cirugía, usted debería pedir una segunda opinión.

CAFEÍNA

Ojo con la temblorina colombiana

Para muchas de nosotras las latinas, levantarnos por la mañana y pasar el día entero sin tomar por lo menos una tacita de café sería como salir a la calle en piyamas. Y no sólo para nosotras —el café es parte de la rutina diaria de millones de personas por todo el mundo. Además del hecho de que sabe bien, el café contiene cafeína, una sustancia química que estimula el cuerpo, "aclara" la mente, y nos llena de energía.

Como nosotras, más de la mitad de la gente que vive en los Estados Unidos usa cafeína para "arrancar" el día. Una taza de café o té, o aun una lata de cola, puede en algunas ocasiones aclarar su cabeza, reanimar su cuerpo y regresarla rápidamente al mundo de los vivos.

Pero tenga cuidado de no abusar. Demasiada cafeína puede hacerla sentirse fatigada, nerviosa, irritable o las tres cosas a la vez. También puede ponerla en riesgo de tener problemas relacionados con la salud y con la edad, desde dolores de cabeza e insomnio hasta enfermedades del corazón.

"Consuma la cafeína con moderación", dice Mary Sullivan, R.D., especialista de apoyo en nutrición en los Hospitales de la Universidad de Chicago. "Puede realmente ayudarle a hacer que su mente y cuerpo estén más despiertos cuando se toma en pequeñas cantidades. Pero también puede causar daño si usted la toma en exceso dentro de su dieta."

Motivo de preocupación

La cafeína estimula el sistema nervioso central, provocando la secreción de adrenalina en el torrente sanguíneo y aumentando los niveles de azúcar en la sangre. Eso la vuelve más alerta y enfocada y reduce la fatiga a corto plazo.

Pero demasiada cafeína puede llevar a una condición llamada cafeinismo, más comúnmente conocida como nervios de café. Este problema se distingue por mareo, inquietud, estómago revuelto, diarrea, orinar continuo, insomnio y dolor de cabeza. Para eliminar todo esto, usted tiene que reducir el consumo de cafeína.

Los estudios también advierten acerca de vínculos posibles entre la cafeína y los niveles elevados de colesterol, problemas en aumento de alta presión arterial y síntomas graves de síndrome premenstrual y enfermedad de seno fibrocístico. Pero los resultados de pruebas han sido inconsistentes y a menudo contradictorios. Manfred Kroger, Ph.D., profesor de ciencia de los alimentos en la Universidad Estatal de Pennsylvania, en University Park dice que eso se debe a que muchos estudios usan café para proporcionarle cafeína a los sujetos de las pruebas, y el café puede contener otros ingredientes que causan problemas por sí solo.

¿Cuánta cafeína es demasiada? Eso depende. "No hay dos personas iguales", dice el doctor Richard Podell, profesor clínico de medicina familiar en la Escuela de Medicina Robert Wood Johnson de la Universidad de Medicina y Odontología de New Jersey, en Piscataway, New Jersey. "Una taza de café puede causar problemas en algunas mujeres, otras parecen tener una mayor tolerancia."

La Administración Federal de Alimentos y Drogas incluye la cafeína en su lista titulada "Generalmente reconocidos como seguros", pero advierte que la gente debería ingerirla con moderación. Los estadounidenses consumen en promedio 200 miligramos de cafeína por día, el equivalente a cerca de 2 tazas de 5 onzas (148 ml) de café o 4 latas de cola. Sullivan dice que esa cantidad de cafeína no va a perjudicar a la mayoría de las personas.

"Use su cabeza nada más", dice ella. "Si usted tiene problemas para dormir o se siente nerviosa, probablemente es una buena idea tomar menos café."

El doctor Kroger advierte que nadie debería tomar más de dos o tres tazas al día, sin importar como el individuo reacciona a la cafeína. "Nosotros simplemente no sabemos lo suficiente acerca de lo que puede hacerle a usted", dice él. "Equivóquese mejor para el lado de la moderación."

Cómo cuidarse con la cafeína

Si usted está pensando limitar la cafeína en su dieta pero no quiere eliminarla por completo, los expertos ofrecen estos consejos.

Rehuse tomarla antes de acostarse. La cafeína permanece en su sistema por más tiempo que la mayoría de los otros estimulantes. La mitad de la cafeína que usted tomó en una taza de café puede todavía estar recorriendo por sus venas cinco horas más tarde. Así que si usted tiene problemas para dormir, Sullivan dice que usted debería evitar la cafeína desde las últimas horas de la tarde.

Use algo de descafeinado. ¿No puede soportar la idea de una vida sin café? Los cafés descafeinados pueden ser una respuesta, pero el doctor Kroger advierte que aun el café descafeinado puede contener los elementos dañinos del café regular que no se han investigado completamente. "Cambiar a 'descafeinado' no debe verse como una invitación a continuar tomando diez tazas diarias", dice el doctor Kroger.

Usted también puede tratar los nuevos cafés medio-descafeinados en el mercado, que son cafés semiregulares. O bien cambie a café hecho de granos de *arabica*. Estos granos pueden contener aproximadamente un tercio menos de cafeína que los granos más baratos de *robusta*, que a menudo se usan en cafés instantáneos.

Fíjese en las otras fuentes de cafeína. El café y el té no son los únicos "escondites" de la cafeína. Los refrescos contienen de un tercio a la mitad de la

LA CUENTA DE CAFEÍNA

¿Cuántos miligramos de cafeína hay en esa bebida o barra de confitura? Aquí están los números.

Alimento/Bebida	Cafeína (mg.)
Café (por taza de 5 onzas/148ml)	
Filtrado en cafetera eléctrica	115
Filtrado en cafetera regular	80
Instantáneo	68–98
Descafeinado	4
Té (por taza de 5 onzas)	
Tetley	64
Lipton	52
Tender Leaf	33
Constant Comment	29
Refrescos (por lata de 12 onzas/355 ml)	
Tab	57
Mountain Dew	54
Coca-Cola	46
Diet Coke	46
Pepsi	38
Diet Pepsi	36
Chocolate (por 1 onza/28 g)	
Ghirardelli dark chocolate (Chocolate oscuro de Ghirardelli)	24
Hershey's milk chocolate (Chocolate de leche de Hershey's)	4

UN GOLPE FURTIVO

Algunas drogas sin receta contienen una sorprendente cantidad de cafeína. La siguiente tabla muestra el contenido de cafeína en una tableta de cada uno de estos medicamentos que no están sujetos a receta.

Droga	Cafeína (mg.)
Maximum Strength No Doz (No Doz de fuerza máxima)	200
Vivarin	200
No Doz	100
Aspirin Free Excedrin (Excedrin sin aspirina)	65
Excedrin Extra Strength (Excedrin de fuerza extra)	65
Anacin (regular strength) (Anacin de fuerza normal)	32
Maximum Strength Anacin (Anacin de fuerza máxima)	32

cafeína en el café. El tomar una marca sin cafeína puede reducir su ingestión de ésta por hasta 60 miligramos, dice Sullivan.

También tenga cuidado con el chocolate oscuro. Usted necesitaría comerse más de una libra de chocolate de leche *Hershey's* para ingerir la misma cantidad de cafeína contenida en una taza de café hervido —pero sólo 3 onzas (85 g) de chocolate oscuro *Ghirardelli* casi equivalen a la cafeína en una taza de café.

Las drogas sin necesidad de receta también pueden contener una cantidad sorpresiva de cafeína. Algunos analgésicos contienen el equivalente de un refresco o más. Y las pastillas para dietas y píldoras estimulantes como *Maximun Strength No Doz* y *Vivarin* contienen tanto como 200 miligramos de cafeína.

Rompa su rutina. Probablemente usted no es tan adicta a la cafeína como es adicta a la rutina. "Si usted se encuentra agarrando una taza de café cada vez que se sienta para hacer algo, probablemente sólo tiene una mala costumbre", explica Sullivan. "Pregúntese si usted realmente quiere esa taza o si puede pasársela sin ella."

Usted podría poner alguna otra cosa en su taza (quizás agua, ya que la mayoría de nosotras no toma suficiente).

Lea la etiqueta. Cualquiera que ha trabajado en alguna ocasión toda la noche sabe que las píldoras estimulantes como *No Doz* y *Vivarin* están completamente atestadas de cafeína. Ese es el objeto. Pero usted se sorprendería encontrar que algunos analgésicos (tales como *Anacin* y *Excedrin*) contienen tanta cafeína como una lata de cola. Si usted es sensible a la cafeína, vea qué dicen las letras pequeñas en su caja de aspirina.

Retroceda lentamente. Si usted decide reducir su ingestión de cafeína, Sullivan sugiere que lo haga gradualmente, durante el transcurso de unos cuantos días. Si suspende de pronto el consumo de cafeína puede ocasionarle síntomas desagradables de abstinencia, incluyendo dolores de cabeza, ansiedad y sentimiento de depresión. Los estudios muestran que estos síntomas ocurren aun en personas que son bebedores moderados de café.

CAMBIOS
EN EL METABOLISMO

La crisis de energía fisiológica

¿Recuerda cuando se podía poner a dieta por unos cuantos días y fácilmente perder unas diez libras? Bueno, ahora eso ya no es tan fácil. Y sí, seguro, usted está comiendo menos que comía cuando estaba en la década de los 20 años de edad, además de que se ha acostumbrado a omitir el postre y la barra de confitura a media tarde. Pero, por alguna razón, usted usa vestidos unas cuantas tallas más grandes. Y sin importar el sistema de medir, las libras (o los kilos) siguen acumulándose.

Aquí está lo que sucede: su metabolismo —la forma en que su cuerpo convierte alimentos en energía y después quema esa energía en forma de calorías— está haciéndose más lento. Este es un proceso natural que comienza aproximadamente a los 30 años de edad. De allí en adelante, cada diez años su cuerpo quema energía de un 2 a un 4 por ciento más despacio. Así que se están quemando menos calorías y se están almacenando más como grasa. Usted puede ver que si no hace nada para contrarrestar esta tendencia, engordará cada vez más y tendrá menos energía. Y se pondrá en un mayor riesgo de tener problemas serios de salud tales como la presión arterial alta y las enfermedades del corazón. No exactamente una receta para una vida juvenil.

Algo de lo que está sucediendo está fuera de su control. Usted naturalmente quema las calorías más despacio que un hombre. Y su cuerpo tiene también un contenido más alto de grasa que el de un hombre, con su porcentaje de grasa corporal inevitablemente aumentando con el pasar del tiempo. "Los cambios en el metabolismo son una respuesta directa a los cambios en la composición de su cuerpo", dice el doctor Robert Kushner, director de la Clínica de Nutrición y Control del Peso de la Universidad de Chicago. "Al envejecer, tendemos a perder el músculo y a aumentar la grasa. Dado que el músculo quema mucha

Descriminación metabólica

¿Se ha preguntado alguna vez por qué los hombres que usted conoce comen el doble de lo que usted come y difícilmente aumentan una libra? Llámele sexismo biológico: el hombre común quema calorías más eficientemente que la mujer común —y durante la misma cantidad de tiempo y con la misma cantidad de actividad física, él perderá más peso que usted.

Los hombres queman calorías más rápidamente por dos razones. Una, por lo general ellos son más pesados y están quemando más calorías todo el tiempo. Dos, tienen una mayor proporción de músculo para quemar calorías. Como resultado, el índice de metabolismo basal promedio en las mujeres es 5 a 10 por ciento más bajo que en los hombres.

Los hombres, también, tienen más probabilidades de poner la grasa alrededor de la barriga, que casualmente es el lugar más fácil para perder grasa. Pero gracias al estrógeno, las mujeres tienden a llevar la grasa en los muslos, las caderas y asentaderas —esos lugares difíciles de adelgazar. Esto hace aún más lento nuestro metabolismo.

El estrógeno, que manda la grasa a las áreas donde no la queremos, desempeña otro papel en nuestro metabolismo, debido a que también influye en nuestros apetitos. Los investigadores han observado que el consumo de alimento se reduce durante el tiempo de la ovulación, cuando los niveles de estrógeno están en su punto más alto, y después aumenta en la segunda mitad del ciclo menstrual.

energía, nuestras necesidades de energía disminuyen a medida que perdemos músculo y nuestro metabolismo se hace más lento."

Pero mucha de esta disminución metabólica la provocamos nosotras mismas. Sí, perdemos algo de músculo al envejecer, pero "la causa principal de esta pérdida de músculo es la inactividad", dice Eric T. Poehlman, Ph.D., profesor asociado de medicina en el Departamento de Medicina de Baltimore en la Universidad de Maryland. "Mientras más inactivas nos volvemos con la edad, menos músculo delgado tendremos. Mientras menos músculo delgado tengamos, más inactivas nos volveremos. Al pasar los años, los dos se alimentan el uno del otro y nuestro metabolismo se viene a pique."

¿Cómo se sale de esta trampa? A menos que usted sufra de una enfermedad de la glándula tiroides, la cual puede causar gran confusión en la manera en que

¿Cuál es su cuota de calorías?

Si usted supiera exactamente cuántas calorías su cuerpo quema en el transcurso de un día, usted sabría cuántas calorías necesita comer para mantener o perder peso. Aquí hay una fórmula práctica para balancear su ecuación de energía.

Primero multiplique su peso por diez. Ese es su índice de metabolismo basal, el número mínimo de calorías que usted necesita para mantener a su sistema funcionando.

Luego, determine su nivel de actividad de la tabla a continuación y multiplique su índice de metabolismo basal por el porcentaje apropiado. Esto le da las calorías adicionales que usted requiere para el día.

La actividad sedentaria se refiere al tiempo que usted gasta sentada en algún lugar de la casa viendo televisión, leyendo su revista favorita o hablando por teléfono. Actividades ligeras incluyen cosas como quehaceres del hogar, cocinar y dar un paseo alrededor de la manzana después de la cena. La actividad moderada incluye nadar o caminar a paso vigoroso mientras es capaz de hablar sin jadear. La actividad extenuante incluye ejercicios que hacen latir fuertemente a su corazón como correr o aeróbicos.

su cuerpo quema la energía, usted puede volver a poner en marcha su metabolismo al hacer algunos cambios en su estilo de vida. Pero primero, aquí está lo que sucede por dentro.

Mucho combustible, poca actividad

Sume toda la energía que necesita para ejercer las actividades de un cuerpo en descanso —todo, desde respirar y digerir, hasta la actividad de la células nerviosas durante la función de pensar— y entonces tiene su índice del metabolismo basal, el mínimo de energía que usted requiere para conservarse con vida. Para la mayoría de las mujeres, está entre 1.000 y 1.200 calorías diarias.

Después agregue las calorías que necesita para ejercer sus actividades adicionales —todo, desde jugar a las canicas con su pequeña hasta saltar en la clase aeróbica— y entonces tiene el número total de calorías que necesita cada día.

Esto significa, por supuesto, que dos mujeres pueden tener el mismo índice de metabolismo basal pero quemar muy diferentes cantidades de calorías diariamente. Por ejemplo, una mujer de 125 libras (56 kilos) muy activa puede

Nivel de actividad   Porcentaje

Nivel de actividad	Porcentaje
Sedentario	30 a 50
Ligero	55 a 65
Moderado	65 a 70
Extenuante	75 a 100

Sume estos dos números y entonces usted tiene sus necesidades totales diarias de calorías. Si usted es una mujer que pesa 120 libras cuyo nivel de actividades diarias está en el extremo inferior de la escala extenuante, necesitaría 2.100 calorías.

$$120 \times 10 = 1.200$$
$$1.200 \times 0,75 = 900$$
$$1.200 + 900 = 2.100$$

Esta cantidad es sin embargo sólo una estimación. Su metabolismo puede ser medido más exactamente por un fisiólogo de ejercicio o un médico especializado en pérdida de peso y metabolismo.

fácilmente quemar 2.200 calorías diarias, mientras que una mujer también de 125 libras pero poco activa apenas quemará 1.750.

Esto nos lleva a lo más importante de esta breve lección en calorías —la formula metabólica para no aumentar de peso. Las calorías que entran deben igualar a las calorías que salen. Las calorías que no se "salen" son almacenadas en su cuerpo como grasa. Pero si usted quema más calorías de las que ingiere, la grasa almacenada se quema, y usted pierde peso.

Por consiguiente, la manera de no aumentar de peso al envejecer es simple: disminuya las calorías. Pues, siga la rutina alimenticia que le ha dado resultado en el pasado. Comida insípida, privaciones y pequeñas porciones —todo esto la hará rebajar de peso, ¿no? Sí, pero hay un pequeño problema. Su cuerpo no sabe que usted está a dieta; él piensa que usted está muriéndose de hambre. Así que en lugar de quemar grasa, su metabolismo se pone en la modalidad de hambruna, y trata de conservar sus reservas de grasa.

"Una dieta muy baja en calorías puede reducir su índice de metabolismo basal entre el 15 y el 30 por ciento, haciendo la pérdida de peso más difícil", dice el doctor Kushner. Una dieta muy baja en calorías es aquella que consiste de menos de 600 calorías diarias. Debido a que su cuerpo está tratando de salvarla manteniendo su nivel de grasa intacto, escoge entonces otra fuente de combustible: músculo. Usted ha oído la frase "las dietas no funcionan". Ahora sabe por qué.

Su índice metabólico no regresa al nivel normal después de que usted termina de hacer dieta, porque su cuerpo piensa que otra hambruna puede estar en camino. En realidad, ponerse a dieta evita una pérdida de peso permanente a largo plazo.

Y por si eso fuera poco, las que se ponen a dieta cortan calorías sin poner mucha atención a qué tipo de calorías están cortando. Un gramo de grasa contiene el doble de calorías que un gramo de carbohidratos —y los carbohidratos tienen el beneficio adicional de quemarse más rápidamente que las grasas. Así que en lugar de cortar las calorías en general, sería mejor que no cortara las calorías y mantuviera una dieta baja en grasas, alta en carbohidratos que ponga énfasis en las frutas, verduras, pastas y los granos. "La grasa que usted consume tiene una mayor probabilidad de convertirse en la grasa que usted lleva", dice el doctor Kushner.

Ejercicio: el mejor amigo de su metabolismo

Muy bien, ponerse a dieta no es la solución. Por lo tanto, ¿qué puede hacer usted cuando su edad hace que el metabolismo en su cuerpo cambie a una velocidad más baja y lenta?

Ejercicio.

El ejercicio aeróbico —caminar, andar en una bicicleta estacionaria, baile aeróbico, cualquier actividad que aumente el ritmo de su corazón por 20 minutos o más— es la mejor forma de quemar calorías. Y los beneficios del ejercicio realmente no tienen límite. El ejercicio pone a su metabolismo en un ritmo más alto, así que las calorías se incineran por horas después de que usted deja de hacerlo.

La mejor manera de estimular su metabolismo es participar en una actividad aeróbica y un período regular de entrenamiento de fuerza, como levantar pesas. "La razón más importante por la cual una persona quema 1 caloría por minuto y otra quema 1,5 es que la segunda persona tiene una masa muscular mayor, y el músculo es un tejido extremadamente hambriento de energía", dice el doctor Poehlman. "Los ejercicios de formación de fuerza como es levantar pesas agregarán masa muscular a cualquier edad. Y mientras más haga estos ejercicios, mejor será para su metabolismo."

Para comprobar este punto, el doctor Poehlman y sus asociados midieron el índice metabólico basal de 96 personas: 36 efectuaron una actividad aeróbica, 18 levantaron pesas y 42 no hicieron nada. El grupo aeróbico tuvo un índice metabólico 13 por ciento más alto que el grupo sedentario; el grupo de fuerza tuvo un índice metabólico 18 por ciento más alto que el grupo sedentario.

Este estudio, dice el doctor Poehlman, muestra que tanto el ejercicio aeróbico como el entrenamiento de fuerza puede estimular a su metabolismo.

Eleve al máximo su metabolismo

¿Está usted convencida de que el ejercicio es la mejor manera de vencer la gordura de la edad madura? Aquí está lo que usted puede hacer para acelerar su motor.

Apresure el paso. Una forma sencilla de quemar más calorías en la misma cantidad de tiempo es poner un poco más de velocidad en su sesión actual de ejercicio aeróbico. Supóngase que usted es una persona que cuando camina cubre 1 milla en unos 15 minutos (cerca de 4 millas / 6,4 km por hora), quemando aproximadamente 365 calorías por hora (o cerca de 90 calorías por milla / 1,6 km). Si usted aumenta la velocidad y camina 1 milla en 12 minutos (5 millas / 8 km por hora), su cantidad de calorías quemadas aumenta a 585 por la misma hora. Eso es una ganancia de 27 calorías por milla / 1,6 km. Esas calorías extras que usted quema por día pueden traducirse en una pérdida de peso de aproximadamente 15 libras (6,8 kg) en menos de un año.

Dure más tiempo. Si usted ya está haciendo ejercicio a su velocidad máxima, no vaya más rápido, pero trate de durar más. "Al igual que un carro, su cuerpo quemará más combustible —en este caso, grasa— mientras más tiempo se mantiene activo", dice el doctor Kushner.

Haga trabajar a sus brazos y piernas. Los ejercicios que usan vigorosamente tanto los brazos como las piernas son mejores quemadores de grasa que los que incluyen sólo a sus piernas. "Según las pruebas de laboratorio el esquiar a campo traviesa se considera como el mejor para quemar la mayor cantidad de calorías por minuto, debido a que se usa las piernas, la parte superior del cuerpo y aun el torso", dice Wayne Westcott, Ph.D., consultor de entrenamiento de fuerza para la Asociación Internacional de Profesionales en Buen Estado Físico. Las máquinas estacionarias para remar y las bicicletas estacionarias con palancas de mano móviles también se consideran buenas.

Empiece su día con un desayuno. Los expertos dicen que su cuerpo quema calorías a un ritmo más lento cuando usted duerme. El desayuno actúa como un despertador para su metabolismo, poniéndolo en una modalidad de quemar calorías. Si usted no come algo en la mañana, en última instancia va a quemar menos calorías durante el día. Y es más probable que cuando sí coma, devorará el primer bocadillo (merienda o *snack*) alto en grasa que usted vea.

Distribuya sus comidas. Ingerir comidas pequeñas a lo largo del día en lugar de tres comidas completas puede ser mejor para quemar grasa. Después que usted come, su cuerpo secreta la hormona insulina, la cual causa que su cuerpo almacene grasa. Mientras más grande la comida, su cuerpo secretará más insulina. Pero las comidas más pequeñas y frecuentes mantienen los niveles de insulina bajos y más estables. Mientras menos insulina tenga usted en su sangre, más grasa quemará usted y menos almacenará.

No se olvide de comer. Saltar comidas y después comer una comida grande en la noche puede ser un arma de doble filo, dice el doctor Kushner. Primero, la pone a usted en una modalidad de quemar lentamente durante el día. Segundo, la comida grande proporciona una sobrecarga de energía: el cuerpo puede metabolizar sólo una cierta cantidad de alimento a la vez, así que el exceso probablemente se convertirá en grasa. Tercero, la mayor parte de la metabolización se llevará a cabo mientras usted duerme —cuando su índice metabólico está en su nivel más bajo.

Haga ejercicio después de comer. El hacer ejercicio moderado inmediatamente después de una comida le da a usted un beneficio adicional para quemar grasa. Una caminata vigorosa de tres millas con el estómago vacío quema aproximadamente 300 calorías. Pero caminar con el estómago lleno quemará cerca de 345 calorías. Eso es porque el comer estimula a su metabolismo; agregue ejercicio, y su metabolismo recibe un doble estímulo y quema aún más calorías.

Póngale sazón. Vigilar su metabolismo no significa que usted tiene que dejar de comer alimentos sabrosos. De hecho, los alimentos muy condimentados, picantes, como son la mostaza y el chile pueden incluso cambiar la velocidad de su metabolismo a una más alta por un corto período de tiempo. En un estudio hecho por investigadores británicos, se mostró que la comida condimentada aumentaba el índice de metabolismo basal en un promedio del 25 por ciento.

Aléjese de los estimulantes. La cafeína, el alcohol y otros estimulantes pueden aumentar su índice metabólico, pero una vez que salen de su cuerpo, su metabolismo baja en forma violenta al índice normal o aún más abajo. Lo inteligente, dice el doctor Poehlman, es evitar todas las formas artificiales de aumentar su metabolismo a menos que le haya sido recetado por un médico.

Haga que le revisen su glándula tiroides. Una glándula tiroides poco activa causa que el cuerpo queme energía a un ritmo más despacio que el normal, y una glándula tiroides muy activa tiene el efecto opuesto. Más mujeres que hombres tienen una enfermedad de la glándula tiroides. Así que si usted sospecha que la suya no está funcionando bien, hágasela revisar por un médico. Si una deficiencia hormonal existe en la glándula tiroides, a menudo puede regularizarse con las drogas recetadas.

CAMBIOS EN LA VISTA

Échele un vistazo a la prevención

Es el fin de otro semestre, y usted tiene que firmar las boletas de calificaciones (*report cards*) de sus hijos. A su hijo mayor por poco lo reprobaron en matemáticas el semestre pasado, y ahora vamos a ver si sus notas han mejorado. Pero espérese —¿sacó una "D" o una "B"? Usted entrecierra los ojos para ver mejor, y al final puede ver que el muchacho logró una "B". Todo parece estar bien para él, pero no para usted. Tenga calma, a pesar de este incidente, aún no le pueden llamar "abuelita". Lo que sucede es que con el tiempo su visión se va a empeorar un poco. Nueve de cada diez mujeres entre los 40 y los 64 años de edad usan anteojos (gafas) o lentes de contacto para facilitar la lectura y otros trabajos de cerca.

Pero no pierda las esperanzas. Usted puede hacer más lento el proceso con exámenes regulares de sus ojos, una dieta saludable y quizás algunos ejercicios de la vista que usted misma puede hacer. Aún más importante, usted puede tomar medidas ahora para enfrentarse con los problemas serios de la vista como el glaucoma, las cataratas y la degeneración macular que podría conducir a una vista muy reducida o aun ceguera.

De cerca y borroso

¿Recuerda todas las mariquitas en el viejo jardín de flores de mamá? Usted las cogía cuidadosamente y dejaba que caminaran por sus dedos, llevándolas hasta cerca de la nariz para poder contar los pequeños puntos negros en sus dorsos.

Pruebe hacer eso ahora. Lo más probable es que usted no podría ver la diferencia entre una mariquita y una pastilla de menta hasta que estuvieran a 7 u 8 pulgadas (18 ó 20 cm) de su rostro. Eso es porque las lentes en sus ojos se empiezan a endurecer con la edad. Y mientras menos flexibles son, más difícil es enfocar en algo cercano.

La condición es una forma de hipermetropía llamada presbicia, y es tan inevitable como la lluvia en un día de picnic. "Realmente no hay forma de evitarlo", dice el doctor Richard Bensinger, un oftalmólogo en el área de Seattle y portavoz para la Academia de Oftalmología de los Estados Unidos. "Es fácil de corregir, pero eso quiere decir que usted probablemente tiene que usar anteojos o lentes de contacto."

Si usted termina por necesitar anteojos correctivos, la elección entre los anteojos y los lentes de contacto está realmente en usted. "En la mayoría de los casos, es una cuestión de preferencia", dice el doctor Bensinger. "A algunas personas les gustan los anteojos porque se los pueden quitar cuando no los necesitan. Y otras prefieren los lentes de contacto, ya que les permiten ver bien sin demostrar que necesitan anteojos."

Aun cuando usted eventualmente necesite bifocales, los cuales ayudan a corregir su visión tanto de cerca como de lejos, no necesita anunciárselo al mundo. Los médicos han desarrollado los lentes que eliminan la línea reveladora cruzando el centro de cada lente. Usted también puede probar los lentes bifocales de contacto, que le permiten cambiar de foco al mover sus ojos hacia arriba o hacia abajo. Sin embargo, el doctor Bensinger dice que estos pueden ser mucho más caros que los lentes de contacto normales, y advierte que no cualquiera se puede adaptar a estos.

Su oculista también puede recetarle los que se conocen como lentes de contacto de monovisión. Usted coloca un lente de contacto para vista de lejos en su ojo dominante (usualmente el derecho) y el lente para leer en su otro ojo. "No es tan difícil como suena acomodarse a esto", dice el doctor Bensinger. "Usted no tiene que ajustarse a esto conscientemente cada vez que cambia de

---

Mitos comunes sobre los ojos

Leer con luz débil puede perjudicar a sus ojos. Mito. La luz débil puede causar fatiga en los ojos pero no dañarlos.

Ver la televisión lastima sus ojos. Mito. No hay pruebas que sentarse demasiado cerca del televisor o ver la televisión por períodos prolongados cause algún problema.

Demasiado leer desgasta sus ojos. Mito. De nuevo, leer puede cansar sus ojos, pero no hay pruebas que a la larga pueda perjudicarlos.

Comer muchas zanahorias mejora su vista. Casi un mito. Usted necesita vitamina A para ver, pero sólo una pequeña cantidad —menos de una zanahoria al día. Una dieta saludable, con o sin zanahorias, le dará toda la vitamina A que usted necesita.

foco." Los lentes de monovisión están hechos como los lentes normales de contacto y son menos caros que los lentes bifocales, dice él.

Además de la presbicia, las manchas y los depósitos flotantes pueden aparecer con más frecuencia a medida que usted envejece. Estos son pequeñas manchas o puntos que aparecen ocasionalmente en su campo visual, desapareciendo después de una hora, un día o a veces más. El doctor Bensinger dice que estos son causados cuando partes del líquido vítreo transparente que llena su ojo se vuelve un poco filamentoso o grumoso.

"Por lo general, no es nada serio", dice el doctor Bensinger. "Las manchas simplemente se desvanecen, y eso es todo. Pero si usted súbitamente ve muchas manchas o destellos de luz en sus ojos, esto puede ser una señal de que algo serio está pasando, y debería ver a un médico inmediatamente."

Y si usted vive en un área especialmente polvorosa o ventosa, puede correr el riesgo de desarrollar ptérigions, los cuales son crecimientos carnosos, benignos, alrededor de los ojos. Estos pueden empezar a crecer alrededor de los 25 años de edad, por lo general en los lados de sus ojos, más cerca de la nariz. El doctor Bensinger dice que estos son solamente un problema cosmético a menos que crezcan lo suficiente como para bloquear su visión. Los ptérigions se pueden extirpar fácilmente con cirugía menor.

Adopte una perspectiva amplia

Descontando una lesión accidental, sus ojos probablemente le servirán hasta bien entrada en los 65 años de edad. Puede ser que usted necesite en unos cuantos años un juego de anteojos nuevos para leer, pero probablemente no notará ningún deterioro serio en su vista.

De todas maneras, los expertos advierten que usted nunca debería dejar de apreciar el valor de sus ojos. Las enfermedades más serias de los ojos son indoloras y no muestran ningún síntoma por años. Si usted no se hace revisar los ojos regularmente, puede no darse cuenta de lo mal que se han puesto las cosas hasta que es demasiado tarde para ayudar. Aquí hay algunas enfermedades que vigilar.

Glaucoma. Esta enfermedad progresiva causa el 12 por ciento de todas las cegueras en los Estados Unidos. Se caracteriza por una presión creciente del líquido en el ojo, la cual, al pasar los años, puede causar un daño irreversible a los nervios que mandan impulsos visuales a su cerebro.

Los médicos no saben qué causa la mayor cantidad de los glaucomas, y no saben cómo curarlos. La vista que se pierde debido al glaucoma no puede reponerse, pero cuando el glaucoma se descubre lo suficientemente temprano, se puede controlar. A veces las gotas para los ojos o las pastillas orales pueden ayudar a disminuir la presión en el ojo. Si eso falla, la cirugía con láser puede ayudar a destapar los drenajes naturales del ojo, permitiendo que el líquido escape y reduciendo la presión. Y si eso tampoco funciona, los cirujanos oftalmólogos pueden crear un drenaje artificial para extraer el líquido.

Aproximadamente unos tres millones de estadounidenses tienen glaucoma, y la mitad de ellos ni siquiera lo saben. Otros cinco a diez millones de personas tienen la acumulación de la presión en el ojo que antecede a la enfermedad, y

¿Está usted en riesgo de glaucoma?

Sí. Cualquiera está en riesgo, pero algunos más que otros. Para descubrir dónde está usted, conteste las siguientes preguntas de *Prevent Blindness America* (Prevenga la ceguera Estados Unidos).

1. ¿Alguno de los miembros de su familia inmediata tiene glaucoma?
2. ¿Tiene usted más de 40 años de edad?
3. ¿Toma usted algún medicamento con esteroides?
4. ¿Ha sufrido alguna lesión o cirugía en los ojos?
5. ¿Tiene diabetes?

Si usted contesta sí a alguna de las preguntas, programe un examen de ojos para hablar sobre glaucoma con su médico. Si usted contestó sí a dos o más, está en un riesgo alto y probablemente necesite ver a un especialista de ojos anualmente.

mucho menos de la mitad lo saben. ¿Cuál es el mejor consejo para saber qué hacer con el glaucoma? Investigue para saber si usted lo tiene, ahora. "Mientras más temprano se descubre esta enfermedad, más capaces seremos de controlarla", dice el doctor Carl Kupfer, director del Instituto Nacional de los Ojos, en Bethesda, Maryland. Eso significa exámenes regulares de los ojos, especialmente si usted tiene un riesgo de glaucoma.

Cataratas. Aunque estas no se vuelven un problema hasta que usted está cerca de la edad de jubilarse, las cataratas empiezan a formarse mucho antes en la vida, especialmente si usted ha sufrido alguna lesión en el ojo o se ha sometido a procedimientos tales como tratamientos de radiación, quimioterapia o el trasplante de un órgano.

A través de los años, el cristalino en cada ojo que una vez fueron transparentes pueden volverse amarillas debido a la acumulación de proteína. Después de un tiempo, el cristalino puede hacerse blanco como la leche y traslúcido, opacando la vista hasta el punto en que usted necesita el implante de un cristalino artificial. Este cristalino plástico de reemplazo no se flexionan para enfocar la luz, como lo hacía el cristalino original. Pero con los anteojos correctores, su vista puede restablecerse bastante bien. "Aunque no podemos todavía curar las cataratas, ciertamente podemos proporcionar a los pacientes una buena visión", dice el doctor Bensinger.

Las cataratas, como el glaucoma, pueden tener un vínculo hereditario. Así que si alguien en su familia ha tenido cataratas, usted puede estar en un riesgo más alto y debería examinarse los ojos más seguido que la norma de cada tres años.

Degeneración macular. Esta insidiosa enfermedad de los ojos la despoja a usted de sus habilidades visuales excelentes. "En los casos más avanzados, usted podría notar que alguien está parado enfrente suyo, pero no podría saber quién", dice el doctor Bensinger. "Usted podría ver que un autobús viene por la calle, pero no podría saber cuál, porque no podría leer los letreros."

La causa permanece desconocida, pero la condición de alguna manera causa el deterioro de la mácula, la parte central de la retina responsable del enfoque agudo. Desafortunadamente, hay poca esperanza por lo pronto de restablecer la vista perdida por el deterioro macular, aunque la cirugía de láser puede ayudar a estabilizar la vista por un tiempo. Hay algunas noticias alentadoras, no obstante: debido a que el deterioro macular ataca casi exclusivamente a las personas mayores de 60 años de edad, usted puede empezar ahora —quizás con la ayuda de una dieta mejorada— a protegerse antes de que comience.

Retinopatía diabética. Ataca primordialmente a las personas con diabetes y es la causa principal de la ceguera en las personas entre los 20 y los 50 años de edad. La pérdida de visión empieza a ocurrir cuando los vasos sanguíneos en la parte de atrás del ojo gotean, empañando la vista y a veces denegando nutrientes al ojo.

"Si usted tiene diabetes", dice el doctor Bensinger, "le recomiendo enfáticamente que se haga revisar los ojos regularmente. Esto puede literalmente salvar su vista".

Los tratamientos con láser pueden ayudar a hacer más lento el daño de los vasos que gotean. Pero nuevamente, la ayuda está disponible solamente si usted se hace examinar sus ojos regularmente. "La detección precoz de la retinopatía diabética es aún más una historia de éxito que hacer pruebas para el glaucoma" dice el doctor Kupfer. Si se descubre temprano, hay un 95 por ciento de probabilidades que usted pueda conservar su vista por lo menos cinco años, dice el doctor Kupfer.

El enfoque debe estar en la prevención

Usted no puede cambiar sus genes, así que no hay mucho que pueda hacer acerca del mayor de todos los riesgos de la vista: la herencia. Sin embargo, aquí hay algunos consejos para darle a usted la mejor posibilidad de mantenerse 20/20 en el siglo 21.

Hágase examinar sus ojos. Los médicos no pueden repetirlo suficientes veces.

"Los exámenes regulares de los ojos son por lejos lo más importante que usted puede hacer para ayudarse a conservar su vista", dice el doctor Bensinger.

Si usted está entre los 30 y los 50 años de edad y no tiene ningún problema previo de los ojos, la Academia de Oftalmología de los Estados Unidos sugiere ver a un oftalmólogo cada tres años. Si usted tiene una historia familiar de glaucoma o diabetes o ya está usando anteojos o lentes de contacto, su médico puede sugerir visitas más frecuentes.

Ojo-rcicios: ejercicios para sus ojos

Usted hace ejercicios todas las semanas para aplanar su estómago, moldear sus muslos y afirmar sus brazos. Así que ¿por qué no tomar unos cuantos minutos para ejercitar sus ojos?

No todos los expertos piensan que los ejercicios ayudan a sus ojos. Pero un número creciente de terapeutas para la vista creen que unos cuantos ejercicios diarios pueden ayudarla a mantener sus ojos jóvenes.

"La lógica detrás de la terapia para la vista", dice Steven Ritter, O.D., del Colegio de Optometría de la Universidad Estatal de Nueva York, en la Ciudad de Nueva York, "es que si usted puede perjudicar su sistema visual haciendo tareas muy de cerca, debería ser posible rehabilitarlo".

Los terapeutas de la vista pueden recetar tantos como 280 ejercicios diferentes. Ninguna de las series de ejercicios puede curar los problemas de la vista de todos. Sin embargo, estos deben ayudarle un poco.

Mire por sus intereses. Si usted trabaja en la terminal de una computadora por horas a la vez, pruebe esto: fije una página de un periódico a la pared a aproximadamente ocho pies (dos metros y medio) de donde usted normalmente se sienta. Interrumpa su trabajo cada diez minutos o algo así y mire hacia el periódico. Enfoque sus ojos en las letras. Entonces vuelva a mirar la pantalla de la computadora. Haga esto repetidamente por 30 segundos, unas seis veces por hora. Esto puede ayudarle a eliminar la vista borrosa que muchas personas experimentan al final del día de trabajo.

Golpee contra la pared. Si usted juega frontón (*handball*), frontenis (*racquetball*), squash o tenis, este ejercicio para dos personas puede ser muy conveniente. Párese de tres a cinco pies (un metro a un metro y medio) de una pared vacía. Pídale a su compañero que se pare detrás suyo y que lance una pelota de tenis contra la pared. Cuando la pelota rebote en la pared, trate de agarrarla. Este ejercicio puede ayudarle a mejorar su coordinación de manos y ojos.

Enfóquese en su pulgar. Con el brazo extendido sostenga su pulgar. Muévalo en círculos, en équises y cruces, de cerca y de lejos. Sígalo con los ojos. Al hacer esto, mantenga dentro de su campo visual lo que más

La academia sugiere una visita inmediata al médico si ocurre algo de lo siguiente:

- Cambios visuales súbitos en uno o en los dos ojos
- Enrojecimiento inexplicable
- Dolor que no cesa en el ojo

pueda del cuarto. Continúe el ejercicio cerrando un ojo. Repita con el otro ojo. Esto puede mejorar su visión periférica.

Siga a la linterna eléctrica. Este ejercicio divertido puede mejorar su capacidad para seguir un objeto visualmente. Requiere de otra persona y de dos linternas eléctricas. Párese en un cuarto oscuro mirando hacia una pared. Haga que la otra persona dirija la luz de su linterna eléctrica sobre la pared y que mueva el disco de luz en movimientos amplios. Trate de eclipsar el círculo de luz con la luz de su linterna eléctrica mientras que balancea un libro sobre su cabeza. Esto la obligará a seguir la luz sólo con los ojos en lugar de mover la cabeza también.

Conviértalo en un juego. Escriba letras o números en una pelota de *softball* o de espuma de poliestireno, entonces atornille un gancho sobre la parte de arriba de la pelota y cuélguela del techo con un hilo. Mientras más pequeños los caracteres, más difícil será el ejercicio. Empuje la pelota en cualquier dirección. Trate de leer en voz alta los números o las letras que usted ve. Este ejercicio le ayuda a mantener enfocado un objeto en movimiento.

Haga la cuenta. Este ejercicio adiestra a ambos ojos a converger en un objeto. También adiestra a su cerebro a dejar de ver con un ojo. Pase un hilo de unos 6 pies (1,8 m) a través del agujero de tres cuentas de colores. Fije un extremo del hilo a la pared a la altura de su vista y sostenga el otro extremo del hilo a su nariz. Deslice una de las cuentas hasta cerca de la pared, coloque la otra cuenta a 4 pies (1,2 m) de la nariz y coloque la tercera cuenta a 16 pulgadas (40 cm) de su nariz.

Mire hacia última cuenta. Usted verá dos hilos formando una V convergiendo en la cuenta. Mueva ambos ojos hacia la cuenta del medio. Note la X donde los dos hilos parece que convergen sobre esta. Mueva ambos ojos a la cuenta más cercana, y observe una X similar. Mueva la vista rápidamente de una cuenta a la otra, siempre observando la V o la X. Si ambos ojos están funcionando como un equipo, usted siempre debería ver dos hilos cruzando cuando usted se enfoca sobre una cuenta. Si sus ojos no están trabajando al unísono, usted verá diferentes patrones o solamente un hilo.

• Contacto accidental con químicos, especialmente la lejía
• Ver una cantidad de manchas o depósitos flotantes o lluvias de chispas en las orillas de sus ojos

(continúa en la página 78)

Examine su vista en casa

Más de diez millones de personas mayores de 25 años de edad que viven en los Estados Unidos sufren de algún tipo de pérdida de la vista. Muchos ni siquiera lo saben. Estas pruebas sencillas podrían ayudarlo a descubrir si su vista requiere algún tipo de atención.

Recuerde: las pruebas no son un substituto para un examen profesional de los ojos. Solamente pueden servir como una advertencia para ir a ver a un oculista.

Prueba de la vista Nº 1: Vista de distancia *(página opuesta). Si es posible, haga que alguien la ayude con esta prueba. No la tome si está cansada. Y, si usa anteojos (gafas) o lentes de contacto, asegúrese de que los tiene puestos. (1) Coloque la gráfica a 10 pies (3 m) suyo, contra una pared o puerta vacía. Asegúrese de que el cuarto está bien iluminado y evite el reflejo de las ventanas. (2) Cúbrase el ojo izquierdo ligeramente con un pedazo de papel. Con ambos ojos abiertos, dígale a su asistente (o escríbalo) dónde están las aberturas de cada C en la gráfica. Empiece con la C más grande y recorra la página hacia abajo. Repita con el ojo derecho cubierto. (3) Si usted no acierta todas las Cs en la penúltima línea, repita la prueba otro día.*

Casi la mitad de todas las cegueras pueden evitarse.
Todos deberían tener exámenes periódicos de los ojos.

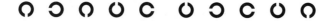

Prueba de la vista Nº 2: Vista de cerca. *Use sus lentes de contacto o anteojos sólo si usted los usa para leer. (1) Siéntese en un cuarto bien iluminado lejos de los reflejos de las ventanas. (2) Con ambos ojos abiertos, sostenga la prueba de vista de cerca a unas 14 pulgadas (36 cm) de sus ojos. (3) Lea la frase de la prueba o escriba lo que a usted le parece que dice. (4) Escriba dónde están las aberturas para cada una de las Cs. Si no acertó con todas, haga la prueba otro día.*

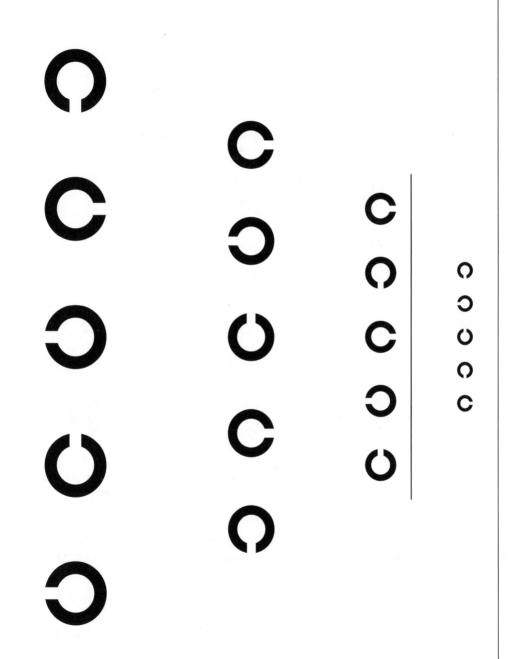

Examine su vista en casa —continuado

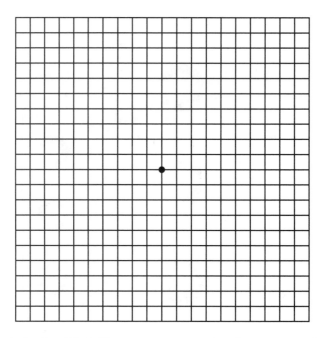

Prueba de la vista Nº 3: Degeneración macular. *Para esta prueba, use sus anteojos o lentes de contacto solamente si los usa para leer. (1) Haga que alguien sostenga la cuadrícula contra una pared o una puerta vacía en un cuarto bien iluminado sin los reflejos de las ventanas. Asegúrese de que el punto en la cuadrícula está a la altura de la vista. (2) Párese a 14 pulgadas (36 cm) de la cuadrícula. Mire el punto dentro de la cuadrícula y cúbrase el ojo izquierdo con un pedazo de papel. Usted debería ver todas las cuatro esquinas de la cuadrícula. Si la cuadrícula se ve distorsionada o usted ve partes en blanco o líneas onduladas, haga una nota mental de esto. Repita cubriendo su ojo derecho.*

Escóndase detrás de los anteojos oscuros. Los anteojos para el sol que bloquean tanto los rayos *UVA* como *UVB* (por sus siglas en inglés) y la luz azul visible pueden ayudar a disminuir el riesgo de cataratas, dice el doctor Bensinger. Los anteojos curvos que cubren los lados de sus ojos son una buena idea, ya que le protegen los ojos completamente. Y trate de usar un sombrero con un visor para bloquear la luz solar directa a sus ojos. "La exposición a la luz solar disminuye la edad en la cual usted puede empezar a desarrollar cataratas", dice el doctor Bensinger. "Así que si usted va a estar afuera, tiene sentido reducir la luz solar tanto como sea posible."

Suspenda el fumar permanentemente. El cáncer. Las arrugas. La ropa apestosa. Los dientes amarillos. El enfisema. Si usted realmente necesita otra razón para dejar de fumar, aquí está: el fumar cigarrillos puede causar cataratas. Un estudio de la Escuela de Medicina de Harvard a 120.000 enfermeras mostró que las mujeres que fuman 35 o más cigarrillos al día tienen un 63 por ciento más de riesgo de desarrollar cataratas.

La razón no se conoce, pero los investigadores especulan que fumar puede reducir el nivel de antioxidantes en su sangre, promoviendo el crecimiento de las cataratas.

Alimente a la vista. Los vínculos entre la dieta y la vista todavía son débiles. Pero existe evidencia creciente que una substancia llamada glutatión puede ayudar a controlar la propagación del deterioro macular. Esta se encuentra en los vegetales frescos, verdes, rojos y amarillos. Los vegetales enlatados o congelados pierden todo su glutación en el procesamiento.

El cinc también puede ayudar. Aunque no hay pruebas concluyentes todavía, el doctor Bensinger dice que tomar suplementos multivitamínicos que contienen cinc "probablemente no es una mala idea, siempre y cuando no esté gastando demasiado dinero en marcas lujosas".

Los antioxidantes —vitaminas A, C y E más betacaroteno— mostraron ser prometedoras como combatientes de las cataratas en el Estudio de Harvard de la Salud de Enfermeras. Un reporte en la *American Journal of Clinical Nutrition* (Revista norteamericana de nutrición clínica) alega que las personas que comen 3,5 porciones de frutas y verduras diariamente también tienen un riesgo menor de cataratas.

"Comer una dieta saludable puede retardar el envejecimiento usual del cristalino de los ojos y retardar también las cataratas", dice Paul F. Jacques, Sc.D., un epidemiólogo con el Centro de Investigación de la Nutrición Humana sobre el Envejecimiento, del Departamento de Agricultura de los Estados Unidos, ubicado en la Universidad de Tufts en Boston.

CAMBIOS
POR LA MENOPAUSIA

Inevitables pero soportables

Su amiga la llamó el otro día y usted todavía no puede borrar la conversación de su mente.

"Últimamente he notado algunos cambios en mi cuerpo", dijo ella. "Y no puedo dejar de pensar si estoy empezando."

"¿Empezando qué?", le preguntó usted, media distraída por estar pensando en sus próximas vacaciones.

"La menopausia."

¡La menopausia! Eso sí la hizo prestar atención. Aquí estaba su mejor amiga —la que sólo tiene unos cuantos años más que usted— hablando acerca de un tema de salud sobre el que usted no se imaginaba que debía preocuparse todavía. Usted sabía que eventualmente le iba a suceder a las dos. Pero no ahora. No tan pronto. Ninguna de ustedes había llegado todavía ni a los 50 años de edad. La menopausia es para su madre, su tía abuela. Es algo... para las mujeres más viejas.

Para la mayoría de las mujeres, la menopausia es un hito del envejecimiento, dice Ellen Klutznick, Psy.D., una sicóloga en práctica privada en San Francisco quien se especializa en temas de salud de la mujer. La manera en que una mujer reacciona a esto varía enormemente.

Mientras que las mujeres que ya han pasado por la menopausia a menudo la ven como un nuevo comienzo, las mujeres jóvenes que no han llegado allí todavía tienden a sentirse especialmente ansiosas acerca de la transición, dice la doctora Klutznick. "Se preocupan acerca de cómo se van a sentir cuando lleguen a los 50 años de edad y acerca de sentirse viejas. Lo ven como envejecer", dice ella.

Primero, la menopausia marca el fin de los años reproductivos de una mujer. "El reloj biológico interno está marcando el paso del tiempo para muchas de estas mujeres jóvenes y es aterrador", dice la doctora Klutznick. Para ellas la menopausia se trata de la pérdida de su fertilidad y en una sociedad que pone tanto énfasis en la juventud, belleza y reproducción, esto puede ser difícil, dice ella. La pérdida de la capacidad de tener niños puede ser dura aun para las mujeres que ya terminaron de tener niños o para aquellas que nunca lo planearon, asiente el doctor Brian Walsh, director de la Clínica de Menopausia, en Brigham, y del Hospital para Mujeres, en Boston. "Ellas han perdido la posibilidad de escoger. Una puerta se les ha cerrado", dice él.

Las mujeres también están preocupadas acerca de cómo la menopausia va a afectar su apariencia física. Les preocupa que sus cuerpos y cutis no van a ser los mismos —que sus senos van a colgar, sus rostros se van a arrugar y sus cinturas van a engordar, dice la doctora Klutznick. Y todo eso está relacionado con su sexualidad, dice ella. Les preocupa que cuando entren en los bares (cantinas) o restaurantes, los hombres ya no las van a mirar —mirarán a las mujeres más jóvenes en el establecimiento o el juego de fútbol americano en la televisión, dice ella. El envejecimiento en una sociedad que idolatra a la juventud hace que algunas mujeres se sientan invisibles y devaluadas, dice la doctora Klutznick. No es que las mujeres se sientan viejas físicamente sino que la sociedad las ve viejas. Las mujeres de esta edad preguntan a la doctora Klutznick "¿Qué es lo que puedo esperar excepto hacerme vieja? ¿Quién me va a querer?"

¿Qué es la menopausia?

Literalmente hablando, la menopausia se refiere al último período de una mujer. Técnicamente, una mujer no debe haber menstruado por todo un año para ser menopáusica. La edad promedio para la menopausia en los Estados Unidos es 51, aunque las mujeres pueden tenerla antes. Aproximadamente un 1 por ciento de las mujeres experimentan la menopausia antes de llegar a los 40 años de edad.

Las mujeres a quienes se les han extirpado los ovarios durante una histerectomía se vuelven menopáusicas virtualmente de la noche a la mañana, dice Joan Borton, una consejera con licencia en salud mental, en Rockport Massachusetts, y autora de *Drawing from the Women's Well: Reflections on the Life Passage of Menopause* (Extrayendo de la fuente femenina: reflexiones sobre el paso de la menopausia por la vida). A menudo se sienten como si hubieran sido lanzadas a la menopausia sin ninguna preparación. Las mujeres que han recibido quimioterapia también pueden experimentar una menopausia prematura.

En la menopausia natural, el último período de una mujer está rodeado por una cantidad de años durante los cuales ocurren otros cambios físicos. Eso es lo que se conoce como el climatérico o perimenopausia. Por lo general comienza varios años antes de que la menstruación se suspenda, dice el doctor Walsh. Durante este tiempo, las mujeres pueden experimentar una gama completa de cambios físicos, incluyendo sofocos, sudores nocturnos, dificultad para dormir, sequedad vaginal, cambios en la piel, pérdida de cabello, cambios de estado de ánimo, depresión y aumento de peso. Los sofocos, que a menudo son los síntomas de mayor preocupación para las mujeres que se están acercando a la menopausia, afectan a aproximadamente el 75 al 85 por ciento de las mujeres postmenopáusicas.

Todos estos cambios y la pérdida de los períodos mismos, están provocados por los niveles en disminución del estrógeno, una de las varias hormonas producidas por los ovarios. Cuando una mujer envejece, lo mismo le sucede a sus ovarios; se encogen de tamaño, dejan de expulsar óvulos y producen menos estrógeno.

Sus riesgos para el futuro

El estrógeno también aumenta la calidad y fuerza de sus huesos, por lo que su declinación en la menopausia puede colocar a las mujeres en un mayor riesgo de osteoporosis, una enfermedad en la cual los huesos se vuelven más quebradizos y frágiles. La osteoporosis resulta en aproximadamente 1,5 millones de fracturas por año. Un tercio de todas las mujeres mayores de 65 años de edad experimentan fracturas espinales, y una de cada tres mujeres en su década de los 90 años de edad se fractura las caderas (comparado con uno en seis hombres). En total, entre el 25 y el 44 por ciento de las mujeres experimentan fracturas después de la menopausia debido a la enfermedad.

La reducción en estrógeno que acompaña a la menopausia aumenta el riesgo de las enfermedades del corazón, el asesino número uno de las mujeres estadounidenses. Eso es porque el estrógeno es un protector natural contra las enfermedades del corazón. Sin él, las mujeres y los hombres están parejos en sus esfuerzos para evitar las enfermedades del corazón. Eso significa que el riesgo de una mujer de sufrir un ataque al corazón y derrame cerebral aumenta después de la menopausia. Antes de los 65 años de edad, una en cada nueve mujeres experimentará un ataque al corazón según la Asociación del Corazón de los Estados Unidos. Después de los 65 años de edad, esa proporción aumenta tremendamente a una en cada tres.

Cómo planificar de antemano

Usted no puede evitar la menopausia. Pero hay algunas cosas que puede hacer ahora, antes de llegar a ese punto, que pueden hacer la experiencia total un poco más fácil para usted. La menopausia no tiene que ser una etapa difícil, y no tiene que hacer que se sienta y se vea vieja. Aquí está lo que usted puede hacer.

Manténgase en movimiento. El ejercicio es una de las mejores cosas que las mujeres pueden hacer con anticipación para que les vaya mejor durante sus años menopáusicos, dice el doctor Walsh. El ejercicio pone tensión sobre el hueso, aumentando su densidad y fuerza. Los huesos de las mujeres pierden densidad después de la menopausia —en una proporción de 4 a 6 por ciento en los primeros cuatro o cinco años. Así que mientras más fuertes estén al principio, mejor. Los ejercicios de cargar su propio peso como son el caminar y el correr son los mejores, dicen los expertos. El ejercicio también ayuda a mantener sus niveles de colesterol bajos, ofreciendo protección contra las enfermedades del corazón.

Coma mejor. Póngase en una dieta nutritiva baja en grasas saturadas, dice el doctor Walsh. Esto ayudará a reducir el colesterol y el riesgo de una enfermedad del corazón, dice él, ambos de los cuales aumentan después de la menopausia. Los expertos recomiendan que usted mantenga su consumo de grasa en un 25 por ciento o menos del total de calorías que consume.

Vigile el síndrome premenstrual. Si usted tiene síndrome premenstrual o *PMS* (por sus siglas en inglés), lleve un diario de sus síntomas y esté atenta a cualquier cambio. Algunas veces los síntomas del síndrome premenstrual se pueden hacer mucho más intensos cuando las mujeres entran en la menopausia, dice la doctora Klutznick, y pueden ser una señal para usted que está volviéndose menopáusica. Algunos de los cambios posibles que usted puede notar son síntomas del síndrome premenstrual que duran más de lo acostumbrado y una sensación de confusión en su mente, dice ella. Si usted nota cambios, dígale a su doctora. Ella le puede hacer un examen simple de sangre llamado la prueba *FSH* (por sus siglas en inglés), la cual mide la cantidad de FSH o *follicle-stimulating hormone* (hormona estimulante de folículos). Antes de la menopausia, su cuerpo produce suficiente FSH para ayudar a que los folículos se desarrollen y a provoquen la ovulación. En la menopausia, sin embargo, usted tiene menos folículos y se necesita más FSH para hacer que uno madure y ovule. Por ello su cuerpo bombea más de la hormona de lo que solía bombear antes. Si su prueba muestra un nivel alto de FSH —digamos, arriba de 40— eso quiere decir que usted está oficialmente en la menopausia.

Bote los cigarrillos. Si usted deja de fumar cuando es más joven, le puede ayudar a experimentar una menopausia más ligera, dice el doctor Walsh. Las fumadoras tienen más probabilidades que las no fumadoras de sufrir síntomas de menopausia, dice él. Las fumadoras tienen también una tendencia a una masa ósea más baja, poniéndolas en mayor riesgo de osteoporosis. El fumar puede causar que usted experimente la menopausia antes, dicen los expertos. Ellos creen que eso se debe a que la nicotina puede de alguna manera contribuir a una disminución en el estrógeno. Así que dejando de fumar ahora puede demorar un poco a la menopausia.

Tome ahora su calcio. Aunque la disminución en la masa ósea se acelera durante la menopausia, ésta empieza alrededor de los 35 años de edad. Después de los 35 años de edad, las mujeres pierden un 1 por ciento de su masa ósea por año. Por esa razón, asegúrese de tomar suficiente calcio. La Asignación Dietética Recomendada actual para adultos es de 800 miligramos de calcio, pero algunos expertos sugieren 1.000 miligramos diarios para las mujeres premenopáusicas y 1.500 miligramos para las mujeres postmenopáusicas.

Desafortunadamente, la mayoría de las mujeres consumen solamente cerca de 500 miligramos diarios a través de su dieta. Usted puede acercarse a las cantidades protectoras añadiendo productos lácteos bajos en grasa y pescado enlatado con espinas (como el salmón) a su dieta diaria. Por ejemplo, una porción de leche descremada le da a usted 300 miligramos de calcio, y una porción de yogur bajo en grasa contiene 415 miligramos.

Usted también puede aumentar su consumo de calcio a través de los alimentos que no son lácteos: 3 onzas de salmón de Alaska enlatado contienen 203 miligramos de calcio, y media taza de tofu crudo contiene 258 miligramos.

Otra forma de aumentar su consumo de calcio es a través de los suplementos. La cantidad que usted debería tomar y el tipo de tableta que debería usar —carbonato de calcio, lactato de calcio o citrato de calcio— dependerá de sus necesidades individuales de salud, así que consulte con su médico.

Sepa cuales son sus niveles de colesterol. Haga que le controlen sus niveles de colesterol, dice el doctor Walsh. La menopausia puede causar que los niveles de la lipoproteína de alta densidad (o *HDL*, por sus siglas en inglés) de colesterol, el tipo "bueno", bajen y los niveles de la lipoproteína de baja densidad (o *LDL*, por sus siglas en inglés) de colesterol, el tipo "malo", aumenten. Así que cuanto mejor sea su perfil de colesterol antes de la menopausia, mayores serán sus posibilidades de mantenerlo bajo una vez que usted llega a ésta. Los expertos dicen que las mejores medidas para usar son la relación entre el total de colesterol y el colesterol HDL. Una relación de menos de 3,5 se considera baja, entre 3,5 y 6,9 moderada, y arriba de 7, alta.

Hable con su mamá. A menudo las mujeres siguen los mismos patrones que sus madres, dice el doctor Walsh, particularmente si tienen las mismas experiencias de salud. Así que pregúntele a su mamá cuándo ella empezó con la menopausia y cuál fue su experiencia con esta.

Al llegar el momento

Si usted cree que está entrando en la menopausia, o si ya está usted allí, aquí hay algunas cosas que puede hacer.

Busque apoyo. "Lo más valioso es juntarse con otras mujeres", dice Borton. Al hablar con otras mujeres, ya sea individualmente o en grupos de apoyo, usted puede aprender acerca de los varios síntomas y obtener información acerca de los doctores y otros profesionales en el cuidado de la salud que otras mujeres ven, les gustan y recomiendan, dice ella. "El hablar con otras mujeres y compartir experiencias ayuda a las mujeres a sentirse apoyadas y no aisladas", asiente la doctora Klutznick. Una opción es unirse a un grupo de apoyo. Llame a su hospital local para informarse acerca de los grupos en su área. O hable con otras mujeres.

Encuentre un médico que la comprenda. La menopausia traerá consigo muchos cambios físicos y muchas preguntas, en especial acerca de la terapia de reposición de hormonas (o *HRT*, por sus sigla en inglés). El HRT se recomienda para ayudar a reemplazar el estrógeno faltante y para mantener a sus huesos fuertes. Pero también es problemático, principalmente porque puede aumentar su riesgo de ciertos cánceres. "La clave es tener un doctor que esté de acuerdo en trabajar con usted —uno que respete su decisión", dice Borton. Pregunte a sus amigas acerca de sus doctores. Y no tenga temor de buscar hasta que encuentre un doctor que le agrade.

Elija una consejera. Encuentre a una mujer de 10 a 15 años mayor que usted que haya pasado por la menopausia y a quien usted admira y respeta, dice Borton. "Pase tiempo con mujeres mayores, explorando con ellas qué es lo que le da significado y propósito a sus vidas", dice ella. "Muchas de nosotras sentimos que el hacer esto nos ha ayudado a cruzar el umbral para podernos ver como mujeres mayores y aceptarlo de una manera que se siente realmente maravilloso." Además de identificar o encontrar mujeres que puedan servir como consejeras en su vida cotidiana, observe a las mujeres muy conocidas a quienes usted puede emular y de las cuales puede aprender, dice ella.

Manténgase lubricada. La reducción del estrógeno que las mujeres experimentan con la menopausia puede causar sequedad vaginal. La elasticidad y el tamaño de la vagina cambian, y las paredes se hacen más delgadas y pierden su capacidad de humedecerse. Esto puede hacer que las relaciones sexuales provoquen dolor e incluso se hagan indeseables, dice la doctora Klutznick. Las encuestas indican que esto sucede en el 8 al 25 por ciento de las mujeres postmenopáusicas. Mientras que las mujeres premenopáusicas generalmente pueden lubricarse en 6 a 20 segundos cuando están excitadas, puede tardar uno a tres minutos para las mujeres postmenopáusicas.

Las mujeres pueden permanecer lubricadas usando lubricantes vaginales solubles en agua como las jaleas *K-Y*, *Replens* y *Astroglide*, los cuales están disponibles sin necesidad de receta, dice la doctora Klutznick. Evite los lubricantes de base aceitosa como la jalea de petróleo; los estudios indican que estos no se disuelven tan fácilmente en la vagina y por lo tanto pueden provocar infecciones vaginales. El HRT también puede ayudar a aliviar el problema, dice la doctora Klutznick.

Manténgase activa sexualmente. Los estudios indican que las mujeres que se mantienen sexualmente activas experimentan menos cambios vaginales que aquellas que no lo están. La actividad sexual promueve la circulación en el área vaginal, lo cual ayuda a mantenerla húmeda. Para las mujeres que no tienen compañeros, la masturbación ayuda a promover la circulación y humedad en la vagina, dice ella.

Refrésquese. Los sofocos que las mujeres experimentan durante la menopausia pueden ir desde una sensación templada a una muy caliente en que la mujer se pone roja y suda. Puede ayudar si se viste en capas y mantiene el medio ambiente fresco, dicen los expertos. Algunas mujeres chupan cubos de hielo y beben líquidos fríos o se imaginan que están caminando en la nieve o nadando en un lago transparente. Los líquidos calientes y los alimentos muy condimentados pueden provocar los sofocos, así que mantenga estos al mínimo. Los expertos no entienden completamente qué causa los sofocos, pero creen que la disminución de estrógeno de alguna manera altera el termómetro interno del cuerpo.

CANAS

Conquístelas con color a su favor

Usted se baja de la cama, despacio se dirige al baño y prende la luz. Se inclina hacia el espejo para mirarse más de cerca.

¿Cuántas canas más habrán hoy?

Además de las arrugas y la piel colgante, pocas cosas dejan translucir el "envejecimiento" en una mujer de una manera tan notable como las canas. Mientras que a algunas de nosotras nos encanta como nos vemos y las llevamos bien, a una gran cantidad de nosotras no nos gustan. Y hay una industria de muchos millones de dólares ahí lista para satisfacer nuestras necesidades y mantener nuestros colores verdaderos en secreto.

"Si se está volviendo canosa, yo le garantizo que usted no está muy feliz al respecto", dice Philip Kingsley, un especialista en el cuidado del cabello con base en la ciudad de Nueva York. "Yo he visto decenas de miles de personas a través de los años, y ninguna quiere las canas. Esto realmente puede hacer que las personas se sientan viejas antes de tiempo."

Las raíces de su árbol genealógico

La mayoría de nosotras tenemos cerca de 100.000 cabellos en nuestras cabezas. Antes de hacernos canosas, cada uno de esos cabellos contiene el pigmento melanina, que da color a su cabello. Pero por razones que los doctores no entienden, las células pigmentarias cerca de la raíz de cada cabello comienzan a cerrarse al hacernos viejas. De esa manera, cuando un cabello rubio, castaño o rojo se cae, a menudo es reemplazado por uno gris.

Uno blanco, en realidad —no obstante le llamamos gris porque así es como se ve en contraste con el cabello que todavía tiene color.

Falsedades sobre los folículos: los mitos de las canas

Hay un millón de leyendas por ahí acerca de las canas —y muy pocos, hechos sólidos. A pesar de que los doctores pueden no saber todavía qué causa las canas, sí saben de algunas cosas que no las causan.

Mito de las canas N° 1: Usted puede volverse canosa instantáneamente debido a un suceso espantoso. Es físicamente imposible —el cabello existente no se vuelve canoso. La doctora Diana Bihova, profesora clínica asistente del Centro Médico de la Universidad de Nueva York, en la ciudad de Nueva York, explica que a usted le salen las canas solamente cuando el cabello normal se cae y es reemplazado por una cana en el mismo folículo.

Mito de las canas N° 2: Su cabello puede volver al color normal después de haber sido canoso. Lo sentimos mucho, pero no. Cuando un folículo del cabello empieza a producir canas no se invierte el proceso.

Hay algunas excepciones, dice la doctora Bihova. Su cabello puede volverse canoso temporalmente si usted tiene un desorden de la glándula endocrina, está desnutrida, sufre una herida o una enfermedad del sistema nervioso o tiene un desorden autoinmune. Y aun así, puede ser que el cabello no vuelva en su color original, dice ella.

Mito de las canas N° 3: Si usted se arranca una cana, le saldrán dos. No. Usted se vuelve canosa folículo por folículo. Si usted se arranca una cana, será reemplazada por otra cana en el mismo folículo. "Usted no puede detener el proceso", dice la doctora Bihova. "Pero el arrancarse las canas tampoco lo acelerará."

Si usted está buscando a alguien a quien culpar, empiece con papá, mamá, la tía Julieta, o el bisabuelo Pedro. "Hay una relación hereditaria muy estrecha con el cabello canoso", dice la doctora Diana Bihova, profesora clínica asistente de dermatología en el Centro Médico de la Universidad de Nueva York, en la ciudad de Nueva York. "Si su familia se vuelve canosa prematuramente, es muy probable que a usted también le ocurra."

Sea lo que sea, no lo atribuya al estrés. Haciendo el papel de mamá, jefa, cocinera, chofer, jardinera y compañera amorosa, todo al mismo tiempo, no hará que su cabello se vuelva canoso, dice la doctora Bihova —a menos que el estrés sea tan fuerte que usted reduce su reserva de algunas vitaminas B. La evidencia no está clara en esto.

La sobreexposición al sol también podría causar que el cabello se volviera canoso, dice la doctora Bihova. La teoría es que los rayos ultravioleta provocan que las células pigmentarias en su cuero cabelludo trabajen de más, tal y como sucede con sus brazos y piernas cuando usted se broncea. Si trabajan demasiado y se consumen prematuramente, dice la doctora Bihova, el resultado pueden ser las canas. No hay evidencia concreta para esto. Pero la doctora Bihova aún sugiere usar un sombrero o usar productos para el cuidado del cabello que contengan un producto antisolar. "Digamos simplemente que no puede hacer daño", dice.

A la típica mujer de ascendencia europea le empiezan a salir las canas a la edad de 34 años, mientras que la típica mujer de ascendencia africana goza de un aplazamiento de 10 años. Hasta ahora, no hay estadísticas sobre cuándo les empiezan a salir canas a las mujeres latinas. La doctora Bihova dice que las mujeres empiezan a encanecer a los lados, después en la coronilla y finalmente en la parte de atrás del cuello. El proceso puede darse por rachas, saliéndole más canas en algunos años y menos en otros.

Para la edad de 50 años sin embargo, el 50 por ciento de las mujeres estarán canosas en un 50 por ciento, dice la doctora Bihova.

Por lo general, el cabello en su cabeza empieza a cambiar primero, seguido un poco tiempo después por los vellos en sus piernas, en las axilas y en sus cejas y, finalmente, en la zona púbica. Pero de nuevo, cada persona es diferente.

La buena noticia de todo esto es que usualmente no hay nada físicamente malo con tener canas —no significa que usted está envejeciendo más rápidamente que las amigas que no tienen ni una sola cana. Los estudios muestran que las personas que se vuelven canosas a una edad temprana por lo general no están sufriendo de nada más que de un caso de características genéticas familiares indeseables.

La mala noticia es que volverse canosa es irreversible.

Para muchas de nosotras, es teñir o morir

Las canas vienen en camino, le guste o no. Eso la deja con dos opciones. Lo puede aceptar como una parte ineludible, aun deseable de la madurez. O las puede detener por un tiempo, usando algún tipo de tinte para el cabello.

"Algunas personas llegan a sentirse muy cómodas con las canas", dice Kingsley. "El punto más importante para recordar acerca de las canas, o el cabello en general, es que usted debe sentirse cómoda con éste. Si la hace sentirse inteligente o digna, entonces está bien."

Aquí hay algunos consejos de expertos sobre cómo manejar esas canas.

Córtelo. Si usted decide quedarse canosa, Kingsley sugiere conservar su cabello corto. "Es realmente simple", dice Kingsley. "Si usted no quiere canas o no está segura al respecto, entonces los estilos cortos mostrarán menos las canas."

Acondiciónelo. Al pasar el tiempo, su cabello y su cuero cabelludo pueden resecarse. Para que su cabello canoso se vea saludable, Kingsley sugiere usar un acondicionador cada vez que usted se lava el cabello con champú. Y sugiere también, dejar que el aire seque su cabello de vez en cuando, en lugar de usar una secadora eléctrica para el cabello.

Así que pruebe el aspecto canoso por un tiempo corto. Si no le gusta, puede usted optar por algo de color. Aquí hay algunas opciones que usted puede probar en el salón o en su casa.

Pruebe los rayitos. El aplicar rayitos (claritos, *highlights*), lo cual consiste de usar tinte en algunos cabellos diseminados por la cabeza, puede ocultar sutilmente algunas canas. Escoja un color que sea un par de tonos más claros que su color natural.

Los tintes más claros también ayudan a evitar las raíces canosas desagradables. Cuando su cabello crezca lo canoso no se verá tanto.

Tíñalo todo. Los expertos llaman a este proceso colorear, y significa que todo su cabello será teñido de un solo color. Si usted opta por esto, evite los tonos más oscuros que tienden a hacer que su cabello se vea apagado y poco natural. "Los colores negros realmente no funcionan muy bien", dice Kingsley. "Todo el cabello se tiñe exactamente del mismo color, y se puede ver enseguida que está teñido."

Existe también la duda de que si los tintes oscuros para cabello pueden causar cáncer. Algunos estudios han vinculado el uso de tales tintes con un riesgo en el aumento de cáncer de los huesos y linfoma.

¿Y la conclusión final? "No hay ninguna, todavía", dice Sheila Hoar Zahm, Ph.D., una epidemióloga en el Instituto Nacional del Cáncer, en Rockville, Maryland. "El riesgo de contraer cáncer de un tinte para el cabello no es tan alto como contraer cáncer por fumar. Pero definitivamente necesitamos estudiar más la relación."

Kingsley dice que usted debería tener cuidado con los tintes progresivos que prometen ir ocultando lentamente sus canas. Él piensa que estos productos pueden dar a su cabello un tinte poco natural y de un color verde amarillento. También pueden resecar su cabello, haciéndolo quebradizo y difícil de manejar.

Y una vez que usted empieza a usarlos, es difícil cambiar a los tintes normales. "Estos pueden darle a su cabello toda clase de colores que usted nunca quisiera que su cabello tuviera", dice Kingsley.

Los tintes semipermanentes que se desaparecen al cabo de varias semanas al lavarlos ofrecen un color un poco mejor pero no son tan buenos como los tintes permanentes. Si usted quiere probar un camino lento a un cabello más oscuro, Kingsley sugiere que trate de usar tintes gradualmente más oscuros cada vez que se tiñe el cabello.

CÁNCER

Cómo puede ayudarse a sí misma

Cuando se le dice a una mujer que tiene cáncer, muchas preguntas pasan por su mente: "¿Me voy a morir?" "¿Me va a desfigurar la cirugía?" "¿Va a pensar mi esposo que soy menos mujer?" "¿Qué les voy a decir a mis amistades y familia?" "¿Cómo vamos a pagar las cuentas?" "¿Quiere esto decir que ya no voy a poder tener más niños?"

El cáncer es un envejecedor particularmente poderoso. Es una enfermedad desalmada que puede causar un dolor debilitante y exprimir la juventud y el vigor de cualquiera de nosotras.

La enfermedad puede realmente acelerar el proceso del envejecimiento al causar cambios químicos en el cuerpo que conducen a articulaciones doloridas, apetito apagado, pérdida de peso, debilidad, fatiga y pérdida de resistencia, dice el doctor Ernest Rosenbaum, un oncólogo en la Universidad de California, San Francisco/Mount Zion.

"El cáncer la agota. Si usted tiene cáncer, puede sentir que envejece muy rápidamente", dice el doctor Charles B. Simone, un oncólogo en Princeton, New Jersey y autor de *Cancer and Nutrition* (El cáncer y la nutrición).

La verdad acerca del cáncer

El cáncer pone su vida en peligro porque sus células anormales crecen en forma incontrolada, puede extenderse a través de su cuerpo y puede dañar las células normales a su alrededor, dice el doctor John Laszlo, vicepresidente nacional para investigación de la Sociedad de Cáncer de los Estados Unidos. En realidad no se trata de una enfermedad sino de una serie de más de 100 tipos de enfermedades malignas que atacan diferentes órganos del cuerpo en una variedad de formas. Por ejemplo el cáncer del pulmón puede extenderse a otros tejidos en forma ligeramente diferente al cáncer de mama.

"Existe la percepción de que el cáncer es una entidad única y que nosotros vamos a encontrar una píldora mágica que evitará la enfermedad totalmente o que será la cura final de todas las formas de cáncer. Desafortunadamente, el cáncer es más complicado que eso", dice el doctor Ronald Ross, director de investigación de causa y prevención del cáncer en el Centro Comprensivo de Cáncer Kenneth Norris, Jr., de la Universidad de California del Sur, en Los Ángeles.

Los investigadores sospechan que del 5 al 10 por ciento de los cánceres pueden ser heredados, lo que significa que la enfermedad pasa de una generación a la otra a través de un gene anormal. Pero en la gran mayoría de los casos, el cáncer se desarrolla a través de una serie compleja de pasos que a menudo incluye una exposición prolongada a carcinógenos, los cuales son substancias que causan cáncer como el tabaco y el asbesto, dice el doctor Laszlo. Estos carcinógenos afectan usualmente células en órganos específicos. El asbesto, por ejemplo, aumenta el riesgo de la persona al cáncer del pulmón, mientras que una exposición excesiva al sol se vincula con un mayor riesgo de cáncer de la piel.

Algunos investigadores creen que los carcinógenos causan la formación de radicales libres, moléculas inestables de oxígeno que pueden dañar las cadenas de moléculas ADN que indican a las células cómo reproducirse. Cuando el ADN se daña en lugares críticos, se puede formar una célula de cáncer.

"Los radicales libres que causan envejecimiento son las mismas cosas que causan cáncer", explica el doctor Simone. "¿Cómo prevenimos eso? Necesitamos

Siete señales que usted no debería ignorar

Aquí hay siete señales comunes de advertencia del cáncer. Si usted desarrolla alguna de ellas, póngase en contacto con su médico inmediatamente.

1. Una masa o engrosamiento en el seno
2. Cambio en una verruga o lunar
3. Una llaga que no se cura
4. Cambio en los hábitos de evacuar u orinar
5. Una tos persistente o ronquera
6. Indigestión constante o dificultad al tragar
7. Sangrado o evacuación de pus o fluido extraño

reducir nuestra exposición a las cosas que causan radicales libres, incluyendo alimentos grasosos, tabaco y alcohol."

Cada año se diagnostican aproximadamente 576.000 nuevos casos de cáncer entre mujeres que viven en los Estados Unidos, de acuerdo con la Sociedad de Cáncer de los Estados Unidos. Los tipos más comunes de cáncer entre las mujeres se encuentran en los senos, el colon y el recto, los pulmones, el útero, el tejido linfático y los ovarios. En las mujeres menores de 35 años de edad, el cáncer de mama y la piel, y los linfomas como es la enfermedad de Hodgkins son los tres más frecuentes.

El cáncer mata anualmente a cerca de 255.000 mujeres y es la segunda causa principal de muerte en estadounidenses de todas las edades. Para el año 2000, se espera que el cáncer afecte a dos de cada cinco personas viviendo en los Estados Unidos y va a superar a las enfermedades del corazón como el asesino principal de la nación, dice el doctor Simone.

Pero tener cáncer no es una sentencia de muerte automática. De hecho, más de la mitad de todos los estadounidenses diagnosticados con cáncer lo sobreviven, según la Sociedad de Cáncer de los Estados Unidos. Si se descubren temprano, algunos tipos de cáncer como los de la piel y de mama, tienen índices de sobrevivencia de cinco años que van más allá del 90 por ciento. Si una paciente aparece libre de síntomas de cáncer por cinco años, los médicos pueden considerarla "curada", aunque con algunos tipos de cáncer se puede sufrir una recaída después de diez o más años.

"En los últimos 50 años hemos progresado lenta pero constantemente en la lucha contra el cáncer. Paso por paso, estamos ganando esta guerra", dice el doctor Harmon Eyre, el vicepresidente ejecutivo adjunto para investigación y asuntos médicos de la Sociedad de Cáncer de los Estados Unidos.

La mayoría de los cánceres ocurren en las mujeres mayores de 50 años de edad, y el 66 por ciento de las muertes debido a cáncer ocurren después de los 65 años. De hecho, de los 182.000 casos de cáncer de mama —el tipo de cáncer más común entre las mujeres— diagnosticados anualmente, menos de 11.000 son entre mujeres menores de 40 años.

"En su mayor parte, las jóvenes no tienen que tenerle miedo al cáncer. Es algo que acecha en el futuro distante, en algunas ocasiones a 30 ó 40 años de distancia", dice el doctor Carl Mansfield, profesor y presidente del Departamento de Radiación, Oncología y Medicina Nuclear en el Hospital de la Universidad Thomas Jefferson, en Filadelfia.

Lo que usted puede hacer

Algunos cánceres, sin embargo, pueden tomar más de 30 años para desarrollarse. Así que lo que usted haga ahora puede tener un tremendo impacto en su capacidad para gozar de una vida larga y saludable libre de cáncer, dice el doctor Laszlo. De hecho, los oncólogos estiman que quizás un 50 por ciento de los cánceres se podrían evitar si las mujeres simplemente hicieran unos cuantas ajustes sencillos en sus estilos de vida. Aquí está dónde empezar.

Vuélvase una ex-fumadora. El cáncer del pulmón era una enfermedad rara antes que el fumar cigarrillos se hizo popular. Ahora mata a cerca de 59.000 mujeres anualmente y ha sobrepasado al cáncer de mama como la causa número uno de muertes relacionadas con cáncer entre las mujeres, dice el doctor Dennis Ahnen, director asociado para prevención y control del cáncer en el Centro del Cáncer de la Universidad de Colorado, en Denver. (El cáncer de mama, sin embargo, es todavía el tipo más común de cáncer que afecta a las mujeres). Las fumadoras tienen diez veces más probabilidades de desarrollar cáncer en el pulmón, y hasta un 30 por ciento de todas las muertes por cáncer se deben a fumar, dice el doctor Rosenbaum, autor de *You can prevent cancer* (Usted puede prevenir el cáncer). Los estudios también sugieren que las mujeres que fuman tienen el doble de probabilidades de tener cáncer cérvico. Así que si usted no fuma, no empiece, y si fuma, deje de hacerlo.

Cuídese del humo pasivo. Hasta 8.000 muertes al año por cáncer al pulmón entre no fumadores se pueden atribuir al humo de segunda mano, dice el doctor Simone. Investigadores en la Universidad de California en Berkeley y del Programa de Residencia de Medicina Preventiva de la Universidad de California en San Francisco encontraron que los trabajadores en restaurantes están expuestos al doble de humo pasivo que las personas que viven en hogares donde por lo menos una persona fuma. Los barmans (cantineros), por ejemplo, están expuestos a 4,5 veces más humo pasivo. Comparados con la población en general, se encontró que estos trabajadores de servicio de alimentos tienen 50 por ciento más probabilidades de desarrollar cáncer del pulmón, una diferencia que se atribuye —por lo menos en parte— al fumar pasivo en el lugar de traba-jo. Evite bares (cantinas) con mucho humo y siempre pida que la sienten en la sección de no fumadores en los restaurantes, sugiere el doctor Simone. Si alguna persona fuma en su hogar, pídale que lo deje o determine una zona donde ellos puedan fumar sin ponerla a usted en peligro.

Tenga cuidado con los tragos. Un consumo fuerte de alcohol aumenta el riesgo de cáncer en el hígado, la boca, el esófago y la laringe. Los estudios que tratan de vincular el alcohol con el cáncer de mama han tenido resultados con-tradictorios, pero es mejor tener cuidado, dice Louise Brinton, Ph.D., jefe de la Sección de Estudios Ambientales del Instituto Nacional del Cáncer en Rockville, Maryland. La doctora Rosenbaum recomienda que usted se limite diariamente a no más de una cerveza de 12 onzas (360 ml), un vaso de vino de 4 onzas (120 ml) o 1 onza (30 ml) de licor en un cóctel o puro.

Llénese de fibra. Las mujeres que comen muchas frutas fibrosas, verduras y granos integrales tales como el brócoli, col de bruselas (*brussels sprouts*), repollo, manzanas, plátanos (guineos) amarillos, mangos, y cereales y panes integrales, pueden tener menos cánceres en los senos, colon y recto que aquellas que no ingieren estos alimentos, dice el doctor Simone. La fibra reduce la cantidad de estrógeno en la sangre. El estrógeno posiblemente altera la estructura de las células y promueve el cáncer de mama, dice el doctor Mansfield. Además, la fibra ayuda a que la materia fecal pase más rápidamente por su cuerpo, y reduce la exposición de su tracto digestivo a carcinógenos.

La fibra también puede ayudar a prevenir otros tipos de cáncer. En un estudio de 399 mujeres con cáncer endometrial y 296 mujeres libres de enfermedades, la doctora Brinton encontró que las mujeres que comían más de dos porciones diarias de panes y cereales con alto contenido de fibra tenían 40 por ciento menos riesgo de desarrollar cáncer endometrial.

El Instituto Nacional del Cáncer recomienda que las mujeres coman por lo menos 20 a 30 gramos de fibra al día. Si usted empieza su día con un cereal que tiene por lo menos siete gramos de fibra por porción, añada otros tres gramos de fibra agregando a su cereal un medio plátano rebanado y dos cucharadas de pasas. De esa forma usted ya va a la mitad de la recomendación mínima diaria de 20 gramos, dice Gladys Block, Ph.D., profesora de nutrición de salud pública en la Universidad de California, Berkeley. Entonces, todo lo que usted tiene que hacer es asegurarse de consumir tres porciones más de frutas, verduras y/o granos durante el resto del día. Los frijoles (habichuelas), por ejemplo, tienen un contenido particularmente alto de fibra.

Échele ganas a las verduras. Coma por lo menos cinco porciones de frutas y verduras al día, dice el doctor Rosenbaum. Estos alimentos contienen vitaminas y minerales antioxidantes como es el betacaroteno, selenio y vitaminas A y E que combaten la formación de radicales libres.

Tome un suplemento. Los suplementos que contienen vitaminas C y E y otras vitaminas y minerales antioxidantes pueden ayudar a neutralizar ciertos carcinógenos como son las nitritas encontradas en el tocino, las salchichas, los perros calientes y las carnes curadas, según Kedar N. Prasad, Ph.D., director del Centro para Vitaminas e Investigación del Cáncer, en el Centro de Ciencias de la Salud de la Universidad de Colorado, en Denver y autor de *Vitamins in Cancer Prevention and Treatment* (Las vitaminas en la prevención y tratamiento del cáncer). Los suplementos también pueden fortalecer el sistema inmune de su cuerpo para que pueda destruir células de cáncer recién formadas antes de que se multipliquen, dice el doctor Prasad. Él sugiere tomar 15 miligramos de betacaroteno una vez al día, 2.500 UI de vitaminas A dos veces al día, 500 miligramos de vitamina C dos veces al día, 200 miligramos (o 134 UI) de vitamina E dos veces al día y 50 microgramos de selenio dos veces al día.

Recorte la grasa. Una dieta con alto contenido de grasa —como la que comen muchas mujeres en los Estados Unidos— se cree que provoca cáncer. Investigadores en la Universidad de Hawai en Manoa compararon el consumo de grasa de 272 mujeres que habían pasado la menopausia y que habían sufrido de cáncer de mama, con el de 296 mujeres que estaban libres de cáncer. Los investigadores encontraron una asociación significativa entre el cáncer de mama y comer salchichas, fiambres procesados, res y carne de cordero. Los doctores no están seguros de por qué la grasa provoca tumores, pero varios factores pueden desempeñar un papel, dice el doctor Mansfield. Algunos sospechan que los alimentos grasosos provocan la producción de ácidos biliares que interactúan con bacterias en el colon para formar carcinógenos. También puede ser que las células grasosas sean más susceptibles a carcinógenos que otras células. Cualquiera que sea la causa, muchos expertos sugieren reducir su consumo de grasa dietética a no más del 25 por ciento de las calorías. Para lograr eso, coma más frutas, verduras y alimentos de grano integral, recorte toda la grasa visible en las carnes y no coma más de una porción de 3 onzas (85 g) de carne roja, pescado o aves al día.

Deshágase de la freidora. Freír simplemente agrega más grasa a la comida, y la grasa promueve el cáncer. En lugar de eso, ase a la parrilla, cocine al vapor o al horno, o hierva sus alimentos, dice el doctor Mansfield. Dore o saltee en sartenes antiadherentes, o use aceite vegetal en atomizador o caldo de pollo.

Tenga cuidado con la barbacoa. El humo y el calor al asar al carbón producen varias substancias causantes de cáncer, incluyendo nitrosamina, uno de los carcinógenos más potentes conocidos, dice el doctor Mansfield. Si a usted le gusta asar a la barbacoa, hágalo con cuidado y moderación, sugiere el doctor Prasad. Coloque la parrilla tan separada como sea posible del carbón, y envuelva papel de aluminio alrededor de la parrilla para evitar que la grasa gotee sobre la llama causando humo y carbonización excesiva.

Pierda peso. Si usted tiene peso de más, puede estar produciendo más estrógeno del que necesita. Se cree que las cantidades excesivas de estrógeno, una hormona reproductora, alteran la estructura de las células y están vinculadas con un mayor riesgo de cáncer de mama, dice el doctor Mansfield. Mantenga su peso dentro de los límites sugeridos por su ginecólogo o médico familiar.

En un estudio, los investigadores de la Escuela de Salud Pública de Harvard llegaron a la conclusión de que las mujeres que permanecen físicamente activas a lo largo de su vida son 2,5 menos susceptibles a sufrir cáncer cérvico y otros del sistema reproductor. Trate de hacer ejercicio aeróbico regular como nadar, caminar o correr por 20 minutos al día, por lo menos tres veces por semana, dice el doctor Simone.

Quédese en la sombra. El cáncer de la piel, uno de los cánceres más comunes (afecta a más de 700.000 personas viviendo en los Estados Unidos), es causado primordialmente por quemarse al sol. Para prevenir el cáncer de la piel, evite exposiciones prolongadas al sol, use sombreros y blusas de manga larga, y no ande con las piernas descubiertas sin usar una loción antisolar que tenga un factor de protección al sol (SPF) de por lo menos 15. Usted debería ponerse loción antisolar en la piel descubierta cuando se encuentra afuera, dice el doctor Rosenbaum.

No se dé duchas vaginales muy a menudo. Los investigadores de la Universidad de Servicios Uniformes de las Ciencias de la Salud, en Bethesda, Maryland encontraron que el riesgo de cáncer cérvico era cuatro a cinco veces mayor en mujeres que se daban duchas vaginales más de cuatro veces al mes. Las mujeres que se daban menos duchas vaginales no tenían mayor riesgo. El tipo de líquido de las duchas vaginales no mostró diferencia en el grado de riesgo. Los investigadores especularon que una limpieza muy frecuente puede alterar el balance químico normal, diluyendo secreciones o destruyendo bacterias amigas que pueden proteger contra invasores virales.

Tenga relaciones sexuales seguras. El papilomavirus humano (o *HPV*, por sus siglas en inglés), una enfermedad transmitida sexualmente, se ha vinculado con cambios precancerosos en la cérvix llamados displasia. Los compañeros sexuales múltiples y la falta de protección al tener relaciones sexuales son los dos factores principales de riesgo para contraer HPV. Use condones y mantenga una relación mutuamente monógama, sugiere el doctor Rosenbaum.

Estudie su árbol genealógico. Aunque menos del 10 por ciento de los cánceres tienen raíces genéticas, descubrir que existe cáncer en la familia puede ayudar a su doctor a evaluar su riesgo y a recomendar formas de prevenir la enfermedad o de descubrirla temprano, dice el doctor Rosenbaum. Incluya a tantos parientes como pueda de ambos lados de su familia. Si alguien ha tenido cáncer, anote la edad en que se le diagnosticó y el órgano en que se originó.

Someterse a revisiones médicas protege su salud

Aunque usted coma bien, no fume y no tenga una historia de cáncer en la familia, de todas maneras puede adquirir la enfermedad. De hecho, el 75 por ciento de las mujeres que desarrollan cáncer de mama no tienen un factor de riesgo conocido, dice el doctor Charles Taylor, director de oncología médica en el Programa de Cáncer de mama en el Centro de Cáncer de Arizona, en Tucson. Pero mientras más temprano se detecte el cáncer mayores serán las probabilidades de que se la pueda curar.

Por eso es importante para las mujeres autoexaminarse mensualmente los senos, tener sus primeras mamografías entre los 35 y los 40 años de edad y hacer sus pruebas de Papanicolau (*Pap smear*) por lo menos un año sí y otro no.

Aquí las ponemos al tanto de las mamografías y pruebas de Papanicolau. (Para mayor información sobre el autoexamen de senos, vea Cuidado de los senos en la página 463.)

Mamografías: cómo descubrir los problemas a tiempo

Una mamografía, una radiografía del seno, detecta las masas que tanto el médico como la paciente no pueden sentir, dice el doctor Taylor. Aquí hay un par de consejos que pueden hacer su mamografía más agradable.

Hágala acompañada. Arregle con una amiga para que mutuamente se recuerden programar y no faltar a sus citas para mamografía. O mejor aún, vayan juntas, sugiere la doctora Phyllis Kornguth, Ph.D., jefa de imaginología de senos en el Centro Médico de la Universidad Duke, en Durham, Carolina del Norte. Después, almuercen en un restaurante o váyanse de compras —hagan de esto una ocasión especial para disfrutar mutuamente de su compañía.

Hágase cargo. Las mamografías pueden no ser placenteras porque para encontrar cánceres pequeños, se deben comprimir los senos. Pero si usted tiene control sobre cuánta presión se aplica, puede hacer el examen más confortable, dice la doctora Kornguth. "De hecho, los estudios muestran que las mujeres que compriman sus propios senos van a obtener igual de buenas imágenes pero con menos dolor", añade ella. Durante su mamografía, pregunte: "¿Tiene usted inconveniente en que yo opere el aparato de compresión?" También, usted puede convenir en una señal verbal. Dígale a la técnica "yo le voy a decir 'es suficiente' cuando yo quiera que usted disminuya la presión". La mayoría de las técnicas están dispuestas a complacerla.

Pruebas de Papanicolau: cómo verificar la salud de sus células

Una prueba de Papanicolau (*Pap smear*) es una prueba para detectar células anormales en y alrededor de la cérvix, la abertura estrecha del útero en forma de *donut*. Su médico recoge una muestra de las células de la cérvix y parte alta de la vagina con una raspadora de madera, con un algodón o con un cepillo para la cérvix y coloca la muestra en una platina de vidrio. Esta platina se manda a un laboratorio médico para evaluación.

Aproximadamente del 15 al 40 por ciento de las pruebas de Papanicolau se reportan como normales cuando, de hecho, están presentes anormalidades en las células. Aquí hay algunas maneras de mejorar la exactitud de sus resultados.

Evite el contacto sexual. Absténgase de tener relaciones sexuales por lo menos 12 horas antes de una prueba ya que el semen puede interferir con los resultados de la prueba.

Enfoque el punto medio. Programe su prueba de Papanicolau para la mitad de su ciclo menstrual. Calcular exactamente el tiempo no es crítico, pero deben evitarse los días de su período menstrual ya que la sangre puede oscurecer las células en la platina.

Absténgase de la prueba si tiene infección por hongos. Posponga su prueba de Papanicolau si tiene una infección activa de hongos. La inflamación producida por la infección puede ocultar las células anormales en la cérvix.

Manténgalas vivas. No se dé duchas vaginales o use un tampón por lo menos 72 horas antes de la prueba. Si lo hace, puede reducir el número de células disponibles para el examen.

Usted lo tiene, ¿y ahora qué?

Nadie quiere oír a su médico decirle que tiene cáncer, pero si a usted se le diagnostica, no entre en pánico, dicen los oncólogos.

"Para muchos cánceres, la cura es claramente posible", dice el doctor Eyre. "La mayoría de los individuos que viven en este país y que tienen cáncer pueden esperar vivir una duración normal de vida."

Los tratamientos incluyen cirugía, radiación, quimioterapia e inmunoterapia, la cual consiste de inyecciones de proteínas y anticuerpos que asisten o estimulan el sistema inmune para combatir el cáncer. Las nuevas combinaciones de tratamientos también son prometedoras. En muchos casos, la extirpación de masas en el seno, en la cual se remueve una parte pequeña del seno, combinada con la radiación está siendo tan efectiva en el tratamiento del cáncer de mama como una mastectomía, la extirpación del seno, dice el doctor Taylor. También es posible tener la mastectomía y cirugía reconstructiva del seno durante la misma operación.

Cuáles tratamientos son los apropiados para usted dependerá del tipo de cáncer, su tamaño, qué tan rápidamente está creciendo y si se ha extendido más allá del sitio original.

Pero cualquiera que sea el tipo de cáncer que usted tenga, la tensión sicológica puede ser enorme.

"La mujer con cáncer siente que es algo completamente injusto", dice Karen Syrjala, Ph.D., una sicóloga en el Centro de Investigación del Cáncer Fred Hutchinson, en Seattle. "Ellas piensan 'A los 30 ó 40 años de edad, ¿cómo me puede estar pasando esto a mí?' Esto no es realmente lo que usted había planeado estar haciendo con su vida en este momento, así que se siente como una intrusión. Se siente como una equivocación. Toda la familia se puede sentir así."

Aun las más cercanas de las amistades pueden empezar a distanciarse de una mujer que tiene cáncer debido a su propio terror al cáncer o por el temor de que se va a morir, dice el doctor Mansfield. Como resultado, la mujer con cáncer termina aislada socialmente.

Aquí hay algunas estrategias para hacer frente al cáncer.

Vuélvase una sabelotodo. Descubra todo lo que pueda acerca del cáncer y su tratamiento. Hágales pregunta tras pregunta a sus doctores y enfermeras. "La primera cosa es reunir información, para que usted entienda lo que le está ocurriendo y cuáles son sus opciones", dice la doctora Syrjala. "En el momento en que usted sepa que tiene opciones, se va a sentir más en control de la situación."

Evita culparse. "Eso es algo que las mujeres hacen a veces", dice la doctora Syrjala. "Usted no se causó el cáncer. Sí, hay cosas que usted puede hacer para reducir las posibilidades de tener cáncer, pero nada lo va a prevenir absolutamente."

Mantenga el sentido del humor. El sentido del humor es extremadamente importante porque puede ayudarla a sobrellevar los peores aspectos del cáncer y su tratamiento, dice la doctora Syrjala. Hágase tiempo para ver películas cómicas o para echarse una buena carcajada con una amiga.

Evite ser una paciente pasiva. El tratamiento no debe ser algo que su doctor le da a usted; debe ser algo en el cual usted lleva un papel activo. Piense acerca de lo que puede hacer usted misma para ayudar a su recuperación, dice la doctora Syrjala, y discútalo con su doctor.

Sea honesta con su doctor. Su oncólogo no sabrá que el tratamiento la está molestando a menos que usted le diga algo. Si usted no tiene una buena relación con su médico, piense en ver a algún otro, dice la doctora Syrjala.

Hable al respecto. "Ayuda hablar acerca de su miedo y tristeza, porque si usted habla de esto puede descubrir que hay algo que puede hacer respecto a esos sentimientos", dice la doctora Syrjala. "Si no habla acerca de sus temores, usted tiende a no hacer nada acerca de ellos. Algunas veces hablar le quita fuerza a sus temores." Posiblemente, la terapia emocional podría ayudarla.

Sepa que no está sola. Encuentre un grupo de apoyo para personas con su tipo de cáncer. "Las personas en grupos de apoyo viven más tiempo", dice la doctora Syrjala. "No sabemos por qué, pero obviamente, hay algo acerca de participar sus experiencias con personas que se encuentran en circunstancias similares, que la puede ayudar a vivir una vida más larga y complacente." Su doctor o la afiliada local de la Sociedad de Cáncer de los Estados Unidos debería estar en condiciones de ayudarle a encontrar tal grupo.

Siga comiendo. Hasta el 40 por ciento de las mujeres que tienen cáncer en realidad mueren de desnutrición, dice el doctor Simone. Eso es porque las células del cáncer sueltan una hormona llamada caquectina que inhibe el apetito. Esa pérdida de apetito se ve aumentada por algunos tipos de tratamiento de cáncer que causan náusea y vómito como es la quimioterapia. "El fundamento de la cura es una buena nutrición. Yo les digo a mis pacientes que aun cuando una comida no se vea apetitosa, que traten de comer algo de ella. Solamente mastiquen y traguen; porque usted necesita ese alimento", dice el doctor Mansfield. Él sugiere comer pequeñas comidas tales como un medio sándwich y un vaso de jugo de naranja varias veces al día, y mordisquear bocadillos (meriendas o *snacks*) saludables como zanahorias, manzanas y otras frutas y verduras.

CÁNCER DE LA PIEL

El lado oscuro del sol

Durante la década de los 20, la diseñadora francesa Coco Chanel era una de las primeras personas quien popularizó la costumbre de broncearse. Desde ese entonces, según la leyenda popular, la piel bronceada se convirtió en moda, mas se hizo un símbolo de salud. Y aún persiste: cada verano, las playas se llenan de personas recostadas "tostándose" para un *look chic*. Si usted es una de esas personas, antes de salir a la playa con una toalla en una mano y el bronceador en la otra, pregúntese lo siguiente: para usted, ¿las arrugas forman parte integral de su *look* personal? ¿Piensa que el cáncer de la piel es un accesorio imprescindible? Si responde que no (¿y quién diría que sí?), debería reconsiderar broncearse.

La verdad es que con sólo una mala quemadura de sol durante la niñez, se multiplica por dos su riesgo de tener cáncer de la piel en la edad adulta. Agregue algunas décadas más de exposición al sol —aun cuando usted siempre se haya bronceado sin quemarse— y su riesgo aumenta aún más, así como también aumenta la edad cosmética de su piel, la cual se verá vieja por el daño del sol. Los ancestros de piel blanca y ojos claros también incrementarán su riesgo. Además, si a alguno de sus padres o abuelos le han extirpado un cáncer de la piel, usted puede ser la siguiente en la línea.

Como muchas mujeres, usted probablemente le presta mucha atención a la apariencia de su piel. Si se ve bien, usted asume que es saludable. Esa es la razón por la cual el cáncer de la piel puede ser un choque tan fuerte —parece como un ataque sorpresa. (Pueden pasar 20 años entre el daño inicial y el cáncer.) Y muchas de nosotras estamos siendo emboscadas al fin de nuestra década de los 40 años de edad o al principio de la década de los 50 años de edad en lugar de a los 70 años de edad o más adelante, las edades que solían proporcionar la mayoría de las víctimas. Los investigadores especulan que el daño a la capa de ozono del planeta, que nos protege de lo peor de la radiación del sol, es una razón probable.

Cuidado con los salones de bronceado

No se crea el bombo publicitario de que el bronceado bajo una lámpara solar o en una cama para broncear es de alguna manera más seguro que la radiación que usted recibe del sol. O que un "bronceado básico" que le dan en un salón de bronceado de alguna manera la va a proteger de un daño mayor del sol.

Ambas afirmaciones son peligrosamente falsas, dice el doctor Vincent DeLeo, profesor asociado de dermatología en el Centro Médico Presbiteriano Columbia, en la Ciudad de Nueva York.

"Los salones de bronceado y las lámparas solares son cosas sin ningún valor por las que usted paga dinero, y muy dañinas para la piel," dice él. Un informe de los Institutos Nacionales de Salud dice que algunas lámparas para broncearse generan cinco veces más radiación ultravioleta (o *UVA*, por sus siglas en inglés) de que la que usted recibiría si se sentara por la misma cantidad de tiempo en una playa en el ecuador.

Si usted está desesperada por el *look* dorado, use una loción de autobronceado, sugiere el doctor DeLeo. Pero no se le olvide usar también una loción antisolar.

Afortunadamente, los cánceres de la piel que ocurren más a menudo —las formas conocidas como célula basal y célula escamosa— muy raramente se propagan, aunque si son obstinadas pueden reaparecer, dice el doctor Thomas Griffin, un dermatólogo con el Hospital de Graduados y profesor clínico asistente de dermatología en la Escuela de Medicina de la Universidad de Pensilvania, ambas en Filadelfia. Estos aparecen como abultamientos pequeños en la piel, usualmente en las áreas expuestas al sol incluyendo su espalda, la cual recibe la radiación a través de las telas livianas. Pueden ser del mismo tono de la piel o entre café y gris y algunos tienen úlceras diminutas en el centro del crecimiento que sangran fácilmente. Los cánceres de células escamosas también pueden tener un punto duro dentro del crecimiento.

El tiburón de los cánceres de la piel es el melanoma. Ocurre mucho menos frecuentemente que otros cánceres de la piel, pero puede ser mortal. Una vez que el melanoma crece más profundamente que un milímetro dentro de la piel, presenta un mayor riesgo de propagarse a otros órganos. Puede empezar como un lunar, aunque también puede empezar como una peca grande, plana y de color café o como un punto sangrante.

Un bronceado seguro en una botella

Afortunadamente, las lociones de autobronceado de hoy no le darán a usted el horrible color anaranjado en franjas que las tinturas para la piel solían dar hace años. La nueva generación de bronceado en una botella es fácil de aplicar, se ve natural y no perjudicará a su piel.

Un autobronceador, en realidad, interactúa con su piel para volverla de un color dorado natural, dice Yveline Duchesne, directora internacional de entrenamiento para Clarins Cosmetics con base en la Ciudad de Nueva York. El bronceado se desvanece gradualmente cuando usted pierde las células muertas de la piel, usualmente en unos cuantos días.

El ingrediente activo principal en las lociones de autobronceado es un químico llamado dihidroxiacetona (o *DHA*, por sus siglas en inglés). Para producir el color, la DHA se combina con ciertos aminoácidos y queratina en las capas de las células superficiales de la piel.

Con los productos nuevos, usted puede estar atractivamente bronceada sin dañar a su piel siempre y cuando continúe usando la loción antisolar. La mayoría de los autobronceadores tienen una loción antisolar aunque con un factor bajo de protección (SPF), así que es mejor que usted use su propia loción antisolar con un SPF de 15 o más alto. ¿El mejor momento? Ya que los autobronceadores toman unas cuantas horas para aparecer, aplíquelos la noche anterior, sugiere Duchesne. Entonces aplique su loción antisolar a la mañana siguiente, por lo menos una hora antes de salir.

Otros consejos para sacar el mayor provecho de su autobronceador:

Aunque los hombres tienen un índice mayor de melanoma que las mujeres, está aumentando más rápidamente en las mujeres jóvenes que en ningún otro grupo de edades, dice el doctor David J. Leffell, jefe de cirugía dermatológica en la Escuela de Medicina de la Universidad de Yale, en New Haven, Connecticut. "No estamos seguros por qué, pero puede ser que las mujeres que hoy se encuentran en su década de los 30 años de edad tuvieron una gran cantidad de exposición al sol durante los años 60 cuando eran niñas", dice él.

Sin embargo, los doctores dicen que el cáncer de la piel es motivo de precaución, no de alarma. En la mayoría de los casos es casi 100 por ciento curable, siempre y cuando se descubra a tiempo. Y lo mejor de todo, es evitable.

Siempre pruébelo contra las alergias. Antes de que usted pruebe un autobronceador por todo el cuerpo, aplique la loción sobre una pequeña porción de la piel y déjela toda la noche para ver si su piel es alérgica a la DHA. (Si reacciona, una jalea de bronceado o loción antisolar con tintura son sus mejores opciones para color).

Exfóliese antes de aplicarlo. La DHA puede no tomar uniformemente en las áreas donde hay una acumulación de células muertas. Asegúrese de incluir las manos, los codos y las rodillas.

Empiece desde arriba. Aplíquese la loción a partir de su frente, cubriendo todas las áreas expuestas, pero omita las cejas donde el color puede concentrarse. Aplique uniformemente incluyendo sus orejas y abajo de su mandíbula.

Humedezca los lugares ásperos. Los codos y las rodillas se verán más naturales si usted los humedece primero y aplica el autobronceador ligeramente.

Espere los resultados. Qué tan a menudo vuelve usted a aplicarla, no cuánto, determina el tono de su bronceado. El color toma de tres a cinco horas para aparecer, así que no se vuelva a aplicar hasta que no vea los resultados finales.

Déjela secar. Espere una media hora antes de vestirse o meterse a la cama, ya que algunos autobronceadores pueden manchar las telas.

Lávese. Lávese las manos después de aplicarse el autobronceador, o usted va a terminar con las palmas bronceadas.

Reduzca sus probabilidades

Aun cuando haya pasado un gran número de veranos en el sol, usted puede reducir dramáticamente sus probabilidades de desarrollar cáncer de la piel si controla su exposición al sol de ahora en adelante. Usted también necesita saber cómo detectar el cáncer en la piel que está expuesta al sol o en un lunar anormal antes de que crezca a un punto peligroso. Aquí hay algunas tácticas importantes para "salvarle el pellejo".

Resguárdese. Use una loción antisolar de espectro completo que bloquee ambos tipos de radiación ultravioleta (*UVA* y *UVB*, por sus siglas en inglés), y úsela diariamente, verano e invierno, dice el doctor Perry Robins, profesor asociado de dermatología de la Universidad de Nueva York, en la Ciudad de Nueva York, presidente de la Fundación del Cáncer de la Piel y autor de *Sun Sense* (El sol con sentido). Verifique que su loción tenga un factor de protección solar (o *SPF*, por sus siglas en inglés) de por lo menos 15.

Quédese adentro a la hora del mediodía. Trate de limitar sus actividades afuera durante las horas cuando los rayos del sol son más intensos, de las 10 de la mañana a las 2 de la tarde, dice el doctor Griffin.

Busque cambios. Examine su piel detenidamente dos veces al año con un espejo de mano o con la ayuda de un amigo (a) o su esposo. Busque cualquier tipo de mancha que cambia, dice el doctor Robins. El cambio puede ser en color, textura o tamaño (la mancha se hace más grande), o la mancha empieza a sangrar, dice él. Si usted tiene una historia familiar de cáncer en la piel o ha tenido quemaduras serias de sol, pida a su dermatólogo que haga un "mapa" de su cuerpo para localizar los lugares potencialmente problemáticos y para que pueda tener control de cualquier cambio durante las visitas posteriores.

Memorice los ABCDs. Esto le ayudará a observar los lunares para ver si encuentra señales de melanoma, dice el doctor Vincent DeLeo, profesor asociado de dermatología en el Centro Médico Presbiteriano Columbia, en la Ciudad de Nueva York:

- A es por asimetría (una forma no simétrica).
- B es por borde (un borde irregular).
- C es por cambio de color (una mancha oscura se eleva dentro de un lunar, o un lunar muestra áreas que se aclaran).
- D es por diámetro (el lunar se agranda o es más grande que el borrador de un lápiz).

Si usted tiene alguno de los ABCDs, vaya inmediatamente al doctor, dice el doctor DeLeo.

Detección temprana, curación temprana

¿Qué pasa cuando sus esfuerzos de detección temprana tienen éxito? Usted le llamó la atención de un crecimiento a su dermatóloga, y ella confirma que debe extirparse.

Para la mayoría de los cánceres, todo lo que usted necesita es anestesia local y la extirpación no dejará una cicatriz notable. Dependiendo de la profundidad y naturaleza del crecimiento, su doctora usará un procedimiento o una combinación de los mismos. Estos incluyen quemar, raspar, congelar y cortar el crecimiento. Algunos cánceres poco profundos pueden ser tratados con una crema de quimioterapia para uso local.

Para los cánceres difíciles o recurrentes, un cirujano puede extirpar las células malignas en capas muy delgadas, sin tocar la piel saludable. Aun el melanoma tiene un nuevo enemigo poderoso —una vacuna de células de melanoma que significativamente aumenta los índices de sobrevivencia.

CELULITIS

Es grasa, y nada más

En la playa, usted envuelve la toalla de playa más grande que encuentra alrededor de sus caderas y muslos.

En el gimnasio, usa mallas oscuras de *Lycra* ajustadas al cuerpo debajo de sus *shorts* de gimnasia.

Y para un baile, usted se pone un vestido ceñido con una abertura al lado —la cual sólo llega a su rodilla.

¿Qué está tratando de esconder? Sus muslos, por supuesto. Y mas específicamente, la celulitis que apareció por primera vez en ellos más o menos cuando usted cumplió 30 años de edad. Además de que se ve como si usted tuviera requesón borboteando bajo la piel (lo que algunos le llaman "piel de naranja"), la celulitis la hace sentirse vieja, fea y gorda —especialmente cuando está parada en la playa junto a una muchacha de 19 años de edad en un bikini.

Pero no se preocupe. Usted no está sola.

"El 99 por ciento de las mujeres desarrollan por lo menos algo de gordura con hoyuelos después de los 30 años de edad", explica el doctor Donald Robertson, director médico del Centro de Nutrición Bariátrica, en Scottsdale, Arizona.

Parte del problema es la genética. Pero mucho de ello es simplemente debido al envejecimiento. En algún momento, cuando una mujer se encuentra entre los 30 y los 40 años de edad, una disminución natural en los niveles de estrógeno junto con el daño del sol acumulado a través de los años, causa que la piel pierda su elasticidad, dice el doctor Ted Lockwood, profesor clínico asistente de cirugía plástica en la Escuela de Medicina de la Universidad de Missouri-Kansas City. La piel cuelga un poco aquí, se abolsa un poco allá y generalmente ya no tiene la elasticidad firme de la juventud.

Al mismo tiempo, la red de apoyo de fibras que anclan la piel a los músculos subyacentes está también empezando a estirarse. Eso, combinado con las libras adicionales que todas nosotras aumentamos al aproximarnos a la madurez —y

¿Le conviene la liposucción?

Usted ha mantenido una dieta sensata de baja grasa y una campaña fuerte de aeróbicos por varios años. Pero ninguna cantidad de motivación parece ayudar a su estómago redondo o muslos de alforja. Y estos nada más la hacen sentirse más vieja y fuera de forma. ¿Hay algo que un cirujano pueda hacer?

La forma más solicitada de cirugía cosmética es la liposucción —una técnica de aspiración que literalmente absorbe células de grasa subcutáneas. Y el cambio es permanente. Como adulta, usted ya no puede hacer crecer nuevas células de grasa para remplazar las que se removieron.

"La liposucción puede hacer milagros", dice el doctor Alan Matarasso, un cirujano plástico en el Hospital de Ojos, Oídos y Garganta, en la ciudad de Nueva York. "Pero no existe un procedimiento quirúrgico que pueda sustituir una dieta saludable, ejercicio y pérdida de peso."

Y la liposucción está lejos de ser un plan de pérdida instantánea de peso. Debido a que remover cantidades grandes de grasa puede ser peligroso, funciona mejor en personas que están en su peso ideal o cerca de él y que tienen bolsas de gordura pertinaz que permanecen a pesar de dieta y ejercicio. Además, después de la operación, usted tiene que mantener esos hábitos saludables. Si usted empieza a comer demasiado, esas calorías en exceso serán almacenadas en las células de grasa restantes en otra parte de su cuerpo, dice el doctor Matarasso.

Esta es la forma en la que se realiza la operación. Mientras usted está bajo anestesia general o adormecida con una anestesia local y sedación, un cirujano hace una pequeña incisión en su vientre o ingle. A continuación, él inserta un tubo de metal con un extremo romo llamado cánula. Con movimientos enérgicos, él guía la cánula de un lado a otro debajo de la piel. La cánula está conectada a una máquina similar a una aspiradora que chupa hasta cuatro libras (dos kilos) de células de grasa, junto con sangre.

Después de la cirugía, a usted la visten con una ropa estirable, tipo faja, que debe usar de una a cuatro semanas para mantener el hinchazón a un mínimo y su piel suave. En la mayoría de los pacientes, los moretones desaparecen en unas dos semanas y el hinchazón decrece completamente en unos seis meses. Los resultados continúan mejorando con el tiempo. A menudo usted puede regresar al trabajo después de un fin de semana de descanso y a una actividad normal en 7 a 14 días.

¿Es usted una buena candidata para la liposucción? Es importante estar en buena salud, sin un sobrepeso significativo (aunque algunos cirujanos le darán más latitud que otros) y entre los 40 y los 50 años de edad, cuando su piel todavía es flexible y elástica.

las cuales por orden de las hormonas irán directamente a las caderas, muslos y asentaderas de las mujeres— lleva a la *celulitis*, una palabra elegante para describir lo que en realidad es gordura y piel que ha perdido su elasticidad.

Esto no estaría tan mal si los hombres en nuestras vidas estuvieran colgándose y abolsándose junto con nosotras.

Pero no lo están.

Una razón es que los hombres tienden a poner peso alrededor de sus estómagos más que en sus caderas, muslos y traseros. Otra es que la piel de los hombres es más gruesa y más elástica, así que conserva la grasa abajo de ella más firmemente que la nuestra. Y todavía otra razón es que las fibras que anclan la piel a los músculos está estructurada de manera diferente en los hombres que en las mujeres: mientras que las fibras que sostienen la piel de la mujer corren en una sola dirección, los hombres tienen fibras apretadas y entrecruzadas que forman una red para mantener la grasa firmemente en su lugar.

¿Qué le vamos a hacer? La vida no es siempre justa.

No se haga de la vista gorda

Mientras que usted no puede evitar tener celulitis, usted no tiene que conservarla. Porque la celulitis es grasa. Y al igual que otras formas de grasa, usted se puede deshacer de ella. Aquí está cómo hacerlo.

Trabaje para eliminarla. Las mujeres que tratan de deshacerse de la celulitis haciendo ejercicios solamente para los muslos o asentaderas fallan miserablemente. "La reducción localizada no funciona", dice Susan Olson Ph.D., directora de servicios sicológicos en el Centro de Nutrición Bariátrica del Sudoeste, en Tempe, Arizona.

La mejor manera de reducir la celulitis —así como la grasa en cualquier otra parte de su cuerpo— es con actividad aeróbica que quema calorías a través de todo el cuerpo. La mejor actividad es la que aumenta el ritmo de su corazón y se mantiene allí por 20 minutos continuos por lo menos tres veces por semana.

Correr, caminar, andar en bicicleta, patinar, bailar y nadar —todos los cuales atizan el metabolismo para que queme la grasa más eficientemente— son perfectos.

Solamente recuerde: si usted ha llevado una vida sedentaria, verifique con su médico antes de embarcarse en cualquier programa de ejercicios.

Levante pesas. Un buen ejercicio aeróbico le ayudará a dar tono a sus músculos. Pero hacer que se desarrollen por medio de entrenamiento con pesas también puede ayudar a esconder la piel con hoyuelos. "Hacer que sus músculos ganen en volumen puede significar una ligera mejoría", dice el doctor Lockwood. "Pero no espere milagros." Pregúntele a un entrenador en su gimnasio si hay un programa que la pueda ayudar a usted.

Bote la grasa de su dieta. Además de ejercicio, comer una dieta baja en grasas es la mejor manera de mantener la llamada celulitis a un mínimo. "Mucha de la celulitis viene por comer alimentos con alto contenido de grasa", dice Maria Simonson, Sc.D., Ph.D., profesora emérita y directora de la Clínica de Salud, Peso y Estrés en las Instituciones Médicas Johns Hopkins, en

"Maravillas" mentirosas

Cada año, las mujeres que viven en los Estados Unidos gastan mas de $20 millones tratando de deshacerse de la celulitis usando jaleas, cremas, corrientes eléctricas y otros productos incredulentes. Desafortunadamente, lo único que estos productos logran adelgazar es su cartera.

La Administración de Alimentos y Drogas está ahora controlando las quejas hechas a los fabricantes de estos productos, muchos de los cuales son importados de Francia donde la protección al consumidor es menos estricta. Pero esos pregonados productos para la celulitis están prometiendo demasiado desde hace mucho tiempo, ya que la *celulitis* es un término de mercadotecnia, no un diagnóstico médico.

Un equipo de investigación de la Clínica de Salud, Peso y Estrés de las Instituciones Médicas Johns Hopkins, en Baltimore, probaron 32 productos para quitar la celulitis, dice Maria Simonson, Sc.D., Ph.D., profesora emérita y directora de la clínica.

Ninguno funcionó.

Baltimore. "Así que mientras menos grasa haya en su dieta, menor será el problema que usted va a tener."

Trate de limitar su ingestión total de grasa a alrededor del 25 por ciento de sus calorías, añade la doctora Simonson. Usted puede llevar un control de su consumo de grasa leyendo las etiquetas de los productos y alejándose de los alimentos con mucha grasa tales como pasteles, quesos, comidas fritas y fiambres procesados como el jamón o la bologna.

Frótese con los nudillos. "Un masaje intenso usando los nudillos puede ayudar a deshacer los hoyuelos", dice el doctor Robertson. Cuando se combina con pérdida de peso y comidas inteligentes, un masaje dos veces por semana ayuda a desgastar las bolsas de grasa más resistentes.

Llénela de crema. Frotando cualquier crema para el cutis que contenga ácidos alfahidróxidos —esencialmente, ácidos hechos de frutas o leche— en su piel le dará a su cuerpo una apariencia más suave. Pero recuerde: ninguna crema o loción eliminará la celulitis.

Camufládjela. Use una crema de broncearse para camuflar la celulitis. El color oscuro emparejará el tono de su piel y hará las sombras causadas por las masas de grasa bajo la piel menos aparentes.

Úntese loción antisolar. Usted no puede enmendar los años de exposición al sol que eliminó la elasticidad de su piel y le ayudó a la celulitis "colarse" en su cuerpo. "Pero, limitando su exposición al sol o usando una buena loción antisolar cuando se encuentra afuera, puede evitar que su piel se degenere aún más", dice el doctor Lockwood. Los rayos de sol más dañinos para la piel son entre las diez de la mañana y las dos de la tarde, por lo que es esencial mantener muslos y otras áreas vulnerables cubiertas durante esas horas. Y siempre que usted esté expuesta al sol, asegúrese de usar una loción antisolar con un factor de protección solar (o SPF, por sus siglas en inglés) de por lo menos 15.

Considere un ajuste. Si todo lo demás falla y usted siente que sus muslos con piel de naranja están arruinando su vida, hay un procedimiento quirúrgico que puede reducir su celulitis, dice el doctor Lockwood. Al efectuarse un ajuste por cirugía —que cuesta miles de dólares y generalmente no está cubierto por el seguro médico— un cirujano plástico puede estirar la piel en las zonas problemáticas para esconder los depósitos de grasa que se encuentran debajo. Como es el caso con cualquier otra cirugía, considere la experiencia y reputación del profesional. Puede ser que usted quiera una segunda opinión antes de proceder.

COLESTEROL

Mientras menos, mejor

Algunas veces parece que todo el mundo está hablando del colesterol: cómo reducirlo; cómo mantenerlo; cuál fue su último recuento de colesterol.

Y no para allí. Los paquetes de alimentos proclaman a gritos "sin colesterol". Los platos en los menúes de restaurantes están a veces marcados con corazones rojos, recordándole a usted que si sabe lo que le conviene, limitará su selección a platillos bajos en colesterol.

Nos hemos encontrado con el enemigo, y éste está disfrazado de una substancia blanca, tipo cera, grasosa, llamada colesterol. Pregunte a los expertos, y ellos le dirán que el colesterol alto es uno de los mayores contribuyentes a uno de los más temidos problemas relacionados con la edad en los Estados Unidos: la enfermedad del corazón. Y si usted piensa que puede dar un suspiro de alivio porque las enfermedades del corazón afectan sólo a los hombres, piense otra vez. Es una enfermedad de las mujeres, también.

Razón para preocuparse

Sí, sus hormonas femeninas le proporcionan a usted cierta protección natural contra los niveles altos de colesterol durante sus años anteriores a la menopausia. El estrógeno puede bajar la parte mala (lipoproteína de baja densidad, o *LDL*, por sus siglas en inglés) de colesterol en la sangre y subir la parte buena (lipoproteína de alta densidad, o *HDL*, por sus siglas en ingles). Pero ese tipo de protección —debido al proceso de envejecimiento— no va a durar siempre. Al disminuir su cuerpo la producción de estrógeno durante la menopausia, también declina su refugio tipo Teflón contra el colesterol. Bienvenida al mundo real de las mujeres y el colesterol alto.

Estos son los hechos brutales: un buen nivel de colesterol se encuentra abajo de los 200 miligramos de colesterol por decilitro de sangre. Antes de los 45 años de edad, las mujeres tienen un promedio total de colesterol en la sangre de 190; entre los 45 y los 64 años de edad, esas cantidades de colesterol aumentan a entre 217 y 237. En total, cerca de 55 millones de mujeres adultas tienen niveles de colesterol de 200 o más. Y al aumentar las cantidades de colesterol, también aumenta la avalancha de problemas de corazón en las mujeres.

Por ejemplo, un estudio importante —la investigación de las Clínicas de Investigación de los Lípidos, realizada en centros médicos a través del país— mostró que las mujeres con niveles totales de colesterol arriba de 235 tienen un riesgo de muerte 70 por ciento mayor que las mujeres con recuentos más bajos de colesterol.

Una en cada siete mujeres entre los 45 y los 64 años de edad tiene algún tipo de enfermedad del corazón o ha tenido un derrame cerebral. Para aquellas de 65 años o más, estas cantidades aumentan a una en cada tres. No es de asombrarse entonces que la Asociación Del Corazón de los Estados Unidos llame a las enfermedades del corazón una epidemia silenciosa entre las mujeres.

Pero aun en medio de estas arenas movedizas de malas noticias, hay cierta razón para el optimismo. Aún vivimos más que los hombres por cerca de siete años, y debido al estrógeno tenemos una protección extra contra enfermedades del corazón en nuestros años antes de la menopausia. De todas maneras, mientras más baja puede usted tener su recuento de colesterol, mejor. Si usted toma la iniciativa, puede burlar al colesterol, no importa cuál sea su edad, y hacer de esos años adicionales años saludables.

La ironía de la vida

Hay cierta ironía en las malas noticias acerca del colesterol. Después de todo, algo del colesterol flotando en su torrente sanguíneo está de hecho producido por su propio hígado. Sin colesterol, sus células no funcionarían correctamente, y la vida misma se vería amenazada.

Así que mientras tener algo de colesterol no es problema, tener demasiado sí lo es. Debido a que el colesterol se consume en su dieta (exclusivamente de alimentos de origen animal), puede terminar circulando en la sangre en exceso, uniendo fuerzas con el colesterol producido por su hígado así como con la grasa saturada que usted come. Y al navegar estas substancias por su torrente sanguíneo, algunas de ellas atacan y se adhieren a las paredes de sus arterias, formando placas que al pasar el tiempo angostan sus arterias e impiden el flujo de la sangre al corazón. Este proceso que no presagia nada bueno, llamado ateroesclerosis, puede envejecerla antes de tiempo y conducirla a la angustiosa angina de pecho (dolor en el pecho) y ataque al corazón.

Para burlarse del colesterol, el primer paso es controlar su colesterol. Su médico debería medir no sólo el nivel total del colesterol en su torrente sanguíneo sino también su nivel de colesterol HDL. Si estas pruebas muestran señales de problemas potenciales, su médico también debería medir su nivel LDL, ya que el evaluar todos estos números puede ser importante para determinar su riesgo.

El número mágico

Una vez que usted llega a la edad adulta de 20 años, los expertos dicen que ese es el momento de tener su primera prueba de colesterol. Después de allí, usted debería tener una por lo menos cada cinco años.

Una de las lecturas que esta prueba va a producir es su nivel total de colesterol. Echemos aquí una mirada a lo que ese número significa (todos los números se refieren a miligramos por decilitro de sangre):

Menos de 200 —deseable

200 a 239 —bordeando en alto

240 o más —alto

Aun cuando usted se encuentre colocada cómodamente en el índice "deseable", de todas maneras necesita medir su colesterol regularmente, junto con una revisión de su HDL (lipoproteína de alta densidad), el tipo bueno. Algunas veces un nivel HDL alto ayudará a compensar por un número total de colesterol en el índice "bordeando en alto" (aunque se le aconseja mantener su colesterol total tan bajo como sea posible). Sin embargo, si su lectura HDL es de menos de 35, cae dentro de la categoría "baja", y usted debe hacer algo para elevarla. Sus mejores opciones son perder peso, hacer más ejercicio, dejar de fumar y reducir la cantidad de azúcar que usted ingiere.

¿Y qué acerca del colesterol LDL (lipoproteína de baja densidad), el tipo malo? Si sus otras pruebas muestran un problema potencial, su doctor también debería medirle su nivel LDL. Menos de 130 se considera generalmente deseable.

Finalmente, para ayudarle a interpretar lo que todos estos números significan, su médico puede determinar su proporción de colesterol, la cual es la proporción entre su colesterol total y su número HDL. Si la proporción es de 3,5 a 1 o más baja, usted está bien.

Veamos un poco más de cerca estas facetas del colesterol. El colesterol se mueve por su torrente sanguíneo haciéndose llevar por serviciales moléculas llamadas lipoproteínas. Mientras que el colesterol conducido en los transportadores LDL es el instigador de problemas en sus arterias, los transportadores HDL son los buenos, acorralando al colesterol y echándolo fuera de su cuerpo. En otras palabras, mientras que el colesterol LDL es el bravucón en su torrente sanguíneo, el colesterol HDL es el buen samaritano.

Desafortunadamente, muchos de los torrentes sanguíneos en los Estados Unidos tienen demasiados LDLs y muy pocos HDLs, una combinación que resulta en números totales de colesterol insaludables. En los Estados Unidos, el total promedio de colesterol es de 206, el cual es más alto que el nivel deseable de menos de 200.

Darle la vuelta a la tortilla

Los expertos dicen que haciendo algunos pequeños ajustes en el estilo de vida, usted puede reducir dramáticamente su colesterol. Los estudios muestran que por cada 1 por ciento que reduzca en su nivel de colesterol, usted puede disminuir las posibilidades de sufrir un ataque al corazón en un 2 por ciento. Con cambios en la dieta solamente, usted puede reducir en un promedio de 10 por ciento su lectura de colesterol —y probablemente más. La doctora Margo Denke, profesora asistente de medicina en el Centro Médico del Sudoeste de la Universidad de Texas, en el centro para Nutrición Humana de Dallas, y miembro del Comité de Nutrición de la Asociación del Corazón de los Estados Unidos, dice que mientras más alta esté el recuento de su colesterol, mayor será el impacto que una dieta saludable tendrá en el corazón. Por ejemplo, una mujer con una lectura de colesterol de 280 puede ser capaz de recortarle 25 por ciento a este número comiendo correctamente. Si la longevidad y no envejecer son sus metas, éste es un balance final que usted no puede ignorar.

Para evitar el colesterol alto y los estragos que éste puede causar, trate estos cazadores de colesterol.

Cambie el tipo de grasa. "Disminuir la grasa saturada es la estrategia más efectiva contra el colesterol que usted puede usar", dice Karen Miller-Kovach, R.D., especialista principal en nutrición para *Weight Watchers International,* en Jericho, Nueva York. Eso significa comer menos carne roja, mantequilla, queso, leche entera y helados de crema, todo lo cual eleva los LDL y el total de los niveles de colesterol. Por otro lado, grasa monoinsaturada, conocida como grasa buena, puede de hecho reducir el colesterol.

"Cuando usted cambia de una dieta alta en grasas saturadas a una alta en grasas monoinsaturadas, y su peso permanece más o menos igual, su colesterol LDL caerá mientras que el colesterol HDL permanecerá estable", dice el doctor Robert Rosenson, director del Centro de Cardiología Preventiva en el Centro Médico Rush-Presbyterian-St. Luke, en Chicago. "Por eso el aceite de oliva es tan popular, ya que es alto en moninsaturados." Mejor aún, aumente su consumo de pescado grasoso, como son el salmón y el atún. La grasa en estos pescados es monoinsaturada.

Ingiera menos colesterol. Tan importante como puede ser reducir la grasa saturada, es que no se le olvide el colesterol dietético. El colesterol en su sangre que no está producido por su propio organismo proviene de su dieta. Aquí está cómo mantenerlo bajo control.

Trate de eliminar carnes de órganos (como hígado) de su dieta. Limite la cantidad de carne magra, aves y pescado a tres onzas al día. Y cuando se trata de huevos, limite su consumo de yemas a no más de dos por semana. Haga sus propias galletitas, pasteles y pasteles de frutas, y use claras de huevo y sustituto de huevos cuando horneé o cocine.

Finalmente, cuando usted está pasando por la línea del buffet, sírvase con gusto verduras, frutas y granos, los cuales no contienen en lo absoluto colesterol dietético. Pero muestre fuerza de voluntad en resistirse a los aliños (aderezos) para ensaladas con alta grasa, las salsas y la mantequilla.

Aliméntese de fibra. La fibra es justamente lo que el doctor recomendó para ayudarle a llenar el vacío que dejaron las grasas saturadas al ser eliminadas en su planificación de comidas. Concéntrese en las fibras solubles, el tipo que está atiborrado en frijoles (habichuelas) secos, lentejas, frutas cítricas, chícharos (guisantes) y manzanas. Agregar fibra soluble a su dieta puede ayudarle a bajar su colesterol en la sangre del 5 al 10 por ciento.

Cómase su avena. El salvado de avena ha sido popular desde hace años. ¿Pero cuánto es bombo publicitario y cuánto es verdad? Investigadores en la Universidad de Minnesota en Minneapolis revisaron todos los estudios examinando el poder de la avena y llegaron a una conclusión "limpia-arterias": agregue una y un tercio de tazas de cereal de salvado de avena (o tres paquetes de harina de avena instantánea) a su dieta diaria, y vea cómo su colesterol desciende de 2 a 3 por ciento. Si su nivel de colesterol ya es alto, usted cosechará aún más beneficios, al recortarle el salvado de avena de 6 a 7 por ciento del total.

Póngase en forma. Esto no va a sorprenderla: el ejercicio le hace bien al cuerpo. De hecho, para hacer que su nivel HDL se eleve, métase en una clase de ejercicio y sude la gota gorda. Y no se preocupe de tener que ir al extremo. "Hemos aprendido que aun ejercicios aeróbicos moderados (caminar vigorosamente, trotar, nadar) eleva los HDLs, aunque esto toma a menudo de seis meses a un año para ocurrir", dice el doctor Rosenson.

Adelgace su pancita. Demasiadas mujeres llevan vidas de dietas desesperadas, sin tener mucho que mostrar por sus esfuerzos aunque sí bastante frustración. Pero un programa sensato y moderado de pérdida de peso puede darle un golpe bajo a su colesterol. La doctora Denke ha encontrado que cuando las mujeres jóvenes están llevando a cuestas peso excesivo en sus cuerpos, sus niveles de colesterol total y LDL tienden a ser más altos, y sus niveles HDL más bajos. Al perder peso ocurre lo contrario.

Fuera la fumadera. Hay muchas buenas razones para dejar de fumar y aquí hay una más: fumar puede hacer que su lectura de HDL baje, algo que ninguna persona consciente de su salud puede darse el lujo de permitir.

Pero aun cuando usted sea una persona que fuma un cigarrillo tras otro, hay algunas noticias alentadoras —si está dispuesta a tirar sus cigarrillos para siempre. Al dejar de fumar, usted puede invertir la declinación en su nivel HDL en unos 60 días. No se requieren años para eliminar el daño que se hace al fumar.

Ofrezca un brindis. Quizás usted escuchó informes que una bebida o dos de alguna bebida alcohólica diariamente puede elevar el componente HDL de su colesterol. Pues bien, escuchó correctamente. Sin embargo, acérquese cuidadosamente a esta estrategia para combatir el colesterol. Las bebidas alcohólicas están llenas hasta el borde con calorías, así que pueden derrotar sus esfuerzos para perder peso. Aun beber moderadamente puede aumentar sus probabilidades de desarrollar cáncer de mama. Finalmente, si usted está embarazada o tratando de embarazarse, aléjese del alcohol completamente por la salud de su bebé.

¿Otra opción? Beba jugo de uva —del tipo morado. La cáscara de las uvas contiene un ingrediente reductor de colesterol, según Leroy Creasy, Ph.D., profesor de pomología en el Colegio de Agricultura y Ciencias de la Vida de la Universidad Cornell, en Ithaca, Nueva York.

Considere el estrógeno. Ya que el estrógeno natural la protege contra problemas de colesterol durante sus años premenopáusicos, ¿no es lógico pensar que una terapia de reposición de estrógeno después de la menopausia pudiera hacer lo mismo? De hecho, eso es exactamente lo que muestra la investigación: una terapia de reposición de estrógeno puede cortar su colesterol LDL y subir su colesterol HDL en aproximadamente 15 por ciento cada uno, según un informe sobre enfermedades cardiovasculares en las mujeres de la Asociación del Corazón de los Estados Unidos.

Al mismo tiempo, sin embargo, la terapia de reposición de estrógeno tiene algunas señales de alerta propias, particularmente un vínculo con cánceres del endometrio y quizás de mama. Usted y su médico necesitan tener en mente estos factores cuando pesen los pros y los contras de usar una terapia de reposición de estrógeno en la lucha contra el colesterol. Afortunadamente, los médicos creen que combinando estrógeno con progestina (otra hormona femenina) usted puede tener la posibilidad de reducir su riesgo de cáncer.

¿Qué tan mágica es la medicina?

Hasta los esfuerzos más heroicos para bajar un colesterol alto pueden encallar. Una posible fuente de ayuda pueden ser los medicamentos anticolesterol, los cuales pueden reducir las lecturas de colesterol en un promedio de 20 por ciento. Antes de que usted tome estos medicamentos, sin embargo, muchos doctores aconsejan tratar un enfoque más conservador (dieta, ejercicio, pérdida de peso) por cerca de seis meses. Si eso no funciona, las drogas pueden ser la respuesta, particularmente si su colesterol LDL todavía está alto, o usted tiene otros factores de riesgo de sufrir enfermedades del corazón (como puede ser una historia familiar con alta presión arterial), o usted ya está enferma del corazón.

El ácido nicotínico y aglutinadores de ácido biliar pueden ser las primeras selecciones de su médico.

El ácido nicotínico (tal como el *Niacor*) es una forma de niacina, la vitamina que se puede comprar sin necesidad de receta. Pero ya que usted necesita tomar ácido nicotínico en dosis altas para que se note una diferencia en sus lecturas de colesterol, los médicos lo consideran una droga. Y usted también debería. Las altas dosis pueden causar serios problemas secundarios. Asegúrese de tomar sólo la forma recetada de esta droga e informe a su médico de cualquier problema.

"Acaloramiento y estómago revuelto pueden ocurrir con la niacina", advierte el doctor Richard H. Helfant, vicepresidente de medicina y director del Programa de Entrenamiento de Cardiología del Centro Médico de la Universidad de California, Irvine y autor de *Women, Take Heart* (Mujeres, anímense). Él sugiere evitar la niacina completamente si usted tiene diabetes, úlceras, enfermedad del hígado o algún problema importante con el ritmo de su corazón.

Otros medicamentos también tienen efectos secundarios potenciales, por lo que su médico debería controlarla de cerca cuando usted los está tomando. Algunas de estas drogas recetadas, incluyendo aglutinadores de ácido biliar *cholestyramine* (tal como *Questran*) y hidrocloruro de colestipol (*Colestid*), están disponibles en forma de polvo. La mayoría de los otros incluyendo lovastatin (*Mevacor*) y *gemfibrozil* (*Lopid*), viene en forma de píldoras. Algunas de estas drogas —ácido nicotínico y aglutinadores de ácido biliar— han existido desde hace bastante tiempo para que existan estudios que muestren no sólo que pueden reducir bastante su nivel LDL de colesterol, sino que también pueden disminuir las probabilidades de desarrollar una enfermedad al corazón.

De hecho, aun cuando su doctor le recete medicamentos, no piense que está usted a salvo, advierte la doctora Denke. "Las drogas no son un substituto de comer saludablemente, perder peso, hacer ejercicio y otras estrategias de estilo de vida que necesitan ser parte de mantener su colesterol bajo control."

DEPRESIÓN

Cómo triunfarle a la tristeza

La mayor parte del tiempo, Bonnie Brand se siente realmente bien. Pero ocasionalmente, cuando la presión de balancear una carrera y las necesidades de su familia la abruman, una sombra oscura de depresión desciende, y entonces siente que está envejeciendo sin darse cuenta.

"Como la mayoría de las mujeres, yo me preocupo acerca de mi peso, me preocupo acerca de mi apariencia, y sí, me preocupa envejecer", dice la supervisora de procesamiento de textos, de 33 años de edad, en un bufete de abogados en Newport Beach, California. "Cuando me siento bien, me siento atractiva. Pero cuando estoy deprimida, definitivamente me siento más vieja. Cuando me siento así cada achaque y cada dolor en mi cuerpo parece magnificarse."

Esto no sorprendería a muchos médicos que aseguran que la depresión afecta tanto al cuerpo como a la mente.

"Naturalmente, la depresión hace que vaya más lentamente y que se vea y se sienta más vieja", dice la doctora Janice Peterson, una siquiatra clínica en el Centro de Ciencias de la Salud de la Universidad de Colorado, en Denver. "Si observa algunos de los síntomas mayores de depresión —falta de energía, libido reducida, pérdida de apetito, dificultad para concentrarse, cambios en los hábitos de dormir, y achaques y dolores generalizados— usted vería algunas cosas que podría considerar como parte normal de envejecer. Por lo tanto, si ve una persona con esos problemas, usted podría pensar 'bueno, ella se está haciendo vieja' cuando en realidad lo que tiene es una fuerte depresión."

Los efectos de la depresión en el cuerpo son tan potentes que a menudo pueden hacer que se vea más de una década mayor de lo que realmente es. "Algunas personas que están deprimidas crónicamente pueden verse muy viejas —tienen los hombros encorvados, líneas de surcos alrededor de los ojos y todas esas otras cosas que hacen que una persona se vea avejentada. Yo he visto algunas personas deprimidas que parece que andan en sus sesenta y tantos cuando en realidad tienen 35 ó 40 años de edad", dice el doctor Harry Prosen, presidente del Departamento de Siquiatría y Ciencias de Salud Mental del Colegio Médico de Wisconsin, en Milwaukee.

Lo triste del caso

Todas nosotras nos sentimos tristes en un momento u otro. La muerte de una persona querida, un divorcio, la pérdida de un empleo o alguna otra penuria nos puede hacer sentir tan por el suelo que dudamos si podremos levantarnos otra vez. Mientras que la mayoría de nosotras logramos salir de eso, muchas otras no lo logran. En el transcurso de su vida, una mujer tiene un 8 a 12 por ciento de probabilidades de sufrir de una depresión fuerte, lo cual significa que tiene cinco o más síntomas de depresión durante al menos dos semanas, incluyendo sentimientos de falta de valor o pensamientos de muerte o suicidio.

Durante una vida, la mujer tiene el doble de posibilidades que el hombre de que se le diagnostique con una depresión fuerte. Esta diferencia desconcierta a los investigadores, dice el doctor Dan Blazer, Ph.D., profesor de siquiatría en el

---

¿Queda todo entre familia?

Usted no es la única que se deprime. La abuela, mamá, papá y su hermano todos caen regularmente en una depresión de la cual parece que no se pueden desprender. ¿Coincidencia, o eso significa algo?

"Es claro que las personas con historia de depresión en la familia tienen más probabilidades de sufrir de ella que las personas que no tienen esta historia en la familia", dice el doctor Allan Mellow, Ph.D., profesor asistente de siquiatría en la Escuela de Medicina de la Universidad de Michigan, en Ann Arbor. "Existe evidencia bien documentada que al igual que el cáncer, la diabetes y la alta presión arterial, la depresión grave tiene un componente genético."

Muy bien, usted no puede escoger a sus padres. Pero sabiendo que su familia tiene una historia de depresión debería ayudarla a entender por qué usted puede sentirse particularmente con el ánimo bajo más frecuentemente que otras personas, dice el doctor Mellow. Si se siente extraordinariamente triste, en especial si usted tiene una historia de depresión grave en la familia, debería considerar buscar la orientación de un profesional e investigar acerca de terapia con drogas antidepresivas.

Centro Médico de la Universidad Duke, en Durham, Carolina del Norte. Pero la herencia, las diferencias biológicas y una disparidad en las expectativas de nuestra sociedad sobre cómo deberían comportarse los hombres y las mujeres pueden contribuir a esta diferencia.

"Hay una teoría sobre la depresión que gira alrededor de la ira", dice la doctora Kimberly Yonkers, profesora asistente de siquiatría y ginecología en el Centro Médico del Sudoeste de la Universidad de Texas, en Dallas. "Según esta teoría, las mujeres tienden a reprimir su ira, volviéndola hacia el interior y, como resultado, se deprimen. Los hombres, por otro lado, expresan su ira y cólera hacia el exterior volviéndose agresivos." Sin embargo, también podría ser que las mujeres, más probablemente que los hombres, hablen acerca de sus emociones y busquen tratamiento para la depresión, dice la doctora Yonkers.

El costo físico

Aun una leve tristeza que dure sólo uno o dos días puede hacerla más susceptible a muchas de las enfermedades y cambios de apariencia que se consideran parte de envejecer. "Definitivamente, la depresión se hace sentir físicamente en las personas. No sabemos todos los mecanismos que están involucrados, pero sí sabemos que el bienestar general del cuerpo se desorganiza totalmente cuando una persona está deprimida", dice el doctor Blazer.

La reducción del tono muscular es uno de los cambios físicos inmediatos que ocurren cuando usted empieza a deprimirse. "Eso causa que los músculos cuelguen y contribuye a la expresión facial triste y mala postura que usted ve en las personas deprimidas", dice el doctor Elmer Gardner, un siquiatra en práctica privada en Washington, D.C.

Pero los cambios causados por la depresión pueden ser más que superficiales. Los investigadores creen que la depresión puede debilitar el sistema inmune, acelerar el endurecimiento de las arterias y provocar algunas formas de artritis.

Si usted está deprimida, su actividad celular inmune puede caer a los niveles de una persona que es 25 a 30 años mayor, dice el doctor Michael Irwin, profesor asociado de siquiatría en la Escuela de Medicina de la Universidad de California, San Diego. El doctor Irwin no ha estudiado la depresión en las mujeres, pero en un estudio de hombres deprimidos entre los 40 y los 45 años de edad, encontró que tenían actividad de células asesinas naturales que se veía asombrosamente similar a la de los hombres en sus setenta y tantos que no estaban deprimidos. Las células asesinas naturales son parte del sistema inmune que la protege de los virus tales como el herpe simple, el virus de herpe labial, y estas células asesinas se vuelven normalmente menos activas a medida de que envejecemos.

La depresión provoca una reacción de inmunidad baja, pero nosotros todavía no sabemos hasta qué punto eso conduce a enfermedades", dice el doctor Irwin. "Sí sabemos, sin embargo, que los virus contra los cuales las

¿Está usted realmente deprimida?

Aquí hay una lista de síntomas, según la Asociación Siquiátrica de los Estados Unidos, que puede ayudarla a determinar la intensidad de su depresión. Si usted tiene cinco o más de estos síntomas en un lapso de dos semanas, o si se siente deprimida por más de dos semanas, debería pedir la ayuda de su médico o de un terapeuta calificado.

- Se siente triste la mayor parte del día o ha perdido interés en actividades agradables incluyendo las relaciones sexuales.
- Se siente cansada o sin energía para hacer las tareas cotidianas.
- Se siente inquieta y no puede permanecer sentada.
- Tiene insomnio o duerme más de la cuenta.
- Tiene dificultad en concentrarse o tomar decisiones.
- Tiene fluctuaciones en su apetito o peso.
- Se siente sin esperanza, sin valor y culpable.
- Piensa en la muerte y el suicidio.

células asesinas nos ayudan a protegernos son más comunes en personas que están deprimidas."

La depresión también puede estimular la ateroesclerosis, una formación de depósitos grasos en las paredes de las arterias que contribuye a la enfermedad coronaria del corazón, dice George Kaplan, Ph.D., un epidemiólogo y jefe del Laboratorio de Población Humana del Departamento de Servicios de Salud de California, en Berkeley.

La artritis reumática es una enfermedad mas que la depresión puede agravar o aun provocar, dice el doctor Stanford Roth, un reumatólogo y director médico del Centro de Artritis en Phoenix. "No es fuera de lo corriente para una persona que sufre la pérdida devastadora de uno de sus padres o cónyuge desarrollar una enfermedad como artritis reumática", dice el doctor Roth. "Debido a que la artritis reumática puede asociarse con una raíz genética, estas personas tenían todo el tiempo el potencial de desarrollar esta enfermedad. Sólo tomó un episodio depresivo para causarla."

Siempre sale el sol después de la tormenta

Así que ahora que usted sabe que la depresión puede causar un fuerte impacto en cómo envejece, ¿qué puede hacer para prevenirla o tratarla? Bastante, dicen los médicos.

Tenga en mente que una depresión grave —aquella que persiste por más de dos semanas— puede requerir la atención de un médico y tratamiento con drogas antidepresivas. Pero si su depresión dura unos cuantos días y no interfiere con sus actividades, aquí hay algunas sugerencias que pueden levantarle el ánimo.

Tenga una meta en mente. "Las personas que tienen sueños y visiones de logros tienen menos probabilidades de deprimirse que aquellos que no tienen metas a corto y largo plazos", dice el doctor Dennis Gersten, un siquiatra en práctica privada en San Diego. Haga una lista de las metas. Divida la lista en secciones que incluyan cosas que usted quiere hacer esta semana, este mes, dentro de un año y dentro de cinco años. Coloque la lista en un lugar que esté a la vista, como por ejemplo sobre su refrigerador, y marque como completas las metas cuando las ha alcanzado. Trate de poner su lista al día por lo menos una vez al mes.

Ocúpese en algo. "Si usted se mantiene ocupada le ayudará, porque al mantenerse activa puede evitar que usted piense demasiado en lo que sea que la está haciendo sentir infeliz", dice Linda George, Ph.D., profesora de sociología médica en el Centro Médico de la Universidad Duke.

Siga riéndose. El humor es su mejor aliado, dice el doctor Prosen. Recorte caricaturas y artículos divertidos del periódico o revistas y póngalos en una carpeta que usted pueda hojear cuando se siente deprimida.

Apóyese en familiares y amistades. Ellos le han ayudado a sobrevivir malas relaciones y otros desastres; ahora ellos la pueden ayudar superar de este período sombrío. "Eso no quiere decir que les está pidiendo que resuelvan sus problemas por usted", dice la doctora George. "Sólo quiere decir que les está pidiendo que la escuchen, que le permitan desahogarse y que la apoyen."

Exprese sus pensamientos negativos por escrito. Escribiendo sus sentimientos cuando usted está deprimida puede ayudarle a reconocer formas de pensar erróneas y a reemplazar esos pensamientos con otros que levantan más el ánimo, dice la doctora Peterson. Por cada pensamiento negativo que usted escriba, como por ejemplo "yo soy la peor persona del mundo", escriba también uno positivo, como "yo no soy perfecta, pero tengo bastantes cualidades buenas". Después de un rato, los pensamientos positivos pueden reemplazar a los negativos.

Aléjese de los tragos. Aunque sea tentador ahogar sus penas en unas cuantas copas de vino, no lo haga, advierte la doctora Yonkers. El alcohol es un depresivo que puede arrastrarla aún más a sentirse con el ánimo por el suelo. "Beber en exceso trastornará también su sueño y puede hacer que sus amistades y familiares se distancien de usted precisamente cuando usted necesita más de su apoyo", dice.

Actívese y anímese. "El ejercicio es una forma fabulosa de aliviar la depresión", dice el doctor Gersten. "El ejercicio aeróbico como caminar, correr, nadar o andar en bicicleta estimula su actividad cerebral y puede invertir los efectos de incluso una depresión fuerte." Él sugiere hacer ejercicio por lo menos 20 minutos diarios, tres veces por semana.

Deje sus tarjetas de crédito en la cartera. "Algunas personas que se deprimen tratan de curar eso con una receta de tarjetas de crédito", dice la doctora Yonkers. "Ellas piensan que si se van de compras y compran algo, les va a levantar el ánimo. Pero a menudo terminan por sentirse culpables porque hicieron compras de valor que en realidad no podían darse el lujo de hacer y eso las deprime aún mas." Si usted está deprimida y se va de compras, póngase un límite para gastar antes de salir, y pague en efectivo.

Sea una buena actriz. Una manera fantástica de rechazar la depresión es actuar en forma feliz por una hora, dice la doctora Yonkers. Luego trate por una hora más y así sucesivamente. Para el final del día, se sorprenderá de encontrar que ya no está fingiendo.

DERRAME CEREBRAL

No es demasiado temprano para la prevención

De todos los ladrones de la juventud, el derrame cerebral es el más veloz y el más trágico. En un instante, una mujer vital y vibrante puede perder su capacidad para hablar, para moverse libremente —incluso para pensar tan claramente como lo hacía unos segundos atrás.

Y a pesar de su reputación por ser un problema de las personas mayores —en realidad un problema de los hombres mayores— el derrame cerebral no discrimina.

Más de 8.000 mujeres estadounidenses entre los 30 y los 44 años de edad sufren derrames cerebrales cada año. Casi uno en cada tres derrames cerebrales es mortal. Y los efectos del envejecimiento en aquellos que sobreviven pueden ser brutales. Los sobrevivientes pueden sufrir daños al cerebro que afectan el habla, la memoria, los patrones de pensamiento y la conducta. Algunas veces hay parálisis temporal, o permanente.

La buena noticia es que usted puede reducir significativamente su riesgo de un derrame cerebral.

"Estamos empezando a darnos cuenta de que el derrame cerebral no es un proceso inevitable", dice el doctor Michael Walker, director de la División de Derrame Cerebral y Trauma en el Instituto Nacional de Trastornos Neurológicos y Derrame Cerebral, en Bethesda, Maryland. "Es evitable, y es tratable."

Tomar medidas preventivas puede consistir en cambios difíciles de hacer al principio, como hacer más ejercicio y fijarse más en su presión arterial. Pero cuando usted considera que puede evitar un cruel derrame cerebral que la puede dejar incapacitada, bien vale la pena hacer estos cambios.

El riesgo para las mujeres

El derrame cerebral es una enfermedad súbita y grave que ataca el cerebro. Hay dos tipos básicos. Los derrames cerebrales isquémicos, que representan el 80 por ciento de todos los derrames cerebrales, ocurren cuando se interrumpe el flujo sanguíneo a una parte del cerebro, causando que las células cerebrales mueran por falta de oxígeno. Esto ocurre frecuentemente debido a un endurecimiento y obstrucción en sus arterias carótidas, las cuales alimentan de sangre del cuello a su cabeza. Los derrames cerebrales isquémicos también pueden ser causados por fibrilación atrial, un latido irregular del corazón que conduce a coágulos que puedan viajar a través de su cuerpo y alojarse en las arterias del cerebro.

Los derrames cerebrales hemorrágicos representan el 20 por ciento restante. Estos derrames cerebrales son causados debido a rupturas ya sea de un vaso sanguíneo en la superficie de su cerebro o de una arteria en el cerebro mismo. Estos derrames cerebrales pueden ser aún más fatales que los derrames cerebrales isquémicos, con un índice de mortalidad de cerca del 50 por ciento.

Las mujeres entre los 30 y los 44 años de edad tienen la mitad de probabilidades de tener un derrame cerebral que los hombres en el mismo grupo de edades, según los números de la Asociación del Corazón de los Estados Unidos. Las mujeres de ascendencia africana tienen un riesgo mayor que las mujeres de ascendencia europea de morirse de un derrame cerebral. Una historia familiar de derrames cerebrales también puede desempeñar un papel, aunque en qué proporción todavía no está claro. Y el riesgo de un derrame cerebral aumenta a medida que la mujer envejece. Las estadísticas de la Asociación del Corazón de los Estados Unidos muestran que la incidencia de los derrames cerebrales aumenta a más del doble cada década para una mujer después de que ella llega a los 55 años de edad.

Las mujeres más jóvenes tienen algo de protección contra los derrames cerebrales debido a que sus cuerpos producen grandes cantidades de estrógeno. Eso ayuda a mantener los niveles de colesterol bajos y contiene la aparición de la arteriosclerosis o el endurecimiento de las arterias. Después de la menopausia, no obstante, el índice de derrames cerebrales aumenta rápidamente. Al llegar a los 65 años de edad, los hombres y las mujeres tienen aproximadamente la misma incidencia de derrames cerebrales.

El embarazo puede causar un ligero aumento en el riesgo de un derrame cerebral, aunque las probabilidades son todavía bastante bajas. Existen unas cuantas razones para este aumento de riesgo, dice el doctor Harold Adams, Jr., profesor de neurología en el Hospital y Clínica de la Universidad de Iowa, en la Ciudad de Iowa. La sangre de una mujer coagula en forma diferente durante el embarazo. Y su presión arterial tiende a ser un poco más alta. Los estudios además muestran que ciertos tipos de píldoras anticonceptivas también pueden aumentar el riesgo de un derrame cerebral, especialmente para las fumadoras mayores de los 35 años de edad o para las mujeres con presión arterial alta.

Por supuesto, usted no puede hacer nada con respecto a la edad o el sexo. Pero según el doctor Adams hay muchos riesgos que usted definitivamente puede controlar.

Las señales de advertencia de un derrame cerebral

La acción rápida puede ser la diferencia entre la tragedia y la recuperación cuando se trata de un derrame cerebral. Preste atención a estas señales de advertencia, dice la Asociación del Corazón de los Estados Unidos:

- Debilidad súbita o adormecimiento en la cara, el brazo o la pierna de un lado del cuerpo
- Pérdida del habla, o dificultad para hablar o entender cuando alguien habla
- Oscurecimiento súbito o pérdida de la visión, especialmente en un solo ojo
- Fuerte dolor de cabeza de repente sin una causa aparente
- Mareo sin explicación, inestabilidad o caída inesperada, especialmente en combinación con alguno de los síntomas anteriores

Si usted nota alguno de estos síntomas, pida ayuda inmediatamente llamando al 911 o al número telefónico de emergencia en su área. Un estudio de los tiempos de tardanza mostró que las personas con señales de derrame cerebral que llamaron a este número de emergencia llegaron al hospital de dos a tres veces más rápido que aquellas que llamaron a sus médicos y trataron de transportarse ellas mismas al hospital. Y con un derrame cerebral, los minutos cuentan.

Lo que parece ser un derrame cerebral en realidad puede ser un ataque isquémico momentáneo (o *TIA*, por sus siglas en inglés). A estos se les llama a veces derrames cerebrales temporales, ya que los síntomas desaparecen rápidamente. Pero usted no debe ignorar un TIA, ya que es la advertencia más importante de un derrame cerebral inminente, según lo indica el doctor Harold Adams, Jr., profesor de neurología en el Hospital y Clínica de la Universidad de Iowa, en la Ciudad de Iowa.

La presión arterial alta, por ejemplo, también conocida como hipertensión, es el factor de riego más importante para el derrame cerebral. "Casi la mitad de todos los derrames cerebrales están causados por presión arterial alta", dice el doctor Edward S. Cooper, ex presidente de la Asociación del Corazón de los Estados Unidos.

La presión arterial alta causa el derrame cerebral al acelerar la arteriosclerosis y dañar los pequeños vasos sanguíneos. Y, en las palabras del doctor Cooper, puede causar que los diminutos vasos sanguíneos en su cerebro "se revienten como una llanta sobreinflada".

El fumar la pone a usted en un riesgo creciente de tener un derrame cerebral al acelerar la obstrucción de las arterias carótidas, dice el doctor Jack P. Whisnant, investigador principal para un estudio de las enfermedades de la arteria carótida en la Clínica Mayo, en Rochester, Minnesota. Las mujeres que fuman tienen más de 2,5 veces de probabilidad de sufrir un derrame cerebral que las no fumadoras, según un Estudio de la Salud de Enfermeras de Harvard que examinó a 117.000 enfermeras diplomadas entre los 30 y los 55 años de edad, cuando se comenzó a hacer el estudio. Mientras más fumaban las mujeres en el estudio, mayor era su riesgo. Comparadas con las no fumadoras, las mujeres que fumaban de 1 a 14 cigarrillos por día tenían el doble de riesgo de un derrame cerebral, mientras que las mujeres que fumaban de 35 a 44 cigarrillos al día —cerca de dos cajetillas— aumentaban a cuatro veces el riesgo. Aquellas que fumaban más de 45 cigarrillos diarios tenían 5,4 veces más probabilidades de sufrir un derrame cerebral.

Las mujeres con diabetes también tienen un mayor riesgo de derrame cerebral. Y las mujeres obesas y aquellas con niveles altos de colesterol pueden tener un riesgo mayor de desarrollar arteriosclerosis y por lo tanto de sufrir un derrame cerebral.

Una estrategia de intervención

Los derrames cerebrales todavía están envueltos en misterio. Parece que atacan sin previo aviso. Incluso a veces es difícil decir cuando usted se encuentra en peligro.

Pero la prevención temprana puede ser la clave para mejorar sus probabilidades de sufrir un derrame cerebral. "El proceso que lleva al derrame cerebral empieza cuando usted está entre los 40 y los 50 años de edad, aún antes, así que el momento de intervenir es ahora", dice el doctor David G. Sherman, jefe de neurología en el Centro de Ciencias de la Salud de la Universidad de Texas, en San Antonio.

Para ayudarle a reducir su riesgo, pruebe estos consejos.

Alivie la presión. Muchas personas ni siquiera saben que tienen presión arterial alta, debido a que esta muestra pocos indicios externos. Por eso es que la Asociación del Corazón de los Estados Unidos recomienda que usted se haga revisar la presión arterial por un médico u otro profesional en el cuidado de la salud por lo menos una vez al año, si su presión es de 130/85 o más alta. Si su presión arterial es más baja, haga que se la revisen cada dos años. Muchos casos de presión arterial alta empiezan a desarrollarse entre los 35 y los 45 años de edad.

La investigación muestra que al controlar la presión arterial alta se puede reducir el riesgo de derrame cerebral en hasta un 40 por ciento. Cualquier lectura superior a 140/90 se considera alta.

Su médico le podrá recetar tratamientos para la presión arterial alta incluyendo cambios dietéticos, hacer más ejercicio y terapia de drogas. Siga las indicaciones como si su vida dependiera de ello. Así podría ser.

"Controlar la hipertensión es absolutamente vital en la prevención de los derrames cerebrales", dice el doctor Adams.

Quítese ese vicio. El estudio sobre la Salud de las Enfermeras mostró que las mujeres que dejaron de fumar redujeron su riesgo notablemente. De hecho, el riesgo de un derrame cerebral cayó en los niveles normales para las mujeres dos a cuatro años después de que dejaron de fumar.

"No solamente reduzca el número de cigarrillos", dice el doctor Adams. "No existe tal cosa como fumar moderadamente. Usted debe abstenerse completamente, totalmente, ahora."

Cuidado con la píldora anticonceptiva. Por años, los médicos han advertido a las mujeres acerca de las píldoras anticonceptivas y el riesgo creciente de derrame cerebral. Pero con las píldoras anticonceptivas que contienen una dosis baja de estrógeno que se usan ahora, el doctor Adams dice que el riesgo de derrame cerebral es menor.

"Estamos viendo más y más pruebas de que los anticonceptivos orales con dosis bajas de estrógeno son más seguros", dice él. "El estrógeno en dosis bajas es probablemente seguro."

Existen sin embargo dos advertencias. El fumar y la píldora anticonceptiva forman una mezcla peligrosa, especialmente para las mujeres mayores de los 35 años de edad. Y la presión arterial alta, combinada con la píldora anticonceptiva, también puede aumentar el riesgo de derrame cerebral. "Si usted tiene esos factores de riesgo, las píldoras anticonceptivas no son aconsejables", dice el doctor Adams.

Chequee su cuello. Pida a su médico que escuche a ver si oye un ruido murmuroso, un sonido como un silbido en las arterias carótidas de su cuello. Este es causado por un bloque parcial y turbulencia en los vasos sanguíneos cruciales que alimentan de oxígeno al cerebro.

"Esto es especialmente importante si usted tiene arteriosclerosis que está bloqueando los vasos sanguíneos en otra parte de su cuerpo", dice Patricia Grady, Ph.D., directora interina del Instituto Nacional de Trastornos Neurológicos y Derrame Cerebral.

Asegúrese también de que el médico le revise el corazón. Si se trata la fibrilación atrial puede reducir su riesgo de un derrame cerebral en hasta un 80 por ciento.

Manténgase activa. La inactividad física puede ser un riesgo para el derrame cerebral, pero hacer ejercicio por un total de 20 minutos al día, tres veces por semana, puede reducir su riesgo de un derrame cerebral. Caminar, jugar al tenis, andar en bicicleta, subir escaleras, aeróbicos y aun la jardinería y el ping-pong pueden ser destructores potenciales de los derrames cerebrales.

Un estudio británico mostró que mientras más pronto empieza usted a hacer ejercicio, mejor. Las mujeres que empezaron a hacer ejercicio entre los 15 y los 25 años de edad tenían un 63 por ciento de reducción en su riesgo de un derrame cerebral. Aun cuando usted empiece un poco tarde, todavía puede beneficiarse del ejercicio: el estudio mostró que las personas que empezaron a hacer ejercicio entre los 25 y los 40 años redujeron su riesgo en un 57 por ciento y aquellas que comenzaron entre los 40 y los 55 años lo redujeron en un 37 por ciento.

"El ejercicio tiene tantos beneficios", dice el doctor Adams. "Si usted no está haciendo ejercicio podría estar robándole años a su vida más adelante."

Derrote los derrames con zanahorias. El mismo Estudio de la Salud de Enfermeras que observó el fumar también descubrió un vínculo entre el nutritivo betacaroteno y el derrame cerebral.

"Encontramos una reducción del 22 por ciento en el riesgo de ataques al corazón y una reducción del 40 por ciento en el riesgo de derrames cerebrales para aquellas mujeres con un consumo alto de frutas y verduras ricas en betacaroteno comparado con aquellas con un consumo bajo", dice la doctora JoAnn E. Manson, una de las investigadoras principales del componente cardiovascular en el Estudio de la Salud de Enfermeras, quien es codirectora de salud femenina en el Hospital de Brigham y Mujeres y profesora asociada de medicina en la Escuela de Medicina de Harvard, ambos en Boston.

Sólo una zanahoria grande, que tiene 15 miligramos de betacaroteno, proporciona la cantidad de alimento nutritivo que se asoció con el riesgo más bajo en el estudio. Otros alimentos que dieron resultado fueron *sweet potatoes* (camotes, boniatos), los mangos, los albaricoques y la espinaca. El betacaroteno se puede encontrar en la mayoría de las frutas y verduras verde oscuro y anaranjadas.

Páseme el potasio. Los investigadores en la Universidad de California, San Diego han encontrado que al agregar a su dieta una porción individual diaria de un alimento rico en potasio podría reducir su riesgo de un derrame cerebral mortal en hasta un 40 por ciento. La razón de este beneficio no está completamente clara. Aunque se sabe que el potasio ayuda a bajar la presión arterial, la cantidad de potasio que los sujetos de la prueba ingirieron tuvo poco efecto directo en sus lecturas de la presión arterial. Los estudios en el Centro Médico de la Universidad de Misisipí, en Jackson mostraron que el potasio puede ayudar a prevenir la formación de coágulos en la sangre, uno de los factores primordiales en los ataques al corazón y derrames cerebrales.

Si usted está buscando un refuerzo con alto contenido de potasio, coma una papa asada diariamente. Las papas son una de las fuentes más ricas en potasio. Otros alimentos ricos en potasio incluyen los albaricoques secos, las habas blancas (*lima beans*), las acelgas suizas, los plátanos (guineos) amarillos, la leche descremada, las castañas tostadas, el quimbombó (calalú) y las naranjas.

Infórmese sobre la aspirina. La aspirina puede protegerla contra el derrame cerebral isquémico al adelgazar los coágulos potenciales en la sangre, dice el doctor Adams. Pero a menos que usted ya tenga un factor de riesgo, como por ejemplo arteriosclerosis o un derrame cerebral anterior, puede ser que no le haga mucho beneficio. De hecho, la investigación muestra que la aspirina puede estar vinculada con una incidencia ligeramente más alta de derrame cerebral hemorrágico.

Exactamente cuánta aspirina usted debería tomar también es algo discutible. Algunos estudios han encontrado beneficios con una dosis diaria de 81 miligramos (una aspirina para niños). Otros promueven una dosis diaria de 325 miligramos (una aspirina de fuerza normal para adultos). Y ahora algunos investigadores dicen que puede ser necesario tomar tres tabletas de aspirina diariamente. En resumen, vea a su médico antes de empezar en un régimen de aspirinas para prevenir el derrame cerebral.

Manténgala balanceada. Lo que es bueno para su corazón también es bueno para su cerebro. Si conserva su colesterol bajo control puede retrasar la arteriosclerosis y detener los derrames cerebrales isquémicos. Así que coma una dieta baja en grasas. La recomendación actual de la mayoría de los médicos e investigadores es limitar la grasa a no más del 25 por ciento de su total de calorías.

"Junto con hacer ejercicio y dejar de fumar, lo que usted come es un factor clave para prevenir un derrame cerebral", dice el doctor Adams. "Nos estamos refiriendo a una dieta buena que le ayudará a disminuir el riesgo de que sus arterias se endurezcan." Esta dieta no necesita ser extrema, dice él. Pero sí necesita ser una dieta bien balanceada y baja en grasas.

Recuerde: nada en exceso, todo con medida. Beber en exceso significa un riesgo creciente de derrame cerebral. Numerosos estudios muestran que tomar más de cuatro tragos al día aumenta mucho sus probabilidades de un derrame cerebral hemorrágico.

Pero algunos estudios muestran un vínculo entre el consumo moderado de alcohol y una reducción leve en el riesgo de sufrir un derrame cerebral isquémico, por lo menos entre las personas de ascendencia europea.

"Puede haber algo acerca del alcohol que en niveles reducidos ayuda. Puede prevenir tanto los ataques al corazón como los derrames cerebrales. Yo no les estoy diciendo a mis pacientes que beban por su salud", dice el doctor Adams. "Si usted no bebe ahora, no le recomiendo que empiece. Si usted toma más de dos tragos diarios, las complicaciones potenciales del alcohol probablemente la van a dañar a la larga. La clave con el uso del alcohol es la moderación."

DIABETES

Cómo desarmar a un asesino potencial

No sería una mentira decir que el azúcar es popular en nuestra sociedad. Sin ella, el café estaría amargo, los dulces agrios, y la "Reina de la Salsa" Celia Cruz no tendría su palabra favorita que "endulza" sus canciones.

Desafortunadamente, el azúcar no es tan popular, e incluso es algo amargo para la gente que tiene una demasiada cantidad en su sangre, la cual es una forma de diabetes. Esta enfermedad es la cuarta causa de muerte en los Estados Unidos y afecta a muchas personas, tanto a los latinos como a los otros grupos étnicos. Según el Instituto Nacional de la Salud, 1,3 millones de latinos mayores de 21 años de edad padecen de la diabetes.

No hay salidas fáciles

Pero aun el tratar de manejar esta enfermedad puede envejecerla antes de tiempo. Las mujeres con diabetes deben observar una dieta estricta con respecto a qué comen y cuándo comen. "Posiblemente puedan comer un pedazo de pastel de vez en cuando, en el cumpleaños de un niño o en un aniversario, pero eso es todo", dice Audrey Lally, R.D., una educadora certificada de diabetes y especialista de nutrición de la Clínica Mayo, en Scottsdale, Arizona. "Pero en su mayor parte, yo trato de convencer a mis pacientes con diabetes que no consuman alimentos que contengan grandes cantidades de azúcar puro."

Este régimen va más allá de la cocina. Las mujeres con diabetes no pueden pasearse descalzas en un día de verano como si nada. Debido a los daños en los nervios que resultan de una pérdida de sensación en sus piernas y pies, pueden no darse cuenta cuando se causan heridas en sus pies. Según la Asociación de la

Diabetes de los Estados Unidos, más de 54.000 personas que padecen de diabetes pierden sus pies o piernas por amputación cada año debido a la enfermedad.

"Cada vez que usted cambia la química en su sangre, está cambiando virtualmente cada sistema afectado por la sangre", dice Steve Manley, Ph.D., un sicólogo en práctica privada en Denton, Texas. "Y eso serían todos ellos."

Incluyendo sus órganos sexuales. Debido a que la diabetes puede debilitar tanto el sistema neurológico como el sistema vascular —y usted necesita buenos nervios y flujo de sangre para funcionar sexualmente— muchas mujeres pierden el placer que antes encontraban en las relaciones sexuales. "Los hombres a menudo se vuelven impotentes por la diabetes, y en cierta forma, ésta afecta a las mujeres de la misma manera", dice el doctor Manley. "La fase de lubricación en las mujeres es similar a la fase de erección en los hombres."

Sus efectos mentales

La diabetes puede afectar su mente en más de una forma. "Cuando el azúcar en su sangre está fuera de control, tiene un efecto en su función cognoscitiva", dice Patricia Stenger, R.N., una consejera en diabetes y vicepresidenta sénior para la Asociación de la Diabetes de los Estados Unidos. "Puede ser que usted reaccione más lentamente y se sienta aletargada y fatigada."

El doctor Manley agrega: "En efecto, la diabetes la sume a usted en una reacción de pena profunda, porque usted ha perdido algo. Algunas personas se sienten sin recursos y sin esperanzas debido a que sienten que sus cuerpos, de alguna manera, se rebelaron contra ellas. Algunas sienten que ya no tienen control sobre sus propios destinos. Pueden perder la creencia, por lo menos temporalmente, que en algún momento en su futuro van a estar bien. La enfermedad comienza a interactuar con sus personalidades básicas".

Un dulce agrio

La diabetes ocurre cuando el cuerpo no produce suficiente insulina o no la usa correctamente. Esta es una hormona secretada en el páncreas que se necesita para convertir el alimento en energía. Mucho de lo que comemos para energía se descompone en un azúcar llamado glucosa, el combustible que alimenta cada una de nuestras células para mantenernos vivas. La enfermedad no es causada por comer dulces, aunque la gente con diabetes debe limitar su consumo de azúcar porque los dulces pueden hacer que el azúcar en la sangre se eleve drásticamente.

En las personas saludables, las células absorben automáticamente la glucosa. El cuerpo usa justamente lo que necesita y lo demás lo almacena. Pero sin insulina para abrir los receptores de la célula a fin de que la glucosa pueda entrar, la cantidad en exceso de este azúcar se acumula en el torrente sanguíneo donde puede causar una gran cantidad de dificultades. Las personas con diabetes tienen cinco veces el riesgo de un derrame cerebral y de dos a cuatro veces el riesgo de enfermedades del corazón en comparación con las personas que no sufren de esta enfermedad. Una de cada diez personas que padecen de diabetes desarrolla enfermedades de los riñones y entre 15.000 y 39.000 al año pierden la vista debido a la enfermedad.

Cambios sutiles pero significantes

Hay dos tipos de diabetes. Con la diabetes Tipo I (o juvenil), la cual representa sólo el 10 por ciento de los casos, el cuerpo deja de producir insulina completamente, por lo que se necesitan inyecciones diarias de esta hormona. El Tipo I se diagnostica a veces durante la pubertad y los síntomas, que pueden imitar a los de la gripe, son súbitos y muy notables: hambre y sed en extremo, pérdida de peso sorpresiva y fatiga e irritabilidad extremas.

En la más común, la diabetes Tipo II (o que aparece en la edad adulta), que usualmente ataca a las mujeres después de los 45 años de edad, el páncreas produce insulina, pero no suficiente. Puede haber algunos síntomas —cortaduras o moretones que tardan en sanar, infecciones recurrentes en la piel, encía o vejiga, o un cosquilleo o adormecimiento en las manos o los pies— pero muchas mujeres no notan estos cambios sutiles o simplemente hacen caso omiso de ellos. Y eso es exactamente por qué más de la mitad de las mujeres con diabetes no están conscientes de su condición. La diabetes es una enfermedad imperceptible que llega a la gente furtivamente —y con resultados devastadores, dice el doctor Xavier Pi-Sunyer, profesor de medicina en la Universidad Columbia en la ciudad de Nueva York y ex-presidente de la Asociación Americana de la Diabetes.

Por eso es importante que usted se haga examinar la sangre para determinar si hay niveles elevados de la glucosa, especialmente, si usted tiene una historia de la enfermedad en su familia, tiene peso de más, tiene más de 40 años de edad o tuvo un bebé que pesó más de nueve libras (cuatro kilos) al nacer. "La gente muchas veces no está consciente de que tiene la enfermedad porque se siente bien", dice Stenger.

Tomar la sartén por el mango

"La mejor forma de evitar la diabetes es cuidando su peso", dice Lally. "Eso significa comer una dieta saludable que se concentre en frutas y verduras. Tener sobrepeso es el factor de mayor riesgo para la diabetes que aparece en la edad adulta. Esto es importante para cualquiera pero es esencial si usted tiene una historia familiar con diabetes o tuvo diabetes durante su embarazo."

Aun cuando usted esté entre las 650.000 personas diagnosticadas este año —eso es una cada 60 segundos— un estilo saludable de vida puede ser todo lo que se necesite para dominar la situación con la diabetes. Aunque algunas personas con diabetes Tipo II requieren drogas orales o inyecciones para estabilizar su azúcar en la sangre, la mayoría pueden controlar la enfermedad simplemente adoptando estilos de vida más saludables. Al comprometerse a ciertos cambios en su estilo de vida, usted puede ser capaz de reducir su necesidad de medicamentos —y posiblemente librarse de y mantenerse sin las drogas para la diabetes por el resto de su vida, dice James Barnard, Ph.D., profesor de ciencia fisiológica en la Universidad de California, Los Ángeles. Aquí está cómo.

Comparta sus sentimientos. Enterarse de que usted tiene diabetes puede ser un golpe duro, y muchas mujeres encuentran consuelo en compartir sus experiencias con otras personas que están pasando por lo mismo.

El reunirse regularmente con un grupo de apoyo puede ayudarla a sobrellevar la enfermedad, mental y físicamente; es también una buena forma de vencer a la depresión. Llame a las oficinas locales de la Asociación de la Diabetes de los Estados Unidos para que le den una lista de los grupos de apoyo en su área.

Controle el estrés. Aun cuando usted no esté preocupada acerca de la depresión, los estudios de los investigadores de la Universidad Duke en Durham, Carolina del Norte, muestran que cuando usted está bajo estrés, ciertas hormonas se activan y bombean glucosa almacenada a su torrente sanguíneo. A la inversa, el manejo del estrés y tomar tiempo para relajarse mejora el control de la glucosa, un factor significante para aquellos con diabetes. Además de la terapia de grupo que es una forma de relajarse, existen otras como meditación y yoga.

Coma correctamente. Eso significa baja grasa y mucha fibra, por lo menos cinco porciones de frutas y verduras al día, dice Lally. Por cada 40 gramos de grasa que se coma al día —la cantidad que se encuentra en una hamburguesa y una orden grande de papas fritas— su riesgo de desarrollar diabetes se eleva tres veces, y si usted ya tiene diabetes, tiene una mayor posibilidad de complicaciones, según encuentra un estudio en la *American Journal of Epidemiology* (Revista Norteamericana de Epidemiología). El problema: la grasa dietética se convierte inmediatamente en grasa en el cuerpo, y la grasa en el cuerpo induce a las células a resistir la insulina, dice el doctor Frank Q. Nuttall, Ph.D., jefe de la Sección Endocrina, Metabólica y de Nutrición del Centro Médico de la Administración de Veteranos de Minneapolis.

Entretanto, trate de consumir por lo menos 25 gramos de fibra de alimentos con carbohidratos complejos diariamente, los cuales ayudan a frenar la glucosa que entra en su torrente sanguíneo y también mantiene el colesterol bajo — importante para las personas con diabetes, quienes se enfrentan con un riesgo más alto de enfermedades del corazón. Eso es entre dos y tres veces lo que la mayoría de los estadounidenses comen. Las mejores fuentes de carbohidratos complejos son las papas, panes de grano integral, las pastas, las legumbres, las avenas y la cebada.

Prográmelas exactamente. "Si usted tiene diabetes, necesita comer cada cuatro o cinco horas", dice Lally. Lo mejor es comer menos varias veces ya que las comidas grandes le hacen más difícil a su cuerpo satisfacer la demanda creciente de insulina. La clave es distribuir uniformemente su alimento a lo largo del día, para que ninguna comida por sí sola abrume al páncreas.

Evite el azúcar y la sal. Es obvio que usted debería evitar el azúcar; aun en pequeñas cantidades, puede hacer subir mucho su azúcar en la sangre. Por supuesto, el consumir poco azúcar y poca sal es una buena regla dietética para que la siga cualquier persona, pero aquellas con diabetes deben ser especialmente cuidadosas. En su lugar, satisfaga su antojo de dulces con endulzantes artificiales como *aspartame* (*NutraSweet*). Vea también si puede encontrar productos con bajo sodio o sodio reducido. Los alimentos salados pueden aumentar la presión arterial, un peligro para personas con diabetes.

Haga palpitar a su corazón. El ejercicio aeróbico regular no solamente ayuda a controlar su peso sino que también hace que sus células sean más receptivas a la insulina. "Usted necesita poner a su corazón en marcha y mantenerlo marchando por lo menos 20 minutos", dice Stenger. "No necesita hacer nada especial; una caminata rápida es suficiente."

Mientras tanto, investigadores en la Universidad de Harvard, en Cambridge, Massachusetts encontraron que el ejercicio es una forma excelente de ayudar a prevenir la diabetes Tipo II. En su Estudio de Salud de Médicos a 22.000 doctores, los investigadores notaron que aquellos que hacían ejercicio por lo menos cinco veces a la semana disminuyeron su riesgo de desarrollar diabetes en más de un 40 por ciento.

Pero las personas con diabetes necesitan hacer ejercicio cuidadosamente. "La principal preocupación para el ejercicio y la diabetes es el riesgo de hipoglicemia, o baja azúcar en la sangre", dice Greg Dwyer, Ph.D., profesor de educación física en la Universidad Estatal Ball, en Muncie, Indiana. Para evitar esto, él sugiere adherirse a una rutina que requiere la misma cantidad de ejercicio a la misma hora diariamente.

Pruebe las pesas, también. Levantar pesas también desempeña un papel en mejorar la tolerancia a la glucosa, la capacidad del cuerpo para metabolizar el azúcar correctamente, según un estudio realizado por investigadores de la Universidad de Maryland College Park y la Universidad Johns Hopkins en Baltimore. Verifique con su médico antes de comenzar un programa de levantamiento de pesas. El entrenamiento de resistencia puede causar aumentos en la presión arterial.

Tome vitaminas E y C. Estos dos antioxidantes tienden a escasear entre las personas con diabetes —investigadores italianos han encontrado que la vitamina E ayuda a mejorar la acción de la insulina. Buenas fuentes alimenticias incluyen germen de trigo, aceite de maíz y nueces, pero usted debería tomar diariamente un suplemento que contenga 400 UI.

Entretanto, debido a que aquellas personas con diabetes son propensas a enfermedades vasculares, pueden necesitar aumentar su consumo de vitamina C, sugiere el doctor Ishwarial Jialal, profesor asistente de medicina interna y nutrición clínica en el Centro Médico del Sudoeste de la Universidad de Texas, en Dallas. La Asignación Dietética Recomendada es de 60 miligramos diarios, pero el doctor Jialal sugiere un mínimo de 120 miligramos de vitamina C diariamente, la cantidad que usted encontraría en una guayaba o un vaso de jugo de naranja.

Deje actuar a la aspirina. La aspirina puede reducir hasta en un 20 por ciento el riesgo de ataques al corazón y derrames cerebrales entre los que padecen de diabetes, según una investigación realizada por los Institutos Nacionales de Salud a 3.711 personas con ambos tipos de la enfermedad. "Las personas con diabetes tienen muchas más probabilidades de tener una enfermedad cardiovascular, así que la recomendación de aspirina es mucho más pertinente para ellos", dice el doctor Frederick Ferris, jefe de la Agencia de Ensayos Clínicos en los Institutos Nacionales de Salud, en Bethesda, Maryland.

La mayoría de los investigadores recomiendan una dosis diaria de media aspirina para adultos o una aspirina infantil, pero verifique antes con su médico: la terapia de la aspirina no se recomienda para personas que están tomando adelgazadores de la sangre o que sufren de úlceras.

DIETAS

Las privaciones no funcionan

Usted se acuerda cómo se hace: Mamá siempre estaba empezando una dieta, especialmente al envejecer. Así que, tal como solía hacer Mamá, usted se dirige a la cocina, tarareando por todo el camino....

Un pedazo grande y jugoso de lechuga con repollo. Remátelo con una cucharada pequeña de requesón. ¿Qué tal un medio melocotón (durazno) enlatado? Hmm, veamos. ¿Qué más? ¡Ah, por supuesto!, tostadas *Melba*. Ponga tres; son pequeñas. Oye, esto no está tan mal —¿verdad? Ahora agregue un poco de endulzante artificial al café y ya está lista. Buen provecho.

De repente, usted ya no se siente con ganas de tararear —ni de comer.

Las dietas no funcionan. Seguro, usted puede perder algo de peso al principio. Pero eventualmente, cuando esté tan hambrienta que se podría comer hasta sus pantuflas, usted dejará la dieta con rencor. Y usted va a recuperar más peso que el que perdió, dice John Foreyt, Ph.D, director de la Clínica de Investigación sobre Nutrición del Colegio Baylor de Medicina, en Houston.

¿Quién no ha pensado: "Si yo pudiera perder estas últimas 10 libras (5 kilos), me vería más joven"? Pero la triste realidad es que la ganancia neta de grasa en su cuerpo resultante de este ciclo de perder y ganar impone un tremendo esfuerzo a su cuerpo. Usted lo ve en su piel que se arruga y cuelga, dice el doctor George Blackburn, Ph.D., profesor asociado de cirugía en la Escuela Medica de Harvard y jefe del Laboratorio de Nutrición/Metabolismo del Hospital Deaconess de Nueva Inglaterra, ambos en Boston.

Pero lo que usted no ve es el envejecimiento interno —órganos y sistemas que se envejecen antes de su tiempo.

Sube y baja como un yoyo

Toda una vida de hacer dieta puede afectar su corazón. En una investigación realizada por Kelly Brownell, Ph.D., una sicóloga e investigadora de la

¿Qué tan buenas son las píldoras de dieta?

¿Funcionan realmente las píldoras de dieta, o sólo ofrecen una falsa esperanza?

"Algunos antidepresivos pueden ayudar a la gente que tiene problemas serios con su peso que incluyen comer sin control y que son causados por desórdenes de comportamiento o siquiátricos", dice David Schlundt, Ph.D., un sicólogo clínico y profesor asistente de sicología en la Universidad Vanderbilt, en Nashville. "Pero asegúrese de combinarlos con alguna forma de sicoterapia."

¿Y qué con respecto a las píldoras para dietas sin receta? La mayoría de los expertos no las recomiendan. Su ingrediente activo, hidrocloruro de fenilpropanolamina (*PPA*), es un estimulante tipo adrenalina. "Para las personas que en primer lugar no están tan saludables —que padecen de alta presión arterial, enfermedades del corazón, asma o diabetes— el PPA puede causar problemas reales", dice el doctor Schlundt. Aun pequeñas dosis pueden elevar la presión arterial y aumentar el ritmo del corazón. Y dosis grandes pueden causar ansiedad, pérdida de sueño, hasta convulsiones. El PPA también tiene el potencial de que se le abuse, hace notar el doctor Schlundt. Causa una excitación similar a la que provocan las anfetaminas que pueden volverse adictivas.

Para personas con un serio sobrepeso, hay un prometedor "bloqueador de grasa" en el horizonte, dice John Foreyt, Ph.D., director de la Clínica de Investigación sobre la Nutrición del Colegio Baylor de Medicina, en Houston. Se le llama *orlistat* (*Xenical*), y esta siendo probado en los Estados Unidos y Europa. "El *orlistat* no es para alguien que necesite perder 5 ó 10 libras (2 ó 5 kilos) sino para la obesidad moderada a grave", dice. La droga opera bloqueando la absorción de grasa.

"Pero ninguna píldora es una bala mágica", dice el doctor Foreyt. "Aun con *orlistat* usted todavía tiene que seguir una dieta baja en grasa y un programa sensato de ejercicio."

obesidad en la Universidad de Yale, en New Haven, Connecticut, encontró que hacer dieta repetidamente puede predisponerla a una enfermedad del corazón. Los estudios de la doctora Brownell mostraron que las personas con grandes fluctuaciones de peso tienen un riesgo 75 por ciento mayor de morir de una enfermedad del corazón, que las personas cuyo peso se mantiene relativamente estable. "Se requiere bastante fluctuación de peso para colocarla a usted en esta categoría, no cinco libras (dos kilos) de vez en cuando", dice el doctor Brownell.

Las dietas de yoyo también pueden causar alta presión arterial y redistribuir la grasa a partes de su cuerpo donde hace más daño, como por ejemplo pasando de sus asentaderas a su barriga. Las personas con mucha grasa abdominal, por ejemplo, son más propensas a desarrollar enfermedades del corazón, dicen los expertos.

Ponerse a dieta también hace imposible para usted cosechar los beneficios completos de la actividad física. Un estudio de la Universidad Estatal de Arizona, en Tempe, encontró que las mujeres que habían hecho por lo menos cuatro dietas diferentes el año anterior usaron menos calorías al hacer ejercicio que las que no hacían dieta. También, pesaban más y tenían más grasa en el cuerpo que las mujeres que no estaban a dieta.

Evite engaños y estafas

Los anuncios exclaman "¡Pierda una libra por día!", ¡"Yo perdí 100 libras en tres meses!", "¡Píldora milagrosa para perder peso!", "¡Alimento misterioso derrite las libras de más!", "¡Dieta de bajos carbohidratos!", "¡Dieta de alta proteína!"

¿Le suena conocido? Las dietas de pérdida de peso rápida simplemente no funcionan. Usted puede perder peso rápidamente al principio, pero la mayor parte es agua. En el momento que usted deje de matarse de hambre, repondrá todo —más grasa adicional.

Aquí está cómo distinguir un programa de control de peso legítimo de otro plan tonto de dieta.

Tenga mucha paciencia. No caiga presa de los planes hábiles de pérdida de peso que prometen rapidez, dice el doctor Blackburn. La gran virtud de una pérdida de peso con éxito es paciencia, porque la única forma de perder peso es despacio. Lo mejor es de media a una libra por semana, dice.

Nunca diga "nunca". Las privaciones no funcionan, pero los cambios de estilo de vida sí pueden funcionar, dice Janet Polivy, Ph.D., profesora de sicología de la Facultad de Medicina en la Universidad de Toronto. Un buen plan de comidas —uno que esté enfocado en la salud y no en la pérdida de peso— no le prohibe darse un gusto de vez en cuando comiendo cosas favoritas con alto contenido de grasa, dice. "Si a usted le dicen que nunca coma alimentos fritos, se va a sentir terrible cuando coma alguno —lo cual es inevitable— y usted dejará de comer bien porque se siente como un fracaso."

Olvídese de las dietas con comidas de moda. "Este concepto no tiene ningún valor", dice el doctor Blackburn. "No hay alimentos mágicos que anulen las calorías consumidas, tal y como la toronja."

Ignore las recomendaciones. "Las recomendaciones son una parte importante en los planes falaces de pérdida de peso", dice el doctor Terrence Kuske, un nutriólogo y profesor de medicina en el Colegio Médico de Georgia, en Augusta. Una recomendación típica podría ser más o menos como esto: "¡Yo perdí 30 libras (17 kilos) en un mes con la Dieta Dinamita!, J. Smith, ciudad de Nueva York". Lo más probable es que J. Smith no exista —o si existe, ella es pariente del dueño de la compañía que está vendiendo este plan de dieta. Los programas de control de peso que funcionan están respaldados por estudios científicos, no por recomendaciones.

DOLOR DE ESPALDA

Cómo sobrellevar un dolor común

Hace unos años atrás, usted era una campeona en la pista de baile. No importaba que la música fuera cumbia, salsa, merengue o *rock and roll*, usted movía su cuerpo con una destreza que hubiera llenado a la misma Charytín de envidia. Pero el otro día en el concierto de Tito Puente, al dar una vuelta, sintió un dolor que era como si alguien le hubiera clavado un cuchillo en la espalda. Se tuvo que sentar para descansar, y se sintió como una anciana, mientras Puente, con sus setenta y tantos años, siguió tocando como si nada.

Usted se recuperó en unos cuantos días, pero ese episodio era un recordatorio muy doloroso de que su espina no está hecha de caucho y que la edad se está metiendo de puntillas en su vida por la puerta de atrás.

"Una mujer de 30 años de edad que sufre de dolor en la espalda y de movilidad limitada puede sentirse como si tuviera 90 años de edad", dice Joseph Sasso, D.C., presidente de la Federación de Quiroprácticos y Organizaciones de Quiroprácticos Tradicionales.

Por lo menos el 70 por ciento de las mujeres sufrirán de dolor en la espalda en algún momento de sus vidas. De ellas, el 14 por ciento tendrá dolores severos que duran por lo menos dos semanas, y un 7 por ciento sufrirá dolores crónicos que pueden durar más de seis meses, según el doctor Gunnar B. J. Andersson, Ph.D., profesor y presidente asociado del Departamento de Cirugía Ortopédica del Centro Médico Rush-Presbyterian–St. Luke, en Chicago. Aproximadamente 400.000 lesiones en la espalda ocurren en el trabajo cada año, y eso resulta en más productividad perdida que ninguna otra condición médica. El dolor en la espalda es la causa más frecuente de actividad restringida entre la gente de 45 años de edad para abajo y la segunda razón más común (después de resfriados/catarros y gripe) para visitar al doctor, según la Academia Norteamericana de Cirujanos

Ortopédicos. También es la quinta causa en importancia de hospitalización y la tercera razón más común para cirugía, dice el doctor Andersson.

"Dormir, sexo, sentarse —no puedo imaginarme una actividad que no esté afectada por la espalda. Está envuelta en casi todo lo que hacemos. Usted no puede entrar o salir de un carro, correr, saltar o caminar. Hasta que no sufre de dolor de espalda, usted no se da cuenta de todo lo que la espalda hace por usted", dice el doctor Alan Bensman, un siquiatra en Servicios de Salud Rehabilitativa, en Minneapolis.

¿Cuándo comienza la dolencia?

Muchas mujeres experimentan sus primeros encuentros con el dolor de espalda durante el embarazo, cuando el útero se expande para acomodar al bebé creciente, dice el doctor Bensman. El dolor de espalda puede ocurrir después de la menopausia, cuando la producción de estrógeno disminuye y una mujer se vuelve más propensa a la osteoporosis, una pérdida de masa ósea que debilita a la espalda y causa dolor. Pero el dolor de espalda es particularmente común en las mujeres entre los 30 y los 45 años de edad, dice Dan Futch, D.C., jefe del equipo de quiropráctica en la Cooperativa *HMO* de Salud de Grupo en Madison, Wisconsin.

"Esas edades son 'la ventana de oportunidad' para el dolor de espalda", dice él. "Aproximadamente al mismo tiempo que usted empieza con canas, usted probablemente empezará a notar punzadas de dolor en su espalda."

Entre los 30 y los 50 años de edad es cuando la artritis y otros tipos de degeneración natural en las articulaciones pequeñas de la espalda empiezan a alcanzarnos, dice el doctor Robert Waldrip, un cirujano ortopédico de la espina con práctica privada en Phoenix. La estenosis de la columna vertebral, por ejemplo, un estrechamiento del canal en las vértebras que rodean la médula espinal, ejerce presión sobre los nervios en la parte inferior de la espalda y causa dolor. En otros casos el problema es un disco herniado. Los discos son pequeñas almohadillas hechas de un recubrimiento exterior resistente y elástico (llamado el anillo) y un núcleo suave. Los discos actúan como amortiguadores de golpes entre las vértebras. Al pasar el tiempo, un disco puede herniarse, lo que significa que el anillo se ha rasgado y el núcleo central se ha extendido hacia afuera y presiona contra una raíz nerviosa, causando un dolor horrible. Una mala postura también aumenta la tensión en la espalda y puede agravar la artritis y conducir a problemas con los discos.

Pero por mucho, la causa más común de dolor de espalda es músculo y tensión. A medida que envejecemos, muchas de nosotras hacemos menos ejercicio. Como resultado, los músculos en el abdomen y la espalda que soportan la columna vertebral se debilitan y deforman, dice el doctor Bensman. Así que cosas que usted hacía antes con facilidad, como levantar y sacar una bolsa con comestibles del carro, cargar a un bebé fuera de su cuna o rastrillar las hojas, de repente la hacen sentir como si tuviera una docena de cuchillos clavados en su espalda.

Introducción a cómo levantar: empecemos por el principio

Todas nosotras pensamos que sabemos cómo se hace. Después de todo, usted ha alzado, arrastrado y levantado cosas por años. Pero aún cuando levantar parece ser una parte muy ordinaria de la vida, si se hace equivocadamente puede mandar una ola de shock doloroso y ondulante a través de la columna vertebral más resistente. Para evitar eso, la Academia Norteamericana de Cirujanos Ortopédicos sugiere que usted observe esta guías cuando levanta algo.

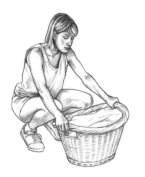

Acérquese tanto como sea posible al objeto que va a levantar. Separe sus pies al ancho de sus hombros para darse una base sólida de apoyo. Flexione las rodillas, tensione los músculos de su estómago y levante con sus piernas a medida que se para. No flexione la cintura y no trate de levantar un objeto que es demasiado pesado o de forma muy rara sin ayuda de otros.

Cuando usted esté sosteniendo un objeto conserve sus rodillas ligeramente flexionadas para mantener su balance. Apunte los dedos de sus pies en la dirección en que quiere moverse. Evite girar su torso. En lugar de eso, gire sobre sus pies. Mantenga el objeto cerca suyo cuando se está moviendo.

Para levantar un objeto muy liviano como un lápiz del suelo, inclínese, flexione una rodilla ligeramente, y extienda la otra pierna atrás de usted. Sosténgase de una silla o mesa cercana para apoyarse al agacharse para levantar el lápiz.

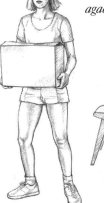

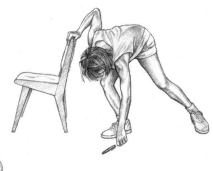

Levantar algo cuando su espalda no está en condiciones es como si alguien la arrancara del público mientras que está viendo la Maratón de Boston y la forzara a correr las 26 millas (42 kilómetros) de la carrera. Probablemente se va a lastimar, porque está esforzando a su espalda de una manera para la cual usted no está preparada.

Por supuesto, aun atletas bien entrenados pueden sufrir de dolor de espalda, pero en general si se encuentra en buena forma física, será menos probable que su espalda le cause problemas.

Vea a su médico si el dolor es tan intenso que no se puede mover, si se extiende a sus piernas o asentaderas, si sus piernas o pies se sienten adormecidos o cosquillean, si pierde control sobre su vejiga o si también tiene fiebre o dolor abdominal.

Cómo conservar su columna

A menudo el dolor de espalda se alivia fácilmente sin cirugía o drogas, dice el doctor Waldrip. En realidad, el 60 por ciento de la gente con dolor agudo de espalda regresa a trabajar en una semana, y el 90 por ciento está de regreso en el trabajo en unas seis semanas. Aquí hay algunos consejos para prevenir y tratar el dolor de espalda.

Estírese temprano en la mañana. "Yo les digo a mis pacientes que siempre empiecen su día estirándose mientras están todavía en la cama", dice el doctor Bensman. "Recuerde que usted ha estado tendida por ocho horas, y si usted salta enseguida, puede encontrarse con una espalda dolorida." Por lo tanto, antes de levantarse, estire lentamente los brazos sobre su cabeza y entonces pausadamente jale sus rodillas sobre el pecho, una a la vez. Cuando está lista para sentarse, dese la vuelta hacia el lado de la cama y use su brazo para ayudar a levantarse. Ponga las manos sobre las asentaderas e inclínese lentamente hacia atrás para extender su columna vertebral.

Camínelo. El caminar y otros ejercicios aeróbicos tales como nadar, andar en bicicleta y correr conservan sana a su espalda al condicionar todo su cuerpo. Hacen más fuertes los músculos para la postura de las asentaderas, piernas, la espalda y el abdomen. El ejercicio aeróbico puede ayudar a su cuerpo a secretar endorfinas, hormonas que atenúan el dolor. Trate de hacer un ejercicio aeróbico por 20 minutos diarios, tres veces por semana, dice el doctor Futch.

Mejórese con movimiento. Estar sentada causa más tensión en su espalda que estar parada. Si usted necesita estar sentada frente a su escritorio por largos períodos de tiempo o usted viaja por avión, tren o carro, cambie de posición a menudo y dele un descanso a su espalda levantándose y caminando más o menos cada hora, dice el doctor Augustus A. White III, profesor de cirugía ortopédica en la Escuela de Medicina de Harvard, en Boston y autor de *Your Aching Back* (Su espalda doliente).

Deje su equipaje ahí. En lugar de saltar del carro o avión y arrebatar sus maletas, tómese un par de minutos para estirarse, sugiere el doctor Bensman. Lentamente traiga sus rodillas hacia su pecho y gire suavemente los brazos alrededor para que los músculos tiesos se aflojen. Evite levantar con los brazos estirados y trate de mantener sus maletas cerca del cuerpo. Piense en adquirir un portaequipaje plegable con ruedas.

Arrodíllese, no se agache. Evite inclinarse desde la cintura para levantar algo. Eso crea tensión en la espalda y aumenta su riesgo de una lesión, dice el doctor Futch. En lugar de eso, use herramientas de mango largo y arrodíllese sobre un cojín o almohadilla para las rodillas cuando trabaje en el jardín, limpie con la aspiradora o efectúe otras actividades a "nivel bajo".

Deje que sus piernas hagan el esfuerzo. Si está levantando algo —no importa si pesa 5 libras ó 50 (2 ó 23 kilos)— flexione las rodillas, mantenga su espalda recta y levante con las piernas. "Las piernas son mucho más fuertes que la espalda y pueden cargar bastante más peso sin esforzarse", dice el doctor Futch.

Pruebe la carga. "¿Cuántas de nosotras hemos esforzado los músculos de la espalda cuando tratamos de levantar cajas que pensábamos que estaban vacías y en realidad estaban llenas de enciclopedias?", pregunta el doctor Sasso. Siempre toque la caja ligeramente con su pie o levántela apenitas con cuidado antes de realmente tratar de alzarla. Si está demasiado pesada para usted, pida ayuda.

Dele la espalda a las cosas pesadas. Si no puede encontrar a alguien que la ayude a mover un objeto pesado, trate esta maniobra como última instancia: si el objeto se encuentra a la altura de una mesa, dele la espalda para arrastrarlo o levantarlo. Usted también puede usar esta técnica para alzar ventanas. Esta posición reduce la presión que usted ejercería sobre su columna vertebral forzándola a usar las piernas para hacer palanca.

Enderécese. Mantener una buena postura es una de las mejores maneras de prevenir el dolor de espalda, dice el doctor Futch. Para mejorar su postura, trate esto. Párese contra una pared o siéntese en una silla del comedor, asegurándose de que sus hombros y asentaderas toquen la pared o silla. Deslice su brazo en el espacio entre la parte baja de su espalda y la pared o silla. Si hay algún punto donde su mano no está tocando ni su espalda ni la pared o silla, incline sus caderas para eliminar ese espacio extra. Mantenga esa posición mientras cuenta hasta 20 y se mira en el espejo para ver cómo se ve su postura. Trate de recordar cómo se siente, para que pueda mantener esa postura por el resto del día. Haga ese ejercicio una vez al día por tres semanas para asegurar que la buena postura se vuelve un hábito.

No taconee. Los tacones altos cambian su modo de andar, ponen un esfuerzo adicional sobre la parte baja de su espalda y afectan negativamente su postura, dice el doctor Bensman. "Los tacones altos no deberían ser parte de la vida diaria de una mujer. Deberían usarse sólo en ocasiones especiales. Durante la vida diaria normal, los tacones nunca deberían exceder una pulgada y media (3,8cm)", dice él. Si usted ocasionalmente usa tacones más altos que eso, úselos por no más de dos horas a la vez. Siempre tenga a la mano un par de zapatos de piso o tenis.

Revise su colchón. Su colchón debe proporcionar un soporte adecuado, conservarse plano y no hundirse en el medio. Por lo que si usted siente que está durmiendo en medio de un pan de *pita*, probablemente es hora de comprar un colchón nuevo, dice el doctor Sasso.

Enróllelo. Un rollo lumbar, una almohada redonda de espuma de caucho que se puede comprar en la mayoría de las tiendas de abastecimientos médicos, puede mantener la curvatura natural en el segmento dorsal de su columna vertebral y prevenir el dolor en la parte baja de su espalda, dice el doctor Hamilton Hall, director del Instituto Canadiense de la Espalda, en Toronto. Siempre que usted se siente, meta el rollo entre la parte baja de su espalda y la silla.

Vístase para la ocasión. Meterse dentro de un par de pantalones vaqueros (*jeans*) ajustados al cuerpo puede ser la gran cosa para su ego, pero también puede impedirle usar las biomecánicas apropiadas tales como flexionar sus rodillas, especialmente al levantar algo, dice el doctor White. Trate de usar ropa más suelta por un mes para ver si hay alguna diferencia.

No respalde a los cigarrillos. El fumar disminuye el flujo de la sangre a su espalda y puede debilitar los discos, dice el doctor Bensman. Así que si usted fuma, déjelo.

Tome su leche. Las mujeres entre los 30 y los 50 años de edad que hacen ejercicio regularmente y tienen dietas ricas en calcio tienen menos probabilidades más tarde en su vida de sufrir de dolor de espalda causado por osteoporosis, dice el doctor Bensman. La Asignación Dietética Recomendada de calcio para mujeres mayores de 25 años de edad es de 800 miligramos diarios. Eso es cerca del equivalente a un vaso de 8 onzas (237 ml) de leche descremada, una taza de yogur sin grasa y media taza de brócoli cocido por día. Otras buenas fuentes de calcio incluyen: salmón, sardinas, queso, suero de manteca, col rizada, brócoli, frijoles (habichuelas) pintos y almendras. Si usted no come bastantes alimentos ricos en calcio —y muchas mujeres no lo hacen— hable con su doctor acerca de suplementos.

Congélela. Ponga hielo en su espalda dolorida tan pronto como sea posible para reducir el dolor y la inflamación, dice el doctor Bensman. Envuelva una bolsa de hielo en la funda de una almohada o toalla (nunca ponga el hielo directamente sobre su piel) y colóquelo sobre el lugar que duele durante diez minutos por cada hora hasta que el dolor amaina.

Luego caliéntela. Una vez que el hielo alivia la inflamación —usualmente dentro de un período de 48 horas— usted puede empezar a usar calor. El calor aumenta el flujo de sangre a la herida, relaja tejidos y puede mejorar su movilidad, dice el doctor Bensman. Aplique un trapo templado —debe estar a aproximadamente la temperatura de la piel— a su espalda por 5 ó 10 minutos por cada hora, o dese una ducha tibia de 15 minutos o métase en una piscina (alberca) de hidromasaje.

Haga uso de los alivios que se compran sin receta. Si se toma una o dos tabletas de aspirina o *ibuprofen* cada cuatro a seis horas puede aliviar el dolor y reducir la inflamación, dice el doctor Bensman. Asegúrese de no exceder la dosis recomendada por el fabricante.

(continúa en la página 149)

Ocho ejercicios para minimizar el dolor de espalda

Si usted quiere un rendimiento grande para una inversión pequeña, trate estos ejercicios recomendados por la Academia Norteamericana de Cirujanos Ortopédicos. Fortalecer y estirar los músculos de su espalda, estómago, caderas y muslos, le ayudarán a mantener su espalda sintiéndose fuerte y flexible.

Confirme con su doctor antes de empezar cualquier programa de ejercicios.

Párese con su espalda contra una pared y sus pies separados al ancho de sus hombros. Deslícese hacia abajo hasta ponerse en cuclillas, con sus rodillas flexionadas a cerca de 90 grados. Mantenga esta posición mientras cuenta hasta cinco y deslícese hacia arriba sobre la pared. Repita cinco veces.

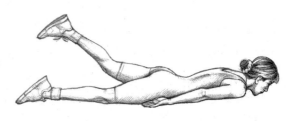

Acostada boca abajo, tensione los músculos de una pierna y levántela del piso. Mantenga esta posición contando hasta diez y regrese la pierna al piso. Repita con la otra pierna. Repita esto cinco veces con cada pierna.

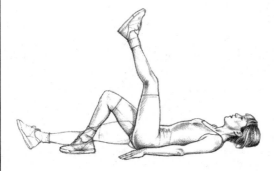

Recuéstese boca arriba con los brazos a los lados. Levante una pierna del piso y manténgala así contando hasta diez. Regrésela al piso y levante la otra pierna. Repita esto cinco veces con cada pierna. Si esto es muy difícil, mantenga una rodilla flexionada al levantar la otra pierna.

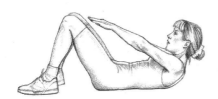

Acuéstese boca arriba con la rodillas flexionadas y sus pies planos sobre el piso. Lentamente levante la cabeza y los hombros del piso y extienda ambas manos al frente hacia sus rodillas. Mantenga esa posición contando hasta diez. Acuéstese nuevamente y repita esto cinco veces.

Sosteniéndose del respaldo de una silla, levante una pierna hacia atrás. Mantenga sus rodillas derechas. Baje la pierna lentamente y repita con la otra pierna. Repita cinco veces con cada pierna.

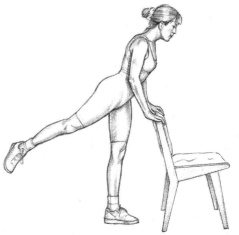

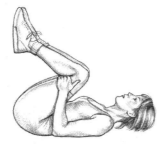

Sobre el piso o sobre la cama, acuéstese boca arriba con sus rodillas flexionadas y sus pies planos. Levante ambas rodillas hacia su pecho. Ponga las dos manos abajo de sus rodillas y tire de sus rodillas ligeramente tan cerca de su pecho como sea posible. No levante la cabeza. Baje las piernas sin enderezarlas. Empiece con cinco repeticiones varias veces al día.

(continúa)

Ocho ejercicios para minimizar el dolor de espalda —continuado

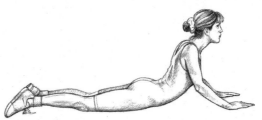

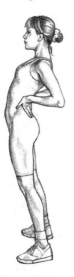

Acuéstese boca abajo con las manos bajo sus hombros y sus codos flexionados. Empuje hacia arriba con sus brazos. Levante la mitad superior de su cuerpo tan alto como sea posible, dejando que sus caderas y piernas permanezcan planas sobre el piso o cama. Mantenga esta posición por uno o dos segundos. Repita diez veces varias veces al día.

Párese con sus pies ligeramente separados. Coloque sus manos en la región baja de la espalda. Manteniendo sus rodillas derechas, dóblese hacia atrás sobre la cintura tanto como sea posible y mantenga esa posición por uno o dos segundos.

Ponga sus pies en alto. Cuando un dolor pequeño en la espalda la ataca, acuéstese sobre el piso y ponga sus pies sobre una silla para que sus muslos estén a un ángulo de 90 grados con respecto a sus caderas, y sus pantorrillas descansen a un ángulo de 90 grados con respecto a sus muslos. Esta posición relaja músculos claves de la espalda y es una de las menos estresantes para su columna vertebral, dice el doctor White.

Manténgase en movimiento. Aunque antes se recomendaban descansos prolongados en cama para el dolor de espalda, los doctores creen ahora que cuanto más activa sea usted, más pronto se restablecerá. De hecho, dos semanas en cama debilita los músculos y la columna vertebral, y eso puede en realidad hacer más lento su restablecimiento y más probable que usted sufra una recaída, dice el doctor Hall. Así que no se quede en cama por más de dos días, y asegúrese de levantarse por lo menos una vez por hora para caminar o estirarse.

Busque alguien quien la manipule. Los quiroprácticos están ganando respeto en la comunidad médica, dice el doctor Bensman. Un análisis de 25 estudios de manipulación de la columna vertebral —el cuerpo y alma del tratamiento quiropráctico— encontró que esta manipulación sí proporciona por lo menos un alivio a corto plazo para dolores de espalda agudos sin complicaciones.

"Seguro, los quiroprácticos funcionan", dice el doctor Bensman. "Se están volviendo muy conocedores y están ofreciendo algunos beneficios reales." En un caso típico, un quiropráctico puede dar una serie de empujones con la base de sus manos a través del área problemática de su columna vertebral. Pida a su doctor que le recomiende un quiropráctico en su área.

Apriete el cinturón. Si usted sufre de dolor de espalda durante el embarazo, puede ser causado por una presión en la articulación sacroilíaca, que une la pelvis con la columna vertebral, dice el doctor Hall. Para aliviar ese dolor, que tiende a ocurrir más abajo en las asentaderas y se agrava al estar parada o caminar, use un cinturón alrededor de sus caderas, abajo de su embarazo, para estabilizar la pelvis. "Cuando mi mujer estaba embarazada, ella tenía ese tipo de dolor", dice el doctor Hall. "Le di un cinturón grande y ancho de uno de mis pantalones vaqueros (*jeans*). Ella sólo se ajustó eso, y fue bastante asombroso como alivió su dolor."

Obtenga una segunda opinión. Más de 400.000 cirugías, tales como fusión espinal y extirpación o destrucción de discos se realizan cada año para aliviar el dolor de espalda, según la Academia Americana de Cirujanos Ortopédicos. Sin embargo, un estudio de *Blue Cross y Blue Shield* encontró que casi el 13 por ciento de las operaciones de la columna vertebral se llevan a cabo por razones poco apropiadas. Obtenga por lo menos otra opinión cuando su doctor sugiere cirugía, dice el doctor White.

DROGODEPENDENCIA

Cómo aclarar la mente
y limpiar el cuerpo

Lo más probable es que usted no conozca a nadie que realmente trató de volverse adicta a las drogas. Pero la dependencia aparece sigilosamente, insidiosamente, una píldora o un cigarrillo de marihuana a la vez, hasta que una mujer debe enfrentar el problema con el cual ella nunca se imaginó que tendría que tratar.

Y a pesar de su reputación como un problema de las zonas urbanas deprimidas, el abuso de las drogas puede atacar en sus propios alrededores: la antigua compañera de cuarto en la universidad, que depende de los analgésicos desde que tuvo un accidente automovilístico hace tres años; el jefe exigente, que usa cocaína para ayudarle a soportar su horario de trabajo de 14 horas diarias.

Posiblemente, si no tenemos cuidado, hasta nosotras mismas.

"No cualquiera está en peligro de volverse drogodependiente", dice Joan Mathews Larson, Ph.D., directora del Centro de Recuperación de Salud, en Minneapolis, y autora de *Seven Weeks to Sobriety* (Siete semanas a la sobriedad). "Pero esto atraviesa todas las barreras. Usted ciertamente no tiene que ser una joven urbana pobre para volverse adicta a las drogas."

El uso de las drogas nos impone un costo brutal. Puede costarnos nuestro capital, nuestros trabajos, nuestras amistades, nuestros esposos, nuestra dignidad. Puede asolar y envejecer nuestros cuerpos. Puede hacernos dejar de comer u obligarnos a comer sin control. Puede hacernos abandonar el ejercicio o descuidar nuestra higiene. Podemos perder nuestra capacidad mental. La drogodependencia hasta puede ser fatal.

"No tiene que ser así", dice la doctora Larson. "Pero a menos que una persona decida hacer algo, lo más probable es que continúe deteriorándose. Las personas drogodependientes pueden caer desde muy alto."

Cómo llenar el vacío

Los estudios muestran lo extendido que se ha vuelto el problema de las drogas en el país. Un estudio de gran escala de residentes en cinco ciudades de los Estados Unidos mostró que al menos 1 entre 20 mujeres estadounidenses abusan o son dependientes de las drogas.

Y la drogodependencia es terriblemente cara. Los números de la Universidad de California en San Francisco, muestran que el uso de las drogas ilegales en los Estados Unidos cuesta casi $7.000 millones al año en tratamientos, pérdida de productividad y otros costos.

¿Por qué las personas se vuelven drogodependientes a pesar de los riesgos? Porque las drogas las hacen sentir bien —al menos al principio. "Las drogas llenan una necesidad en la vida de una persona", dice la doctora Larson. "La heroína, por ejemplo, puede ayudar a una persona a enfrentarse a su ansiedad natural. El alcohol actúa como un depresivo en la mayoría de las personas. Pero en otras, realmente las estimula. Compensa una deficiencia natural en algunos químicos del cerebro."

El alivio, sin embargo, siempre es pasajero. Al pasar el tiempo, el uso de las drogas interfiere con la producción de endorfinas, los químicos naturales del cuerpo para "sentirse bien". "Esto quiere decir que usted necesita usar más drogas para compensar la diferencia", dice el doctor Adam Lewenberg, un médico en la ciudad de Nueva York cuya práctica privada incluye el tratamiento de la adicción. "Se convierte en un ciclo donde usted ansía la droga más y más y eventualmente se vuelve dependiente de su uso."

Y no es sólo la cocaína, marihuana, heroína u otras drogas ilegales las que están causando el problema. Los doctores e investigadores han identificado muchísimas drogas de venta sin receta y con receta que causan dependencia, incluyendo los jarabes para la tos, las drogas para la ansiedad de la familia de la benzodiazepina, como por ejemplo el diazepam (*Valium*), y posiblemente aun el estrógeno tomado durante la terapia de reposición de hormonas.

Las mujeres, de hecho, tienen un riesgo más alto que los hombres de abusar de las drogas con receta tales como los tranquilizantes, sedantes y estimulantes simplemente porque se les dan a ellas más a seguido. También existen menos probabilidades de que ellas den a conocer su abuso, lo cual resulta en una drogodependencia más avanzada, dice la doctora Larson. "Más y más mujeres están admitiendo que tienen problemas. Eso se debe principalmente a que están teniendo dificultades en el trabajo", dice ella. "Pero las mujeres que no trabajan tienden a ser más reservadas acerca de sus problemas, y la drogodependencia puede progresar hasta volverse una condición más fuera de control."

Mientras que cualquiera puede volverse dependiente de las drogas, la herencia puede tener un papel importante. En su libro *The Good News about Drugs and Alcohol* (La buena noticia acerca de las drogas y el alcohol), el doctor Mark S. Gold estima que una en cada diez personas está predispuesta genéticamente a volverse drogodependiente. "No hay duda que la drogodependencia, como el alcoholismo, puede provenir de familia", dice la doctora Larson. Desafortunadamente, no podemos hacer pruebas para ello. Pero si usted sabe de alcohólicos o personas drogodependientes en su familia, debe ser extra cuidadosa."

El abuso de alcohol también aumenta sus probabilidades de volverse drogodependiente. Todos hemos oído acerca de cómo el alcohol es una "droga de acceso" que abre la puerta a mayor abuso de las drogas. Bueno, aquí está la prueba: el Instituto Nacional de Salud Mental entrevistó a más de 20.000 hombres y mujeres que viven en los Estados Unidos, mayores de 18 años de edad, de cinco localidades a través del país. Los investigadores encontraron que las mujeres que abusan del alcohol corren un riesgo seis veces mayor de también abusar de las drogas.

El mismo estudio encontró que si se tiene una historia de trastornos mentales también aumenta su riesgo. Las personas con trastornos tales como depresión pueden tener hasta 4,7 veces más probabilidades de abusar o volverse drogodependiente. Y aquellas con problemas de ansiedad como es el trastorno del pánico o el comportamiento obsesivo-compulsivo tienen 2,5 veces más probabilidades de volverse dependientes o abusar de las drogas.

Lo más importante para recordar acerca de la drogodependencia, dice la doctora Larson, es que le puede suceder a cualquiera. "No es algo de lo cual uno debe avergonzarse. No significa que usted tiene un defecto moral o de carácter", dice ella. "Nadie empieza con la intención de volverse drogadicto. Pero por una variedad de razones, muchas de ellas fuera del control de una persona, simplemente sucede. Y entonces usted tiene que enfrentar esto."

Ni siquiera hay que empezar

Definitivamente, la mejor manera de vencer la dependencia de las drogas es evitarla en primer lugar. Para ayudarle a no meterse en líos, considere estos consejos.

Conozca las señales de advertencia. "Cuando los pensamientos de una droga llenan su mente, usted tiene un problema", dice la doctora Larson. Si siente que no puede relajarse, ser feliz, irse a dormir o hacer nada en absoluto sin usar primero una droga, probablemente es tiempo de pedir ayuda.

Otras señales de problema incluyen mentir a los médicos para que le renueven las recetas, faltar al trabajo por usar las drogas sin control o por las resacas, atacar la cuenta de ahorros para pagar por las drogas y consistentemente renunciar a los alimentos, las amistades o los familiares para obtener y usar drogas.

Sacuda su árbol genealógico. Busque indicios de abuso de las drogas en su familia, ya que esto puede indicar que usted es más propensa a la dependencia. Incluya el alcoholismo en su búsqueda. Y no ignore cosas como los analgésicos del abuelo o el *Valium* de la Tía Sofía.

"Si usted encuentra señales de esto en su familia, sea extremadamente cuidadosa", dice la doctora Larson. "No experimente jamás con drogas, porque en su caso puede necesitar sólo una vez para enviciarse."

Resuelva los conflictos. Las personas usan las drogas para evitar tener que enfrentarse a los problemas como la ansiedad, el aburrimiento, la depresión, la frustración, las malas relaciones, la presión en el trabajo y el desempleo. "Encare estos problemas de frente", sugiere la doctora Larson. "Beber o tomar drogas para evitarlos no va a resolver nada. Solamente va a agregar otra capa más —la drogodependencia— a la mezcla."

Si usted está aburrida, encuentre un pasatiempo o haga algún trabajo voluntario. Si está teniendo dificultades en el trabajo o con su esposo, busque orientación. Cualquier cosa que usted haga, no acuda a las drogas para un alivio temporario, no importa qué tan atractivas suenen.

Siga lo que dice la etiqueta. Si su doctor le receta drogas, particularmente analgésicos y tranquilizantes, úselos exactamente en la manera en que le dijeron que lo hiciera. Y nunca trate de que le renueven la receta a menos que su doctor lo indique. "Las drogas con receta no actúan en su cuerpo en distinta manera a las drogas ilegales", dice el doctor Lewenberg. "En cierta manera, son más peligrosas porque están disponibles y son legales. Las personas que no pensarían en comprar cocaína no verían el mismo problema en usar mal una droga recetada. Pero deberían."

Cuando usted termine de tomar una droga, tire la botella. Si quedó algo, no la meta en el botiquín de las medicinas, porque si lo hace usted o alguien más puede estar tentado a usarla después, sin la aprobación de un médico.

Simplemente diga que no. Esta es una frase trillada, pero todavía suena a verdad. Evite las drogas ilegales. Porque para algunas personas, el uso de drogas "recreativas" puede conducir rápidamente a la dependencia. "Usted no puede volverse adicta a las drogas ilegales a menos que las use", dice el doctor Lewenberg.

Cuando usted necesita ayuda

Si usted cree que ya puede haber desarrollado una dependencia a las drogas, los expertos ofrecen estos consejos.

Busque ayuda. "Lo diré otra vez: no se avergüence", dice la doctora Larson. "Dígale a una amiga en quien confíe. Dígale a su esposo. Mientras más rápido se hace público, más rápidamente empezará usted a tratarlo de manera constructiva." No necesita usted anunciar su problema al mundo. Pero si hay aunque sea una sola persona que sepa y le importe, usted tendrá el apoyo que necesita para volver a andar por el buen camino.

Encuentre la fuerza en la unión. Los grupos de 12 pasos son de gran ayuda para algunas mujeres. Usted puede encontrar personas con problemas y esperanzas similares quienes pueden ayudarla a que logre atravesar por los caminos escollosos de la recuperación.

Empiece por localizar la organización local de Alcohólicos Anónimos, Cocaína anónima o Narcóticos anónimos. Llame o escriba a estos grupos para que le den mayor información:

- Narcotics Anonymous, World Services Office, P.O. Box 9999, Van Nuys, CA 91409
- National Clearinghouse for Alcohol and Drug Information, P.O. Box 2345, Rockville, MD 20847-2345

Haga ejercicio con moderación. Si usted ha estado abusando de las drogas, también ha estado abusando de su cuerpo. Puede ser que no haya hecho ejercicio durante meses, un factor que sólo puede aumentar la depresión o la ansiedad.

Así que empiece a hacer ejercicio. Comience con ejercicio moderado; lo mejor es caminar por unos 20 minutos diarios, por lo menos tres veces por semana. No es buena idea hacer ejercicio muy enérgico al principio, según el doctor Lewenberg. Usted probablemente ahora no se encuentra en su mejor forma y fácilmente podría lesionarse o desanimarse. Y también es posible volverse adicta al ejercicio, ya que estimula la producción de endorfinas. "No es un mal trueque realmente —drogas por ejercicio", dice el doctor Lewenberg. "Pero la idea es regresar su cuerpo a la normalidad lentamente."

Coma correctamente. Las drogas hacen cosas extrañas con su apetito. Las personas dependientes de la marihuana, por ejemplo, son propensas a la obesidad y a comer demasiado. Y el abuso de la cocaína puede llevar a la desnutrición y aun a los desórdenes de comer como la anorexia nerviosa. "Cuando usted depende de las drogas, el comer bien es rara vez una prioridad", dice la doctora Larson.

Trate de comer una dieta balanceada, sea que se sienta con ganas de comer o no. Reemplace los dulces por las frutas y verduras. "El alimentar su cuerpo y su cerebro con lo que precisa es un primer paso necesario para la recuperación", dice la doctora Larson.

Considere un tratamiento. Los centros de recuperación para pacientes hospitalizados y pacientes ambulantes ofrecen a la gente la oportunidad de destoxificar sus cuerpos al mismo tiempo que tratan las causas subyacentes de sus drogodependencias. "Cuando hay adicción, hay depresión", dice el doctor Lewenberg. "No es suficiente cortar en seco y no tratar los otros problemas." El programa del doctor Lewenberg ha incluido terapia de drogas no adictivas para manejar la depresión y aun electroacupuntura, la cual según él dice ayuda a estimular la producción de endorfinas y a hacer los medicamentos más efectivos.

Muchos empleadores y compañías de seguros cubrirán el costo de centros de recuperación.

ENDOMETRIOSIS

No se dé por vencida

La endometriosis siempre ha hecho que Allison McCormick con sus 35 años de edad se sienta mayor de lo que realmente es.

Cuando era una adolescente, la enfermedad le causó un dolor intenso y crónico que hizo que muchas de las actividades que ella anhelaba hacer, como viajar y correr distancias largas, fueran una prohibición. "No le permite a usted hacer las cosas que la gente de su edad haría", dice ella.

Cuando tenía veinte y tantos años de edad, McCormick, una asociada de investigación clínica en Aliso Viejo, California, trató de quedar embarazada, pero debido a la endometriosis ella era estéril. Entonces, a los 25 años de edad, le hicieron una histerectomía para parar el dolor y el avance de la enfermedad. El no tener un niño ha sido el punto más doloroso con el cual tratar, dice ella. Asimismo, la histerectomía la lanzó a una menopausia prematura. "Ya ni se diga de envejecer", dice.

Sufrir de endometriosis la hizo "sentirse muy diferente. Uno tiene que preocuparse de su salud todo el tiempo. Otras personas de mi edad no tenían que hacer eso", dice McCormick. "Yo me perdí una gran cantidad de años, una gran cantidad de cosas."

El dolor que agota a las mujeres

La endometriosis es una enfermedad crónica y debilitante que afecta a cinco millones de mujeres estadounidenses en la edad reproductiva. Es causada cuando un tejido similar al del revestimiento del útero, llamado tejido endometrial, crece fuera de la cavidad uterina. Esto puede ser doloroso para las mujeres, porque el tejido rebelde se comporta como un tejido uterino normal —puede causar calambres, sangrado y molestias antes y durante el período de una mujer.

Si crece en el intestino delgado o grueso, puede causar presión y dolor cuando una mujer va al baño. Y si se localiza en el área pélvica, puede causar molestias durante las relaciones sexuales. Para algunas mujeres, el dolor es leve o inexistente. Pero para otras, es insoportable —lo que algunas describen como una cuchillada o quemadura.

El dolor de la endometriosis muchas veces agota a las mujeres, dice Nancy Petersen, R.N., directora del Centro de Tratamiento de la Endometriosis del Centro Médico St. Charles, en Bend, Oregon, dejándolas con muy poca energía o capacidad para realizar las actividades que quieren y necesitan hacer.

"Yo creo que ellas se debilitan mucho por el intenso dolor crónico al que tienen que enfrentarse. La mayoría de ellas sufren de una fatiga considerable", dice Petersen. Muchas mujeres con endometriosis están "luchando, realmente, para vivir sus vidas. Tienen que realmente esforzarse", dice ella. Y cuando no pueden participar completamente, muchas veces quedan con una sensación de soledad y aislamiento.

El tema de los niños

Para las mujeres que quieren niños, el tener endometriosis puede representar un golpe particularmente fuerte, porque las puede hacer estériles. (De hecho, los problemas de fertilidad pueden ser los primeros indicios de que una mujer tiene la enfermedad). A menudo los tejidos endometriales mal colocados se adhieren a los ovarios y a las trompas de falopio uniéndose unos con otros y con las paredes de la pelvis haciendo que la fertilización sea imposible, dice la doctora Paula Bernstein, Ph.D., médica de cabecera en el Centro Médico Cedros del Sinaí, en Los Ángeles. "Debido a que todo está pegado a todo lo demás, los tubos no tienen la movilidad para recoger el óvulo" y hacerlo que se mueva correctamente para abajo hacia el útero, dice ella.

Si usted tiene endometriosis, es posible que no sepa si su fertilidad ha sido afectada hasta que no trate de quedar embarazada. Y mientras más tiempo usted espera, más tiempo tiene la enfermedad para progresar. A menudo muchas mujeres que tienen endometriosis se encuentran tratando de concebir antes de lo que hubieran preferido. "Hay mucha ansiedad al respecto", dice la doctora Deborah A. Metzger, Ph.D., directora del Centro de Endometriosis y Dolor Pélvico en el Centro de Salud de la Universidad de Connecticut, en Farmington. "Enfrentarse a la ansiedad puede ser difícil. A menudo las mujeres sienten que sus opciones están limitadas."

Lo que su doctor puede hacer

Los médicos diagnostican la endometriosis a través de un procedimiento quirúrgico llamado laparoscopía. Es la única manera de saber con certeza si usted tiene la enfermedad.

El procedimiento consiste en insertar un laparoscopio, un tubo de metal iluminado que tiene algo de aumento, a través de su ombligo y dentro de la cavidad pélvica, donde los médicos buscan las señales reveladoras de la enfermedad. Los médicos también pueden usar el mismo procedimiento para extirpar el tejido endometrial que se encuentra fuera de lugar.

La cirugía no es la única opción para tratar la endometriosis, aunque es muy efectiva para muchas mujeres. Otras opciones incluyen tratamiento con medicamentos tales como danazol (*Danocrine*) o agonistas GnRH, un tipo de drogas sintéticas casi idénticas a la hormona natural del cerebro que estimula la secreción de la hormona gonadotropina, o GnRH. Tanto el danazol como los agonistas GnRH evitan la ovulación y menstruación. Reducen el dolor de la endometriosis al detener el flujo menstrual.

Pero tienen sus inconvenientes.

El danazol tiene una gran cantidad de efectos secundarios. "Aquellos que las mujeres encuentran más difíciles de aceptar son el aumento de peso, algunos cambios en el estado de ánimo y a menudo calambres en los músculos, así como algunos sofocos y un poco de acné o cutis grasoso. Esas son las quejas más comunes", dice el doctor G. David Adamson, profesor clínico asociado en la Escuela de Medicina de la Universidad de Stanford, California, y director del Instituto de Fertilidad y Salud Reproductora de California del Norte, en Palo Alto.

Lo que las mujeres encuentran más inquietante, dice el doctor Adamson, es el aumento de peso. Las mujeres normalmente aumentan entre 8 y 12 libras (3,6 y 5,5 kg) mientras están tomando el danazol, dice. La mayor parte de este peso se pierde cuando una mujer deja de tomar esta droga, pero puede ser que ella conserve dos a tres libras (0,9 a 1,4 kg) adicionales aun después de dejar de tomarla.

El danazol también puede cambiar el perfil del colesterol de una mujer en manera que pueden no ser beneficiosas para el corazón, dice el doctor Adamson. El colesterol tipo lipoproteína de baja densidad (o *LDL* por sus siglas en inglés), el tipo malo, tiende a subir. "Intuitivamente, eso no parece ser favorable, y potencialmente puede ser dañino", dice el doctor Adamson. Pero no hay datos que digan que tomar danazol aumentará las probabilidades de una enfermedad del corazón. "Esa conexión no se ha hecho", dice él.

Los agonistas GnRH también tienen efectos envejecedores. "Los agonistas GnRH crean un estado de menopausia", dice el doctor Adamson. La menopausia es temporal y reversible, durando únicamente mientras la mujer está tomando los agonistas, pero no obstante puede ser difícil. El mayor efecto secundario son los sofocos, dice el doctor Adamson, y tienen la tendencia a ser más severos con los agonistas GnRH que con el danazol. En un estudio, el 90 por ciento de las mujeres que tomaban el agonista GnRH llamado *nafarelin* (*Synarel*) tuvo sofocos, comparado con el 68 por ciento de las mujeres que tomaban danazol. Para contrarrestar los sofocos, a menudo se les da a las mujeres otra droga, una forma de progestina llamada *norethindrone* (como es el *Nor-Q.D.*), dice el doctor Adamson.

Las mujeres que están tomando los agonistas GnRH a menudo son más irritables y tienen más dolores de cabeza que normalmente. Para las propensas a los dolores de cabeza esto puede ser un golpe bajo: usted probablemente va a tener más cuando tome los agonistas GnRH, dice el doctor Adamson.

Y como si eso no fuera suficiente, los agonistas GnRH también pueden causar pérdida ósea, razón por la cual los doctores no los recetan a las mujeres con riesgo de osteoporosis. Las mujeres tienden a perder de 6 a 8 por ciento de su masa ósea mientras están tomando estas drogas, y por ello es que los agonistas GnRH son sólo una solución a corto plazo para la endometriosis. No deberían tomarse por más de seis meses, dice el doctor Adamson. Una vez que las drogas se suspenden, la mayoría de las mujeres recuperan su hueso en 12 a 18 meses. Si usted tiene una densidad ósea normal cuando empieza a tomar estas drogas, no deberían ponerla en ningún riesgo de tener problemas con los huesos más adelante, dice el doctor Adamson. Pero si usted ya empezó a perder hueso como resultado de la osteoporosis, tiene muy poco calcio o algún otro problema con los huesos, los agonistas GnRH pueden no ser una opción para usted.

Histerectomía: "la cura" polémica

Por mucho, la histerectomía es el tratamiento más discutible para la endometriosis. Detiene a la enfermedad porque el útero, donde la enfermedad empieza y se desarrolla, se extirpa. Algunas veces también se extirpan los ovarios, poniendo a la mujer en un estado de menopausia prematura.

La endometriosis es la segunda razón más común por la cual las histerectomías se llevan a cabo en las mujeres que se encuentran entre los 25 y los 44 años de edad. (Para las mujeres entre los 25 y los 34 años de edad, el sangrado intenso y las complicaciones obstétricas ocupan en conjunto el primer lugar, y para las mujeres entre los 35 y los 44 años de edad, los fibromas son la razón número uno). En 1992, se realizaron 335.000 histerectomías a mujeres menores de los 45 años de edad.

Cuando se trata del envejecimiento, nada puede provocarlo más abruptamente que una histerectomía en la cual se remueven los ovarios. En el caso de las mujeres más jóvenes, hacer que les extirpen el útero y los ovarios pone fin a su capacidad de tener niños. Ellas también experimentan los síntomas comunes que las mujeres padecen en la menopausia: sofocos, cambios de estado de ánimo, aumento de peso. Y aunque la terapia de reposición de hormonas puede aliviar algunos de estos problemas, las mujeres todavía tienen que preocuparse del impacto físico y emocional del cambio de vida años o aun décadas antes de tiempo.

El factor de envejecimiento es sólo parte de la razón por la cual la histerectomía es tan discutible como tratamiento para la endometriosis. En algunos casos, el dolor que la cirugía supuestamente iba a aliviar puede no desaparecer, o puede regresar. Aproximadamente el 8 por ciento de las mujeres todavía experimentan dolor después de la operación, dice el doctor Adamson. Para las mujeres que optan por conservar sus ovarios, el estrógeno puede continuar estimulando la enfermedad, causando dolor. A veces el tejido endometrial se encuentra en otros órganos, tales como el intestino, dejando algo de la enfermedad en el cuerpo cuando se extirpa el útero. También, los niveles bajos de estrógeno aún en el cuerpo después de una histerectomía total, pueden ser suficientes para estimular a que el tejido endometrial que quedó ocasione una acción dolorosa, esto quiere decir que la histerectomía no es una cura segura.

Para muchas mujeres con síntomas serios, informa el doctor Adamson, la cirugía trae consigo un bienvenido alivio. Otras lamentan la decisión. Así que esto no es nada que pueda tomarse a la ligera. "Cada mujer necesita estudiar bien las consecuencias antes de pensar en la cirugía", dice él.

Lo que usted puede hacer

No hay manera de prevenir la endometriosis. Pero si usted la tiene, hay pasos que usted puede tomar para evitar que el dolor y la fatiga la agoten.

Aprenda a aceptar. "Aceptarla y hablar acerca de ella como una enfermedad crónica es realmente importante", dice la doctora Metzger. Muchas veces, las mujeres van de doctor en doctor con la esperanza de encontrar la cura mágica, dice ella. Entonces, cuando el dolor regresa, se desilusionan.

"Yo les digo 'miren, esta es una enfermedad crónica' ", dice la doctora Metzger. " 'Yo no voy a ser capaz de curarla. Voy a ayudarle, no obstante, a abordarla, y también podemos reducir significativamente su dolor.' " Cuando las mujeres escuchan esto, a menudo se dan cuenta de que están escuchando la verdad acerca de su enfermedad, y comprenden que ellas pueden y necesitan empezar a controlarla, dice.

Es importante reconocer que usted tiene endometriosis y darse cuenta de que se trata de una enfermedad crónica, asiente McCormick. "Por bastante tiempo, yo no aceptaba el hecho de que tenía un padecimiento crónico. Sólo cuando usted lo acepta, puede tratarlo." Una vez que usted lo hace, experimente con algunas técnicas para salir adelante, las cuales le proporcionarán una sensación de control sobre la endometriosis, aconseja ella. "Ponga algo de poder otra vez en sus manos." Algunas cosas que funcionan para ella, dice, son el ejercicio y los baños calientes.

Suba el calor. Aplicar una compresa de calor o una botella de agua caliente, o tomar un baño caliente, puede ayudar aliviar el dolor de la endometriosis, dice McCormick. El dolor acalambrante que las mujeres sienten es causado por las contracciones del tejido endometrial, y el calor puede ayudarla a interrumpir el ciclo de espasmos dolorosos.

Haga algo de ejercicio. Muchas mujeres encuentran que hacer ejercicio ayuda a controlar y a aliviar el dolor. Esto funciona, dicen los expertos, porque el ejercicio secreta endorfinas, los analgésicos naturales del cuerpo. La señora McCormick dice que mientras que correr le causa mucho dolor, levantar pesas y andar en bicicleta le proporcionan alivio. Caminar por lo menos 20 minutos al día también le puede ayudar, dicen los expertos. No hay receta, dicen los médicos, así que descubra qué es lo que funciona para usted.

Pruebe medicamentos. Los medicamentos sin receta que contienen ibuprofen pueden proporcionar alivio a las mujeres con las formas leves de la enfermedad, dice la doctora Bernstein. El ibuprofen opera contra las substancias en su cuerpo, llamadas prostaglandinas, que contribuyen a los calambres menstruales. Si un medicamento sin receta no es suficiente, puede pedirle a su médico una droga con receta como es el naproxen (*Anaprox*), el ibuprofen (*Motrin*), el piroxicam (*Feldene*) o el ácido mefenámico (*Ponstel*). Todos estos contienen agentes antiinflamatorios no esteroides que proporcionan alivio al dolor inhibiendo la síntesis de las prostaglandinas.

Pruebe la píldora anticonceptiva. Muchas mujeres logran alivio para el dolor tomando dosis bajas de anticonceptivos orales, dice la doctora Bernstein. La píldora anticonceptiva alivia algo de las molestias del acalambrado menstrual al disminuir el flujo menstrual. Pregunte a su doctor acerca de esto.

Estírese y reduzca el estrés. El yoga es una alternativa para las mujeres cuya endometriosis es tan grave que el ejercicio aeróbico es imposible, dice Petersen. La ayuda a mejorar su tono muscular y flexibilidad así como reducir el estrés, dice. Localice libros y clases que la puedan ayudar a empezar con éste.

Cuide su dieta. Reducir la cantidad de azúcar refinado y cafeína en su dieta evitará que el azúcar en su sangre fluctúe sin control, y la mantendrá calmada para que le sea más fácil sobrellevar su dolor, dice la doctora Metzger.

Enfóquese en la intimidad. Si su enfermedad hace las relaciones sexuales dolorosas en ciertos momentos, recuerde que hay otras formas de tener intimidad, dicen los expertos. Concéntrese en tocar, abrazar, besar y el sexo oral, sugiere una mujer con la enfermedad. Y recuerde que aunque una posición puede ser dolorosa en las relaciones sexuales, otra puede no serlo, así que trate de experimentar y explorar las distintas posibilidades con su compañero.

Pruebe la acupuntura. Algunas mujeres encuentran que la acupuntura les ayuda a sobrellevar la endometriosis, dice la doctora Metzger. Esta antigua técnica consiste en insertar agujas en puntos de la piel que están asociados con el alivio del dolor.

Trata de buscar apoyo. Las mujeres con endometriosis seguido encuentran que ayuda el hablar con otras mujeres que sufren de la enfermedad. Para más información acerca de la enfermedad y los grupos de apoyo, póngase en contacto con la Endometriosis Association (Asociación de la Endometriosis), escribiendo a 8585 North 76th Place, Milwaukee, WI 53223. Si no hay grupos de apoyo cerca suyo, McCormick sugiere que usted empiece uno por su cuenta.

ENFERMEDAD DEL CORAZÓN

Mientras más pronto actúe, mejor

Hay un mito que dice que la enfermedad del corazón es un problema de los hombres. Muchas mujeres así lo creen —y también muchos de sus doctores. Pero el mito no podría estar más equivocado.

Es cierto, los ataques al corazón les suceden por lo general a las mujeres más tarde en su vida, un promedio de siete a diez años después que a los hombres. Pero cuando pegan, pegan con fuerza. La enfermedad del corazón mata más mujeres que ninguna otra —casi seis veces más que el cáncer de mama y nueve veces más que el cáncer del pulmón.

La conexión con la menopausia

Cuando se trata de las mujeres y las enfermedades del corazón, la edad es un factor clave. Las posibilidades de desarrollar enfermedades del corazón aumentan constantemente después de la menopausia.

La razón supuesta: el estrógeno. A lo largo de la mayor parte de la vida de una mujer, esta hormona protege al corazón y a las arterias coronarias, defendiéndolas contra los depósitos grasosos que pueden incrustarse en las paredes arteriales y bloquear el torrente sanguíneo haciéndola más vulnerable a un ataque al corazón.

"Ahora estamos comenzando a pensar que el efecto protector del estrógeno está relacionado con su influencia en el nivel de la lipoproteína de alta densidad (o *HDL*, por sus siglas en inglés) del colesterol", dice el doctor Richard H.

Si sucede lo peor

Algunas veces aun los esfuerzos más cuidadosos para la prevención simplemente no son suficientes. Si usted empieza a sentir las señales de advertencia de un ataque al corazón —tal como presión o una sensación de opresión en el pecho, dolor moviéndose hacia los hombros, los brazos o el cuello, o la falta de aliento y náusea— necesita reaccionar rápidamente.

Debido a que las mujeres tienden a pensar que los ataques al corazón son algo que sólo sus esposos, padres o hermanos sufren, puede ser que no reaccionemos tan rápidamente a nuestros propios síntomas. Pero como la Asociación del Corazón de los Estados Unidos advierte: "¡La demora puede ser fatal!"

Las drogas para disolver coágulos llamadas trombolíticas son administradas en la sala de urgencia y pueden restablecer el flujo sanguíneo, minimizando de esa forma un daño al músculo del corazón.

Pero el tiempo es crucial. "Mientras más tarde usted llega a la sala de urgencia, es menos probable que una droga trombolítica sea efectiva", dice el doctor Gerald Pohost, director de la División de Enfermedad Cardiovascular en la Escuela de Medicina de la Universidad de Alabama, en Birmingham. "Las primeras dos horas son el mejor momento, pero al pasar el tiempo, la posibilidad de éxito de estas drogas disminuye."

Helfant, vicepresidente de medicina y director del Programa de Entrenamiento de Cardiología del Centro Médico de la Universidad de California, Irvine y autor de *Women, Take Heart* (Mujeres, anímense). "Existe evidencia creciente que el estrógeno aumenta la cantidad de este colesterol bueno, el cual ahora sabemos que protege las arterias de la infiltración de depósitos grasosos." Al mismo tiempo, el estrógeno puede hacer que su lipoproteína de baja densidad (o *LDL*, por sus siglas en inglés) caiga vertiginosamente que es justamente lo que usted quiere que ocurra.

Después de la menopausia, por supuesto, esta protección se agota rápidamente. Al reducirse el estrógeno natural producido en su cuerpo, usted se queda con un arma menos en su arsenal para combatir el ataque de la enfermedad del corazón. Alrededor de los 45 años de edad, su nivel de colesterol LDL por lo general empezará a subir, junto con su cuenta total de colesterol. Al suceder esto, también se elevará su riesgo de una enfermedad del corazón.

Esto puede sonar desalentador. Pero no tiene por qué resignarse a una vida de ansiedad. Cierto, usted no puede cambiar su edad o mantener su estrógeno natural fluyendo, aunque la investigación indica que la terapia de reposición de hormonas (una combinación de estrógeno y progestina) que se da a las mujeres en la menopausia puede tener un efecto protector. Tampoco puede usted cambiar una tendencia heredada a enfermedades del corazón. Pero eso no quiere decir que no hay otros factores de riesgo que usted sí puede cambiar.

Renovarse es vivir

La enfermedad del corazón no sucede de la noche a la mañana. La mayoría de las enfermedades del corazón son el resultado de un estrechamiento de las arterias coronarias durante décadas, conocido como arteriosclerosis. ¿Qué hace que las arterias se estrechen? En su mayor parte, es la forma en que nosotras vivimos nuestras vidas. En algunos otros países, donde los estilos de vida son más sencillos, las arterias están saludables y completamente abiertas, aun en las personas mayores de edad.

La noticia alentadora es muy directa: el progreso de una enfermedad del corazón puede hacerse más lento, y en algunos casos aun invertirse, sin drogas o cirugía. Pero no piense que usted tiene que ir a los extremos o tener una voluntad de acero para lograrlo. "Aun los cambios moderados pueden lograr bastante", aconseja el doctor Helfant. "Usted no tiene que ser una fanática o ser perfecta para influir en su salud."

Veamos algunas de las estrategias que pueden conservar a su corazón bombeando como si hubiera heredado una o dos décadas adicionales de vida.

Deje los cigarrillos, ya. Muy bien, posiblemente usted ha estado fumando por años e incluso ha tratado de dejarlo aunque sin suerte. Pero muchas ex-fumadoras no tuvieron éxito en dejar de fumar hasta después de su segundo, tercero o aun sexto intento. Así que no se dé por vencida.

¿Por qué no? Cuando usted fuma, sus vasos sanguíneos se contraen. Eso pone un esfuerzo adicional en su corazón. Pero eso no es todo. El humo del cigarrillo obliga a su corazón a latir más rápidamente y esto eleva su presión arterial.

El resultado es tan cruel como suena: según la Asociación del Corazón de los Estados Unidos, los cigarrillos causan directamente casi una quinta parte de todas las muertes por enfermedades del corazón.

Si usted fuma y toma anticonceptivos orales, está buscándose problemas. Juntos, la hacen a usted hasta 39 veces más propensa a sufrir un ataque al corazón que una mujer que no usa ni uno ni el otro.

Corte su colesterol. Cualquiera necesita al menos algo de esta substancia en su cuerpo para que éste realice algunas funciones esenciales. Pero el caso es que su propio hígado produce todo el colesterol que su cuerpo necesita.

Si su dieta tiende demasiado a los alimentos con alto contenido de grasa y colesterol, su lectura total de colesterol en la sangre puede llegar hasta los 240 miligramos por decilitro de sangre (mg/dl) o más, un nivel peligroso que doblará sus posibilidades de una enfermedad del corazón. Al escoger alimentos con menos grasa puede retomar el control y ponerse en camino a un corazón más saludable —quizás aun invirtiendo el sentido de la arteriosclerosis. Su meta debe ser un total de colesterol menor de 200 mg/dl.

Cuando el doctor Dean Ornish, presidente y director del Instituto de Investigación de Medicina Preventiva, en Sausalito, California, puso a varias personas en un programa extensivo de estilo de vida que incluía una dieta muy baja en grasas, ejercicio moderado, cesación de fumar y entrenamiento para el manejo del estrés, el 82 por ciento de ellas después de un año experimentaron una regresión significante de los depósitos grasosos que habían obstruido sus arterias coronarias.

Pero no piense que para prevenir una enfermedad del corazón usted necesita adoptar una dieta de privación que sólo esté un paso más arriba de una huelga de hambre. "Nadie tuvo un ataque al corazón provocado por un bistec o un pedazo de pastel (de fruta)", dice el doctor Helfant. "Estamos hablando acerca de un cambio total del estilo de vida y no preocupándonos por un desliz ocasional." La gracia está en ajustarse a las recomendaciones de limitar el consumo de grasa a no más del 25 por ciento de las calorías por un largo plazo.

¿Es usted una manzana o una pera?

En la canasta de frutas, las peras tienden a envejecer algo más rápido que las manzanas. Pero cuando se trata de su corazón —y si "peras" y "manzanas" se usan para describir las diferentes formas de cuerpo— las peras definitivamente envejecen más lentamente.

Afortunadamente, la mayoría de las mujeres obesas tienden a estar formadas como peras (con su peso adicional alrededor de las caderas) más que como manzanas (con su grasa metida en la zona central). Pero ese no es siempre el caso, especialmente en las mujeres después de la menopausia. Los estudios claramente muestran que una forma de manzana crea un riesgo mayor de ataque al corazón (así como de diabetes, derrame cerebral y presión arterial alta).

¿Por qué es tan peligrosa la pancita? Una teoría es que la grasa abdominal se convierte más fácilmente en colesterol.

No importa cuál es finalmente la causa, haga un esfuerzo para recortar el tamaño de su propia "manzana" perdiendo algunas de esas libras adicionales. Aquí hay una guía para que usted tenga en mente: para reducir su riesgo, la medida de su cintura no debería ser más del 80 por ciento de la medida de sus caderas.

Controle sus triglicéridos. Como si el colesterol no fuera suficiente para preocuparse, usted y su doctor también deben vigilar sus triglicéridos. Estos son un tipo de grasa en el torrente sanguíneo, y aunque parece que desempeñan un papel en la enfermedad del corazón, su papel exacto en ese proceso todavía no está tan claro como el vínculo entre el colesterol y los problemas del corazón.

Muchos expertos dicen que un nivel de triglicéridos arriba de los 200 mg/dl debería verse como una señal de advertencia. ¿Cuál es la mejor manera de atenuar sus triglicéridos? Ejercicio regular, dice Peter Wood, Ph.D., profesor emérito de medicina y director asociado del Centro para Investigación en la Prevención de Enfermedades de la Universidad de Stanford, en Palo Alto, California.

Conserve su peso ideal. Aunque estamos en un país que parece estar obsesionado con la delgadez, a muchas de nosotras no se nos podrían tomar por desnutridas. Cerca de 19 millones de mujeres estadounidenses están un poco más que rellenitas (pasadas de su peso deseado por aproximadamente un 20 por ciento o más). Es un poco como jugar a la ruleta rusa con sus corazones. En el Estudio de la Salud de Enfermeras en la Escuela de Medicina de Harvard, el 40 por ciento de los casos de enfermedad del corazón fueron atribuidos al exceso de peso acumulado.

Por lo tanto, ya sea que usted considere o no que la gordura es poco atractiva, es definitivamente peligrosa para su salud. "Si usted es obesa, el corazón tiene que trabajar más para mover nutrientes a las células adicionales en su cuerpo", dice el doctor James Martin, médico familiar con el Instituto para la Salud de la Familia Urbana, en el Centro Médico Beth Israel, en la ciudad de Nueva York. Ese esfuerzo adicional para el corazón puede ser particularmente preocupante si usted ya tiene otros factores de riesgo que pueden contribuir a una enfermedad del corazón, como son el colesterol alto o la presión arterial alta. Fíjese algunas metas para deshacerse de las libras de más al depender más de los alimentos con bajo contenido de grasa y haciendo más ejercicio.

Sude un poco. Seguro que es tentador tirar los zapatos de ejercicio, cancelar su membresía en el gimnasio y pasar cada fin de semana atrincherada como Gibraltar enfrente del televisor o acampada en la playa con su novela bestséller. Si esa es su idea del paraíso, no es usted la única —pero está pagando un precio. De hecho, casi el 60 por ciento de las mujeres estadounidenses no hace ningún ejercicio, una elección de estilo de vida que aumenta enormemente su riesgo de un ataque al corazón.

El ejercicio puede hacer más por usted que simplemente hacerla tomar un poco de aire fresco y sentirse mas vigorizada. "Fortalece el músculo del corazón", dice el doctor Wood. "Con ejercicio regular, el corazón se vuelve una bomba más eficiente. Como resultado, el ritmo del corazón se hace más lento para una cantidad determinada de esfuerzo." Cada latido es más eficiente, dice él, y de esa manera el corazón no tiene que trabajar tanto como sería si usted no estuviera en forma.

El ejercicio es particularmente importante si está tratando de perder peso. "Cuando las mujeres pierden peso, sus niveles de colesterol HDL tienden a disminuir", advierte el doctor Robert Rosenson, director del Centro Preventivo de Cardiología en el Centro Médico Rush-Presbyterian-St. Luke, en Chicago. "Para mantener sus HDLs al mismo nivel o incluso producir un ligero aumento, usted necesita hacer ejercicio mientras que está perdiendo peso a través de una dieta."

Rebaje su presión arterial. La presión arterial alta es llamada la asesina silenciosa, ya que calladita hace un trabajo siniestro que pone tanto esfuerzo adicional en el corazón y las arterias que al final puede provocar un ataque al corazón (ya no se diga un derrame cerebral o un fallo renal).

Pero al rebajar su presión arterial alta —lo cual usted puede lograr reduciendo el sodio en su dieta, perdiendo peso, haciendo ejercicio y (si es necesario) tomando uno de los tantos medicamentos disponibles— usted le puede dar un descanso a su corazón. Aquí hay algunas estadísticas alentadoras: por cada punto que logre bajar en su presión diastólica de la sangre (el número bajo), usted puede reducir su riesgo de un ataque al corazón en un 2 a 3 por ciento. Y con la terapia adecuada, no es raro para las personas con alta presión arterial bajar sus lecturas diastólicas en 20 puntos o más.

Considere la aspirina. Puede que no sea la "fuente de la juventud", pero la droga que puede mantener a su corazón vital puede estar tan cerca como el botiquín de las medicinas en su baño. La aspirina, esa pequeña píldora blanca de la cual ha dependido una cantidad enorme de veces para quitar los dolores de cabeza y otros dolores leves, parece que es también una salvadora de corazones.

Nuevamente, el Estudio de la Salud de las Enfermeras nos ha dado información crucial. Por un período de seis años, las mujeres que tomaron de una a seis tabletas de aspirina por semana tuvieron cerca de 32 por ciento menos probabilidades de tener un primer ataque al corazón comparado con las mujeres que no tomaron aspirina. Las mujeres mayores de 50 años de edad parece que obtienen la mayor protección. Pero, particularmente si usted tiene tendencia a los problemas de sangramiento, consulte con su doctor antes de autorecetarse la aspirina, ya que es un medicamento que inhibe la coagulación de sangre en su cuerpo.

Tome sus vitaminas. Por décadas, los doctores tradicionales solían considerar a los suplementos vitamínicos como algo relacionado con el curanderismo. Pero ya no más. Un estudio publicado por la *New England Journal of Medicine* (La Revista de Medicina de Nueva Inglaterra) involucrando a más de 87.000 mujeres concluyó que las mujeres que tomaron suplementos de vitamina E por más de dos años tuvieron un 40 por ciento menos riesgo de una enfermedad seria del corazón que aquellas que no tomaron los suplementos.

¿Cuál es el secreto de la vitamina E? Esta vitamina es un antioxidante, lo que quiere decir que protege a las células de moléculas maliciosas llamadas radicales libres las cuales ocasionan un proceso llamado oxidación, que puede contribuir a la obstrucción de las arterias.

"Yo les estoy dando vitamina E a mis pacientes en dosis normales que no representan riesgos", dice la doctora Marianne J. Legato, autora de *The Female Heart* (El corazón femenino) y profesora asociada de medicina clínica en el Colegio de Médicos y Cirujanos de la Universidad de Columbia, en la ciudad de Nueva York. La doctora Legato aconseja suplementos de 400 UI de vitamina E, junto con 1.500 miligramos de vitamina C y 6 miligramos de betacaroteno, estos dos últimos también son antioxidantes. Ella también aconseja 1.500 miligramos de calcio suplementario, el cual según han mostrado los estudios puede ayudar a prevenir la enfermedad del corazón.

Busque ayuda hormonal. Su doctor tiene la opción de recetarle estrógeno suplementario en sus años postmenopáusicos, el cual puede darle a usted la capacidad de defenderse de una enfermedad del corazón antes de que esta la ataque a usted. Un estudio de la Universidad de Harvard en Cambridge, Massachusetts, a más de 48.000 mujeres encontró que la terapia de reposición de estrógeno puede reducir el riesgo de una enfermedad coronaria grave y una enfermedad cardiovascular fatal a más de la mitad.

Pero hay una advertencia importante para tener en mente: ha habido cierta preocupación que el estrógeno puede aumentar su riesgo de cáncer del endometrio (el revestimiento del útero) y quizá de cáncer de mama. Pero al recetar dosis más bajas de estrógeno y combinando estrógeno con progestina (la forma sintética de otra hormona llamada progesterona), su doctor quizás pueda contrarrestar estas amenazas. Usted y su doctor necesitan pesar los pros y los contras antes de decidir si el estrógeno solo o en combinación con progestina es lo apropiado para usted.

Una multitud de tratamientos

Lo bueno acerca de la enfermedad del corazón —seguramente la única cosa buena— es que muy a menudo le da a usted señales de advertencia antes de azotar con fuerza. La señal de advertencia más común es la angina, un dolor en el pecho causado por un flujo sanguíneo insuficiente al corazón. Si usted experimenta una angina, su doctora podría recetarle nitroglicerina para relajar los vasos sanguíneos y permitir que el corazón tenga más sangre. O bien, para la angina crónica, ella podría sugerir otros medicamentos, tales como los bloqueadores beta, bloqueadores de canal de calcio o inhibidores *ACE* (por sus siglas en inglés), las enzimas que convierten la angiotensina.

"La selección de las drogas dependerá de su situación en particular", dice el doctor Martin. "Si usted tiene presión arterial alta así como enfermedad del corazón, puede haber una sola droga que pueda ayudar en estas dos condiciones. Si usted tiene una falla del corazón además de la enfermedad misma del corazón —es decir, si su corazón no está bombeando tan eficientemente como le es posible— un inhibidor ACE sería una buena elección. Algunos pacientes necesitan más de un medicamento. Por lo tanto, es una decisión individual."

Si la obstrucción de sus arterias coronarias se ha vuelto grave, entonces su doctor podría recomendar una operación a corazón abierto (cirugía de derivación coronaria o bypass) o bien una angioplastia. Aproximadamente el 30 por ciento de estas operaciones del corazón se efectúan en mujeres. Las angioplastias y la cirugía de derivación son igualmente comunes.

En la angioplastia, se guía un catéter con punta de globo por dentro de las arterias coronarias, donde el globo se infla para aplanar los depósitos grasosos que están causando la obstrucción.

Aunque la angioplastia tiene éxito en abrir las arterias en un 90 por ciento de los pacientes, estas arterias pueden volverse a obstruir, algunas veces meses después del procedimiento. En tal momento, la angioplastia debe repetirse o, en su lugar, el doctor puede sugerir cirugía de bypass.

En una operación de bypass, unos vasos sanguíneos sanos (a menudo transplantados de la pierna o del pecho) se injertan en el corazón para circunvalar las porciones obstruidas de las arterias coronarias. Aunque se trata de un procedimiento más serio, sus beneficios tienden a durar más. La doctora Legato dice que la cirugía se escoge por lo regular para la así llamada enfermedad de tres vasos, en la cual tres o más de las arterias coronarias más importantes están obstruidas, interfiriendo seriamente con el flujo sanguíneo al corazón.

Si usted termina optando entre las medicinas y la cirugía, todavía es importante —quizás doblemente importante— el mantener un estilo de vida saludable, activo y con un consumo bajo de grasa.

ENFERMEDADES RESPIRATORIAS

Consejos para que no se quede sin aliento

Después de un invierno casi eterno, ha llegado por fin la primavera. Usted se levanta temprano, y al ver las flores y oír los pajaritos cantando, abre la ventana. Inhala el aire fresco de la mañana, disfrutando su aroma.

Pero si tuviera la gripa, un resfriado (catarro) o enfisema, usted no podría hacer nada de esto. Usted tendría que tomar aire después de cada palabra que dice como si tuviera 100 años de edad. Usted tosería cada vez que respirara profundamente. Y usted resollaría.

Pero si usted mantiene sus pulmones saludables, no tiene que pasar por esto, dice el doctor Robert Bethel, un médico miembro del personal del Centro Nacional Judío para Medicina Inmunológica y Respiratoria, en Denver.

Nuestros pulmones están hechos para aguantar cualquier actividad que los pongamos a hacer, hasta bien avanzados en nuestra década de los 70 años de edad. Fumar, por supuesto, puede cambiar ese escenario, al obstruir los pulmones y hacernos jadear por aire. Los resfriados, la gripa, neumonía y otras enfermedades infecciosas pueden provocar lo mismo, pero sólo temporalmente. Otras enfermedades también pueden afectar los pulmones, pero estas son menos comunes.

Cómo fortalecer sus defensas naturales

Cada día, su sistema respiratorio aspira aproximadamente 9.500 cuartos de galón de aire y los mezcla con hasta 10.600 cuartos de galón de sangre

La TB: está de regreso

La tuberculosis (TB), una infección bacterial de los pulmones que los científicos pensaban que habían virtualmente eliminado en los Estados Unidos, no sólo está vivita y coleando sino prosperando.

Mientras que la enfermedad ha ido declinando desde la última parte de la década de los años 40, el número de casos de TB ha aumentado casi el 16 por ciento en un período de 6 años entre la última parte de la década de los años 80 y el principio de la década de los años 90.

Las ciudades han sido atacadas peor que ninguna otra zona. Para el principio de los años 90, la TB había aumentado en Atlanta a aproximadamente siete veces el promedio nacional, seis veces en Newark, New Jersey, y cinco veces en la ciudad de Nueva York, de acuerdo con los Centros para el Control y la Prevención de Enfermedades, en Atlanta.

¿La causa? La propagación incontrolable de la bacteria que causa la TB entre aquellos que tienen SIDA, los desamparados y aquellos que acaban de emigrar a los Estados Unidos —más el desarrollo de las variedades de la bacteria que son resistentes a las drogas.

La TB se propaga por gotitas transportadas por el aire al estornudar, toser y simplemente respirar. Las bacterias son inhaladas por los pulmones. En aquellos con sistemas inmunes resistentes, las bacterias son rodeadas por una legión de combatientes bacteriales que las vuelven

bombeada por el corazón a los pulmones. Sus pulmones mandan oxígeno a través de las carreteras arteriales para sostener al resto del cuerpo y para proporcionar un sistema de escape para la basura metabólica gaseosa como es el bióxido de carbono.

Dado que sus pulmones son órganos internos que atraen los microorganismos del mundo exterior cada vez que respira, la resistencia de su sistema natural de defensa es particularmente importante para mantener el flujo del oxígeno hacia y desde el resto del cuerpo. Afortunadamente para la mayoría de nosotras, los jugadores de defensa del cuerpo, incluyendo la mucosidad y los filamentos como pelos llamados cilios, pueden arrasar con los pólenes, el polvo, los virus y las bacterias fuera de la vía respiratoria.

La mayor parte del tiempo funcionan maravillosamente. Pero algunas veces se debilitan por irritantes tales como el humo de cigarrillos o se abruman por los microbios invasores.

inofensivas. En otros, las bacterias se acomodan en los pulmones y se multiplican. Con el tiempo, pueden destruir áreas extensas de los pulmones y dejar cavidades. Eventualmente, los pulmones parecen un queso suizo.

Hoy, 10 millones de estadounidenses portan la enfermedad, muchos sin los síntomas típicos de tos, fatiga y pérdida de peso.

"Yo pienso que la población en general está en peligro", dice el doctor Robert Bethel, un médico miembro del personal del Centro Nacional Judío para Medicina Inmunológica y Respiratoria, en Denver. "En gran parte, usted no puede controlar si está o no expuesta a la TB."

"No es que yo quiera alarmar a la gente", el doctor Bethel se apresura a agregar. "Pero si usted va en un autobús, tren subterráneo o avión con alguien que tiene TB activa y que está tosiendo, entonces las personas alrededor de esa persona están expuestas y son vulnerables."

Afortunadamente, un régimen complicado a largo plazo por lo general puede combatir la TB y relegarla a un estado latente. Pero el tratamiento temprano es importante. Si usted cree que ha estado expuesta a la TB, verifique con su doctor. Una simple prueba de la piel o una radiografía del pecho puede normalmente determinar si usted tiene o no la enfermedad.

Más de 14 millones de hombres y mujeres sufren de una obstrucción crónica pulmonar, la cual incluye tanto bronquitis crónica como enfisema. Y en sólo un año, 7 a 8 millones de hombres y mujeres tuvieron asma, 129 millones tuvieron gripa, 4 millones tuvieron neumonía, y prácticamente cada una de nosotras tuvo algún tipo de virus del resfriado (catarro).

¿Cómo puede usted proteger a sus pulmones de las enfermedades e irritantes que pueden hacerla aminorar la marcha? Aquí es lo que dicen algunos expertos.

Mantenga sobrios a sus cilios. El beber interfiere con los mecanismos de limpieza que mantienen a sus pulmones libres de gérmenes causantes de las enfermedades, dice el doctor Steven R. Mostow, presidente del Comité para la Prevención de la Neumonía y la Influenza de la Sociedad Torácica de los Estados Unidos y profesor de medicina en la Universidad de Colorado, en Denver. "Los cilios del sistema respiratorio se emborrachan al mismo tiempo que el resto de usted", explica él. Si usted está acostumbrada a beber uno o dos tragos diariamente, sus cilios estarán bien. Pero si usted de repente decide beber más de lo que acostumbra, sus cilios no van a ser capaces de hacer su trabajo.

Use ultrasonido. Para mantener a su sistema respiratorio en buena forma para luchar, humedezca su medio ambiente en el invierno con un humectador ultrasónico, dice el doctor Mostow. La humedad adicional ayudará a que sus cilios arrasen con el polvo, los virus, las bacterias y los pólenes.

Haga trabajar a sus pulmones. No sólo haga trabajar a sus bíceps. Métase en un programa de ejercicios aeróbicos que haga trabajar a su corazón y pulmones, dice el doctor Mostow. Esto ayudará a que sus pulmones se mantengan funcionando a una eficiencia óptima. Caminar, correr y nadar por 20 minutos por lo menos tres veces por semana seguramente será suficiente, pero verifique con su doctora antes de empezar, a fin de que ella acomode su receta de ejercicios específicamente a sus necesidades.

Asfixie los cigarrillos. Fumar un cigarrillo o incluso estar en un cuarto donde otros están fumando puede dañar a sus pulmones, dice el doctor Bethel. El humo puede causar que el sistema de defensa natural de su cuerpo secrete una enzima que al tratar de atacar los químicos del humo, literalmente daña el pulmón. Esto no sólo crea el marco para las enfermedades futuras, sino que también afecta a la respiración inmediatamente.

Cómo reprimir los síntomas del resfriado

Los resfriados (catarros), las infecciones del tracto respiratorio superior y la bronquitis pueden ser causados por cualquiera de los numerosos microorganismos que la pueden hacer sentir a usted como si hubiera perdido su capacidad para respirar.

Usted contrae estas enfermedades al inhalar los gérmenes de alguna otra persona o al tocar a alguien que tiene el virus y después se toca la nariz o boca, así haciendo posible que entren los gérmenes a su cuerpo.

Una vez que el virus la ha invadido, se instala en su garganta y empieza a producir virus bebés en cientos. Estos virus se esparcen por todo su cuerpo y provocan esos síntomas del resfriado: nariz tapada y goteando, garganta irritada, achaques y dolores y tos.

Hasta la fecha no hay una cura para el resfriado, pero aquí está como usted puede sobrellevar sus síntomas.

Pruébelo un poco picante. Los chiles muy picantes y las especias como el *curry* y el polvo de chile causan secreciones de la membrana mucosa. Este líquido adicional puede adelgazar la flema gruesa en sus pasajes nasales y lubricar una garganta irritada y con picazón.

Vaporícelo. Beba una sopa a sorbos o quédese por un buen rato debajo de una ducha que produzca vapor, sugiere Thomas A. Gossel, Ph.D., decano del Colegio de Farmacia y profesor de farmacología y toxicología en la Universidad de Ohio del Norte, en Ada. Los líquidos que usted tome o inhale diluyen la mucosidad en su nariz y parte superior de la garganta para que usted pueda respirar más fácilmente. Use descongestionantes en atomizador a la hora de irse a la cama por no más de cinco días para evitar la inflamación de los tejidos.

Dele duro con la D. La D en muchos de los supresores de tos sin receta (como el *Robitussin DM*) significa dextrometorfan. Los doctores tienen confianza total en éste. Solamente asegúrese de seguir las instrucciones en el paquete.

Chupe cinc. Desde hace años se ha sospechado que el cinc tiene la capacidad para eliminar un resfriado. Y por lo menos un estudio, del Colegio Dartmouth, en Hanover, New Hampshire, indica que las tabletas de cinc pueden reducir la duración de un resfriado en un 42 por ciento. Pero no cualquier tableta de cinc funcionará. Usted necesita esas que dicen "*zinc gluconate with glycine*" (gluconato de cinc con glicina). Estas son relativamente nuevas en el mercado así que probablemente va a necesitar la ayuda del farmacéutico para localizarlas. Si su farmacéutico no puede ayudarla, escriba a *Quigley Corporation* (Corporación Quigley), 10 South Clinton Street, Doylestown, PA 18901.

Entuma su garganta. Chupe una de esas pastillas sin receta para la garganta que se disuelven en la boca, para entumir y calmar el dolor de la garganta, sugiere el doctor Gossel. O dirija un atomizador con medicamento a la parte de atrás de su garganta, sostenga la respiración y rocíe. Siga las instrucciones en el paquete tanto para las pastillas como para el atomizador.

Purgue el dolor. Pruebe con la aspirina, el acetaminófeno o el ibuprofen para calmar los achaques y dolores de un resfriado, dice el doctor Gossel.

Combata el malestar. La sensación de que está muy cansada para moverse, que por lo general acompaña a un resfriado a menudo es causada por la deshidratación, según el doctor Gossel. Trate de beber por lo menos seis vasos de agua para evitarlo.

Cálmese. Un estudio de la Universidad Carnegie Mellon, en Pittsburgh indica que mientras más estrés tenga usted es más probable que reciba la visita de algún virus de resfriado que ande por los alrededores.

Los investigadores preguntaron a 394 hombres y mujeres entre los 18 y los 54 años de edad acerca del estrés en sus vidas —algún pesar reciente, ponerse a dieta, cambiar de trabajo, perder dinero, tener poco sueño y discutir con sus familiares— y entonces los dividieron en cinco grupos. Cada grupo recibió gotas nasales preparadas especialmente que contenían uno de los cinco virus conocidos como causantes de los resfriados.

¿El resultado? Aquellos que tenían el mayor estrés en sus vidas tenían una probabilidad cinco veces mayor de contraer un resfriado que aquellos que tenían el menor estrés.

Cómo sobrellevar el enfisema y la bronquitis

Una enfermedad con probabilidades de hacer que su sistema respiratorio se jubile antes de tiempo es una obstrucción crónica pulmonar. Este padecimiento incluye la bronquitis crónica, una condición en la cual los sacos de aire en los pulmones se destruyen, y el enfisema, una condición en la cual se pierde la elasticidad de los pulmones y el aire no puede fluir libremente hacia adentro o hacia fuera por la vía respiratoria. No incluye la bronquitis común que usted puede adquirir con un resfriado (catarro) —esa es simplemente una irritación de los tubos bronquiales que causa unos pocos días de toser y después desaparece.

Tanto la bronquitis crónica —definida en forma general como una tos productiva diaria que dura por tres meses o más— como el enfisema generalmente están causados por fumar. Los primeros síntomas de ambas enfermedades son la respiración dificultosa, la capacidad limitada para hacer esfuerzos, el expectorar mucosidad y la tos, y ambas condiciones van en aumento. El número de personas que sufre de estas enfermedades ha aumentado el 41 por ciento en los últimos diez años, y la bronquitis crónica y el enfisema representan el mayor número de las enfermedades respiratorias (aparte de resfriados) en personas entre los 30 y los 45 años de edad. Debido a que más hombres que mujeres fuman, los hombres tienen casi el doble de probabilidades de contraer enfisema aunque las mujeres los están alcanzando rápidamente. Cuando se trata de la bronquitis crónica, las mujeres tienen más probabilidades de contraerla. El enfisema y la bronquitis crónica juntos matan a aproximadamente 75.000 personas al año.

No hay una cura para la bronquitis crónica o para el enfisema, pero las estrategias siguientes pueden reducir la la respiración dificultosa que eventualmente ocurre cuando se obstruye una vía respiratoria, y pueden hacer un poco más fácil la vida con estas enfermedades.

Evite a la gente que estornuda. Cualquier tipo de infección respiratoria puede hacer que se empeoren el enfisema y la bronquitis crónica, dice el doctor Bethel. Evite áreas abarrotadas de gente o personas que tienen infecciones tanto como sea posible. Vea a su doctor si una enfermedad como el resfriado o la gripa está agravando sus problemas respiratorios.

Vacúnese. Evite las complicaciones de la influenza y neumonía bacterial haciéndose inmunizar contra ambos, gripa y neumonía, dice el doctor Bethel.

Aprenda a mantener la respiración. Si usted tiene enfisema, pida a su médico que le recomiende a un terapeuta ocupacional y a un terapeuta físico en su área.

"Un terapeuta ocupacional puede trabajar con las personas con respiración dificultosa quienes están limitadas en sus actividades cotidianas", dice el doctor Bethel. "El terapeuta puede enseñar a las personas formas más eficientes para ahorrar energía al realizar estas actividades."

Un terapeuta físico puede desarrollar un programa de ejercicios que entrenará a su cuerpo a usar el oxígeno que tiene a su disposición más eficientemente. El resultado será que el poco oxígeno que usted tiene durará más.

Dilate su vía respiratoria. Su doctor puede recetarle medicamentos para dilatar al máximo su vía respiratoria, dice el doctor Bethel. Úselos según las instrucciones.

Asma: una enfermedad cada vez más mortal

El asma es diferente a la bronquitis crónica y al enfisema ya que su obstrucción de la vía respiratoria es tanto intermitente como reversible.

Durante un ataque de asma, la vía respiratoria se contrae, las paredes se engruesan por la inflamación, y la mucosidad se acumula dentro de ésta. El resultado es una vía respiratoria que la hace sentir como si se estuviera asfixiando. Pero por lo regular, después del ataque la vía respiratoria regresa a la normalidad. Desafortunadamente, varios años de estos ataques pueden llevar a un daño permanente en la vía respiratoria.

Si usted nunca ha tenido asma, dé un respiro de alivio. Una vez que usted pasa los 30 años de edad, no es probable que usted la contraiga, dice el doctor Harold S. Nelson, médico sénior del personal en el Centro Nacional Judío para Medicina Inmunológica y Respiratoria y un miembro del Panel Nacional de Expertos en la Educación del Asma, del Instituto Nacional del Corazón, Pulmón y Sangre.

"El asma tiende a venir de familia", dice el doctor Bethel. "Puede haber una predisposición en algunas personas, pero nosotros pensamos que el asma es causada por una inflamación de la vía respiratoria."

"No todos los mecanismos están claros", agrega. "Algunas veces la inflamación es causada por alergenos que las personas inhalan. Algunas veces es la exposición en el lugar de trabajo. La exposición a un número grande de agentes —la soldadura usada en la industria electrónica o los vapores emanados en la fabricación de plásticos— pueden sensibilizar la vía respiratoria y hacer a una persona asmática. Y muchas veces las personas desarrollan asma, y no está claro qué la causó."

Lo que sí es claro, los doctores concuerdan, es que el asma, que afecta a cerca de 12 millones de estadounidenses está volviéndose más frecuente y más mortal cada año. Cerca de 5.000 personas mueren de esta enfermedad cada año —y con los años el índice de muerte asciende.

Lo que ocasiona el aumento en el número y la muerte de asmáticos es todavía un misterio, informa la Asociación del Pulmón de los Estados Unidos. Un número de factores puede provocar un ataque de asma, incluyendo alergias, humo de cigarrillos y otros irritantes, una infección viral en su sistema respiratorio y acidez, lo cual puede resultar en tos y espasmos en sus pulmones. Aun emociones y ejercicio fuertes —especialmente en tiempo frío— pueden causar problemas, dice el doctor Nelson.

Los casos nuevos o recurrentes de asma pueden empezar como si fueran infecciones normales del tracto respiratorio, dice el doctor Nelson. Si usted empieza a desarrollar un resuello, presión en el pecho o falta de aliento, vea inmediatamente a un doctor.

Si a usted se le diagnostica con asma, los médicos pueden recetar medicinas para aliviar los síntomas. Los inhaladores que contienen corticoesteroides son la forma más efectiva de reducir la inflamación y ayudarle a respirar más libremente. Las drogas sin receta rara vez tienen mucho efecto, dice el doctor Nelson.

"Esto no es algo que usted puede tratar por sí sola", dice él. "El asma es demasiada seria para eso." Aquí está lo que algunos expertos sugieren para tratar esta enfermedad.

Combata la contaminación. "Hay evidencia de que si se vive en ambientes contaminados aumenta la incidencia de enfermedades pulmonares como el asma", dice el doctor Bethel. Por eso es que usted debería tratar de evitar áreas sumamente contaminadas como son las zonas industriales y las carreteras urbanas.

Frecuentemente la calidad del aire se observa por varias agencias para ver si cumple con las normas federales y estatales. Para averiguar qué tan contaminada está el área donde usted vive o trabaja, llame a su agencia ambiental estatal. Las personas que trabajan allí tienen la información a mano o pueden recomendar a alguien que la tenga.

Respire a través de una bufanda. Si usted respira aire frío y seco puede estrechar la vía respiratoria y provocar resuello, tos y falta de aliento. ¿La solución? Use una bufanda con la que usted pueda cubrir su boca y nariz para respirar a través de ella durante períodos fríos. Y trate de respirar principalmente a través de la nariz. El respirar a través de la nariz calienta y humedece el aire antes de que llegue a sus pulmones.

Váyase a la cocina. Una revisión de lo que 9.000 adultos comen todos los días reveló que los consumos más altos de vitamina C y ácido nicotínico se asociaron con menos casos de resuello. Las buenas fuentes de vitamina C incluyen la grosella negra, guayaba, el jugo de naranja y los pimientos rojos. Las buenas fuentes de ácido nicotínico incluyen la pechuga de pollo, el atún envasado en agua y pez espada (*swordfish*).

Use un sistema que lo alerte con anticipación. El medidor de flujo óptimo (*peak-flow meter*) para el hogar, un dispositivo que mide su capacidad de respiración, puede ayudarle a identificar cuál es un flujo normal y cuál no lo es, dice el doctor Nelson. Ya que el flujo de aire a veces disminuye un par de horas o días antes de un ataque, el medidor le puede dar una advertencia por adelantado que le permita prevenirse contra el ataque con medicinas recetadas por su doctor.

Pida a su doctor que le diga dónde usted puede conseguir un medidor de flujo óptimo y cómo usarlo.

Tome los medicamentos correctos. Las medicinas con receta que tratan el asma incluyen drogas antiinflamatorias que contienen la inflamación de la vía respiratoria, como los esteroides, así como los broncodilatadores que dilatan la vía respiratoria misma.

Pero al notar que algunas personas solamente usan los broncodilatadores, el doctor Nelson añade: "Cualquier persona con algo más que el asma leve ocasional necesita estar en un tratamiento antiinflamatorio en lugar de usar solamente los broncodilatadores. Juntos, disminuirán los síntomas, probablemente reducirán el número de episodios serios que de otra manera necesitarían tratamiento en un hospital, reducirán también la necesidad de broncodilatadores y —los doctores esperan— prevendrán el desarrollo a largo plazo de las obstrucciones irreversibles".

Cómo sobrevivir la gripa y la neumonía

Ni la gripa ni las formas más comunes de neumonía presentan la probabilidad de dañar a sus pulmones, pero pueden hacer que usted esté tan corta de respiración que siente que no va a poder ni siquiera subir un tramo de las escaleras.

La gripa, que generalmente provoca fiebre, dolor de cabeza, garganta irritada, congestión nasal, dolores musculares y una sensación de agotamiento, típicamente ataca entre diciembre y marzo. Es causada por dos variedades de virus, A o B, que por lo general logran infectar todos los años entre el 33 y el 52 por ciento de los habitantes en los Estados Unidos. Debido a que la gripa afecta tan severamente a las personas más mayores, está considerada la sexta causa principal de muerte en los Estados Unidos.

La neumonía, que generalmente está caracterizada por tos, flema, fiebre, escalofríos y dolor en el pecho, puede ser causada por una variedad de agentes infecciosos, incluyendo los virus, los parásitos y las bacterias microplasmas. Ocurre en el 80 por ciento de aquellos que tienen SIDA. Llamada neumonía neumocística carinii, la provoca un parásito y rara vez se observa en personas sin SIDA.

Afortunadamente, ambas, la gripa y los tipos más mortales y comunes de neumonía frecuentemente se pueden prevenir o tratarse con éxito sin que dañen permanentemente sus pulmones. Aquí está cómo.

Prepárese para las señales de peligro. Algunos tipos de neumonía, como son *staph* o klebsiela, pueden seriamente dañar a los pulmones, dice el doctor Mostow, y "sus pulmones ya nunca serán los mismos de ahí en adelante". Así que vea a su doctor rápidamente si tiene fiebre, dificultad para respirar o una tos molesta que no se quita.

Defiéndase contra la neumonía. La vacuna contra la neumonía no evita la neumonía, dice el doctor Mostow, pero puede evitar que usted se muera cuando la ataca la neumonía. La vacuna es efectiva contra 23 variedades diferentes de gérmenes bacteriales, las variedades que son responsables por el 90 por ciento de las muertes por neumonía. Usted necesita vacunarse solamente una vez en su vida.

Protéjase contra la gripa. La vacuna contra la gripa es altamente eficiente, dice el doctor Mostow.

Cualquier persona con una enfermedad crónica de los pulmones o del corazón, diabetes, inmunidad dañada, enfermedad del riñón, anemia u otro problema con la sangre debería vacunarse todos los años en el otoño; también debería hacerlo cualquier persona mayor de los 65 años de edad, y cualquier persona que esté involucrada en el cuidado de pacientes.

¿Quién no debería hacerse vacunar? Ya que la vacuna se incuba en huevos, aquellas que son alérgicas a los huevos deberían evitarla. En general, si usted puede comer huevos, puede recibir con seguridad una vacuna contra la gripa.

Visite a su médico particular. Si a usted se le olvida su vacuna contra la gripa, hay dos drogas antivirales con receta que pueden parar la gripa, dice el doctor Mostow. Una es amantadina (*Symmetrel*), y la otra es rimantadina (*Flumadine*). Estos dos compuestos son activos contra la influenza A, el único virus de la gripa que mata. Una advertencia solamente: debe obtenerlas de su doctor dentro de las 48 horas siguientes a haber contraído la gripa.

Si a usted se le olvidó hacerse vacunar contra la neumonía —o si tiene la mala suerte de haber contraído una de las neumonías para la cual la vacuna no es efectiva— su doctor le recetará un antibiótico que está destinado especialmente a matar el virus o la bacteria que la haya atacado, dice el doctor Mostow. Si usted tiene la forma de neumonía que afecta a aquellos con SIDA, P. carinii, entonces su doctor le recetará sulfato de trimetropim (*Polytrim*), una droga que no la curará pero mantendrá la enfermedad bajo control.

ESTRÉS

La cura está en el control

Usted no logra descansar lo suficiente, y tampoco logra hacer lo suficiente. Y su estómago está siempre hecho un nudo.

"El estrés siempre le hará eso a usted", dice la doctora Leah J. Dickstein, profesora en el Departamento de Siquiatría y Ciencias de la Conducta en la Escuela de Medicina de la Universidad de Louisville, en Kentucky y ex presidenta de la Asociación Médica de Mujeres de los Estados Unidos. "Realmente la puede desgastar. Y el problema real es que usted está preparando el terreno para otros problemas más adelante."

El Instituto para el Estrés de los Estados Unidos, en Yonkers, Nueva York, estima que el 90 por ciento de todas las visitas al doctor son por trastornos relacionados con el estrés. En las mujeres, el estrés se ha vinculado con la fatiga, la pérdida del cabello, el mal semblante, el insomnio, la perturbación del ciclo menstrual, la libido reducido y la falta de orgasmo, entre otros. Incluso hay evidencia de que puede aumentar su riesgo de problemas más serios como son la presión arterial alta y la enfermedad del corazón.

"El estrés acelera todo su sistema y produce condiciones en las personas jóvenes que están generalmente asociadas con el envejecer", dice Allen J. Elkin, Ph.D., director del Centro de Manejo y Orientación del Estrés, en la Ciudad de Nueva York. "Virtualmente no hay una parte de su cuerpo que pueda escaparse de los estragos del estrés."

Hay muchas maneras en que nosotras podemos reducir el estrés en nuestras vidas. Pero antes de que podamos vencerlo, los expertos dicen que tenemos que entender lo que es el estrés, y cómo funciona.

Confusiones peligrosas

A pesar de su mala reputación, el estrés es uno de los mejores sistemas de defensa de nuestros cuerpos. Cuando presentimos el peligro —como un carro que se nos viene encima— nuestros cuerpos producen adrenalina y otros

¿Se está acumulando el estrés?

Recuerde: el estrés viene de adentro. Sus actitudes acerca de la vida tienen mucho que ver con cuánto estrés siente usted. Este examen del libro *Is It Worth Dying For?* (¿Vale la pena morirse por eso?), por el doctor Robert S. Eliot y Denis L. Breo, prueba su punto de vista y nivel total de estrés. Lea cada declaración y entonces anótese un punto si usted casi nunca se siente de esa manera, dos puntos si usted ocasionalmente se siente de esa manera, tres puntos si usted frecuentemente se siente de esa manera y cuatro puntos si usted siempre se siente de esa manera.

1. Las cosas tienen que ser perfectas.
2. Debo hacerlo yo misma.
3. Me siento más aislada de mi familia y amistades cercanas.
4. Siento que la gente debería escuchar mejor.
5. Mi vida me está controlando.
6. No debo fracasar.
7. No puedo decir que no a nuevas exigencias sin sentirme culpable.
8. Necesito generar excitación constantemente para evitar el aburrimiento.
9. Siento una falta de intimidad con las personas a mi alrededor.
10. No soy capaz de relajarme.
11. Soy incapaz de reírme de una broma sobre mi persona.

químicos que nos hacen más alertas, elevan nuestra presión arterial y aumentan nuestra fuerza, velocidad y tiempo de reacción.

Eso está muy bien si estamos respondiendo a una amenaza que requiere acción física. Desafortunadamente, dice la doctora Dickstein, nuestros cuerpos no reconocen la diferencia entre las amenazas físicas y mentales. Cuando nos ponemos nerviosas acerca de cumplir con un plazo, por ejemplo, podemos producir los mismos químicos de estrés que cuando vemos a ese carro que se nos viene encima. Y si no quemamos esos químicos a través del esfuerzo físico, pueden permanecer en nuestro torrente sanguíneo y empezar a causar problemas.

Los estudios muestran que el estrés puede reducir la fuerza de nuestro sistema inmune. Un estudio en Gran Bretaña expuso a 266 personas, la mayoría de ellas en su década de los 30 años de edad, a un virus del resfriado (catarro) común y después observaron quiénes se enfermaban. El estudio mostró que el

12. Evito decir lo que pienso.
13. Me siento bajo presión de triunfar todo el tiempo.
14. Automáticamente expreso actitudes negativas.
15. Me parece estar más atrasada al final del día que cuando comencé.
16. Se me olvidan los plazos, las citas y las pertenencias personales.
17. Soy irritable y estoy desilusionada de las personas a mi alrededor.
18. El sexo parece ser más problema que lo que vale.
19. Me considero explotada.
20. Me despierto temprano y no puedo dormir.
21. Me siento intranquila.
22. Me siento insatisfecha con mi vida personal.
23. Me siento insatisfecha con mi vida laboral.
24. No estoy donde quiero estar en la vida.
25. Evito estar sola.
26. Tengo dificultad para dormirme.
27. Tengo dificultad para despertarme.
28. No me siento con ganas de salir de la cama.

Sume sus puntos. Si su puntuación es de 29 o menos, usted muestra poco estrés. Los totales de 30 a 58 muestran estrés ligero. Si su puntuación es entre 59 y 87, usted muestra estrés moderado. Si está arriba de 87, usted puede estar bajo un fuerte estrés.

28,6 por ciento de aquellas personas con pocas señales de estrés contrajeron el resfriado. Pero la cantidad pegó un salto al 42,4 por ciento para aquellas que estaban bajo un estrés intenso.

¿La razón? El estrés puede inhibir las células que combaten las enfermedades en nuestro torrente sanguíneo. "Todo el mundo se enferma de vez en cuando", dice la doctora Dickstein. "Pero si usted se encuentra bajo mucho estrés, un virus que usted hubiera podido rechazar bajo otras circunstancias puede causar que usted se enferme."

Otros estudios muestran que las mujeres que tienen problema para sobrellevar el estrés pueden estar en riesgo de acumular grasa abdominal peligrosa. Un estudio de la Universidad de Yale, en New Haven, Connecticut, a 42 mujeres obesas encontró que aquellas con grasa abdominal —las llamadas "mujeres en forma de manzana"— secretaron más hormonas de estrés que aquellas con cuerpos "en forma de pera", quienes llevan el peso extra sobre sus caderas. Y

¿La está desgastando el trabajo?

Todos sentimos presión en el trabajo. Pero muchas veces esta se nos escapa de las manos, dejándola a usted enojada, cansada e improductiva.

Para verificar su nivel de estrés en el trabajo, haga esta pequeña prueba desarrollada por el doctor Paul J. Rosch, presidente del Instituto del Estrés de los Estados Unidos, en Yonkers, Nueva York. Anótese un punto por cada pregunta con la que usted no está de acuerdo, dos puntos por cada pregunta con la que está algo de acuerdo y tres puntos por cada pregunta con la que está totalmente de acuerdo.

1. Yo no puedo decir lo que realmente pienso en el trabajo.
2. Tengo bastante responsabilidad pero no mucha autoridad.
3. Yo podría hacer mejor el trabajo si tuviera más tiempo.
4. Rara vez recibo reconocimiento o aprecio.
5. Yo no estoy orgullosa ni satisfecha con mi trabajo.
6. Se meten conmigo o me discriminan en el trabajo.
7. Mi lugar de trabajo no es particularmente agradable o seguro.
8. Mi trabajo interfiere con las obligaciones de mi familia y necesidades personales.
9. Yo tiendo a discutir más a menudo con mis superiores, compañeros de trabajo o clientes.
10. Siento que tengo poco control sobre mi vida en el trabajo.

Aquí está cómo determinar los resultados de la prueba: 10 a 16 puntos significa que usted maneja bien el estrés; 17 a 23 puntos significa que usted lo está haciendo moderadamente bien y 24 a 30 puntos significa que usted necesita resolver los problemas que están causándole estrés excesivo.

los médicos saben que las personas en forma de manzana tienen mayor riesgo de una enfermedad del corazón.

Hasta la menopausia, las mujeres tienen una protección extra contra los problemas del corazón. Eso es debido al estrógeno, que evita la formación de placa (ateroma) en nuestras arterias. Pero una vez que dejamos de producir estrógeno, nuestro riesgo de ataques al corazón aumenta y se iguala al de los hombres. Y allí es cuando el estrés realmente puede causar problemas. "El estrés aumenta el ritmo del corazón y la presión arterial, cambiando así el recubrimiento interno de nuestros vasos sanguíneos y haciendo a nuestra sangre más susceptible a la coagulación", dice el doctor Robert DiBianco, director de investigación cardiológica en el Hospital Adventista de Washington, en Takoma

Park, Maryland. "El estrés puede cambiar la forma en que los vasos sanguíneos manejan el colesterol y, al hacer eso, puede aumentar la formación de placa."

A pesar de que generalmente nosotras tenemos un aplazamiento a enfermedades del corazón de dos o tres décadas, las mujeres jóvenes ya se están enfrentando a otras dificultades con el estrés. Un estudio a 5.872 mujeres embarazadas en Dinamarca mostró que las mujeres que se encuentran bajo un nivel de estrés entre moderado a alto en su último trimestre tienen 1,2 a 1,75 más probabilidades de dar a luz prematuramente. El ruido también nos provoca más estrés que a los hombres. Los estudios muestran que a las mujeres nos irritan los sonidos a la mitad del volumen que molesta a los hombres, y podemos oír mejor los sonidos de alta frecuencia, según Caroline Dow, Ph.D., profesora asistente de comunicación en la Universidad de Evansville, en Evansville, Indiana.

La doctora Dow ayudó a conducir un estudio que muestra lo que el ruido puede causar. A cien estudiantes femeninas de la universidad se les dio una prueba uniforme en una computadora. La mitad tenía terminales que emitían sonidos de tono alto, mientras que las otras no emitían ningún sonido. Las mujeres con las computadoras ruidosas alcanzaron una puntuación de 8,5 por ciento más bajo en la prueba. Estas estudiantes trabajaron más rápido y estaban más propensas a errores —una indicación, dice la doctora Dow, que estaban actuando bajo estrés.

Aun la sociedad misma puede causarnos estrés. Ahora que las mujeres estamos haciendo carrera como los hombres, estamos enfrentándonos al estrés del mundo del trabajo como nunca antes. De hecho, nuestros trabajos causan la mayor parte de nuestro estrés, dice la doctora Dickstein. Pero no para allí. Las mujeres con carreras aún deben cocinar, limpiar, cuidar de los niños y ser esposas cariñosas. Y ese tipo de estrés de doble cara puede ser pesado para nuestros sistemas. Un estudio sueco a hombres y mujeres que tenían entre 30 y 50 años de edad, todos gerentes en plantas automovilísticas, mostró que la presión arterial y los niveles de hormonas de estrés aumentaron para todos durante el día de trabajo. Pero cuando los hombres se iban a sus casas, sus lecturas de presión arterial y estrés bajaron drásticamente, mientras que las lecturas de las mujeres, porque ellas tenían aún más cosas por hacer en el día, se mantuvieron altas.

"Ese estudio lo dice todo", dice la investigadora de la salud de las mujeres Margaret A. Chesney, Ph.D., profesora en la Escuela de Medicina de la Universidad de California, San Francisco. "Es una prueba sicológica de que las mujeres se van a su casa para un segundo empleo. Los hombres saben que hay una distinción; que en sus hogares están libres de trabajo. Las mujeres no están libres de trabajo. Están bajo más coacción."

Pautas para pararlo en seco

¿Cuál es la clave para vencer al estrés? Crear una sensación de control. Tenemos que entender que algo de estrés es inevitable. De hecho, un poco de estrés nos ayuda a terminar los deberes y a alcanzar las metas, dice la doctora

Dickstein. Pero demasiado de las fuentes equivocadas —como discusiones con el esposo, o expectativas poco realistas en el trabajo o en el hogar— puede hacernos sentir indefensas e incapaces de sobrellevar las situaciones. Y allí es donde el estrés hace la mayor parte de su trabajo dañino.

Aquí hay algunos consejos para ayudarle a controlar el estrés.

Súdelo. Nada alivia más el estrés que el ejercicio, según David S. Holmes, Ph.D., profesor de sicología en la Universidad de Kansas, en Lawrence. "Las sesiones regulares de ejercicios aeróbicos reducen el estrés más efectivamente que la meditación, intervención siquiátrica, *biofeedback* y el manejo convencional del estrés", dice él.

El ejercicio ayuda a quemar todos los químicos relacionados con el estrés en su sistema. Durante una sesión de ejercicio, su cuerpo también secretará endorfinas relajantes para la mente, dice el doctor Holmes. Y el ejercicio también hace más fuerte a su corazón, protegiéndola aún más contra los estragos del estrés.

La investigación realizada por Robert Thayer, Ph.D., profesor de sicología en la Universidad Estatal de California, en Long Beach, mostró que 30 minutos de ejercicio aeróbico intenso reducen la tensión del cuerpo, y lo logra en forma aún más efectiva que el ejercicio moderado como es caminar.

No se pase de lista. Tantos proyectos y tan poco tiempo. Para vencer al estrés, usted tiene que aprender a dar prioridad, según Lee Reinert, Ph.D., director y conferencista para el Centro Bioconductista Brandywine, un centro de orientación en Downingtown, Pensilvania. Al empezar cada día, escoja la tarea más importante que se debe completar, y entonces termínela. Si usted es una persona que hace listas de cosas para hacer, nunca escriba una con más de cinco puntos. De esa manera, usted tendrá mayor probabilidad de terminar todas las cosas, y sentirá una sensación de logro y control, dice el doctor Reinert. Luego usted puede preparar una segunda lista con cinco puntos más. Ya que se encuentra usted en eso, haga una lista de las cosas que puede delegar a los compañeros de trabajo y miembros de la familia. "Recuerde: no tiene que hacer todo usted misma", dice el doctor Reinert. "Usted puede encontrar ayuda y apoyo en las personas que están a su alrededor."

Simplemente diga que no. Algunas veces usted tiene que aprender a poner un límite. "A menudo las personas estresadas no saben imponerse", dice Joan Lerner, Ph.D., una sicóloga de orientación en el Servicio de Orientación de la Universidad de Pensilvania, en Filadelfia. "Y por lo tanto se tragan las cosas. En lugar de decir 'no quiero hacer eso' o 'necesito que me ayuden', lo hacen todo ellas mismas. Entonces, tienen aún más trabajo que hacer."

Dele a escoger a su jefe. "Diga 'me gustaría hacer eso, pero no puede hacerlo a menos que deje de hacer alguna otra cosa', '¿cuál de las dos cosas quisiera usted que yo hiciera?' ", dice Merrill Douglass, D.B.A., presidente del Time Management Center, en Marietta, Georgia, una compañía que entrena a los individuos y a las corporaciones en el uso del tiempo y la energía, y coautor de *Manage Your Time, Manage Your Work, Manage Yourself* (Administre su tiempo, administre su trabajo y adminístrese a sí mismo). La mayoría de los jefes

Una solución a la mano

Cuando usted está demasiado estresada, a menudo el primer lugar donde lo siente es en su cuello. Pruebe estas cuatro formas de ejercicio para relajar el cuello recomendadas por el ex atleta de categoría mundial en atletismo Greg Herzog en su libro *The 15 Minute Executive Stress Relief Program* (El programa de 15 minutos para aliviar el estrés del ejecutivo). Repita cada uno de los siguientes ejercicios tres veces:

1. Pase la mano derecha por encima de la cabeza y por detrás de su oreja izquierda, agarrándose el cuello con los dedos. Jale con cuidado su cabeza hacia el hombro derecho.
2. Haga el mismo ejercicio, pero esta vez use la mano izquierda para inclinar la cabeza hacia su hombro izquierdo.
3. Enlace las manos detrás de la cabeza, con sus codos extendidos y la cabeza inclinada hacia su pecho. Descanse en esta posición por 30 segundos. Entonces mientras jala hacia abajo con sus manos, empuje lentamente la cabeza hacia atrás hasta que esté mirando al techo.
4. Coloque la palma de su mano izquierda sobre la frente, con la parte inferior de la palma sobre el caballete de la nariz. Mantenga el brazo derecho a través de su cuerpo para que pueda descansar el codo izquierdo sobre la muñeca derecha. Ahora empuje con la frente contra su palma izquierda mientras conserva su brazo derecho trabado. Cambie de manos y repita.

pueden entender la insinuación, dice el doctor Douglass. La misma estrategia funciona en la casa, con su esposo, los niños, parientes y amistades. Si usted tiene problema para decir que no, empiece con algo pequeño. Dígale a su marido que se haga su propio sándwich. O dígale a su hija que encuentre a otra persona que la traiga a la casa después de la práctica de vóleibol.

Dese tiempo de respirar. "Dese cuenta de que casi todo va a llevar más tiempo de lo que usted anticipaba", dice el doctor Richard Swenson, autor de *Margin: How to Create the Emotional, Physical, Financial and Time Reserves You Need* (Margen: cómo crear las reservas emocionales, físicas, económicas y de tiempo que usted necesita). Al asignarse suficiente tiempo para completar una tarea, usted reduce su ansiedad. En general, si cumplir con los plazos es un problema, siempre dese un 20 por ciento más de tiempo del que usted piensa que necesita para terminar la tarea.

Cambie su Jaguar por un Hyundai. El llevar un estilo de vida que va mas allá de sus ingresos realmente puede enfermarla. Un investigador de la

Universidad de Alabama, en Tuscaloosa estudió los datos del censo británico sobre 8.000 hogares y encontró que las familias que trataban de mantener estilos de vida que en realidad no podían mantener estaban más propensas a tener problemas de salud.

Siéntese derecha. Una buena postura vertical mejora la respiración y aumenta el flujo de sangre al cerebro. A veces nos encorvamos cuando estamos estresadas, lo cual restringe la respiración y el flujo de sangre y puede aumentar la sensación de impotencia.

Apriete las clavijas. Tenga un ejercitador para las manos o una pelota de tenis en su escritorio en el trabajo y dele unos cuantos apretones durante los momentos de tensión. "Cuando el estrés inyecta adrenalina en el torrente sanguíneo, eso pide acción muscular", dice el doctor Roger Cady, director médico del Instituto Shealy para el Cuidado Completo de la Salud, en Springfield, Misuri. "Apretar algo proporciona una liberación que satisface la reacción de nuestros cuerpos de luchar o salir corriendo."

Reviente una burbuja. Un estudio encontró que los estudiantes podían reducir sus sentimientos de tensión reventando dos de esas hojas con burbujas de plástico usadas para empacar. "Ahora sabemos por qué las personas juntan esas cosas", dice Kathleen Dillon, Ph.D., sicóloga y profesora del Colegio de Nueva Inglaterra del Oeste, en Springfield, Massachusetts y autora del estudio.

Remójese en su tina. ¿Quiere realmente relajar sus músculos? Remójese en una tina caliente. Para obtener la mayor relajación de un baño caliente, remójese por 15 minutos en agua que está unos cuantos grados más caliente que la temperatura de su cuerpo, o entre 100°F y 101°F (37,7°C a 38,3°C). Pero tenga cuidado, los remojos prolongados en agua caliente pueden en realidad hacer bajar demasiado su presión arterial.

Serénese y cómase una papa. Si usted quiere relajarse al final del día, coma una comida alta en carbohidratos, dice Judith Wurtman, Ph.D., una científica investigadora en el Instituto de Tecnología de Massachusetts, en Cambridge y autora de *Managing Your Mind and Mood with Food* (Administrando su mente y estado de ánimo con alimentos). Los carbohidratos provocan la secreción del neurotransmisor del cerebro serotonina, el cual la relaja. Las buenas fuentes de carbohidratos incluyen el arroz, las pastas, las papas, los panes, las palomitas de maíz hechas a presión y las galletitas de bajas calorías. La doctora Wurtman dice que sólo 1,5 onzas (43g) de carbohidratos, la cantidad en una papa asada o una taza de espagueti o arroz blanco, es suficiente para aliviar la ansiedad de un día estresante.

Pruebe algo de fibra. "A menudo el estrés se va directamente a la barriga", dice el doctor George Blackburn, Ph.D., profesor asociado de cirugía en la Escuela de Medicina de Harvard y jefe del Laboratorio de Nutrición y Metabolismo en el Hospital Deaconess de Nueva Inglaterra, ambos en Boston. Eso quiere decir calambres y estreñimiento. Para evitar estos problemas, el doctor Blackburn sugiere comer más fibra para mantener a su sistema digestivo en movimiento. Usted debería ir aumentando gradualmente hasta llegar por lo menos a los 25 gramos de fibra por día. Eso significa comer más frutas, verduras y granos. Pruebe comer las frutas enteras en lugar de sólo el jugo a la hora del desayuno, y pruebe cereales de grano integral y *muffins* fortificados con fibra.

Ríase. El humor es un reductor comprobado del estrés. Los expertos dicen que una buena risa relaja los músculos tensos, acelera más el oxígeno dentro de su sistema y reduce la presión arterial. Así que ponga en el televisor su programa cómico favorito. Lea un libro divertido. Llame a una amiga y ríase por unos cuantos minutos. Incluso ayuda forzar una risa de vez en cuando. Usted sentirá cómo su estrés desaparece casi instantáneamente.

Aguante la respiración. Esta técnica debería ayudarla a relajarse en 30 segundos. Respire profundamente y sostenga el aire adentro. Juntando sus manos palma con palma, presione los dedos juntos. Espere cinco segundos y entonces exhale despacio a través de sus labios mientras deja descansar sus manos. Haga esto cinco o seis veces hasta que se sienta relajada.

Imagínese unas vacaciones de 10 minutos. La meditación es un gran alivio para el estrés, pero algunas veces es difícil encontrar el tiempo o el lugar para esta. El doctor Reinert sugiere que en lugar de eso se tome una minivacación en su propio escritorio o mesa de la cocina. Nada más cierre los ojos, respire profundamente (desde su estómago) e imagínese a usted recostada en una playa en México. Sienta el calor del sol. Oiga las olas. Huela el aire salado. "Simplemente ponga una pequeña distancia entre usted y su estrés", dice el doctor Reinert. "Unos cuantos minutos al día pueden ser de gran ayuda."

Baje el volumen. Si usted trabaja, vive o hace deportes en un área muy ruidosa, considere usar tapones para los oídos. Asegúrese de que los que usted compre reduzcan el sonido por lo menos en 20 decibeles, dice Ernest Peterson, Ph.D., profesor asociado de otolaringología en la Escuela de Medicina de la Universidad de Miami.

Usted también puede usar los sonidos en su favor. Trate de escuchar música suave, con flautas u otros instrumentos de sonido suave, dice el doctor Emmett Miller, un experto en estrés conocido nacionalmente y director médico del Centro de Apoyo y Educación del Cáncer, en Menlo Park, California. Él también sugiere hacer caminatas en lugares tranquilos y oír el murmurar de las hojas o el susurrar de un arroyo. Las grabaciones de las olas del mar o los aguaceros leves también ayudan, dice él.

FATIGA

Cómo recobrar su energía

Usted se levanta en cuanto amanece. Hace el desayuno. Alista a los niños para irse a la escuela. Sale corriendo para el trabajo donde va de acá para allá como una loca durante nueve o diez horas. Vuela a la casa para improvisar una comida para los muertos de hambre. Lava los platos. Ayuda a los chicos con sus tareas. Echa una tanda de ropa en la lavadora. Y por ahí alrededor de la medianoche, cuando ya no puede moverse más, se va cojeando por el pasillo y se derrumba en la cama hasta que la alarma del reloj suena y la diversión comienza de nuevo.

¿Es de extrañarse que esa energía necesaria para saltar de la cama y echarse a andar se quedó entre las sábanas?

La fatiga es una de las diez quejas que los doctores escuchan más de las mujeres. ¿Y, por qué no? Nosotras llenamos nuestros días hasta el tope. Y eso deja nuestras baterías totalmente descargadas.

Por lo general es algo que podemos controlar, y no tenemos problema en recuperarnos rápido. Pero en otras ocasiones, una sensación abrumadora de fatiga se nos puede acercar sigilosamente y tomarnos por sorpresa. Nos sentimos débiles. Nuestros cuerpos duelen. Nuestras caras se ponen mustias. Nuestros espíritus decaen. Y antes de que nos demos cuenta, nos hemos transformado de activas y vigorosas amantes de la vida en zombies acabados y rendidos que se sienten como de 100 años.

"El mayor impacto de la fatiga es en la función y actividad humana", dice el doctor y teniente-coronel Kurt Kroenke, profesor asociado de medicina en la Universidad de Servicios Uniformes de las Ciencias de la Salud, en Bethesda, Maryland, y un experto en fatiga. "Cuando usted ya no tiene la fuerza o energía para moverse, aun las tareas simples se vuelven difíciles. Usted se vuelve sedentaria, su productividad decae, su motivación sufre. Para algunas, este cansancio persistente puede ser tan debilitante que ni siquiera pueden levantarse de la cama."

La fatiga puede afectar también su mente, asienten los expertos. Pensar se vuelve difícil y confuso. Las decisiones tardan en alcanzarse. Incluso su actitud ante la vida se vuelve sombría.

El resultado es que la fatiga puede conducir a un desempeño pobre en el trabajo, menos interacción con las amistades y familiares y menos participación en los deportes y las actividades que a usted le gustan.

Esta es una mala noticia si usted está acostumbrada a ser una mujer activa. Pero la buena noticia es que con un poco de trabajo detectivesco, usted puede casi siempre llegar a la raíz del problema y recuperar su energía y vitalidad.

¿Qué la tiene exhausta?

Es fácil no darle importancia a un caso de letargia pensando que es sólo otra señal de que se está haciendo vieja o que está por caer enferma de algo.

Pero para la mayoría de nosotras, no es ninguna de las dos cosas. "La mayor parte de la fatiga no se debe a envejecer o a un problema médico serio", dice el doctor Kroenke. "Muy a menudo es una señal de que el cuerpo está teniendo demasiado o muy poco de algo, y eso la hace sentirse agotada."

La mayor parte de la fatiga se debe a demasiado trabajo, demasiado estrés, demasiado peso, demasiada comida basura y muy poco ejercicio, dicen los doctores.

"La mayoría de nosotros vivimos y trabajamos en ambientes apresurados y llenos de presión", explica Ralph LaForge, un fisiólogo de ejercicio e instructor de promoción de la salud y ciencia del ejercicio en la Universidad de California, en San Diego. "Mucha de la fatiga que la gente experimenta realmente se debe a la incapacidad de ir a su propio paso, de distribuir en forma eficiente su volumen de trabajo o de poner orden en el caos a su alrededor."

Solamente luchar con las presiones de la vida cotidiana requiere bastante energía, dice Thomas Miller, Ph.D., profesor de siquiatría en el Colegio de Medicina de la Universidad de Kentucky, en Lexington. "Una de las primeras cosas que nosotros miramos cuando un paciente se queja de fatiga es el estrés. Siempre que alguien tiene una situación a la cual debe enfrentarse —problemas familiares, relaciones, presión en el trabajo— usualmente existe un tremendo factor de agotamiento tanto físico como emocional."

La fatiga también es a menudo una señal de que usted no está comiendo correctamente, dice Peter Miller, Ph.D., director ejecutivo del Instituto de Salud de Hilton Head, una clínica en Hilton Head, Carolina del Sur que desarrolla programas personales de salud. "Los hábitos de comer que nosotros establecimos cuando éramos jóvenes no son adecuados a medida de que vayamos madurando."

"Piense en su cuerpo como si fuera un carro y los alimentos fueran combustible", dice el doctor Peter Miller. "Cuando usted está joven, puede poner casi cualquier clase de gasolina en su tanque. Pero al envejecer, el cuerpo tiene dificultades para funcionar con esa gasolina de bajo octanaje. Por lo tanto, usted necesita llenar su tanque con un combustible de alta calidad y en las cantidades apropiadas."

Si usted come de más, por ejemplo, va a almacenar más combustible del que necesita en forma de grasa. Y el tener que cargar con ese peso del cuerpo en exceso por todos lados puede hacer que cualquier persona se sienta desganada. En el otro extremo, comer de menos también puede causar fatiga al privarla de suficientes calorías para impulsar su cuerpo a lo largo del día. Es por eso que muchas mujeres que hacen dietas muy estrictas o con muy bajas calorías seguido encuentran que sus niveles de energía caen por el suelo. Son como carros con el tanque vacío.

Su nivel de actividad también tiene un efecto directo sobre si usted se siente fatigada o no, dice LaForge. La falta de ejercicio puede fácilmente crear un patrón de inactividad que es difícil romper. "Un cuerpo en descanso tiende a permanecer en descanso", dice LaForge. "Generalmente, mientras más activa y en forma está usted, más resistencia y energía tendrá cotidianamente. Los carteros, por ejemplo, están siempre de pie. Sin embargo, se quejan de fatiga mucho menos que los empleados de oficina."

Por otro lado, demasiado ejercicio puede producir un efecto negativo. "Hacer un esfuerzo excesivo puede mandar su nivel de energía para abajo", dice LaForge. Eso es porque cuando hacemos ejercicio, el cuerpo produce ácido láctico, una substancia que se acumula en nuestros músculos, produciendo debilidad y dolores en el cuerpo. Esta acumulación normalmente no representa un problema, cuando nosotros evitamos trabajar hasta caer exhaustas y seguimos nuestras sesiones de ejercicio con períodos de descanso, porque entonces nuestros cuerpos son capaces de deshacerse del ácido láctico.

Pero cuando empujamos nuestros cuerpos durante las sesiones de ejercicio y no les damos tiempo a nuestros músculos para recuperarse, el ácido láctico se acumula más rápidamente de lo que nos podemos deshacer de él. Y esto nos puede hacer sentir fatigadas todo el tiempo.

¿Otros factores que pueden hacernos sentir cansadas todo el tiempo? Fumar, las así llamadas drogas recreativas, el alcohol y los patrones de comer y dormir irregularmente ponen un enorme esfuerzo sobre nuestra mente y cuerpo. Algunas veces, los expertos están de acuerdo, la fatiga es simplemente su cuerpo gritándole que su estilo de vida no es uno que le pueda servir de apoyo a un cuerpo saludable.

Pero la fatiga forma parte de la vida de una mujer. Tanto el embarazo como el período posterior al parto pueden ser los momentos más agotadores en la vida de cualquier mujer. La tensión física y emocional del embarazo y del parto — más el aumento de peso, enfermedad de las mañanas y alimentación de pecho asociados con esto— consumen una cantidad enorme de energía. Lo mismo ocurre con los cambios de estado de ánimo, los dolores de cabeza, la diarrea y los sofocos que algunas mujeres experimentan durante los cambios hormonales de menstruación, síndrome premenstrual o menopausia.

Recupere sus ganas de vivir

La fatiga puede ser un síntoma de cualquier cosa, desde el resfriado (catarro) común hasta el cáncer. Es un síntoma de hepatitis, diabetes, enfermedad del corazón, tuberculosis, problemas de la tiroides, enfermedad de Hodgkin's, esclerosis múltiple, anemia, SIDA, ansiedad y depresión. Y también es un efecto secundario de algunos de los medicamentos usados para tratar estas condiciones.

Pero la fatiga rara vez es algo de lo que haya que preocuparse a menos que venga acompañada por otros síntomas tales como dolor, inflamación o fiebre, o si dura más de una semana. Si su fatiga ha durado tanto así o tiene otros síntomas, vea a su doctor.

De lo contrario, aquí hay algunos consejos para revitalizar su vida.

Tómese su tiempo. "La fatiga es el precio que pagamos por empujarnos a nosotros mismos más allá del punto donde nuestras mentes y cuerpos dicen no", dice el doctor Kroenke. Así que piense dónde podría ser que usted está empujándose más allá de lo que son sus límites naturales. Reduzca algunas de sus actividades. No trabaje o haga ejercicio tan dura, rápida o prolongadamente como lo ha estado haciendo. Tome descansos frecuentemente. Y asegúrese de dormir la noche entera todas las noches —lo cual significa que duerme bien y suficiente para levantarse sintiéndose como nueva en la mañana.

Enfoque su energía. Romperse la cabeza por situaciones que están fuera de su control sólo logra consumir la energía personal, dice el doctor Thomas Miller. Aprenda a dejar a un lado las cosas que usted no puede cambiar y enfoque sus energías en aquellas que sí puede.

Ordene el desorden. ¿Se siente usted rendida con una lista de tareas antes de siquiera haber empezado? Ponga orden en el desorden de su vida poco a poco, dice LaForge. Empiece su día con una lista de cuatro o cinco tareas que usted seguramente puede completar, y trabaje sólo en ellas. Al día siguiente, pruebe cuatro o cinco más. Lo que al principio parecía como una montaña que usted no hubiera podido escalar se convierte en una serie de pequeñas colinas sobre las cuales camina usted con facilidad.

Diviértase. Mucho trabajo y nada de diversión pone más estrés en la mente y el cuerpo del que estos pueden manejar, dice el doctor Thomas Miller. Mezclar su programa diario con una combinación de experiencias sociales y actividades agradables proporciona el descanso necesario en la acción y alivia ese estrés antes de que éste agote su sistema de energía.

Póngase en marcha. Según un estudio de Robert Thayer, Ph.D., profesor de sicología en la Universidad Estatal de California, en Long Beach, una caminata de diez minutos a paso ligero provoca un cambio en el estado de ánimo que aumenta rápidamente los niveles de energía y los mantiene en alto por hasta dos horas.

Y un paseo después de comer puede contrarrestar el descenso de energía que usted experimenta después de una comida fuerte, agrega el doctor Peter

¿Tiene usted el síndrome de fatiga crónica?

El síndrome de fatiga crónica (o *CFS*, por sus siglas en inglés) es un padecimiento raro y extenuante que deja a quienes lo padecen débiles, exhaustas y apenas capaces de funcionar por meses o aun décadas.

La causa es todavía un misterio. "Debido a que CFS por lo general aparece después de una gripe u otra enfermedad, en alguna ocasión se pensó que era causado por el virus de Epstein-Barr", dice el doctor Nelson Gantz, un miembro del Grupo de Trabajo sobre el Síndrome de Fatiga Crónica de los Centros para el Control y la Prevención de Enfermedades (o *CDC*, por sus siglas en inglés), quien es profesor clínico de medicina en el Colegio de Medicina de la Universidad Estatal de Pensilvania, en Hershey y jefe de medicina y de la División de Enfermedades Infecciosas en el Centro Médico Policlínico en Harrisburg, Pensilvania. "Hoy estamos menos seguros de sus orígenes. Probablemente no tiene una sola causa sino que es una combinación de infecciones virales, alergias y factores sicológicos actuando sobre el sistema inmune."

No hay cura para el síndrome, dice el doctor Gantz. Hasta que se encuentre una, las personas con la enfermedad pueden encontrar alivio a través de un programa de buena nutrición, ejercicio cuidadoso y descanso que desarrollen con sus médicos personales. En casos graves, se están usando drogas antiinflamatorias no esteroides, y antidepresivos para aliviar parcialmente los síntomas, según el doctor Gantz.

¿Cómo sabe usted si tiene CFS? El equipo de trabajo CDC ha desarrollado un grupo de parámetros. Para que se le diagnostique con CFS, usted debe haber sufrido de fatiga persistente por al menos seis meses. La fatiga no debe haber existido previamente, debe persistir a

---

Miller. Digerir comidas fuertes aumenta el flujo de sangre y oxígeno al estómago e intestinos, y esto le quita energía a los músculos y al cerebro. Pero una caminata mantendrá sangre y oxígeno circulando uniformemente en todo el cuerpo.

Equilibre su dieta. Una dieta de comida basura alta en azúcar, grasa y alimentos procesados le proporciona a su cuerpo poco o nada de las vitaminas, los minerales y los nutrientes básicos que necesita para funcionar a niveles normales. Y algunas veces tan sólo la más pequeña deficiencia de cualquiera de estos nutrientes es suficiente para mandar los niveles de energía en picada.

pesar de un descanso en cama y debe reducir su nivel diario de actividades a la mitad por un mínimo de seis meses.

La existencia de alguna otra enfermedad, infección, malignidad o condición que pueda provocar síntomas similares así como el uso de algunas drogas, medicamentos o químicos, deben ser descartados por un médico.

Usted debe haber sufrido 8 de los siguientes 11 síntomas por al menos seis meses:

1. Fiebre ligera o escalofríos
2. Garganta irritada
3. Dolor en los ganglios linfáticos (glándulas en ambos lados del cuello)
4. Debilidad general inexplicable en los músculos
5. Molestia o dolor en los músculos
6. Fatiga por 24 horas o más después de niveles de ejercicio que antes se toleraban fácilmente
7. Dolores de cabeza fuera de lo normal
8. Achaques y dolores (sin hinchazón o enrojecimiento) que pasan de una articulación a otra
9. Alguna de estas quejas: pérdida de memoria, irritabilidad excesiva, confusión, dificultad para pensar, incapacidad para concentrarse, depresión
10. Dificultad para dormir
11. Desarrollo extremadamente rápido de estos síntomas, que van de unas cuantas horas a unos cuantos días

La respuesta, dice el doctor Peter Miller, es encontrar un equilibrio tanto en la cantidad como en el tipo de alimentos que usted come. "Es importante comer de todos los grupos principales de alimentos —frutas, verduras, granos y cereales, lácteos, nueces y carnes— diariamente para garantizar que usted está dándole a su cuerpo la combinación correcta de combustible y nutrientes básicos para seguir funcionando a niveles óptimos", dice el doctor Miller.

Idealmente, todos los días usted debería obtener un 60 por ciento (o más) de sus calorías de alimentos ricos en carbohidratos tales como la pasta, el pan, las papas y los frijoles (habichuelas); un 25 por ciento (o menos) de sus calorías de la grasa que se encuentra en alimentos tales como el aceite de *canola*, el aceite de oliva y la mantequilla de cacahuate (maní), y un 15 por ciento de sus calorías de alimentos ricos en proteínas tales como pollo y pescado.

Concéntrese en los carbohidratos. De los tres nutrientes proveedores de energía —carbohidratos, grasa y proteína— los carbohidratos son los más potentes para combatir la fatiga. "Los carbohidratos proporcionan una fuente de energía eficiente y de acción prolongada", dice el doctor Peter Miller. Para producir una reserva abundante de energía de carbohidratos, añada algunos de estos alimentos a su plato siempre que se siente a comer.

Coma más frecuentemente. El omitir comidas puede dejar sus reservas de combustible peligrosamente bajas, y digerir comidas fuertes puede ser un desgaste enorme de energía. Desafortunadamente, las tres comidas al día tradicionales pueden contribuir al problema.

"Su cuerpo necesita combustible en dosis moderadas a lo largo del día para continuar funcionando a niveles óptimos", dice el doctor Peter Miller. Él recomienda consumir cuatro o cinco comidas pequeñas todos los días. "El reducir la cantidad de comida que usted come en cada ocasión y el repartir su consumo de calorías más uniformemente durante el transcurso del día pone más energía a disposición de su cuerpo a lo largo del día", dice él.

Busque bocadillos buenos. Cuando su estómago está rugiendo y su energía declinando, los mejores bocadillos (meriendas o *snacks*) son los del tipo natural, dice el doctor Peter Miller. Las frutas, las verduras crudas, las nueces y las palomitas de maíz sin mantequilla —los cuales son bajos en grasa consumidora de energía— son unos vigorizantes excelentes.

Evite la solución momentánea. Los alimentos cargados de azúcar como son los dulces y los refrescos pueden cargar su nivel de energía por un rato, pero también causan que los niveles de azúcar en la sangre aumenten y bruscamente desciendan. Desafortunadamente, el resultado es que su nivel de energía bajará aún más de lo que estaba antes, dice el doctor Peter Miller.

Tome café. Unos estudios del Instituto Tecnológico de Massachussets han descubierto que la cafeína en una sola taza de café puede impulsar su nivel de energía por hasta seis horas, según informan los investigadores. Pero no abuse.

Ahóguese en seis vasos de agua. Sentirse debilitada es a menudo la primera señal de deshidratación, dice el doctor Peter Miller. Si toma por lo menos seis vasos de agua por día —más si usted es activa o está tratando de perder peso— evitará este tipo de fatiga.

Evite los tragos y las píldoras. El uso continuo de alcohol, píldoras para dormir y tranquilizantes hará que cualquiera actúe como un zombie, dice el doctor Kroenke. Y créalo usted o no, los estimulantes y las píldoras para levantar el ánimo la pueden hacer sentir allá bien arriba por las nubes y dejarla por el suelo cuando los efectos inmediatos hayan pasado.

Revise su botiquín de las medicinas. Los antihistamínicos y el alcohol, los cuales se encuentran en una gran variedad de medicamentos para el resfriado (catarro) de venta sin y con receta, pueden hacerla sentir mareada, dice el doctor Kroenke. Pregunte a su doctora o farmacéutica si ella le puede recomendar una alternativa que no la fatigue.

Piense en otras posibilidades. Muchas personas combaten la fatiga yendo más allá de los límites tradicionales de la ciencia occidental, dice LaForge. La meditación, el yoga y el masaje son solamente algunas de las opciones poco tradicionales que quienes las practican dicen que vigorizan, refrescan y reviven tanto al cuerpo como a la mente.

Los estudios de la Escuela de Medicina de Harvard muestran que si respira profundo, exhala, y después se sienta y se queda quieta por 20 minutos mientras se concentra en una palabra que refleje su fe personal —*Dios, Alá, Krishna* o *shalom*, por ejemplo— relajará y revigorizará tanto su mente como su cuerpo.

Busque en las páginas amarillas de su directorio telefónico local organizaciones que enseñen estas técnicas. En muchos casos, también las puede encontrar en su Asociación Cristiana de Jóvenes (o *YMCA* por sus siglas en inglés) local.

Pregunte a su doctor acerca de los suplementos. Además de una dieta balanceada, un suplemento de multivitaminas y minerales debería asegurar que usted va a tener todas las vitaminas y minerales que necesita, dice el doctor Kroenke. Hable con su doctor para ver cuál es el apropiado para usted.

FIBROMAS

No siempre es necesario hacer algo

Usted se siente hinchada, le duele la espalda, y tiene un período que parece que no va a terminar nunca. Se arrastra a ver a su doctora, quien encuentra que su corazón está bien, sus pulmones están perfectos y su presión arterial magnífica.

Entonces, ella le examina la pelvis.

"¡Ajá!", usted la oye decir desde el otro lado de los estribos. Ella oprime su útero, desde la vagina, y entonces rinde su veredicto. "Sí, es un fibroma. No muy grande. Ha agrandado su útero al tamaño de un embarazo de nueve semanas."

La doctora se quita los guantes. "Siéntese, y vamos a hablar acerca de lo que vamos a hacer."

Es una escena común. En algún momento de sus vidas, el 60 por ciento de las mujeres que viven en los Estados Unidos tendrá fibromas, los cuales son tumores benignos. Los fibromas empiezan como pequeñas aglutinaciones de células musculares que crecen desde adentro, afuera o dentro de la pared uterina.

El problema es que los fibromas pueden hacernos viejas antes de tiempo. Pueden romper el recubrimiento del útero y pueden crecer lo suficiente para aplicar una presión sobre los intestinos, la vejiga y los tubos que van de los riñones a la vejiga —todo lo cual puede conducir a la esterilidad, incontinencia, daños a los riñones, estreñimiento, dolor crónico y hemorroides.

No los pierda de vista

Qué causa los fibromas es todavía un misterio, dicen los doctores.

Los fibromas ocurren durante los años fértiles de una mujer, después de su primer período y antes de la menopausia, porque a estos les sienta de maravilla su abastecimiento de estrógeno. Son más comunes en mujeres embarazadas y con sobrepeso, y en aquellas que toman esos tipos de píldoras para el control de la natalidad o para reposición de hormonas que exponen a las mujeres a niveles más altos de estrógeno.

Pero además de la observación de que parece que viene de familia, nadie tiene idea de su causa.

"Siempre son benignos", dice el doctor Alvin F. Goldfarb, director de educación para obstetricia y ginecología en el Colegio Médico Thomas Jefferson de la Universidad Thomas Jefferson, en Filadelfia. "Pueden sufrir cambios malignos, pero el desarrollo de un tumor maligno es raro. Por ello, en la mayoría de los casos, si los fibromas no provocan síntomas, no se necesita hacer nada."

¿Qué clases de síntomas requieren hacer algo? "Dolores de espalda, estreñimiento, presión en la vejiga que cause urgencia y frecuencia de orinar o un útero más grande que un embarazo de 10 a 12 semanas", responde el doctor Goldfarb. Todos pueden indicar el principio de problemas con la vejiga, el intestino y los riñones estimulados por los fibromas.

Los fibromas también requieren que usted haga algo si empieza a sangrar excesivamente durante su período, si sangra entre períodos, si su ginecólogo detecta un crecimiento repentino que surge en los fibromas entre un examen rutinario y otro o si estos afectan la reproducción, ya sea evitando la implantación de un óvulo fertilizado o causando repetidos abortos, dice el doctor Goldfarb.

Sus opciones

Afortunadamente, sólo la mitad de las mujeres que tienen fibromas experimenta algún síntoma lo bastante severo como para necesitar tratamiento. Esto es lo que los doctores recomiendan cuando sí lo experimentan.

Mátelos de hambre. Su doctor puede recetar la hormona secretante de gonadotropina (o *GnRH*, por sus siglas en inglés), la cual puede reducir el tamaño de los fibromas en un 50 por ciento. Esta hormona suspende la producción de estrógeno por parte de los ovarios y de esa manera priva a los fibromas de lo que para ellos era un abastecimiento constante de alimento nutritivo.

Sin embargo, las mujeres que toman GnRH deben entender que cuando la terapia hormonal termina, los fibromas van a crecer otra vez, advierte la doctora Mary Lake Polan, Ph.D., profesora y presidenta del Departamento de Ginecología y Obstetricia en la Escuela de Medicina de la Universidad de Stanford, en California. Y nadie debería tomar la hormona por sí sola por más de seis meses, porque puede causar osteoporosis. Hay otras terapias que combinan los iniciadores GnRH con estrógeno y/o progestina, una forma sintética de la hormona progesterona. Esto permite a las mujeres usar la terapia GnRH por años, dice la doctora Polan.

Un momento apropiado para usar GnRH es cuando la mujer está cerca de la menopausia, dice la doctora Polan. Éste puede achicar los fibromas y conservarlos pequeños hasta que desaparecen naturalmente en la menopausia.

Considere la extirpación. Si usted quiere proteger su fertilidad, puede necesitar que le extirpen los tumores. La operación se llama miomectomía y se lleva a cabo de dos maneras, dice el doctor Goldfarb.

En un procedimiento laparoscópico, se hacen un par de pequeñas incisiones en el abdomen. En una de las incisiones se inserta un laparoscopio, un pequeño instrumento usado para ver el cuerpo por dentro; en la otra incisión se inserta un láser. El doctor localiza los fibromas y los elimina con el láser. Los restos se extraen con otro instrumento quirúrgico.

Este es el procedimiento que los doctores jóvenes se inclinan a usar, porque es más moderno, agrega el doctor Goldfarb. Es menos invasivo que otras opciones y realiza un trabajo excelente siempre que los fibromas no sean grandes.

El doctor Goldfarb sugiere que las mujeres que están pensando en este procedimiento se aseguren de que sus doctores estén bien versados en éste. Él sugiere que usted pregunte a su doctora cuántas laparoscopías realiza ella anualmente. Escoja un médico que realice por lo menos 50 por año, dice el doctor Goldfarb.

El segundo procedimiento es una operación en la cual el abdomen se abre por completo y los fibromas se extraen quirúrgicamente. La cirugía es mas invasiva y requiere un tiempo más largo de recuperación.

El doctor Goldfarb aconseja que, ya sea que los fibromas se extraen por cirugía de láser o mediante una operación abierta, usted siempre debería hablar con su médico sobre las posibles complicaciones de cada procedimiento.

Discuta la posibilidad de una histerectomía. Si sus tumores son muy grandes, usted puede necesitar una histerectomía. Y a menudo el médico no sabrá si usted la necesita o no hasta el momento en que esté practicando la miomectomía, dice el doctor Goldfarb.

"Yo he llevado a cabo muchas miomectomías donde he extirpado de 4 a 7 libras (1,8 a 3 kilos) de tumor y he salvado el útero, y las mujeres han podido llegar a tener niños", dice el doctor Goldfarb. "Pero nunca se puede garantizar nada hasta que se encuentra allí. Si usted es mi paciente, yo le diré para empezar: si tiene un tumor enorme y yo no lo puedo extirpar, quiero su permiso para efectuar una histerectomía."

Antes de una miomectomía, pregunte a su doctora acerca de la posibilidad de una histerectomía y las repercusiones de esta cirugía. Indíquele a ella si usted quiere este procedimiento o no.

FUMAR

Purifique el aire y ponga al tiempo de su lado

Si usted se encuentra entre los millones de mujeres que empezaron a fumar durante su adolescencia porque se querían ver y sentir mayores, sus deseos se le cumplieron. A lo mejor en mayor proporción de lo que usted esperaba. Nada envejece más su apariencia, espíritu y salud que el vicio más practicado y más peligroso de los Estados Unidos.

Sólo pregúntele a la doctora Elizabeth Sherertz, una dermatóloga e investigadora en la Escuela de Medicina Bowman Gray de la Universidad de Wake Forest, en Winston-Salem, Carolina del Norte. "Hemos encontrado que en promedio, las fumadoras tienden a verse entre cinco y diez años mayores que sus edades reales debido a las arrugas causadas por fumar", dice ella. "Las personas que fuman tienen más probabilidades de desarrollar arrugas, porque el fumar daña el tejido elástico que mantiene a la piel tirante, además de que probablemente también aumenta los efectos dañinos del sol en la piel."

O pregúntele a Richard Jenks, Ph.D., un sociólogo en la Universidad del Sudeste de Indiana, en New Albany quien estudia los efectos que el fumar tiene en nuestro estado emocional, quien encontró una vez más, las fumadoras sufren. "Las fumadoras saben que su hábito es un camino seguro a los problemas de salud, y ellas con más probabilidad que las no fumadoras o las ex fumadoras lo describirán como algo sucio", dice él. "Pero lo que mi estudio encontró fue que las fumadoras tienden a sentir que tienen menos control sobre sus vidas, además que se sienten menos satisfechas con sus vidas que las no fumadoras."

O pregúntele a cualquier otro investigador o médico que haya estudiado alguna vez los efectos que el fumar tiene en nuestro bienestar físico y emocional. Estudio tras estudio —y ha habido cientos de ellos— respaldan lo que los expertos ya saben: si no la mata —y todos los años una de cada cinco

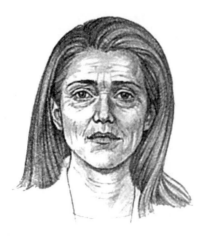

Fumadora, contemple su rostro futuro. Note las arrugas que salen de los labios y las comisuras de los ojos. Note, también, las mejillas con líneas profundas y las grietas que recorren desde arriba hacia abajo de la mandíbula inferior.

personas en todo el mundo se muere por las enfermedades relacionadas con fumar— sí seguramente le quitará años a su vida. Margaret A. Chesney, Ph.D., una investigadora de la salud femenina y de fumar dice: "Si usted quiere hacer radicalmente más lento el proceso del envejecimiento y vivir más, deje de fumar".

Una batalla dura para las mujeres

Pero siempre es más fácil decirlo que hacerlo, especialmente para muchas de nosotras. "Cuando en la década de los años 60 se publicó el primer informe del cirujano general sobre fumar y la salud, el número de hombres que fumaba duplicaba al de las mujeres," dice Douglas E. Jorenby, Ph.D., coordinador de actividades clínicas para el Centro de Investigación e Intervención del Tabaco en la Escuela de Medicina de la Universidad de Wisconsin, en Madison. "Hoy, la relación entre las mujeres y los hombres que fuman es casi igual, y en los próximos años va a invertirse por primera vez, y habrá más mujeres fumando que hombres."

En números reales, eso se traduce a más del 24 por ciento de las mujeres estadounidenses mayores de 18 años de edad que fuman; en disminución con respecto al 34 por ciento que fumaba cuando el informe del cirujano general se publicó en 1964. Hoy en día, cerca del 28 por ciento de los hombres estadounidenses fuma, una reducción drástica del 52 por ciento que fumaba en 1964. Según los Centros para el Control y la Prevención de Enfermedades, actualmente el 20 por ciento de los latinos y casi el 25 por ciento de las latinas son fumadores. La conclusión final alarmante es que debido al hecho de que más niños están empezando a fumar, los índices de fumar ya no van a seguir bajando. Y el cáncer del pulmón mata ahora a más mujeres todos los años que el cáncer de mama.

Una vez que las mujeres empezamos a fumar, las estadísticas muestran que nos cuesta más tanto física como emocionalmente dejarlo. "Hay evidencia de que un número igual de mujeres como de hombres tratan de dejarlo, pero los hombres tienen casi el doble de éxito", dice el doctor Jorenby. "Una razón es que las mujeres indican sufrir de más depresión cuando dejan de fumar, y sabemos por varios estudios que la depresión hace más posible que usted vuelva a fumar."

Pero él agrega, parece que las mujeres tienen menos deseos de dejar de fumar. "Muchas mujeres se sienten tan abrumadas por sus familias y trabajos que muchas de ellas manifiestan que los cigarrillos son su único refugio. Y por ello vacilan en dejarlo, aunque ellas saben que si lo dejan será de gran beneficio para su salud."

Las mujeres, particularmente aquellas menores de 25 años de edad, se han vuelto un objetivo comercial importante para las compañías de cigarrillos. "Uno de los mensajes importantes detrás de la publicidad dirigida a las mujeres es que el fumar les ayudará a controlar su peso", dice el doctor Jorenby. "En un anuncio para cigarrillos que yo vi, estaba la foto de una modelo que ya estaba bastante flaca. Pero la foto estaba distorsionada para que se viera aún más delgada —más delgada que cualquier ser humano podría realmente estar. El mensaje, dirigido a las mujeres en su adolescencia y a principio de su década de los 20 años de edad, es obvio: el fumar le ayuda a estar delgada y glamorosa."

El mensaje parece ser efectivo. Aunque los Centros para el Control y la Prevención de Enfermedades, en Atlanta, no mantienen estadísticas desglosando por sexo a los fumadores jóvenes, Suzie Gates, portavoz de su Oficina sobre Fumar y Salud dice que la mayoría de las 3.000 personas que empiezan

Deje de fumar sin aumentar de peso

Para muchas mujeres que quieren dejar de fumar, el mayor temor es aumentar de peso.

Bueno, ya no se inquiete más porque es oficial: según los Centros para el Control y la Prevención de Enfermedades, en Atlanta cuando usted deja de fumar, el promedio de peso que va a aumentar es de 5 libras (2,25 kilos). Y el aumento de peso puede ser evitado por medio de una dieta cuidadosa y manejo del estrés. De hecho, algunas personas pierden peso después de dejar de fumar.

Para muchas mujeres, dejar de fumar es parte de un programa completo para volverse saludable que incluye ejercicio regular y mejoras en la dieta, dice Douglas E. Jorenby, Ph.D., coordinador de actividades clínicas para el Centro de Investigación e Intervención del Tabaco en la Escuela de Medicina de la Universidad de Wisconsin, en Madison.

Entretanto, tome sus vitaminas

Mientras que no hay substitución para dejar de fumar, las vitaminas antioxidantes han mostrado ofrecer por lo menos algo de protección contra los efectos dañinos de fumar.

Jeffrey Blumberg, Ph.D., director asociado en el Centro de Investigación de la Nutrición Humana en la Vejez del Departamento de Agricultura de los Estados Unidos en la Universidad de Tufts, en Boston, recomienda estas vitaminas para conservar fuerte a su sistema inmune y para compensar algo del daño causado por el tabaco.

Vitamina C. 250 a 1.000 miligramos diarios. La Asignación Dietética Recomendada (o *RDA*, por sus siglas en inglés) es de 60 miligramos. Algunas buenas fuentes alimenticias incluyen las frutas cítricas, el brócoli, el cantaloup, los pimientos rojos, el kiwi y las fresas.

Vitamina E. 100 a 400 unidades diarias. La RDA es de 12 UI u 8 miligramos equivalentes de alfatocoferol. Las buenas fuentes alimenticias incluyen aceites para cocinar, germen de trigo y mangos.

Betacaroteno. 15 a 30 miligramos diarios. No hay una RDA establecida. Las mejores fuentes son las frutas y verduras amarillo-anaranjadas y verde oscuro tales como las zanahorias, *sweet potato* (camote, boniato) y *squash*, así como la espinaca y otros vegetales verdes frondosos.

con el hábito todos los días son mujeres menores de 25 años de edad y algunas tan jóvenes como de 12 años de edad.

Fumar no la pone flaca

A pesar de lo que las agencias de publicidad quieren que usted crea, las fumadoras no son más delgadas. Cierto, la nicotina suprime ligeramente el apetito, lo cual significa que las fumadoras consumen menos comidas. Pero cuando comen, las fumadoras más que las no fumadoras tienden a gravitar hacia los alimentos que son altos en calorías y grasa, dice Doris Abood, Ed.D., profesora asociada de educación sobre la salud en la Universidad Estatal de la Florida, en Tallahassee. En su estudio, el cual examinó los hábitos de fumar, comer, beber y hacer ejercicio de 1.820 personas, ella también encontró que los fumadores hacían menos ejercicio y consumían más alcohol, el cual es notablemente alto en calorías. La doctora Abood y otros investigadores encontraron que mientras más fuman las personas, más malos hábitos practican, y en gran volumen.

Sin embargo, sin importar estos otros hábitos, es el fumar mismo el que provoca el mayor daño, causando casi 419.000 muertes al año. También desempeña un papel principal en una cantidad de enfermedades, entre ellos cáncer, resfriados (catarros), enfermedades del corazón y hasta fracturas de la cadera. "Los efectos de fumar están tan distribuidos por todo el cuerpo que tienen un impacto en virtualmente cualquier enfermedad en la que usted pudiera pensar", dice el doctor Jorenby.

Por qué el fumar mata

El humo del cigarrillo contiene cerca de 4.000 químicos, incluyendo cantidades diminutas de venenos tales como arsénico, formaldehído y *DDT*. Con cada soplo, estos venenos se inhalan a través de los pulmones —los cuales retienen hasta un 90 por ciento de los compuestos— y después se pasan a través del torrente sanguíneo. Algunos de estos venenos, como el monóxido de carbono, son los llamados radicales libres que roban de oxígeno a las células de la sangre. Los radicales libres se han vinculado con una gran cantidad de problemas que van desde las arrugas al cáncer.

Entretanto, la nicotina en el humo del tabaco causa que las glándulas adrenales secreten hormonas que aumentan la presión arterial y el ritmo del corazón, lo cual hace que su corazón trabaje más intensamente —la razón primordial por la cual las mujeres que fuman tienen el doble de probabilidades de tener derrames cerebrales y casi tres veces más el riesgo de enfermedades del corazón. El riesgo aumenta aún más si ellas toman anticonceptivos orales.

Fumar la hace a usted más susceptible a las enfermedades infecciosas tales como resfriados (catarros) y gripa, ya que daña los cilios, pequeños cuerpos como pelos que atrapan y arrastran las substancias extrañas de los pulmones. Sin los cilios para cumplir con su trabajo, el alquitrán de los cigarrillos obstruye las vías respiratorias, conduciendo al enfisema y cáncer del pulmón. También perjudica su capacidad de estar en forma, privando a su cuerpo y mente de oxígeno vigorizante. En promedio, las mujeres fumadoras alcanzan la menopausia por lo menos un año antes que las no fumadoras, y la menopausia está asociada con un riesgo más alto de un ataque al corazón prematuro.

Pero aun los síntomas asociados con fumar causan su propio daño. Por ejemplo, las mujeres que fuman tienen un índice mayor de incontinencia urinaria debido a la tos causada por su hábito. "Aun cuando el fumar no sea un factor causante de una enfermedad determinada, sí ciertamente puede agravarla", dice el doctor Jorenby. "Por ejemplo, nosotros sabemos que el fumar no causa la diabetes, pero las personas con diabetes que fuman tienen un pronóstico mucho peor que aquellas que no fuman."

Otro ejemplo que hace al caso: un estudio de investigadores británicos encontró que los fumadores con el virus de inmunodeficiencia humano desarrollan el SIDA abiertamente declarado dos veces más rápido que los no fumadores, aunque los investigadores no saben por qué.

Cómo dejarlo —para siempre

La buena noticia es que algo de este daño se puede revertir. Sólo un año después de que usted deja de fumar, su riesgo de una enfermedad del corazón se reduce a la mitad, y después de tres años, su riesgo se vuelve comparable al de una persona que nunca ha tocado un cigarrillo. Su riesgo de otras enfermedades, tales como el enfisema, la bronquitis y el cáncer también disminuye. Además, usted se verá más joven, con más energía y resistencia, y menos arrugas.

Seguro, dejarlo es difícil. Menos del 10 por ciento de los 20 millones de fumadores que tratan de dejarlo todos los años realmente lo logran, dice Rami Bachiman, director de educación comunitaria de la Asociación del Pulmón de Nueva York, en la Ciudad de Nueva York. Hay varias estrategias para ayudarla —mantener ocupadas las manos, morder zanahorias, respirar aire fresco profundamente, tomar mucha agua o incluso recompensarse a usted misma con un regalo. Pero aquí está cómo usted puede aumentar sus posibilidades de tener éxito para dejarlo y no recaer durante esas cruciales primeras semanas.

Lleve un diario de su progreso. La primera cosa que usted debe hacer es ponerse un plazo de hasta tres semanas por adelantado para cuando va a dar su última fumada. Pero entretanto, anote cada cigarrillo que usted fuma —dónde lo fumó y bajo qué circunstancias, aconseja Don R. Powell, Ph.D., presidente del Instituto para Medicina Preventiva de los Estados Unidos, en Farmington Hills, Michigan, y un ex fumador. Eso le ayudará a identificar las situaciones que la incitan a fumar. Entonces busque otras cosas distintas para hacer que no sean fumar cigarrillos.

Retrase el deseo. Si usted está dejándolo gradualmente, cada vez que usted tenga ganas de fumar, aguántelas por unos cinco minutos, sugiere el doctor Powell. Después de unos cuantos días, aumente y aguante las ganas 10 minutos. Después de otros cuantos días, aumente la espera a 15 minutos y así sucesivamente. "Usted se dará cuenta de que las ganas reales de fumar en un momento determinado se desvanecen relativamente rápido", dice él.

Mejor bien acompañada que sola. Ya sea que usted decida parar en seco o hacerlo en forma gradual al disminuir lentamente el número de cigarrillos que fuma, a usted probablemente le irá mejor si le dan mucho ánimo. "Ya que tienen más dificultades para dejar de fumar, las mujeres van a necesitar todo el apoyo que puedan conseguir", dice el doctor Jorenby. "Si tiene algún tipo de apoyo de grupo puede representar una gran diferencia en cómo le va a ir a usted, ya sea que venga de amistades o familiares o de algún tipo de terapia de grupo." Hay probablemente grupos en su área ofreciendo orientación gratuita y terapia de grupo para las mujeres que están tratando de dejarlo. Póngase en contacto con la división local de la Asociación del Corazón de los Estados Unidos para que le den más información.

Hágale el juego al jugo. La parte más difícil de parar en seco de fumar — que es el método más popular— es soportar los síntomas de abstinencia de la nicotina, los cuales duran de una a dos semanas. Pero usted podrá superar más rápidamente la irritabilidad, ansiedad, confusión y dificultad para concentrarse y

¿Funcionan los atajos?

Los parches y chicles de nicotina y la hipnosis pueden quitar parte de lo doloroso de los síntomas de abstinencia que vienen con el dejar de fumar, pero no espere que estos medios auxiliares vayan a remplazar las agallas y la determinación.

Las fumadoras que lo dejan ayudadas por estas herramientas tienen dos a tres veces más probabilidades de tener éxito que aquellas que deciden suspenderlo en seco. Aunque el dejar de fumar en seco es el método más popular, es también el menos exitoso, teniendo un índice de éxito de sólo el 5 por ciento. La fumadora que usa parches o chicle de nicotina y además se inscribe en un programa comprensivo de conducta para cesar de fumar, aumenta sus probabilidades de dejar el hábito y en un año puede anticipar un índice de éxito del 23 al 40 por ciento. Entretanto, hay un índice de éxito del 15 por ciento cuando se usa la hipnosis.

No obstante, los parches y chicles de nicotina tienen algunos efectos secundarios.

El parche, un cuadrado adhesivo que secreta nicotina a través de la piel y en el torrente sanguíneo para ayudar a aliviar el dolor de los síntomas de abstinencia, puede causar picazón y ardor leve. Y si la que lo usa fuma aunque sea un cigarrillo mientras está usando el parche, puede tener un ataque al corazón.

La efectividad del chicle, entretanto, desaparece si usted come o bebe algo —especialmente diuréticos como café y cola— dentro de los 15 minutos de haber empezado a masticarlo. Y aunque el chicle no se supone que debe usarse después de cuatro meses de su último cigarrillo, 1 en cada 12 fumadoras continúa usándolo por más de un año después de haber dejado de fumar.

En resumen, si usted ha tratado de dejar de fumar y ha fracasado en el pasado, consulte a su médico acerca de estos productos. Pero, dice el sicólogo Mitchell Nides, Ph.D., de la Universidad de California, Los Ángeles, usted tiene que "aprender" a ser una persona no fumadora, y eso es algo que ningún producto farmacéutico puede hacer por sí solo.

para dormir que acompañan a la abstinencia de la nicotina, si bebe grandes cantidades de jugo de naranja todo el tiempo.

Eso es porque el jugo de naranja hace que su orina se vuelva más ácida, lo cual permite limpiar a su cuerpo de la nicotina más rápidamente, dice Thomas

Cooper, D.D.S., un investigador en dependencia de la nicotina y profesor de ciencias orales de la salud en la Universidad de Kentucky, en Lexington. "Además", agrega el doctor Jorenby, "el sabor cítrico en su boca hace muy desagradable el pensar en fumarse un cigarrillo".

Si usted está dejando de fumar con la ayuda de chicle o parches de nicotina recetados por un médico, evite el jugo de naranja y otras bebidas ácidas, ya que el propósito de estos productos es conservar la nicotina en su sistema.

Imagínese que es la gripa. "Antes de que tuviéramos el chicle y los parches de nicotina, yo solía decirle a las personas tratando de dejar de fumar que se imaginaran sufriendo de la gripa", dice el doctor Jorenby. "Muchos de los síntomas de abstinencia son similares a los de la gripa: usted pierde los estribos fácilmente, tiene dificultad para concentrarse, su resistencia disminuye. Y, como es el caso con la gripa, es poco lo que usted puede hacer excepto dejarla que siga su curso. Pero usted se repondrá. Si no recae y se fuma un cigarrillo, los síntomas de abstinencia desaparecerán y terminarán en el lapso de una semana o dos."

Aléjese de los bares. La mayor posibilidad de una recaída se encuentra en los bares (cantinas), dice el doctor Jorenby. "Para muchas personas, tener un trago en una mano significa tener un cigarrillo en la otra. Yo aconsejo que cualquiera que esté tratando de dejar de fumar se mantenga fuera de los bares por lo menos las dos primeras semanas después de haber dejado de fumar." En lugar de eso, él aconseja, vaya a las bibliotecas, los museos y otros lugares públicos donde se prohibe fumar. "Las personas que dejan de fumar no necesitan jurar que no volverán a ir a los bares, pero nosotros sabemos por varios estudios que a no ser que se alejen de ellos por las dos primeras semanas tienen un riesgo mucho mayor de volver a fumar."

Escriba una carta a un ser querido. Cuando le da un ataque de nicotina, tome una pluma en lugar de un cigarrillo y escriba una carta a un ser querido explicándole por qué el fumar es más importante que su vida misma, sugiere Robert Van de Castle, Ph.D., profesor emérito de medicina de la conducta en el Centro Médico de la Universidad de Virginia, en Charlottesville. En la carta, trate de explicar por qué usted continúa con un hábito que sabe que la va a matar en lugar de dejarlo y vivir para ver a un hijo graduarse de la universidad o casarse o ser testigo de otros eventos importantes. Cuando los pacientes del doctor Van de Castle hacen la prueba con esta carta, dice él, se sienten tan egoístas que a menudo les da el valor de enfrentarse a los síntomas de abstinencia y seguir sin fumar.

HISTERECTOMÍA

Infórmese bien sobre los hechos

La mayoría de nosotras a sabiendas no escogeríamos una operación que provoca una menopausia prematura. A sabiendas no escogeríamos una operación que acelera el proceso del envejecimiento y nos hace vulnerables —con una década de anticipación— a enfermedades del corazón, osteoporosis e incontinencia urinaria. Y sin embargo, eso es exactamente lo que más de medio millón de mujeres que viven en los Estados Unidos hacen cada año cuando deciden hacerse una histerectomía.

Lo triste del caso es que la cirugía posiblemente no es necesaria.

"Yo diría que el 80 por ciento de las histerectomías que no se efectúan debido a cáncer pueden ser evitadas", dice el doctor Herbert A. Goldfarb, instructor clínico de obstetricia y ginecología en la Escuela de Medicina de la Universidad de Nueva York, en la ciudad de Nueva York y autor de *The No Hysterectomy Option* (La opción de no hacerse la histerectomía). Éstas se hacen para resolver problemas para los cuales otras soluciones existen.

El 30 por ciento de las 567.000 operaciones realizadas anualmente se hacen para eliminar fibromas, crecimientos benignos dependientes de estrógeno que aparecen en la mitad de todas las mujeres en edad reproductiva y que experimentan una regresión por sí solas al llegar a la menopausia, según la investigación del Centro Nacional para Estadísticas sobre la Salud.

Solamente un poco más del 19 por ciento se llevan a cabo para eliminar la endometriosis, una condición en la cual grupos celulares del revestimiento uterino emigran fuera del útero y se localizan en la cavidad abdominal.

El 19 por ciento se hacen por razones que incluyen sangramiento entre períodos, dolor pélvico y complicaciones obstétricas.

Cerca del 16 por ciento se hacen para corregir un prolapso o un útero caído, una consecuencia común después de haber tenido varios embarazos.

Sólo el 15 por ciento de todas las histerectomías se hacen para tratar cáncer o condiciones precancerosas. Sin embargo, con excepción del cáncer, dice el doctor Goldfarb, "existen tratamientos efectivos para la mayoría de estos problemas sin tener que extirpar los órganos femeninos".

Menopausia instantánea

¿Por qué se realizan tantas histerectomías en situaciones donde la vida no está en peligro?

"A muchos doctores se les enseñó en la escuela de medicina que el útero no tiene un propósito fuera de ser un receptáculo para un feto", dice el doctor Goldfarb. Así que cuando los problemas ginecológicos surgen en una mujer entre los 30 y los 50 años de edad cuando la maternidad se ha completado, remover el útero parece ser una "solución prolija y ordenada —la panacea para todos los problemas de la pelvis", dice el doctor Goldfarb.

El problema es que no lo es —no cuando empuja a la mujer a la vejez antes de tiempo.

Hay cuatro tipos de histerectomía. Una histerectomía parcial extirpa la mayor parte del útero, dejando el cuello uterino intacto. Una histerectomía total extirpa el útero completamente, incluyendo el cuello uterino. Una histerectomía total con una salpingo-ooferoctomía bilateral también extirpa las trompas de Falopio y los ovarios. Y una histerectomía radical quita todo lo anterior más la parte superior de la vagina y algunos ganglios linfáticos.

El tipo de operación que tiene una mujer dependerá del problema que el doctor está tratando de resolver y cómo fue éste entrenado.

Todas las formas de histerectomía son cirugía seria, dice el doctor Goldfarb. Pero aquella en que se extirpan los ovarios —las cuales representan más o menos la mitad de todas las histerectomías— es probablemente la más difícil porque priva instantáneamente al cuerpo de su fuente más importante de las hormonas de estrógeno y andrógeno.

El andrógeno es lo que nos da nuestro deseo sexual. Así que sin los ovarios, las mujeres experimentan una pérdida significativa de libido, dice el doctor Goldfarb. Y el estrógeno es ese elíxir mágico que mantiene a la piel suave, la vagina lubricada, las arterias flexibles, las aberturas de la vejiga tirantes y los huesos fuertes. Hasta puede contribuir a una noche de sueño tranquila.

Normalmente los ovarios empiezan a hacer más lenta su producción de estrógeno alrededor de los 35 años de edad. Mes a mes, año a año, la cantidad de estrógeno disminuye hasta ser un hilito, suspendiéndose completamente por lo general de tres a cinco años después de la menopausia.

Pero cuando se quitan los ovarios y se priva al cuerpo entero de estrógeno en forma repentina, el cuerpo reacciona en forma exagerada. "Los sofocos son más intensos, más prolongados y más frecuentes" de lo que serían durante una reducción gradual del estrógeno que ocurre naturalmente, dice el doctor Goldfarb.

Aun más, la ausencia súbita del estrógeno acelera instantáneamente varios problemas que una mujer no tendría que encarar por lo menos una década. El proceso de adelgazamiento de los huesos que conduje a la osteoporosis ocurre con el doble de rapidez, y un estudio de la Escuela de Medicina de Harvard que incluyó a 121.700 mujeres indica que aquellas a quienes se les extirparon los ovarios doblaron de riesgo de una enfermedad del corazón —a menos que tomaron suplementos de estrógeno.

Hable primero

Las mujeres nunca deberían consentir a una histerectomía hasta no haber sido informadas completamente sobre las alternativas y las consecuencias de la cirugía, agrega Nora W. Coffey, presidenta de Recursos y Servicios Educacionales sobre la Histerectomía (o *HERS*, por sus siglas en inglés), un grupo de consumidores sin fines de lucro con base en Bala Cynwyd, Pensilvania que ofrece información a las mujeres por todo el mundo sobre las alternativas a la histerectomía.

Un estudio del Colegio de Medicina de la Universidad de Cornell, en la ciudad de Nueva York indica que más de la mitad de todas las segundas opiniones sobre histerectomía encuentran que el procedimiento es inapropiado. Y éste no es un procedimiento inocuo. Cerca de una en cada siete mujeres que se sometieron a la operación necesita una nueva cirugía debido a las complicaciones de dicha operación.

Así que antes de programar una operación que podría envejecer su cuerpo y aumentar su riesgo de enfermedades, considere estas opciones.

Busque apoyo. A pesar de que hay millones de mujeres que han tenido histerectomías, muchas la enfrentaron solas, innecesariamente. Si usted está considerando este procedimiento, puede obtener ayuda de HERS. "Nosotros ofrecemos orientación gratuita acerca de las alternativas a la histerectomía que muchas mujeres no conocen, así como orientación a las mujeres que ya tuvieron una histerectomía", dice Coffey.

Consulte con otro especialista. Probablemente el problema no es realmente su útero. En un estudio a 200 mujeres con úteros de tamaño normal recomendadas a una clínica en San Diego, los investigadores encontraron que el 80 por ciento de las mujeres a quienes se les había dicho que deberían tener una histerectomía para aliviar sus dolores crónicos en la pelvis, en realidad tenían problemas gastronintestinales u otros no ginecológicos. "A usted se le puede extirpar su útero y todavía seguir con dolor", dice el doctor Francis Hutchins, profesor clínico asociado de obstetricia y ginecología en el Hospital de la Universidad Thomas Jefferson y vicecatedrático en el Hospital de Graduados, ambos en Filadelfia. Por ello, si usted tiene dolores pélvicos haga que la sometan a una evaluación minuciosa de varias causas antes de asumir que la causa es ginecológica, dice el doctor Hutchins.

Ejercite sus músculos pélvicos. En lugar de que le extirpen un útero por prolapso del mismo, trate ejercitarlo, dice el doctor Hutchins. Los ligamentos que sostienen el útero frecuentemente se debilitan después de un parto, pero los ejercicios *Kegel* pueden ayudar a aumentar el tono de los ligamentos de soporte, particularmente cuando se combinan con una crema de estrógeno aplicada vaginalmente.

Para hacer el útero y los ligamentos mas fuertes, simplemente endurezca sus músculos por varios segundos como si estuviera reteniendo orina y luego relájelos. Haga el ejercicio hasta 20 veces al día, dice el doctor Hutchins.

Pregunte acerca de un raspado. Si su problema es un sangramiento anormalmente fuerte —el cual puede ser resultado de fibromas, problemas hormonales u otras causas— pregunte a su médico acerca de eliminar por medio del raspado una porción de su revestimiento uterino para controlarlo. Este procedimiento, que elimina el sangramiento fuerte por medio de "limpiar" la parte del útero que tiene un abastecimiento rico en sangre, se realiza de dos maneras:

• Dilatación y curetaje (D & C) es un procedimiento en el cual se dilata el cuello uterino y se raspa y extirpa el revestimiento uterino con un instrumento en forma de cuchara.

• Ablación endometrial es un procedimiento más nuevo que usa un instrumento caliente en espiral llamado resectoscopio para destruir el revestimiento del útero. Hay menos dolor y la recuperación es más rápida que con una histerectomía, pero éste puede conducir a la infertilidad, y los estudios muestran que tiene un éxito completo sólo la mitad de las veces.

Planificar para después

Los expertos dicen que usted no debería precipitarse a una histerectomía sin una información completa sobre los efectos secundarios, tiempo de recuperación, y los cambios físicos y emocionales que usted puede esperar.

Si la histerectomía es lo que usted necesita, aquí está cómo sacar el mejor provecho de ésta.

Pregunte acerca de una histerectomía vaginal. En muchas histerectomías, el útero puede ser extirpado a través de la vagina mejor que a través de una incisión de 4 a 6 pulgadas (10 a 15 centímetros) de largo en el abdomen. Cuando se usa un laparoscopio para ayudar en este procedimiento, se le llama una histerectomía vaginal asistida laparascópicamente (*laparascopic assisted vaginal hysterectomy* o *LAVH*, por sus siglas en inglés). La LAVH no deja una cicatriz visible y puede llevarse a cabo como paciente ambulante, dice Joseph Gambone, D.O., profesor asociado de obstetricia y ginecología en la Escuela de Medicina UCLA de la Universidad de California, en Los Ángeles.

La LAVH requiere un cirujano bien entrenado, así que cuando su médico primario le haga recomendaciones, pida que le recomiende cirujanos certificados por el consejo (*board-certified*) en ginecología y obstetricia y que tengan experiencia en este procedimiento, aconseja el doctor Hutchins. Y no sea tímida acerca de entrevistar a más de un cirujano. Siga hablando hasta que encuentre uno con quien usted se sienta a gusto.

Luche por su cuerpo. Algunos médicos que llevan a cabo las histerectomías aconsejan quitar los ovarios como una medida preventiva contra el cáncer de los ovarios. Pero a menos que usted tenga cáncer o una historia familiar de la enfermedad, no deje que la convenzan al respecto. En toda la vida de una mujer, las probabilidades de que muera de cáncer en los ovarios son de sólo 2 en 100, dice el doctor Gambone. Entretanto, extirpar sus ovarios sin una terapia adecuada de reposición de hormonas puede duplicar su riesgo de desarrollar osteoporosis y enfermedad del corazón —el asesino número uno de las mujeres.

Pregunte acerca del estrógeno en dosis bajas. Si a usted le tienen que extirpar los ovarios, la terapia de reposición de estrógeno (*estrogen replacement therapy* o *ERT*, por sus siglas en inglés) es la mejor manera de protegerse contra las enfermedades del corazón y los síntomas de osteoporosis, dice el doctor Hutchins. Pero pregunte a su médico acerca de la dosis más baja posible, ya que el ERT puede aumentar su riesgo de cáncer de mama y otras condiciones, dice el doctor Goldfarb. Afortunadamente, los médicos creen que combinando el estrógeno con la progestina (otra hormona femenina), usted puede llegar a reducir su riesgo de cáncer.

Empiece a caminar regularmente. Si el tener una historia familiar de cáncer la hace a usted una mala candidata para ERT, es esencial que haga ejercicio regularmente y tome bastante calcio para hacer más lenta la pérdida ósea que puede conducir a la osteoporosis. Investigadores australianos encontraron que una caminata rápida y enérgica de 30 minutos por lo menos tres veces por semana ayudó a hacer más lento el ritmo de la pérdida ósea en las mujeres postmenopáusicas cuando se combinó con 1.000 miligramos de calcio suplementario diariamente.

Eso es porque los ejercicios de cargar su propio peso como es caminar, ayudan a formar la masa ósea. El ejercicio también es una forma excelente de mantener a su corazón saludable, ya que la falta de estrógeno puede cambiar la manera en que su cuerpo procesa el colesterol y puede ocasionar un endurecimiento de las arterias.

Incluya a su compañero. Si está contemplando la posibilidad de una histerectomía, hable con su compañero al respecto y piense en incluirlo en las discusiones con su ginecólogo acerca de sus efectos. Las mujeres notarán cambios en sus orgasmos al faltarles el útero. Las contracciones tipo terremotos que afectan el útero en el momento del orgasmo van a desaparecer, aunque otros tejidos van a ser igual de volátiles. El incluir a su compañero en la discusión de cómo sus sensaciones físicas pueden cambiar podría prevenir los problemas futuros en la recámara, dice el doctor Hutchins.

IRA

Encuentre la calma antes de la tormenta

A diferencia de nuestras madres, se nos ha alentado a expresar nuestros sentimientos, todos. Hasta la ira.

"La generación más vieja de mujeres —aquellas con 55 años o más— creció en la creencia de que las damas finas no se enojan. Pero las mujeres jóvenes recibieron otro mensaje: que no se necesita ser una 'dama fina' todo el tiempo", dice la investigadora de la ira Sandra Thomas, R.N., Ph.D., autora de *Women and Anger* (Las mujeres y la ira) y directora del Centro para Investigación de Enfermería de la Universidad de Tennessee, en Knoxville.

Eso es bueno, porque suprimir la ira es una forma segura de envejecer antes de tiempo. No saber cómo tratar la ira ha sido asociado con numerosos malestares físicos y mentales así como la muerte prematura, según Mara Julius, Sc.D., epidemióloga sicosocial de la Escuela de Salubridad Pública en la Universidad de Michigan, en Ann Arbor. Por más de 20 años, la doctora Julius ha estudiado cómo sobrellevar la ira afecta la salud de mujeres y hombres. En su primer estudio, encontró que las mujeres que reprimen la ira durante pleitos con sus esposos, tienen mayores probabilidades de morir prematuramente de una enfermedad cardiovascular, cáncer y otras causas que aquellas que la expresaron.

El destructor que no discrimina

Ahora que estamos expresando nuestra ira tan libremente como los hombres, estamos sufriendo como ellos. Los hombres han tenido la reputación desde hace tiempo, de poder desahogarse fácilmente —probablemente, muy fácilmente ya que su ira estaba a menudo mal dirigida. "Un hombre que esté enojado por una razón u otra llegará a la casa y pateará al perro", dice Sidney B.

Simon, Ed.D., un consejero y profesor emérito de educación sicológica en la Universidad de Massachusetts, en Amherst y autor que se especializa en la ira y el perdón.

Y parece que estamos siguiendo el ejemplo, según un estudio nuevo muy completo sobre las mujeres y la ira. "Encontramos que las mujeres tienden a expresar su ira más frecuentemente a los miembros de sus familias —especialmente a sus esposos— aun cuando sus familias no son la razón de su ira", dice la doctora Thomas, quien llevó a cabo un estudio sobre los hábitos de enojo de 535 mujeres. "Por un lado, esto se puede ver de una forma positiva: más mujeres se sienten suficientemente seguras en sus relaciones para expresar sus sentimientos reales sin temor a terminar con esas relaciones. Pero deben existir ciertas restricciones. Gritar y maldecir no resuelven nada pero sí pueden causar distanciamientos, especialmente cuando los niños están involucrados. Los niños pequeños no entienden por qué Mami está tan enojada con Papi o con la gente en su trabajo, sin embargo les está gritando a ellos. Cuando esto ocurre, y ocurre frecuentemente, puede causar toda una nueva seria de problemas, incluyendo culpa."

No hay que tomarlo a pecho

"Cuando usted se enoja, varios cambios fisiológicos ocurren en su cuerpo, porque el enojo provoca una reacción de pelear o salir corriendo", dice Christopher Peterson, Ph.D., autor de *Health and Optimism* (Salud y optimismo) y profesor de

---

Comer para dominar su carácter

Una dieta mala puede hacer que usted se sienta malhumorada además de verse deforme, según los investigadores de la Universidad Estatal de Nueva York en Stony Brook, y la Universidad de Ciencias de la Salud de Oregon, en Portland.

Después de estudiar a 156 mujeres y 149 hombres por cinco años, ellos notaron que las personas que consumieron la dieta típica estadounidense con alto contenido de grasa se enojaban más fácilmente que aquellas que cambiaron a dietas más saludables. Aquellas que cambiaron a una alimentación con bajo contenido de grasa mostraron menos ira y estaban menos predispuestas a la depresión.

Los investigadores creen que reducir la cantidad de grasa en la dieta y en el torrente sanguíneo desempeña un papel: mientras menos grasa hay, mejor será el estado de ánimo en general.

sicología de la Universidad de Michigan. "La adrenalina aumenta, el corazón late más rápidamente, la respiración se vuelve más rápida y superficial, y la digestión se detiene."

Cuando esto ocurre a menudo, estos cambios se hacen sentir en su salud. Se ha determinado que enojarse frecuentemente es un factor que contribuye a índices más altos de enfermedades del corazón, alta presión arterial y otras enfermedades con peligro de muerte, especialmente si usted tiene una personalidad tipo A y se enoja fácilmente. "Todo lo malo que la ira produce en los hombres también lo produce en las mujeres", dice el doctor Redford B. Williams, director del Centro de Investigación Médica del Comportamiento y profesor de siquiatría en el Centro Médico Duke en Durham, Carolina del Norte, y autor de *Anger Kills* (La ira mata). Las mujeres empiezan con un menor riesgo de enfermedades del corazón que los hombres, dice él, pero la hostilidad aumenta ese riesgo, tal y como lo hace con los hombres.

La ira también afecta nuestra capacidad mental. "Todas las emociones tienen cierta influencia sobre la forma en que pensamos, pero las emociones fuertes pueden de hecho hacer más lenta nuestra capacidad para razonar, resolver problemas y tomar decisiones", manifiesta la doctora Julius. "Cuando siente ira, furia u hostilidad, éstas la abruman a usted. En algunas personas, el proceso de pensar se hace más lento; en otras, el proceso de pensar se detiene completamente."

Añade el doctor Peterson : "La ira sólo hace que perdamos el sentido del humor y nos distanciemos de la gente. Se manifiesta en nuestra energía, creatividad y en todas esas otras cosas que podrían hacernos sentir más jóvenes."

Entre en razón

Entonces, ¿qué podemos hacer? Después de todo, nos vamos a enojar; todo el mundo se enoja. Y, seguramente nadie nos va a aconsejar que escondamos la cólera, frustración y otros sentimientos que nos pueden comer por dentro, porque eso hace más daño que expresarlos.

¿La solución al problema? Enójese cuando la provocan, dice la doctora Julius, pero no se quede así. Cálmese e identifique la razón de su enojo. Elimine la razón al identificar el problema subyacente.

Si la ira se maneja correctamente, dice la doctora Julius, todos esos problemas de salud relacionados con ésta —alta presión arterial, obesidad, depresión y hasta problemas futuros del corazón o cáncer— se pueden evitar. "Durante una prolongación crónica del enojo usted se enfermará", dice la doctora Julius. "En otras palabras, no es tanto enojarse lo que daña. El daño se produce cuando permanece enojada. Si se enoja y enfrenta el problema rápida y efectivamente, el daño si acaso hay alguno es mínimo."

Por lo tanto, aquí está cómo poner el grito en el cielo sin gritar.

Muévase. Mientras que los hombres explotan más rápidamente, las mujeres tienden a permanecer agitadas como por una hora antes de que su ira desaparezca, dice la doctora Thomas. Es durante ese tiempo que mucho del

De la represión a la expresión

¿Así que usted es una de esas mujeres que simplemente no pueden expresar su ira? Pues bien, usted no es la única. A pesar de los hallazgos que las mujeres se sienten mejor expresando su ira, "muchas mujeres, aun mujeres jóvenes, todavía se sienten incómodas expresando sus sentimientos", dice la investigadora de la ira Sandra Thomas, R.N., Ph.D., autora de *Women and Anger* (Las mujeres y la ira) y directora del Centro para Estudio de Enfermería de la Universidad de Tennessee, en Knoxville.

Si usted parece ser así, aquí hay algunas formas de aprender a expresarse.

Aprenda a ser una persona segura de sí misma. Sí, es correcto, para muchas de nosotras este es un comportamiento que se aprende. Hay muchos cursos de entrenamiento sobre seguridad de sí misma (*assertiveness training courses*) que enseñan a las mujeres a manejar la ira. Llame a la organización local de una agencia de salud mental para que le den una lista de los cursos que se ofrecen en su área. "Ser más segura de sí misma muchas veces perturba el balance en una relación, a pesar de que al final pruebe ser útil", dice Emily Rosten, Ph.D., una sicóloga con práctica privada en Salt Lake City.

Asegúrese de hacerle saber a todos acerca de su nueva manera de ser. "Sin un aviso de su nueva actitud, usted puede desconcertar a la otra persona. Más importante aún, a menos que le haga saber a la persona que usted quiere cambiar, esa persona hará toda clase de cosas para hacer que usted se comporte como lo hacía antes", dice la doctora Rosten.

Responda por escrito. ¿Todavía no se siente usted cómoda con un encuentro cara a cara? Póngalo entonces por escrito. Nadie dice que usted debe hablar para expresarse. "Responda por escrito", dice Jerry L. Deffenbacher, Ph.D., profesor de sicología de la Universidad Estatal de Colorado, en Fort Collins. "Eso le da a usted la oportunidad de serenarse y organizarse para responder más racionalmente. Y usted se sentirá en control al haber eliminado la confrontación inmediata."

Llore a gusto. "Llorar es un escape emocional muy saludable que le ayudará a deshacerse de la ira en su sistema", dice la doctora Thomas.

daño físico ocurre. "Una cosa que es realmente efectiva, es hacer algo físico durante ese tiempo", aconseja. "Salga a caminar. Vaya a nadar. Limpie con la aspiradora o limpie sus clósets . . . cualquier cosa física que usted haga ayudará."

Ya que la ira desencadena la reacción de pelear o salir corriendo, su cuerpo querrá luchar o moverse (correr), explica la doctora Thomas. El ejercicio quema esta adrenalina más positivamente que el permanecer agitada sin hacer nada, permitiéndole pensar más claramente acerca de cómo manejar su ira.

Encuentre la paz. El lugar de trabajo es una de nuestras fuentes más frecuentes de ira, pero la oficina no es siempre el mejor lugar para serenarse e ir a darse una vuelta. "En esas situaciones, cuando usted no puede hacer algún ejercicio, busque un lugar tranquilo y medite, respire profundamente o practique alguna otra técnica de relajamiento", dice la doctora Thomas.

Conozca sus límites. Mucha de nuestra ira es tocante cosas sobre las cuales no podemos hacer nada. "Fíjese en el tráfico, por ejemplo", dice la doctora Julius. "Todos se enojan con el tráfico, así que no voy a decir: 'No se enoje cuando esté atascada en tráfico.' Pero usted no tiene que ser consumida por esa ira si hace lo que puede pero se da cuenta que es todo lo que puede hacer."

En otras palabras, trate de evitar el tráfico reprogramando la hora en que va a conducir a su trabajo o tome el autobús o el tren. "Pero dese cuenta de que usted sola no puede parar el tráfico, así que enojarse a causa de él es un desperdicio de su energía. En lugar de eso, cuando esté en su carro, canalice sus sentimientos usando más efectivamente este tiempo desperdiciado —escuchando música o libros grabados, planificando su programa o cualquier otra actividad", sugiere la doctora Julius.

Y dé gracias por lo que tiene. "También es importante darse cuenta de las compensaciones —dar gracias por lo que se tiene, por un decir", añade la doctora Julius. "Cuando usted está atascada en el tráfico, piense en todas las cosas positivas: el hecho de que usted sea dueña de un carro, y que junto con el tráfico en la ciudad existen algunas ventajas —museos, buenos restaurantes, parques." Hacer esto toma algo de tiempo, pero ayuda a poner las cosas en perspectiva. Cuando usted está enojada con sus niños o su esposo, pensar qué tan afortunada es en tenerlos calmará su ira.

Escoja sus objetivos. "Es importante que usted exprese su ira, aunque en bastantes situaciones existen restricciones con respecto a esa expresión", dice la doctora Thomas. "Por ejemplo, usualmente es desventajoso si usted expresa sus sentimientos en el lugar de trabajo ya sea hacia su supervisor o aun hacia sus compañeros de trabajo. Aunque usted esté haciendo todo correctamente y hablando de una manera totalmente racional y mesurada, es posible que la otra persona se torne defensiva y más tarde se comporte vengativamente."

Usted debe tener cuidado con quién comparte sus sentimientos, o de lo contrario bien puede usted pagar caro el error. La doctora Thomas aconseja: "Escoja a una amiga íntima, confidente o alguien más en quien usted pueda confiar —y no necesariamente el objeto de su ira— y hágale saber cómo se siente".

Cuide cómo se expresa. Siempre es mejor expresar sus sentimientos que decirles a otros cómo se deberían haber comportado, dice Roland D. Maiuro, Ph.D., director del Programa de Manejo de la Ira y Violencia Doméstica en

Seattle. Una manera es concentrándose en dar mensajes tipo "Yo". Por ejemplo, es mejor decir "Yo me enojé porque tú no me dejaste el carro" en lugar de "Tú me dijiste que ibas a dejarme el carro, y no lo hiciste". Los mensajes tipo "Tú" suenan acusatorios y ponen a la gente a la defensiva, fomentando pleitos en lugar de resolverlos.

Rodéese de gente feliz. "Si usted no quiere enojarse, trate de asociarse con gente que no se enoja", aconseja el doctor Peterson. "Esas formas de sentirse y actuar son contagiosas. Por supuesto, el secreto está en no rodearse de esas personas irritantemente super-optimistas sino de gente racional que ve soluciones a los problemas."

Únase. La soledad motiva algo de ira, por lo tanto añadir a su calendario social puede ayudar. "Algunas veces, usted tiene que forzarse a involucrarse en algo. Puede ser que no todos le caigan bien, y que usted no le caiga bien a todos, pero ser activa termina con la depresión, y la depresión deja a mucha gente enojada", dice el doctor Peterson. "Además, el unirse a asociaciones y otros grupos le ayuda a usted a ver los logros en su vida, lo cual puede calmar sus sentimientos de ira, soledad y depresión."

LESIONES
Y ACCIDENTES

Son fáciles de evitar

La bolsa de hielo está funcionando bien. El dolor ha disminuido, el hinchazón está bajando, y su rodilla —con la excepción de una configuración interesante de cortaduras y colores— se ve como debería verse.

Pero van a pasar todavía unos días antes de que usted se restablezca. Y en este momento, restringida a una silla, sintiéndose rígida y dolorida, usted sabe que la próxima vez que esté jugando con su hijita tratando de agarrarla tendrá cuidado de no pisar uno de sus patines.

Nada la puede hacer sentirse como si su cuerpo tuviera 110 años de edad como una lesión que la manda a la cama o la restringe a una silla. Pero sea que la lesión haya sido causada en un accidente automovilístico, una caída o un movimiento raro en un juego de vóleibol, prácticamente todos tenemos el riesgo de lesionarnos tarde o temprano.

Según el Consejo Nacional de Seguridad, las lesiones matan a aproximadamente 83.000 estadounidenses cada año, primordialmente debido a accidentes de tráfico o caídas. A pesar de lo que usted podría pensar, el riesgo no está limitado sólo a los ancianos. De hecho, más de la mitad de todas las muertes accidentales ocurren en las mujeres y los hombres que se encuentran entre los 25 y los 44 años de edad.

Pero la mayoría de nosotras no vamos a morir de lesiones o accidentes; sólo vamos a estar fuera de acción temporalmente. Y para las personas entre los 25 y los 44 años de edad, usualmente la causa es un músculo torcido o desgarrado debido a una lesión deportiva.

La conexión deportiva

Las lesiones deportivas resultan en 6.000 muertes al año. Las lesiones no fatales en actividades recreativas como el béisbol, softbol, basquetbol, fútbol americano y ciclismo ponen a más de dos millones de personas en las salas de urgencia cada año. Agregue a esto los números gigantes de torceduras y esguinces que se tratan en los vestidores deportivos, más las lesiones sufridas en docenas de otros deportes, y usted podrá entender por qué el Consejo Nacional de Seguridad estima que el número total de las lesiones en los deportes excede los tres millones cada año.

Las personas entre los 25 y los 64 años de edad representan más del 74 por ciento de todas las visitas a las salas de urgencia por lesiones en buceo, 68 por ciento por lesiones en squash, frontenis y frontón a pala, 51 por ciento por lesiones al andar a caballo, 45 por ciento de lesiones pescando, 44 por ciento de lesiones en tenis, 42 por ciento por lesiones en vóleibol y 40 por ciento por lesiones al levantar pesas.

¿Por qué se lesionan tantas personas en este grupo de edad? "Para cuando cumplen los 25 años de edad, las personas se han vuelto 'atletas de fin de semana' ", explica el doctor Stephen J. Nicholas, médico asociado de equipo para los *Jets* de Nueva York y director asociado del Instituto Nicholas de Medicina Deportiva y Lesiones Atléticas en el Hospital Lenox Hill en la ciudad de Nueva York. "Están más involucrados en el trabajo, y las exigencias sociales empiezan a tomar prioridad sobre el bienestar físico."

"Es como si uno tiene el cuerpo enyesado y se quita el yeso solamente los fines de semana", dice el doctor Nicholas. "Los músculos se acortan, se debilitan y se entiesan. Y ya no son capaces de funcionar a sus niveles óptimos."

Los estudios muestran que las mujeres tienen mayores probabilidades de sufrir lesiones en los tobillos, dice Christine Wells, Ph.D., miembro del Comité de Salvaguardas Competitivas y Aspectos Médicos de Deportes de la Asociación Nacional Atlética Colegial, y profesora de ciencia del ejercicio y educación física en la Universidad Estatal de Arizona, en Tempe. Las mujeres también se lesionan los hombros y las rodillas —los hombros primordialmente por los remates y lanzamientos en vóleibol, y las rodillas por una variedad de estiramientos y giros.

Ya que tanto las mujeres como los hombres probablemente van a disminuir sus actividades deportivas después de los 25 años, ambos tienen la misma posibilidad de que su cuerpo no vaya a estar en condiciones de hacer actividades atléticas intensas los fines de semana.

Desafortunadamente, ellos aún podrían creer que están en condiciones óptimas, dice el doctor Nicholas. Así que cuando hacen deporte como por ejemplo tenis los fines de semana, empujan a sus cuerpos como lo hacían antes cuando jugaban varias veces por semana.

¿El resultado? Los músculos se fatigan, se acalambran, se esfuerzan, y se estiran hasta el punto en que de hecho pueden desgarrarse, dice el doctor Nicholas.

Cómo reducir su riesgo

Es difícil frenarse cuando se está tratando de lograr esa última milla o punto, agrega el doctor Nicholas. Pero aquí está cómo puede ayudar a su cuerpo mantenerse a nivel y a reducir su riesgo de lesiones.

Tome un examen de escuela secundaria. Si usted es mayor de 25 años de edad y participa en deportes los fines de semana, programe un examen físico con el médico familiar que efectúa los exámenes físicos a los equipos de la escuela secundaria local, sugiere la doctora Rosemary Agostini, una doctora dentro del personal directivo en la Clínica Deportiva Virginia Mason y profesora asociada clínica de la Universidad de Washington, ambas en Seattle.

Pídale que le haga el mismo tipo de examen físico que ella les hace a los equipos locales de fútbol americano o basquetbol, incluyendo una revisión de sus lesiones deportivas anteriores. Las lesiones antiguas combinadas con un enfoque de "atleta apasionado de fin de semana", encuentran una manera de regresar y perseguirlo, a veces en una forma crónica, dice la doctora Agostini. Una doctora puede evaluar la posibilidad de que eso suceda y hacer sugerencias específicas para evitar que vuelva a lesionarse.

Balancee su dieta. "Algunas mujeres atletas se involucran tanto en el ejercicio que no se alimentan correctamente", dice la doctora Agostini. "No terminan con trastornos para comer, pero sí tienen hábitos desordenados de comer", en los cuales en una semana sólo comen pastas y verduras o solamente frutas en otra.

Pero usted no puede formar musculatura o mejorar su rendimiento sin comer una dieta balanceada, explica la doctora Agostini. La falta de calcio para formar huesos fuertes, la falta de hierro para crear glóbulos rojos de sangre o la falta de proteína para formar y mantener la musculatura puede no sólo sabotear su rendimiento pero también predisponerla a las lesiones.

Pida a la doctora que le hace su examen físico que le recomiende una especialista en nutrición de deportes cerca suyo. Y entonces desarrolle con ella un programa de alimentación que satisfaga sus necesidades particulares.

Vigile sus períodos. Algunas mujeres dejarán de menstruar cuando alcancen ciertos niveles de ejercicio, dice la doctora Agostini. Este nivel es diferente para cada una, pero indica un desequilibrio hormonal que debería ser evaluado y corregido. De lo contrario, dice la doctora Agostini, usted tiene un mayor riesgo de fracturas por estrés u osteoporosis prematura. Por ello, vea a su doctora si sus períodos se suspenden por más de tres ciclos.

Cambie los zapatos cada 500 millas. Los zapatos necesitan proporcionar un buen soporte y absorción de impacto para prevenir las lesiones, dice la doctora Agostini. Reemplácelos cada seis meses o 500 millas, lo que ocurra primero. Y recuerde que el tamaño de su pie probablemente será mayor después del embarazo. Así que obséquiese un par de zapatos nuevos cuando nazca el bebé.

Siga en movimiento. "Usted será capaz de reducir al mínimo las lesiones si se pone en un programa de ejercicio regular —uno que incluye 30 a 40 minutos diariamente o por lo menos tres a cuatro veces por semana", dice el doctor Nicholas. El objeto es que no le permita a su cuerpo cinco o seis días seguidos en que se entumezca.

Estírese. Empiece su programa de ejercicios con por lo menos 25 minutos de estiramientos cada vez que va a hacer ejercicio, dice el doctor Nicholas. Los músculos en las partes de atrás y enfrente de sus muslos —los tendones de la corva y los cuadríceps— más aquellos en la parte baja de la espalda son los más importantes que usted debe aflojar.

"Estos músculos, por lo general, no reciben ningún estiramiento durante el día a menos que usted específicamente decida hacerlo", dice el doctor Nicholas. "Y sin embargo, una de las causas más comunes de dolor en la parte baja de la espalda es la tensión de los tendones de la corva que causan una inclinación de la pelvis.

"Si usted puede mantener sus tendones de la corva relajados," agrega él, "usted podría reducir al mínimo no solamente los tirones a esos tendones o lesiones a las extremidades inferiores sino también el grado de dolor en la parte baja de la espalda que usted pudiera desarrollar en el futuro".

Haga trabajar a su cuerpo. Después de estirarse, haga cualquier ejercicio aeróbico —caminar, correr, saltar— que acelere el ritmo de su corazón y la haga respirar agitadamente —agitada, no jadeando— por 20 minutos, dice el doctor Nicholas.

La única excepción es durante el último trimestre del embarazo, agrega él, cuando "el cuerpo secreta una hormona llamada relaxina, la cual relaja las estructuras de los tejidos suaves del cuerpo al prepararlos para el parto". Desafortunadamente, ésta también afloja todos los ligamentos que mantienen unidas a sus articulaciones.

Está bien que usted continúe con sus ejercicios aeróbicos regulares siempre y cuando su médico lo haya autorizado, dice el doctor Nicholas. Pero, durante este período, usted no debe tratar de alcanzar sus mejores niveles personales, porque el esfuerzo adicional en sus articulaciones relajadas debido a la relaxina la hacen vulnerable a las lesiones.

Levante. Refuerce sus músculos al levantar por lo menos una cantidad mínima de peso, dice el doctor Nicholas. Consígase un entrenador atlético para que revise el examen y las recomendaciones de su doctora y para que le recomiende y determine los pesos específicos y el número de repeticiones que usted debería hacer. Y no se olvide de estirarse antes de hacer ejercicio.

Las mujeres en el último trimestre de embarazo deberían evitar las pesas por completo. La relaxina más el esfuerzo en las articulaciones por las pesas pueden predisponerla a una lesión.

Active sus relaciones. "Yo estaba platicando con un amigo mío el otro día, y ambos admitimos que al envejecer, siempre hay algo que se interpone para que hagamos ejercicio", dice el doctor Nicholas. "Uno tiene que encontrarse con alguien para un trago, o está tratando de ver algo sobre una hipoteca, un paciente o los niños."

Pero si usted arregla encontrarse con las amistades para un juego de tenis en lugar de tomar un trago o lleva a los niños a la pista de hielo en lugar de al cine, dice él, tiene muchas más probabilidades de hacer el ejercicio adicional que necesita para mantenerse relajada y libre de lesiones.

Cuando usted comete un error

No importa cuán cuidadosamente mantiene usted a su cuerpo en forma, de vez en cuando usted va a estirar o forzar algo cuando gira para el lado equivocado, hace más intenso su programa de ejercicio o simplemente se tropieza con sus propios pies.

Por ello aquí está lo que el doctor Nicholas le recomienda hacer acerca de un ligamento, tendón o músculo estirado o forzado.

Pruebe un poco de "*RICE*". Aunque "RICE" significa "arroz" en inglés, no le estamos diciendo que debe literalmente comer arroz, porque RICE también es una sigla para "*Rest*", "*Ice*", "*Compression*", y "*Elevation*", que son cuatro tratamientos fundamentales para cualquier lesión nueva que sufra, según el doctor Nicholas. "*Rest*" significa reposo; "*Ice*" es hielo; "*Compression*" es compresión; finalmente, "*Elevation*" es elevación. La idea es reducir al mínimo la inflamación que se produzca. Es la inflamación la que produce el hinchazón que provoca el dolor, el cual puede limitar su movimiento.

"Aplique hielo sobre la lesión por tres o cuatro días", dice el doctor Nicholas. "Aplíquelo 20 minutos por cada hora en que está despierta." Después envuelva una banda elástica alrededor del área lesionada, y entonces eleve el músculo lesionado.

Tome ibuprofen. "Yo también les digo a las personas que tomen *Advil* si no tienen problemas estomacales", dice el doctor Nicholas. Eso también reduce la inflamación. Simplemente siga las instrucciones en el paquete.

Use calor húmedo. Una vez que usted se ha aplicado el método "RICE" por tres o cuatro días, es tiempo de hacer algo para recuperar sus funciones normales y evitar que el área lesionada se vuelva un problema crónico, dice el doctor Nicholas.

La dificultad es que después de tres o cuatro días, la sangre seca de las fibras de un músculo desgarrado o traumatizado se ha fijado en el sitio lesionado.

"Necesitamos sacarla fuera del área", dice el doctor Nicholas. "Entonces empezamos con lo que llamamos el programa de calor húmedo. Envolvemos una toalla templada, húmeda alrededor del área lesionada, ponemos plástico —el tipo de bolsa plástica que le dan en la tintorería— alrededor de la toalla para proporcionar aislamiento, y entonces ponemos encima una almohadilla de calor.

"La dejamos así por aproximadamente una hora y media, tres veces al día, teniendo cuidado de no quemar la piel", agrega él. "Esto va a derretir la sangre seca en el área lesionada, traerá la sangre a la superficie y ayudará al cuerpo a absorberla."

"Esto también ayuda con el proceso de curación al aflojar los músculos."

Vuelva a estirar los músculos lesionados. Una vez que un músculo se ha lesionado, tanto éste como los músculos a su alrededor se contraen y se hacen más cortos, dice el doctor Nicholas. Así que antes de que usted reanude sus ejercicios normales, tiene que volver a estirar los músculos hasta que recuperen su longitud normal cuando están en descanso. Pida a una entrenadora atlética que le diga qué estiramientos sugiere ella para su lesión en particular.

"Si usted no recupera esa longitud en descanso, usted estará más propensa a tirones crónicos que pueden volver una y otra vez", dice el doctor Nicholas.

Caídas en el trabajo

Las lesiones deportivas pueden ser costosas en términos de tiempo, dolor y fastidio, pero las caídas tienen más probabilidades de ocasionar la muerte. Y no solamente a las personas mayores. En un año casi 1.100 hombres y mujeres entre los 25 y los 44 años de edad murieron por caídas.

Mientras que las caídas que ocurren en el hogar probablemente le ocurrirán a las personas mayores con vista defectuosa o usando calzado muy flojo, las caídas de hombres y mujeres entre los 25 y los 44 años de edad van a ocurrir probablemente en el trabajo, dice el investigador John Britt, R.N., coordinador estatal para prevenir lesiones, en el Hospital Harborview, en Seattle.

Las personas se caen cuando se están moviendo de una altura a otra cuando están usando todo tipo de cosas desde escaleras y tablados hasta escaleras de mano y vigas, según los expertos en seguridad en la Administración de Seguridad Ocupacional y Salubridad (o *OSHA*, por sus siglas en inglés), en Washington, D.C. Los pasamanos se pueden interrumpir inesperadamente antes del último escalón, los escenarios movibles pueden no estar sujetos con abrazaderas en algunas partes de los tablados, las cuerdas de seguridad pueden estar desgarradas o desgastadas en las escaleras de mano, las herramientas se pueden haber quedado en las vigas sin darse cuenta.

¿Quiere usted asegurarse de que no será la próxima en caerse cabeza para abajo en el trabajo? Aquí está cómo Britt dice que usted puede reducir ese riesgo.

Localice al responsable de las caídas. Cada empresa tiene a alguien cuya responsabilidad es hacer informes detallados sobre accidentes a las compañías de seguros, comités de seguridad y la agencia de compensación al trabajador, dice Britt. Encuentre a esa persona. Y entonces pregúntele cuándo y dónde ocurrió cada lesión durante los últimos 12 meses. Asegúrese entonces de no caer en las mismas trampas en que los otros cayeron.

Haga visible a lo invisible. La gente tiende a prestar atención a los detalles pequeños ignorando los grandes, dice OSHA. Ven la pequeña navaja *X-acto* que puede rebanar sus dedos en el cuarto de producción artística pero no ven el charco de tinta que puede causar que se resbalen.

Entre en cualquier cuarto en su lugar de trabajo, párese en una esquina y busque cualquier cosa con que pueda tropezarse o que de alguna forma pueda lesionarla. Informe entonces del riesgo a la gerencia o corríjalo usted misma.

Deje los tacones en casa. Si su compañía sugiere que use zapatos bajos, suelas antideslizantes, botas u otro calzado diseñado para evitar que usted se caiga en el trabajo, hágalo.

Allane el camino

Muchos de los hombres y las mujeres que sobreviven los 10 millones o algo así de accidentes de tráfico en los Estados Unidos cada año no pueden ya esperar la compasión automática por parte de sus amistades y compañeros de trabajo.

En lugar de eso, dice Britt, la narración de sus accidentes será probablemente recibida con las preguntas "¿Tenías puesto tu cinturón de seguridad?" o "¿Hiciste una parada en el bar (cantina) antes de conducir a tu casa?"

"Ha habido un cambio sutil en la opinión pública acerca de los accidentes de tráfico en los últimos dos años", explica Britt. La gente solía sentir lástima por las víctimas de accidentes. Pero hoy —en parte debido a los programas nacionales de seguridad y los grupos de ciudadanos tales como Madres en Contra de Choferes Ebrios— existe más un sentimiento de que los accidentes son previsibles.

¿Qué puede usted hacer? Aquí hay tres estrategias que Britt considera que le ayudarán a prevenir —o sobrevivir— accidentes de vehículos motorizados.

Evite el alcohol. Los estudios de seguridad indican que entre el 40 y el 50 por ciento de todos los accidentes fatales incluyen conductores borrachos, dice Britt. Lo más probable es que el alcohol esté involucrado en los accidentes fatales con conductores adultos del sexo masculino entre los 20 y los 55 años de edad. Y mientras más violento haya sido el accidente, más probable es que un borracho iba detrás del volante. Así que no beba antes de conducir.

Esté alerta los viernes y sábados. Un tercio de todos los accidentes fatales ocurren entre las seis de la tarde y las seis de la mañana de los viernes y sábados, informan los investigadores. Así que esté particularmente alerta durante ese tiempo.

Use cinturones de seguridad para cintura y hombros. Muchas personas no usan cinturones de seguridad en la creencia errónea de que tienen un menor riesgo de lesionarse si están "libres" para salir del coche rápidamente. Desafortunadamente, estas son las personas que tienen las menores probabilidades de salir de sus coches en lo absoluto. Un estudio de la Administración Nacional de Seguridad en el Tráfico de las Carreteras indica que cuando se llevan correctamente, los cinturones para cintura y hombros reducen por un 45 por ciento las probabilidades de muerte de los ocupantes en un accidente.

MANCHAS DE LA EDAD

Qué hacer cuando el daño ya está hecho

Ella era una mujer muy atractiva de cierta edad. Estaba en forma y era esbelta, y era obvio que se cuidaba el cutis. Usted admiraba su estilo, su porte, su maquillaje. Envejecer no sería tan malo si una pudiera verse así de bien, usted pensó. Entonces, de pronto, usted notó sus manos. Estaban cubiertas de manchas cafés. ¡Uy, qué feas!

Uno de estos días, puede ser que se sorprenda mirando sus propias manos con cierta preocupación. Hasta ahora son sólo unas cuantas, pero allí están. Manchas de la edad. Manchas del hígado. Léntigos de sol. Pero, no importa cómo les llame: le están añadiendo años innecesarios a su apariencia, y son una razón por la cual sus manos pueden revelar su edad. Pero hoy en día, usted puede hacer mucho más acerca de las manchas de la edad que simplemente contarlas cuando aparecen.

Distinga entre sus manchas

Primero, usted necesita determinar qué es una mancha de la edad y qué no lo es. Hay varios tipos de estas manchas desagradables, pero hay una causa que es común a todas ellas, según los médicos, y esta es el daño causado por el sol. Posiblemente usted expuso su piel sin protegerla de los rayos ultravioleta, ya sea en un establecimiento para broncearse, una lámpara solar o años de asolearse sin ponerse loción antisolar. En respuesta, su piel ha tratado de protegerse por sí misma produciendo una superabundancia de melanina —las células pigmentadas en su piel— en manchas disparejas.

¿Cuál es la diferencia entre manchas de la edad y pecas? Las pecas aparecen cuando usted es joven, son más numerosas en el verano y tienden a desaparecer con la edad, dice el doctor Nicholas Lowe, profesor de dermatología en la Escuela de Medicina UCLA, de la Universidad de California, en Los Ángeles. Las manchas de la edad empeoran, y no desaparecen.

Si usted estuvo bajo el sol mientras se encontraba embarazada, se le puede haber desarrollado la "máscara del embarazo", una mancha que va de pálida a oscura en la piel. Esta no es una mancha de la edad. Propiamente llamada melasma, estas manchas aparecen a menudo en la cara y podrían desaparecer por sí solas.

Causas químicas

Ciertas substancias que entran en contacto con su piel pueden causar manchas de la edad, dice la doctora Karen Burke, una dermatóloga con práctica privada en la ciudad de Nueva York. Los químicos llamados *psoralens* están presentes en alimentos como el perejil, limas y chirivías. Cuando usted maneja estos alimentos y después sale al sol, su piel puede estar más sensible y quemarse más fácilmente donde los *psoralens* la tocaron. Cuando las pequeñas ampollas causadas por las quemaduras se han curado, puede ser que en su lugar aparezcan manchas de la edad.

Algunos antibióticos como la tetraciclina (*Achromycin*), algunos diuréticos (píldoras de agua) y las medicinas antisicóticas como la cloropromazina (*Thorazine*) también causarán que su piel produzca manchas de la edad cuando no está protegida contra el sol, dice la doctora Burke.

Y si su fragancia o loción favorita contiene almizcle o aceite de bergamota, los cuales son ingredientes comunes de perfumes, pueden darle a usted algo más que un aroma encantador. Cuando los perfumes o lociones que contienen estos ingredientes se aplican a las áreas expuestas al sol, pueden producir manchas de edad, dice la doctora Burke.

Más vale prevenir que curar

Lo más importante que usted puede hacer para detener la formación de nuevas manchas de la edad es usar loción antisolar —todo el tiempo. Y una onza (28 g) es todo lo que se necesita, dicen los dermatólogos.

Úsela diariamente. "Empiece a usar una loción antisolar con factor SPF 15 o más alto, diariamente", dice el doctor John E. Wolf, Jr., profesor y presidente del departamento de dermatología de la Universidad Baylor de Medicina en Houston. ¿Qué es SPF? Son las siglas de *sun protection factor* (factor de protección solar). SPF 15, por ejemplo, quiere decir que usted puede estar en el sol 15 veces más tiempo antes de empezar a quemarse que si no se hubiera puesto la loción.

"Aplíquela al dorso de sus manos y a su cara como primera cosa en la mañana, antes de ponerse cualquier humectante o maquillaje", dice el doctor Wolf. "Después de lavarse las manos, no se olvide de volverse a poner la loción. Si usted nota el principio de manchas de la edad o melasma, cambie a una loción antisolar con un factor más alto que el que está usando actualmente."

Y recuerde que si usted no está preparada para usar loción antisolar diaria-mente, todo el año, realmente no tiene sentido que se trate sus manchas de la edad, dice el doctor Lowe. Sin una loción antisolar diaria, "en unos meses su piel volverá a estar como estaba antes", dice.

Lávese. Lávese las manos minuciosamente después de manejar alimentos que contienen *psoralens* y vuélvase a poner loción antisolar antes de salir otra vez, dice la doctora Burke.

Perfúmese en un lugar "oscuro". Póngase su perfume o loción en áreas de su piel que no estén expuestas al sol, sugiere la doctora Burke.

Quitamanchas

Lo más importante que usted puede hacer acerca de las manchas de la edad es asegurarse primero que no son lesiones precancerosas, dice el doctor Wolf. "Si una mancha café aparece de la nada, o una de las antiguas manchas súbi-tamente cambia de forma, se levanta o sangra, haga que un dermatólogo la examine para tener la certeza de que no se trata de un melanoma prematuro", dice. El número de casos de melanomas, una forma potencialmente fatal de cáncer de la piel, está aumentando más rápidamente que cualquier otro tipo de cáncer. (Para más información sobre melanomas, vea Cáncer de la piel, en la página 100).

Si usted tiene sólo unas cuantas manchas que no son demasiado oscuras, puede probar con un remedio que se puede comprar sin receta. Pero para un montón de persistentes manchas de la edad, su dermatólogo tiene varios trata-mientos muy efectivos.

Deshágase de ellas blanqueándolas. Diríjase al pasillo en su botica favo-rita donde están los productos para el cuidado del cabello para encontrar ayuda sin necesidad de receta. Toma tiempo, pero un producto para decolorar el cabello que es por lo menos 30 por ciento agua oxigenada puede ayudar a hacer que se desvanezcan las manchas de la edad pequeñas. Los productos con el más alto porcentaje de agua oxigenada son para los tonos rubios, como son *Nice'n Easy 97* y *98* y *Ultress 24, 25* y *26*. La doctora Burke sugiere usar un algodón humedecido en el agua oxigenada. Puede ser que necesite usarlo diariamente por varias semanas.

Trate con una crema desvanecedora. No estamos bromeando. Posible-mente usted se acuerda de los anuncios para *"Porcelana, the Fade Cream"* (Porcelana, la crema desvanecedora). Todavía se puede encontrar —y puede ser justamente lo que funcione. Porcelana y otras cremas, incluyendo las cremas desvanecedoras *Esotérica* y *Palmer's Skin Success*, contienen hidroquinona, que interfiere con la producción de melanina de su piel. La doctora Burke indica sin embargo, que estos productos funcionan lentamente. Las preparaciones de hidroquinona más fuertes, sujetas a receta, pueden lograr resultados más rápida-mente.

Busque una solución más fuerte. *Melanex* y *Eldoquin*, cremas que contie-nen hidroquinona con una fuerza sujeta a receta, pueden alcanzar buenos resultados para hacer desaparecer sus manchas de la edad más grandes y más tenaces. *Tretinoin* (*Retin-A*), que viene en crema o jalea, es otro removedor potencial de manchas de la edad, aunque normalmente se usa contra el acné y las arrugas. La *Retin-A* regresa gradualmente la piel a su condición normal, haciendo que las manchas de la edad desaparezcan. A discreción de su médico, se puede usar en combinación con hidroquinona, dice la doctora Burke.

Considere una descamación o congelamiento. Su dermatólogo puede probar con ácido tricloroacético, que es usado a menudo para descamaciónes (*peelings*) químicas y es bastante efectivo sobre manchas de la edad. Podría ser una buena elección para sólo algunas cuantas manchas que no sean demasiado oscuras, dice el doctor Wolf. Otra alternativa es congelar las manchas con nitrógeno líquido. Con estos tratamientos, que deben efectuarse en el consultorio de un médico, hay cierto riesgo de que los químicos funcionen demasiado bien, dejando manchas blancas sin pigmentación donde antes estaban las manchas de la edad, dice.

Aprenda acerca de láser. Usado por un médico muy hábil, el rayo láser es la solución de alta técnica para las manchas de la edad, dice el doctor Lowe. Es, también, la más cara. "La gran ventaja acerca del tratamiento por láser de este problema es que en las manos de un experto, usted no corre el riesgo de tener manchas blancas donde antes estaban las manchas oscuras", dice. Pregunte a su dermatólogo si es que el tratamiento láser está disponible. ¿Le dolerá? Sólo por un instante. Y, según el doctor Lowe, el dolor es similar a cuando le pegan a una en la piel con una liga elástica.

Recuerde que con todos estos tratamientos, es esencial seguir usando loción antisolar. De lo contrario, seguramente se formarán nuevas manchas de la edad.

MEMORIA

Olvídese de este mito del envejecimiento

Usted siempre ha manejado su casa con la eficiencia de un general con sus tropas. Puede ir a la tienda, y, casi sin mirar la lista, comprar todo lo necesario para la casa, desde el champú que está en venta especial hasta el cereal favorito de su hijo más pequeño. Pero recientemente, se ha olvidado de algunas cosas. El vestido que tenía que coser para su hija, la cuenta del teléfono, el regalo que había que comprar para su amiga —todo esto se le fue de la mente esta semana. ¿Serán estas faltas de memoria, como dice su hija en broma, una señal que usted se está "poniendo vieja"?

"No hay duda: cuando se le olvidan las cosas, usted se siente como si su mente se le estuviera escapando", dice Douglas Herrmann, Ph.D., un investigador de la memoria en el Centro Nacional para Estadísticas de la Salud, en Washington, D.C., y autor de *Super Memory* (Super memoria).

Pero el doctor Herrmann dice que hay bastante motivo para ser optimista. Posiblemente usted necesite poner un poco más de atención en su memoria, pero probablemente todavía es completamente funcional. "Lo más factible es que usted no esté perdiendo la memoria", dice él. "Con un poco más de enfoque y un poco de trabajo, su memoria será tan buena como lo fue en su adolescencia o en la década de los veinte años —posiblemente aún mejor."

Todavía un área oscura

Los expertos aún no saben realmente cómo es que almacenamos y recordamos información. Una teoría mantiene que las personas pueden guardar recuerdos en forma holográfica y tridimensional, usando redes de neuronas y reacciones químicas para tener acceso al sistema. Lo que sí saben los investigadores es que

---

Sea una rutinera

¿Está siempre perdiendo sus llaves? Designe un lugar para ellas en su casa u oficina. Si usted pone sus llaves —o anteojos (gafas) u otras cosas— en el mismo lugar todos los días, siempre va a saber dónde están, dice Douglas Herrmann, Ph.D., un investigador de la memoria en el Centro Nacional para Estadísticas de la Salud, en Washington, D.C., y autor de *Super Memory* (Super memoria).

---

uno puede llegar al mismo recuerdo a través de una cantidad de senderos diferentes. Los olores pueden activar un recuerdo, tal y como lo hace una visión, palabra o frase familiar.

La mayoría de los científicos descomponen la memoria en tres partes. La primera es la memoria de trabajo, llamada también la memoria de bloc para apuntes. El doctor Herrmann dice que las personas usan ésta para recordar números de teléfono u otra información que necesitan por un período muy corto de tiempo —por lo general cerca de un minuto. Y entonces generalmente se la olvidan.

La memoria de alcance medio o intermedia, guarda toda la información que usted absorbe consciente o inconscientemente durante las últimas horas o días. Eventualmente, usted olvida esas cosas porque no eran importantes (¿qué desayunó hace tres días?) o las transfiere a la memoria de largo alcance. Allí, usted almacena recuerdos permanentes, como son las direcciones y los nombres importantes, la receta de mamá para hacer flan y los recuerdos de las mañanas de Navidad durante su niñez.

Por años, los estudios siempre mostraron que las memorias de bloc de apuntes y de alcance medio empiezan a declinar relativamente temprano en la vida —aun en la década de sus 40 años de edad. Pero esa investigación tenía fallas, dice el doctor Herrmann. La nueva evidencia muestra que usted probablemente no va a sufrir de una pérdida seria de memoria hasta bien entrada en las décadas de sus sesenta o setenta años, dice él.

Entonces, ¿por qué se le están olvidando más cosas ahora que antes? El estrés puede ser el culpable. "Su capacidad para concentrarse y tomar decisiones, junto con su memoria de corto plazo, puede ser una de las primeras áreas del funcionamiento mental que el estrés ataca", dice el doctor Paul J. Rosch, presidente del Instituto Norteamericano del Estrés, en Yonkers, Nueva York. Y trate de no preocuparse acerca de olvidarse de las cosas; el doctor Herrmann indica que la ansiedad acerca de la memoria hace aún más difícil recordar.

Y también existe la simple sobrecarga sensorial. Cuando la vida la jala en cinco direcciones diferentes a la vez, dice el doctor Herrmann, usted tiene menos posibilidad de concentrarse en detalles. "Y mientras menos preste usted atención, menos será lo que usted va a recordar", dice él.

Para la mayoría de las mujeres, la pérdida de la memoria nunca ha sido un problema serio. Pero algunas enfermedades, más notablemente la de Alzheimer, conducen a un problema directo de la memoria. Si a usted se le olvidan citas importantes en el trabajo, no puede recordar los nombres de miembros de su familia o de buenos amigos, o se vuelve seriamente desorientada o confundida, vea a un doctor, dice el doctor Francis Pirozzolo, un neurosicólogo en el Colegio de Medicina de Baylor, en Houston.

Mantenga esa idea

Su cerebro no es una computadora. Usted no puede ir corriendo a la tienda y comprar más memoria; usted tiene que aprender a usar la que tiene.

Afortunadamente, usted tiene bastante lugar para almacenamiento. Aquí está cómo sacar el mayor provecho de éste.

Ejercite su mente. El ejercicio regular puede darle un impulso a su memoria. En un estudio, las personas que tomaron una clase aeróbica acuática de nueve semanas tuvieron una mejor puntuación en las pruebas generales de la memoria que un grupo similar que no había hecho ejercicio. "El ejercicio aeróbico puede haber aumentado la eficiencia del oxígeno al cerebro", dice el coautor del estudio, Richard Gordin, Ph.D., profesor en el Departamento de Salud, Educación Física y Recreación de la Universidad Estatal de Utah, en Logan.

El doctor Gordin hace hincapié en que los resultados son preliminares. Pero están llegando otros estudios con hallazgos similares. Y además, tenemos los

---

Hágala pedazos

Las computadoras recuerdan información en pequeñas partes, o *bytes*. Esa también es la mejor manera en que usted puede hacerlo, según el doctor Francis Pirozzolo, un neurosicólogo en el Colegio de Medicina de Baylor, en Houston.

El proceso se llama despedazar. Ya que su mente recuerda cosas en grupos de cinco a nueve, desglose las listas en segmentos de ese tamaño. Es mucho más fácil recordar cinco grupos con cinco artículos que recordar una lista de 25 artículos, dice el doctor Pirozzolo. Y si usted puede agrupar juntas cosas similares —frutas en una lista, productos de papel en otra— le irá aún mejor.

beneficios adicionales de un menor riesgo de enfermedades del corazón y derrames cerebrales y todos los otros provechosos efectos secundarios del ejercicio.

Preste atención. Esta es la ayuda más básica —y más olvidada— para la memoria. No espere memorizar la línea de productos de un cliente mientras que está hablando con otro en una llamada de larga distancia. No espere recordar el nombre de una persona si está pensando qué es lo que va a comer para el almuerzo cuando está haciendo sus presentaciones.

"Es sencillo", dice el doctor Herrmann, "Enfóquese, enfóquese, enfóquese. Si no se registra inicialmente en su cerebro, no hay posibilidad de recordarla después." Así que cuando tenga que recordar información clave, deje todo lo que está haciendo y pase un par de minutos concentrándose. Luego siga con la próxima tarea.

Consúltelo con la almohada. Una buena noche de descanso hará mucho por su memoria. La investigación muestra que las personas a quienes se les despierta cuando están soñando dejan de procesar memorias del día anterior y por lo tanto se olvidan más. El doctor Herrmann también dice que el sueño regular le permite recargarse a todo su cuerpo, haciéndola a usted más alerta y atenta al detalle. "Y evite las píldoras para dormir", dice él. "Usted no va a tener la misma calidad de sueño, y tiene menos probabilidades de recordar cosas al día siguiente."

Un consejo más: si usted estudia o trabaja por la noche, váyase a dormir tan pronto como termine. Si después va a salir a tomar un trago o un café, o se queda por un rato para ver las noticias, le será más difícil recordar la información al día siguiente.

Sea selectiva. Hemos inventado directorios telefónicos, libros de direcciones, archivos en la computadora, lápices, plumas y esos pequeños blocs

---

Hágalo poco a poco

Usted recordará información por más tiempo si la absorbe gradualmente en lugar de toda de una sola vez, según Harry P. Bahrick, Ph.D., profesor de sicología en la Universidad de Ohio Wesleyan, en Delaware, Ohio. En un estudio que duró ocho años, él encontró que la gente que practicaba su vocabulario de español una vez al mes recordaba cuatro veces más palabras que la gente que lo practicaba diariamente. El doctor Bahrick dice que el principio funciona de la misma manera para las habilidades físicas. "Si yo estuviera aprendiendo a jugar golf, practicaría una hora a la semana por siete semanas en lugar de una hora al día por siete días", dice él.

FÁCIL de recordar

Usted tiene que fregar los platos, arrancar unas malas hierbas de su jardín, comprar cebollas, ir a pagar una cuenta y lavar ropa. Para acordarse de esta lista, trate de formar una palabra usando la primera letra de cada cosa. En este caso, la palabra que se forma es "FÁCIL". Esto se llama mnemotecnia, según el doctor Francis Pirozzolo, un neurosicólogo en el Colegio de Medicina de Baylor, en Houston. Si usted convierte la información en una forma familiar, como es una palabra simple, tiene más probabilidades de recordarla, dice él.

adhesivos amarillos —todo para ayudarnos a recordar las cosas. Úselos entonces. "¿Para qué tratar de memorizar listas gigantescas de compras si simplemente las puede escribir?", pregunta el doctor Pirozzolo. "Si usted es una persona ocupada con muchas cosas que recordar, hacer listas le deja la memoria libre para recordar cosas más importantes."

Rompa el estereotipo. Los estudios muestran que muchas mujeres creen que los miembros de su mismo sexo son buenas para recordar "cosas femeninas" como por ejemplo, las listas de compras, y malas para recordar "cosas masculinas" como las direcciones. No es cierto. La investigación del doctor Herrmann muestra que las mujeres y los hombres tienen una capacidad de memoria parecida pero algunas veces la aplican en forma diferente debido a los persistentes estereotipos sociales. Si usted quiere mejorar cualquier área de su memoria —con las listas de compras, direcciones o cualquiera otra cosa— el doctor Herrmann sugiere que practique. "Esa es la única forma de volverse mejor en eso", dice él.

No se le olviden sus minerales. No hay nada mejor para su memoria que una dieta balanceada y saludable con bastantes frutas y verduras, dice el doctor Herrmann. También hay pruebas que manteniendo su consumo de cinc y boro puede revivir su memoria, según James G. Penland, Ph.D., sicólogo investigador con el Centro Grand Forks de Investigación de la Nutrición Humana en el Departamento de Agricultura de los Estados Unidos, en Dakota del Norte. Un estudio mostró que las mujeres en dietas bajas en cinc tuvieron una puntuación más baja en memoria a corto plazo que cuando tomaban la Asignación Dietética Recomendada de 12 miligramos. Una media docena de ostras al vapor le dan a usted la cantidad enorme de 76,4 miligramos de cinc. Otras buenas fuentes incluyen el germen de trigo, las carnes magras, y las semillas de calabaza y de *squash*.

Enfóquese en dos a la vez

¿Está obligada a veces a recordar información en medio del caos en la casa o el trabajo? La práctica puede ayudar. Ponga el volumen del televisor alto y trate de concentrarse en otra cosa por unos minutos, por ejemplo leer un libro o memorizar un número telefónico. Esto le ayudará a superar el ruido de fondo y poner atención, dice Douglas Herrmann, Ph.D., un investigador de la memoria en el Centro Nacional para Estadísticas de la Salud, en Washington, D.C., y autor de *Super Memory* (Super memoria). Usted también puede tratar de ver dos televisores al mismo tiempo. Eso la obliga a poner atención solamente en la información importante y le ayuda a afinar su concentración.

Lo mismo sucede con el boro, el cual su cuerpo necesita en cantidades pequeñas. Las mujeres que tomaron dietas altas en boro de cerca de tres miligramos por día tuvieron puntuaciones más altas en las pruebas de atención y memoria. Esa es la misma cantidad que usted encontrará en tres manzanas. Otras buenas fuentes de boro incluyen las ciruelas, los dátiles, las pasas y los cacahuates (maníes).

El doctor Penland hace notar que estos estudios muestran que usted estará en mejores condiciones tomando los niveles recomendados de boro y cinc que si usted toma niveles más bajos. Pero eso no significa que tomando altas dosis de los dos hará que su memoria mejore aún más; el comprobar eso requerirá más estudio.

Suspenda el café. La cafeína es un asesino probado de la memoria, dice el doctor Herrmann. Más de una taza durante el día de trabajo probablemente la estimulará demasiado y le hará más difícil concentrarse. "Es completamente un mito que el café le ayuda a recordar. Puede mantenerla despierta, pero destruyendo su sueño usted recordará aún menos", dice el doctor Herrmann.

Fumar provoca el mismo problema de estímulo en exceso, dice el doctor Herrmann. Y el alcohol, aun un trago, reduce la capacidad de las células individuales del cerebro para procesar y almacenar información. Beber por tiempo prolongado también mata a las células del cerebro, dice el doctor Herrmann.

Ignore las curas milagrosas. Una gran cantidad de píldoras y polvos se anuncian como "estimulantes milagrosos de la memoria". Estos no funcionan, según Thomas H. Crook, Ph.D., un sicólogo clínico y presidente de las Clínicas de Evaluación de Memoria, con base en Bethesda, Maryland. Ha habido una investigación prometedora sobre las drogas para mejorar la memoria, pero el doctor Crook dice que nada en el mercado hoy en día ayudará. "Estos realmente son nada más que suplementos nutritivos disfrazados de curaciones", dice él.

MIGRAÑAS

Cómo evitar estos dolores de cabeza

Entre los niños, su esposo y el trabajo, esta semana que acaba de pasar parece que duró un año. Pero es viernes, los niños están durmiendo y su esposo está trabajando el turno de noche. Finalmente, usted tiene un poco de paz. Prende el televisor para mirar su novela favorita. A estas alturas, usted está harta de la cocina, por lo tanto está comiéndose una comida china que ordenó. Y para celebrar que sobrevivió esta semana de ajetreo, prueba un poco de vino tinto que quedó de la fiesta del año nuevo. Bueno, después de enterarse si Pedro vuelve con María aunque ella está embarazada con el hijo de Francisco y quedarse asombrada porque el nuevo novio de Filomena es en realidad el hijo que nunca conoció, usted se duerme, cansada pero contenta.

Se levanta al día siguiente y ¡son las doce del mediodía! Ha dormido toda la mañana, pero en vez de sentirse refrescada y llena de energía, se siente mareada, está sudada y tiene náusea. Está sufriendo los dolores de una migraña, y en vez de ser un alivio, el fin de semana se ha convertido en una pesadilla.

Dieciocho millones de mujeres estadounidenses regularmente sufren de migrañas, y la mayoría son mujeres entre los 30 y los 45 años de edad. El estrés, ciertos alimentos y bebidas y una alteración en los patrones de sueño causan migrañas, pero el 60 por ciento de todas las migrañas que sufren las mujeres están relacionadas con el ciclo menstrual. Estos dolores de cabeza están causados por cambios hormonales antes y durante la menstruación, dice el doctor Seymour Diamond, director de la Clínica Diamond para dolores de Cabeza, en Chicago, y director ejecutivo de la Fundación Nacional de Dolores de Cabeza. Más de la mitad de todas las mujeres que sufren migrañas dejarán de tener los dolores de cabeza después de la menopausia, agrega él.

Pero no importa cuál es la causa, millones de nosotras estamos desperdiciando los años más productivos de nuestras vidas viviendo con el temor del

La receta para relajarse

Ese martilleo entre sus oídos puede estar diciéndole algo: relájese.

La Fundación Nacional para el Dolor de Cabeza informa que el 50 por ciento de las migrañas ocurren inmediatamente después de un período de estrés fuera de lo normal. Para combatir el estrés, los doctores pueden recetar hipnosis, *biofeedback* (donde se le conecta con cables a un monitor y se le enseña a relajar partes de su cuerpo) y otras técnicas de relajación, según el director ejecutivo de la fundación, el doctor Seymour Diamond, quien también es director de la Clínica Diamond para Dolores de Cabeza, en Chicago.

Si usted está buscando una forma de vencer al estrés, el doctor Diamond sugiere este ejercicio de relajación para hacer en casa, el cual no debería tomar más de cuatro a cinco minutos para completarlo.

Siéntese cómodamente en una silla. Deje que todos sus músculos se aflojen y se vuelvan pesados.

1. Frunza el ceño. Arrugue la frente y después alísela. Imagine que tanto su frente como su cuero cabelludo se vuelven más suaves al aumentar la relajación.

---

ataque de una migraña. Cuando el temido dolor azota, nos encontramos nosotras mismas hechas un ovillo en un cuarto oscuro por horas o aun días, deseando que regresaran esos días de nuestra juventud en que podíamos comer y beber lo que se nos viniera en gana, quedarnos despiertas para ver la salida del sol y no pagar por lo que hicimos.

"Una migraña es dolorosa, indeseable y a veces debilitante", dice el doctor Diamond. "Las personas no son capaces de hacer mucho hasta que desaparece."

¡Ay... cómo duele!

Las migrañas empiezan cuando los vasos sanguíneos en su cabeza se contraen por un período de 15 minutos a una hora y luego se expanden rápidamente, dice el doctor Diamond. Se cree que el culpable en este proceso es la serotonina, una substancia parecida a una hormona producida por las plaquetas de la sangre.

Cuando usted provoca una secreción de serotonina —al comer ciertos alimentos, tomar ciertas bebidas, estresándose o algunas veces sólo por dormir demasiado— los vasos sanguíneos en su cabeza se estrechan. Cuando los riñones procesan la serotonina el nivel de esta substancia parecida a la hormona se

Ahora frunza el ceño, arrugue las cejas, y sienta la tensión. Relaje la tensión otra vez. Alise la frente una vez más.

2. Cierre y apriete. Ahora cierre los ojos más y más apretados. Sienta la tensión, entonces descanse los ojos. Mantenga sus ojos cerrados ligeramente, cómodamente, y note la relajación.

Ahora apriete los dientes. Sienta la tensión a través de la mandíbula y entonces relájese.

3. Empuje y gire. Empuje su cabeza hacia atrás lo más que pueda, y sienta la tensión en su cuello. Gire la cabeza hacia la derecha y sienta como la tensión cambia; ahora haga girar su cabeza hacia la izquierda.

Enderece la cabeza, muévala hacia adelante y presione la barbilla contra el pecho. Deje que la cabeza regrese a una posición cómoda y sienta la relajación.

Encójase de hombros y mantenga la tensión. Deje caer los hombros y sienta la relajación. Mueva los hombros hacia arriba, hacia adelante y hacia atrás. Sienta la tensión en los hombros y en la parte superior de la espalda. Deje caer los hombros una vez más y relájese.

reduce, los vasos se dilatan en forma rápida, presionando los nervios circundantes y causando dolor e inflamación. El doctor Diamond dice que el dolor puede durar horas o días porque la inflamación persiste aun después de que los vasos sanguíneos han regresado a la normalidad.

Cerca de una en cada cinco personas que sufre migrañas experimenta un "aura" minutos antes de la aparición del dolor de cabeza. Las mujeres reportan ver destellos de luz y dibujos en zigzag, y algunas veces experimentan dificultad para hablar, confusión y adormecimiento en sus rostros y extremidades, según el doctor Diamond.

Cómo evitar el dolor

Los tratamientos para las migrañas han adelantado mucho durante los últimos 8.500 años. (Sí, las migrañas siempre han estado entre nosotros). En el antiguo Egipto, las personas con migrañas acostumbraban a mordisquear partes de los árboles —el ajenjo y el enebro eran los favoritos— para tratar de aliviar el dolor. Con el progreso de la ciencia médica, los doctores empezaron a recetar tratamientos tales como colocar hierros calientes en los lugares doloridos, cortar las sienes de un paciente y frotar ajo en la herida y hasta enrollar una anguila eléctrica alrededor de la cabeza del paciente.

Afortunadamente, esas "soluciones" ya no están de moda. Si usted está buscando la forma de parar las migrañas antes de que empiecen, los expertos ofrecen estos consejos.

Cuide lo que come. Muchos alimentos pueden causar que el cuerpo estimule los niveles de serotonina. El doctor Diamond dice que estos incluyen el vino tinto, el queso añejo, las carnes procesadas como son los perros calientes y las salchichas, las frutas cítricas, las lentejas, las vainitas de arvejas y los alimentos preparados usando el glutamato de monosodio o *MSG* (por sus siglas en inglés), para realzar el sabor. Para ver qué tiene MSG, lea las etiquetas en los alimentos que usted compra. A menudo la comida china tiene MSG, así que pida en el restaurante que no lo pongan en su orden si usted es sensible a éste.

Los alimentos afectan a las personas de manera diferente, así que es una buena idea mantener un diario que enumere lo que usted comió en las horas anteriores a la migraña. El doctor Diamond dice que es posible que usted pueda ver la formación de pautas e identificar los alimentos que provocan la migraña en su caso.

Tome una aspirina. Un estudio a 22.000 doctores estadounidenses del sexo masculino encontró que si se toma una tableta de aspirina de 325 miligramos un día sí y un día no puede ayudar a protegerse contra los dolores de cabeza. Los doctores del estudio que tomaron aspirina reportaron 20 por ciento menos migrañas que aquellos que tomaron placebos.

Los investigadores están tratando de descubrir si las mujeres tendrán los mismos resultados. Por ahora, los expertos dicen que usted debería ver a su doctor antes de tomar aspirina regularmente porque la aspirina puede causar trastornos estomacales, sangramientos internos y otras complicaciones que puedan ponerla a usted en riesgo de otros problemas de la salud.

Piense en la píldora anticonceptiva. Las píldoras anticonceptivas pueden causar migrañas en algunas mujeres, dice el doctor Diamond. Consulte con su médico si usted debería discontinuar el uso de la píldora anticonceptiva o cambiar a una dosis diferente.

Métase magnesio. Un estudio del Hospital Henry Ford, en Detroit, encontró una escasez de magnesio en los cerebros de la mayoría de los pacientes de migrañas. Así que comiendo alimentos ricos en magnesio, incluyendo los vegetales de color verde oscuro, frutas y nueces, podría obtenerse algo de alivio.

El doctor Kenneth Welch, presidente del Departamento de Neurología del Hospital Henry Ford, hace hincapié en que la información es muy preliminar. Se necesita más trabajo antes de que los investigadores establezcan una relación clara entre las migrañas y el magnesio. Sin embargo, si come unas cuantas porciones extras de frutas y verduras, no le van a hacer daño.

Duerma de acuerdo con un programa. Las pautas irregulares para dormir también contribuyen a las migrañas, aunque el doctor Diamond acepta que la razón exacta no está clara. "Vemos muchas migrañas de fin de semana, cuando las personas duermen hasta tarde", dice él. "Usted debería tratar de obtener la misma cantidad de sueño todas las noches, aun los fines de semana."

Controle su cafeína. Demasiada cafeína —cualquier cantidad de más de tres tazas de café dentro del transcurso de una hora o algo así— puede contraer sus vasos sanguíneos y provocar un dolor de cabeza, según el doctor Diamond. Pero él dice que si toma una taza de café o té justo en el momento en que un dolor de cabeza empieza, puede evitar que sus vasos se expandan demasiado y podría protegerla contra una migraña.

Serénese, después vea a su doctor. Una vez que un dolor de cabeza estalla, dice el doctor Diamond, nada puede quitarlo con excepción de las drogas recetadas. Él sugiere sobrellevar el dolor reclinándose en un cuarto tranquilo y oscuro. Nunca trate de hacer ejercicio durante un episodio de migraña, ya que el pulso en aumento sólo empeorará el dolor.

Puede ser que usted también quiera poner su cabeza en hielo, dice el doctor Lawrence Robbins, profesor asistente de neurología en la Universidad de Illinois, en Chicago y en el Colegio Médico de Rush en la Universidad de Rush, también en Chicago. Así tendrá un 50 por ciento de posibilidad de obtener algún alivio para el dolor dentro de dos a tres minutos después de aplicarse un paquete blando de hielo y presión moderada en su cabeza. Los paquetes blandos para hielo se venden en las farmacias y tiendas de abastecimientos médicos.

Algunas veces, dice el doctor Robbins, una migraña puede ser tan dolorosa que ponerse algo sobre la cabeza puede hacerla sentir aun peor. En esos casos olvídese de los paquetes de hielo.

Si usted no puede controlar las migrañas por sí sola, vea a su doctor. Una combinación de *biofeedback*, ejercicios relajantes y medicamentos pueden resolver sus problemas.

Una droga para disipar la agonía

Una nueva droga, *sumatriptan* (*Imitrex*), parece ser muy prometedora para combatir las migrañas. Un estudio mostró que el 70 por ciento de los pacientes que tomaron *sumatriptan* durante un episodio de migraña reportaron un alivio o incluso nada de dolor después de una hora. Esta droga con receta está libre de efectos secundarios tales como la sedación, náusea o el vómito comunes en medicamentos para las migrañas.

"Este es uno de los más grandes descubrimientos en la investigación de las migrañas", dice el doctor Diamond. "Realmente ofrece una gran esperanza a las personas que sufren de migrañas frecuentes." Desafortunadamente, no es para aquellas que tienen presión arterial alta o problemas del corazón. Pregunte a su doctor si usted podría ser una buena candidata.

OSTEOPOROSIS

Sea la guardia de sus huesos

Sus huesos parecen vigas de acero —fuertes, permanentes, una estructura de la cual usted puede depender.

Pero en una de cada cuatro mujeres, esta estructura esquelética se está erosionando, las vigas se están debilitando y desgastando.

La causa es la osteoporosis.

La osteoporosis es una enfermedad del desgaste de los huesos, caderas fracturadas y columnas vertebrales encorvadas, una enfermedad del envejecimiento que usted puede prevenir —si empieza hoy.

Ahora bien, usted no puede evitar que sus huesos se desgasten. Cada mujer pierde algo de hueso a través del tiempo, por lo general al paso de un 1 por ciento por año. Pero en las mujeres con osteoporosis, la pérdida es mucho más rápida que lo normal, y los huesos pueden volverse tan quebradizos y frágiles que se quiebran cuando se baja del bordillo (borde) de la acera o se pega con su cadera contra el filo de una mesa. De hecho, los huesos en su columna vertebral, las vértebras, aun se pueden quebrar por su propio peso.

Además de que la hace verse mayor, la osteoporosis puede hacer que usted se sienta así. "De repente, las mujeres tienen miedo de salir, dar paseos, lavar las ventanas, limpiar la tina. Tienen miedo de que si se tropiezan o se caen, van a quebrar un hueso", dice el doctor Clifford Rosen, director del Centro de Maine para Investigación y Educación sobre la Osteoporosis, en Bangor.

El doctor Rosen dice "mujeres" porque la osteoporosis ataca a cuatro mujeres por cada hombre. Las mujeres, para empezar, tienen menos hueso y durante la menopausia hay una reducción en la producción de la hormona femenina estrógeno, que contiene el calcio en sus huesos como una represa.

Pero sus huesos pueden empezar a desgastarse demasiado rápido aun antes de que llegue la menopausia, un agotamiento lento y sin síntomas de la fuerza interior de su cuerpo que comienza en las décadas de sus 30 y 40 años de edad.

Si usted no hace nada para pararla —cosas tales como tomar calcio, hacer ejercicio, probar con la terapia de reposición de hormonas o tomando otras acciones preventivas discutidas más adelante— se convierte en osteoporosis. Y eso, es serio.

Algunas mujeres con osteoporosis se encorvan y se hacen más bajas de estatura al quebrarse los huesos en su espina dorsal. Estas fracturas pueden ser indoloras o mal interpretadas como problemas de la espalda (por lo menos al principio). "Una mujer puede tener dolor en la espalda que duele por un tiempo y después desaparece. Ella puede atribuirlo a un espasmo muscular cuando en realidad tiene una fractura de compresión", dice el doctor Rosen.

Algunas mujeres se fracturan las muñecas, otro punto vulnerable.

Y algunas mujeres se fracturan las caderas. De estas mujeres, el 10 al 20 por ciento morirán durante el próximo año.

¿Es usted una candidata?

Si su madre tiene osteoporosis, usted también puede ser propensa a estas fracturas aterradoras, dice el doctor Rosen. "Hasta el 70 por ciento de su masa ósea máxima, la cual usted alcanza en la década de sus 20 años, está determinada por herencia", dice él. Las mujeres muy pequeñas o delgadas son también más susceptibles a la osteoporosis, añade él, ya que tienen una masa ósea menor que otras mujeres.

Una de las causas principales de la osteoporosis es muy poco calcio en su dieta. Aunque las estimaciones de cuántas mujeres tienen una deficiencia de este nutriente básico para la formación de los huesos varían del 10 al 25 por ciento, los expertos concuerdan en que la deficiencia de calcio es extremadamente común. Otro nutriente vital para la salud de los huesos es la vitamina D, porque ayuda en la absorción del calcio. Si usted no está tomando suficiente vitamina D, su cuerpo no tendrá la capacidad de aprovechar aun las cantidades más abundantes de calcio.

Y si su ejercicio no es del tipo que estimula el crecimiento de los huesos, sus huesos se volverán más porosos —y se fracturarán más fácilmente.

Los expertos dicen que otros factores que también contribuyen a la osteoporosis son el fumar y el beber mucho. Ciertas medicinas recetadas también pueden erosionar la fuerza de los huesos, especialmente si se toman durante muchos años en dosis extremadamente altas.

Pero usted no tiene que cruzarse de brazos y rendirse a la osteoporosis. Usted puede reducir al mínimo sus riesgos y tomar pasos decisivos para formar huesos más fuertes. Lo más importante es que usted empiece ahora.

Cuenta de huesos

Imagine que sus huesos son como un tipo de cuenta bancaria. A lo largo de su vida, su cuerpo está constantemente depositando hueso y retirando hueso de

¿Cuál es su riesgo?

No es difícil evaluar su riesgo de desarrollar osteoporosis, dice la doctora Susan Allen, Ph.D., profesora asistente de medicina interna en la Escuela de Medicina de la Universidad de Missouri-Columbia. Empiece con las siguientes preguntas:

1 ¿Tiene usted un cuerpo pequeño, delgado, o es usted caucásica o asiática?

2. ¿Tiene usted familiares con osteoporosis?

3. ¿Ya llegó usted a la menopausia?

4. ¿Ha sufrido usted una menopausia prematura o inducida quirúrgicamente?

5. ¿Toma usted dosis altas de un medicamento para la glándula tiroides o drogas similares a la cortisona para asma, artritis o cáncer?

6. ¿Evita usted tomar muchos productos lácteos u otras fuentes de calcio?

7. ¿No está usted haciendo regularmente ejercicios de cargar con su propio peso tales como caminar vigorosamente?

8. ¿Fuma usted cigarrillos o bebe alcohol en exceso?

Si usted contestó sí a dos o más de estas preguntas, su riesgo de desarrollar osteoporosis es alto, dice la doctora Allen. Es hora de hablar con su médico acerca del desarrollo de un plan preventivo de por vida.

su esqueleto. Cuando usted es joven, usted deposita más hueso del que retira, dice el doctor Rosen. Pero cuando usted llega a los 35 años de edad, esta tónica se invierte —usted retira más de lo que deposita. Para evitar una bancarrota de sus huesos, usted necesita depositar tanto hueso como sea posible antes de la menopausia.

Pero ¿y qué pasa si usted está sólo a unos cuantos años de la menopausia o ya está allí y realmente no sabe cuánto hueso hay en su cuenta? Aunque no todos los doctores están de acuerdo en que todas las mujeres deberían ser examinadas para osteoporosis, el doctor Rosen recomienda que usted vaya a lo seguro y haga que le tomen una medida de la densidad ósea en su cadera y en su columna vertebral cuando usted está entre los 45 y los 55 años de edad, que es cuando el desgaste del hueso es por primera vez perceptible. La mejor prueba se llama *dual energy x-ray absorptiometry* (absorciometría radiológica de doble energía o *DEXA*, (por sus siglas en inglés) y cuesta entre $100 y $250. La mayoría de los hospitales comunitarios y todos los hospitales en las ciudades grandes deben tener escáners para DEXA, dice el doctor Rosen. Pero si en su comunidad no hay una máquina DEXA disponible, en su lugar, su doctor puede, evaluar la salud de sus huesos con una tomografía axial computarizada o escáner TAC.

Los doctores están de acuerdo en que las mujeres con un mayor riesgo de la enfermedad —mujeres con historias familiares de osteoporosis o historias personales de fumar o beber en exceso— deberían ser examinadas antes de cumplir los 45 años de edad.

Si su prueba muestra un nivel de pérdida ósea más alto que el normal, no pierda las esperanzas —probablemente no es demasiado tarde para empezar a formar hueso.

Estrategias para su esqueleto

Aquí están las mejores maneras de reforzar su esqueleto.

Aumente su consumo de calcio. El calcio es para sus huesos lo que el aire es para sus pulmones —el elemento que necesitan para estar saludables. El 99 por ciento del calcio en su dieta se va directamente a sus huesos. Si usted no toma suficiente calcio, usted no puede formar suficiente hueso, es así de simple.

Aunque la Asignación Dietética Recomendada (*Recommended Dietary Allowance* o *RDA*, por sus siglas en inglés) para mujeres es de 800 miligramos por día, usted necesita más calcio en la adolescencia y después de la menopausia, dice el doctor Rosen. Las mujeres deben tomar por lo menos 1.000 miligramos antes de la menopausia y 1.500 miligramos después. Aunque los alimentos son la mejor forma de obtener calcio, lo que importa es que usted tome la cantidad recomendada, dice el doctor Rosen. Si eso es a través de los alimentos, magnífico; si es a través de una combinación de alimentos y suplementos de calcio, también está bien. Sólo asegúrese de que los números coincidan.

Onza por onza, la leche y los productos lácteos son las mejores fuentes de calcio dietético. Una porción de 8 onzas (227 g) de yogur sin grasa proporciona cerca de 450 miligramos de calcio. Una taza de leche descremada ofrece más de 300 miligramos. Muchos otros alimentos contienen calcio, pero el nutriente no se absorbe tan fácilmente de estos alimentos como de los productos lácteos.

No se olvide de la D. Los huesos no absorben calcio a menos que tengan bastante vitamina D, dice Michael F. Holick, Ph.D., director del Laboratorio de Investigación de Vitamina D, Piel y Hueso en el Centro Médico de la Universidad de Boston. Sin la vitamina D, su cuerpo absorbe cerca del 10 por ciento del calcio que ingiere; con vitamina D puede absorber del 80 al 90 por ciento. "La vitamina D le dice al intestino delgado 'aquí viene el calcio; abre y déjalo entrar' ", explica el doctor Holick. La RDA para la vitamina D es de 5 microgramos o 200 unidades —lo cual se encuentra fácilmente en los alimentos fortificados como son la leche, los panes y cereales.

Además de obtener algo de su vitamina D a través de los alimentos, su cuerpo puede fabricarla de la luz solar, lo cual provoca un proceso de manufactura de vitamina D en su piel. Entre 5 a 15 minutos de luz brillante de sol diariamente, antes de que se ponga la loción antisolar, puede abastecer sus necesidades, dice el doctor Rosen. Sin embargo, si usted vive al norte de la ciudad de Nueva York no

Ejercicios para fortalecer la columna vertebral

El hacer ejercicios que estiren su columna vertebral tan derecha como sea posible fortalecerá las vértebras más vulnerables a la osteoporosis. Pruebe estos ejercicios para extender la espalda sugeridos por la doctora Susan Allen, Ph.D., profesora asistente de medicina interna en la Escuela de Medicina de la Universidad de Missouri-Columbia.

"Haga tantos de estos ejercicios como pueda, una vez en la mañana y otra vez en la noche", dice la doctora Allen.

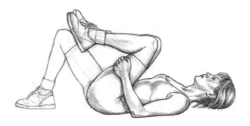

Acuéstese boca arriba con sus rodillas flexionadas. Traiga ambas rodillas tan cerca al pecho como le sea posible y manténgase así (sosteniendo las rodillas con las manos) por cinco segundos, luego baje los pies lentamente hacia el piso. Levante entonces una rodilla y llévela hacia su pecho tan lejos como pueda; manténgala por cinco segundos y bájela lentamente hacia el piso. Alterne las piernas derecha e izquierda repitiendo diez veces con cada una.

puede depender del sol. En ese caso, usted necesitará asegurarse de obtener suficiente vitamina D de las fuentes dietéticas. (Si usted ya está tomando bastante en su dieta, no necesitará nada de tiempo en el sol).

Revise su medicamento. Ciertos medicamentos —medicamentos para la glándula tiroides, esteroides antiinflamatorios tales como la hidrocortisona (*Locoid*), la cortisona (*Cortone Acetate*) y la prednisona (*Key-Pred 50*),

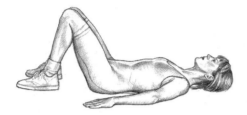

Acuéstese boca arriba con sus rodillas flexionadas. Oprima la región baja de la espalda contra el piso y mantenga por cinco segundos. Repita diez veces.

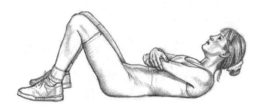

Acuéstese boca arriba con sus rodillas flexionadas. Coloque los brazos a través de su parte media, tomando el codo opuesto con cada mano, ahuecándola. Levante la cabeza y los hombros lo más que pueda sin llegar a sentarse. Mantenga por tres segundos. Repita diez veces.

Acuéstese boca arriba con sus piernas derechas y los brazos a sus lados. Levante la cabeza y los hombros lo más que pueda sin llegar a sentarse. Mantenga por tres segundos. Repita diez veces.

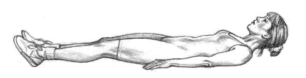

anticonvulsivos como es el phenytoin (*Dilantin*), depresivos tales como fenobarbital (*Barbita*) y el furosemida diurético (*Lasix*)— pueden causar la osteoporosis, particularmente cuando se toman regularmente en dosis altas o por varios años. Sin embargo, los medicamentos para la glándula tiroides en dosis normales no deben presentar problema alguno, dice el doctor Rosen, y el riesgo con los diuréticos se puede contrarrestar si se toma calcio adicional. El riesgo más serio de la osteoporosis es de los esteroides, dice el doctor Rosen. Si usted necesita medicación con esteroides a largo plazo, su doctor puede recomendar medicamentos adicionales contra la osteoporosis tales como la calcitonina (*Cibacalcin*) o una terapia de reposición de hormonas además de los suplementos de calcio y vitamina D, dice él.

Manténgalos secos. "El alcohol de hecho envenena las células que forman los huesos", dice la doctora Susan Allen, Ph.D., profesora asistente de medicina interna en la Escuela de Medicina de la Universidad de Missouri-Columbia. Una cerveza o una copa de vino de vez en cuando probablemente no le va a causar mucho daño. Pero evite beber en exceso, dice ella, más de dos o tres tragos diarios.

No eche humo. Fumar reduce sus niveles de estrógeno, dice Barbara S. Levine, Ph.D., profesora clínica asociada de nutrición en medicina y directora del Centro de Información Sobre el Calcio en el Colegio Médico de la Universidad de Cornell, en la ciudad de Nueva York. Y un estrógeno más bajo, dice ella, significa menos protección contra la pérdida ósea.

Considere la terapia de reposición de hormonas. Para algunas mujeres que han pasado la menopausia, la terapia de reposición de hormonas puede hacer que sus huesos se hagan más gruesos. Pregunte a su doctor si usted es una candidata para eso.

Fisiculturismo interior

Un programa de ejercicios forma músculo y hueso, dice Gail Dalsky, Ph.D., directora del Laboratorio de Investigación del Ejercicio en el Centro de Salud de la Universidad de Connecticut, en Farmington. "La densidad de hueso de las mujeres que hacen bastante ejercicio es 5 a 10 por ciento mayor que en otras mujeres", dice ella.

Y el ejercicio no sólo aumenta la densidad de los huesos sino que también mejora su destreza y reflejos, y por ello será menos probable que se caiga y se rompa un hueso, dice la doctora Allen.

Cargue con su cuerpo. Para reforzar los huesos, usted necesita actividades en las cuales usted está cargando peso sobre sus huesos, dice la doctora Allen. Los ejercicios de cargar peso incluyen caminar vigorosamente, trotar y bailar, lo cual de hecho estimula a las células de los huesos a formar más hueso, particularmente en su espalda y caderas, donde usted más lo necesita, dice la doctora Allen.

Usted está haciendo un ejercicio de cargar con su propio peso si sus pies están golpeando sobre el piso con al menos el impacto que produce el caminar vigorosamente, dice el doctor Rosen. "Básicamente, usted puede depender de cualquier ejercicio que hace uso intenso de la ley de gravedad", dice él. "Nadar, por ejemplo, no lo hace pero la mayoría de las clases aeróbicas y el tenis sí lo hacen."

Levantar pesas es también una forma ideal de aumentar la fuerza en los huesos, ya que aumenta el peso de la gravedad en sus huesos. Tiene sentido levantar pesas durante una parte de sus ejercicios de cargar con su propio peso. Cualquier levantamiento hecho mientras que está parada es particularmente útil para la columna vertebral y las caderas. Si usted nunca ha usado pesas, asegúrese de obtener el permiso de su médico y el consejo de un entrenador sobre la rutina más segura.

Hágalo regularmente. Una vez que usted ha encontrado los ejercicios de cargar con su propio peso que le gustan, practíquelos por lo menos de 30 minutos a una hora tres a cuatro veces por semana, dice la doctora Allen.

Enfóquese en la espalda y concéntrese en las caderas. Si usted está haciendo ejercicio para perder peso y tener tono muscular, usted probablemente está haciendo algo para la parte superior de su cuerpo, y eso está bien. Pero recuerde, dice la doctora Allen, los huesos más vulnerables a la osteoporosis son las caderas y las vértebras en la parte de la columna vertebral a la altura media y baja de la espalda. Caminar, trotar y el baile aeróbico son especialmente provechosos para su espalda y caderas, dice ella.

PAPADA

Qué hacer cuando la edad nos llega al cuello

La Madre Naturaleza no nos hizo ningún favor cuando inventó la gravedad. Desde el día en que nos quitamos nuestro vestido de quinceañera, nos ha estado jalando, jalando, y jalando, estirando partes de nuestro cuerpo a lugares que nunca nos hubiéramos imaginado cuando estábamos en nuestra adolescencia.

Y de todas nuestras partes del cuerpo, ninguna es tan sensible a la gravedad como el cuello. Agregue unas cuantas libras inocentes, unos cuantos años inofensivos y, —¡ay, ay, ay!— ahí viene la papada.

"Debo admitirlo, una papada realmente parece molestar a algunas mujeres. Las hace sentir como que están envejeciendo de prisa", dice el doctor Robert Kotler, un cirujano cosmético facial e instructor clínico de cirugía en la Universidad de California, en Los Ángeles. "Cada vez que se miran en el espejo, la ven. Están conscientes de ella en las fiestas y en el trabajo. Y les está diciendo que probablemente no son tan jóvenes como solían serlo."

A mandíbula suelta

Tres factores contribuyen a la papada (doble mentón, doble barbilla); grasa en el cuerpo, la anatomía y el tiempo. Las mujeres almacenan grasa en sus cuellos tan fácilmente como en sus caderas o muslos, dice el doctor Kotler. Así que si aumentamos unas cuantas libras, hay una buena posibilidad de que algunas de ellas encontrarán refugio bajo nuestras barbillas.

Pero las mujeres con sobrepeso no son las únicas en peligro. También las personas delgadas tienen papadas, usualmente debido a la forma de su mandíbula y garganta. "Mientras menos agudo sea el ángulo entre las líneas de la mandíbula y el cuello, mayor es el riesgo de un cuello carnoso", dice el doctor

Kotler. Pero mientras más abajo esté la manzana de Adán en su cuello, más posible es que a usted le cuelgue la barbilla.

La edad también aumenta las probabilidades. La piel de las mujeres empieza a perder su elasticidad después de los 35 a los 40 años de edad. Aun cuando usted se encuentre firme y en buena forma, puede tener una pequeña papada simplemente debido a la piel más suelta, dice el doctor Kotler.

Desde una perspectiva de salud, nada de esto es realmente importante. No hay nada peligroso en una papada a menos que usted tenga un serio sobrepeso, dice el doctor Kotler. Y aun así, es un síntoma de obesidad, no un problema por sí mismo. "Las papadas son simplemente una parte desafortunada del proceso de envejecer", dice el doctor Kotler. "Pero en el orden general de la vida, hay cosas más importantes de qué preocuparse."

Consejos para su cuello

Inofensiva o no, la mayoría de las mujeres encuentran a las papadas poco atractivas, de todas maneras. Para ayudarla a deshacerse de esos pliegues extras —o por lo menos esconderlos un poco— los expertos ofrecen estos consejos.

Pierda 10. O a lo mejor, 15 —libras, queremos decir. "La mejor forma de deshacerse de una papada es perdiendo peso", dice el doctor Kotler. "Muchas personas vienen a mi consultorio porque quieren una cirugía cosmética. Pero si tan sólo perdieran algo del peso excesivo, el problema disminuiría a tal grado que ya no necesitarían ayuda."

Las reglas normales son válidas. Haga ejercicio aeróbico regularmente. Coma menos grasa. Evite dietas estrictas que generalmente causan más daños que beneficios. Y no se confíe en los ejercicios milagrosos de "reducción por área" para su cuello. Estos no quitarán la grasa —y en algunos casos han causado mandíbulas dislocadas y músculos del cuello seriamente distendidos.

Acórtelo. El cabello largo atrae miradas a su cuello —precisamente lo que usted trata de evitar. Los cortes al estilo paje que se curvan abajo de la barbilla son los peores. "La regla es mantenerlo corto, en o arriba de la línea de la mandíbula", dice Kathleen Walas, directora de modas y belleza para la empresa Avon Products con base en la ciudad de Nueva York, y autora de *Real Beauty... Real Women* (Belleza real... mujeres reales).

Destaque otro detalle. Para hacer menos notable una papada, haga relucir otros aspectos físicos. La señora Walas sugiere usar colorete en la parte de arriba de sus pómulos. O pruebe con una sombra de ojos más brillante, con un tono de buen gusto. Si usa base de maquillaje, aplique una de tono ligeramente más oscuro abajo de la barbilla, y combínela con cuidado con la base de maquillaje en su cara. "Eso hará el resto de su rostro brillante y atractivo y su papada mucho menos notable", dice Walas.

Baje el escote. Los escotes abiertos y amplios son los más favorecedores para las mujeres con papadas, dice Walas. Los cuellos de tortuga deben descartarse definitivamente. Y en cuanto a joyas, evite gargantillas y pruebe con collares largos. Los aretes que cuelgan —cualquier cosa abajo de la línea de su mandíbula— pueden atraer atención hacia su cuello, según Walas.

Sepa lo que le espera con la cirugía. La cirugía cosmética es un último recurso, dice el doctor Kotler. Pero si usted ha probado todo y no puede perder esa papada —y tiene aproximadamente $4.500 a la mano— puede tener su cuello "esculpido". El cirujano hará un pequeño corte horizontal debajo de su barbilla, entonces succionará la grasa que se ha acumulado bajo la piel. Finalmente, hará una incisión vertical entre las capas del cuello y el músculo de la mandíbula y a continuación juntará y coserá los bordes, ajustando la capa de músculo como un corsé.

Es un procedimiento relativamente indoloro que requiere dos curitas para esconderla, dice el doctor Kotler. Los moretones son mínimos, y dentro de unos diez días usted no verá nada excepto que su barbilla sin papada de antes. "Es un procedimiento común", dice. "La técnica se ha vuelto muy refinada, y los resultados son bastante buenos." La operación se puede realizar bajo anestesia general o local con sedación.

Por $500 adicionales o algo así, el cirujano puede añadir un implante en la barbilla. Se trata de una pieza de silicona sólida que se desliza entre el hueso de su mandíbula y la funda de los tejidos que cubre el hueso. El implante le proporciona una mandíbula más prominente y acentúa aún más el ángulo entre la línea de su mandíbula y el cuello, dice el doctor Kotler. Esto no agrega nada al tiempo total de recuperación. Los cirujanos usan implantes en aproximadamente una cuarta parte de todos los procedimientos de papada, dice el doctor Kotler.

PÉRDIDA
DE CABELLO

Dele cabeza a la raleza

Su peinadora lo ha podido ocultar hasta ahora. Esos peinados cortos y crespos hacen que los mechones se vean abundantes, y nadie puede ver la diferencia.

Áun así, se hace difícil negar que al igual que los otros 20 millones de mujeres estadounidenses, usted está empezando a perder el cabello. Usted está muy preocupada ahora, y se mira en el espejo constantemente, sintiéndose más vieja cada minuto que pasa.

"El cabello es una parte importante de la imagen del cuerpo de una mujer", dice el doctor Dominic A. Brandy, director médico de Dominic A. Brandy, M.D., and Associates, un consultorio de restauración permanente del cabello, en Pittsburgh. "El perderlo puede causar bastante estrés y, en algunos casos, puede hacer que las mujeres pierdan también una cierta cantidad de respeto por ellas mismas."

No ayuda el hecho de que la pérdida de cabello normalmente empieza entre los 25 y los 40 años de edad, aun antes de llegar a una edad madura. "Eso no parece ser muy justo", dice el doctor Brandy. "Se supone que usted debería estar en su momento óptimo, y ya está pasando por algo que la hace sentirse vieja. Esto puede hacer que algunas mujeres se preocupen de que la juventud se les está yendo de las manos."

No sólo para los hombres

La herencia desempeña un papel de hasta un 85 por ciento en la pérdida de cabello en las mujeres. Si su mamá, abuela o tía tuvo cabello ralo, es posible que usted también lo tenga, dice Marty Sawaya, Ph.D., profesora asistente de dermatología en el Centro de Ciencias de la Salud de la Universidad de Florida, en Gainesville.

A diferencia de los hombres, quienes primero pierden el cabello en la coronilla y en el nacimiento del cabello, las mujeres tienen más probabilidades de perder el cabello uniformemente en todo el cuero cabelludo. Donde una mujer antes tenía cinco cabellos, puede ser que ahora tenga dos. También puede desarrollar una entrada en forma de V, con la línea de nacimiento del cabello en retroceso ligero y una pérdida de cabello más notable alrededor de las sienes.

Nadie está muy seguro qué causa que el cabello deje de crecer. La investigación muestra que las mujeres con niveles altos de hormonas masculinas —y aquellas con cueros cabelludos sensibles aun a niveles normales de hormonas— tienen más probabilidad de perder el cabello. Cualquiera que sea la causa, los cabellos individuales se adelgazan gradualmente y los folículos eventualmente dejan de producirlos completamente.

La triste realidad es que fuera de las drogas con receta o transplantes de cabello, realmente no hay mucho que usted pueda hacer para detener la pérdida de cabello. El doctor Ken Hashimoto, profesor de dermatología en la Escuela de Medicina de la Universidad Estatal Wayne, en Detroit, hace notar que los tratamientos milagrosos para el cabello —masajes, cremas locales, megavitaminas y todo el resto— no hacen absolutamente nada.

Pero no se dé por vencida todavía. Tiene algunas opciones.

Causantes de la caída

Usted puede abordar un número de factores no hereditarios que causan que las mujeres pierdan el cabello, dice la doctora Sawaya. Ella enumera:

• Las dietas de moda y muy estrictas. Las dietas deficientes en proteínas (como los planes de comer sólo toronjas, o aquellos que ignoran frijoles (habichuelas), carnes magras y otras fuentes de proteína) pueden privar al cuerpo de un componente básico vital para el cabello.
• Anemia.
• Parto.
• Las drogas incluyendo píldoras anticonceptivas, esteroides anabólicos, drogas para la presión arterial bloqueadores de beta y las drogas derivadas de la vitamina A.
• Condiciones tales como la artritis, el lupus (una enfermedad de la piel caracterizada por las lesiones), y el síndrome poliquístico de los ovarios, el cual causa que los ovarios se llenen de pequeños quistes.
• Los sucesos de estrés fuerte, tales como un divorcio o la muerte de un ser querido. Una dieta deficiente también puede estresar a su cuerpo.

La doctora Sawaya indica que algunas de estas causas no hereditarias pueden resultar en una pérdida temporal del cabello. Un examen médico minucioso, una

¿ Lo está perdiendo realmente?

No entre en pánico si encuentra un par de cabellos en el lavabo o en su cepillo todos los días. Las mujeres típicamente pierden de 50 a 100 cabellos por día, según la doctora Marty Sawaya, Ph.D., profesora asistente de dermatología en el Centro de Ciencias de la Salud de la Universidad de Florida, en Gainesville. Eso no es mucho —los adultos tienen más de 100.000 cabellos en la cabeza.

Si usted tiene temor de estar perdiendo el cabello, haga esta pequeña prueba. Tome un puñado de cabellos en una mano y jálelos firme pero cuidadosamente. Si se arrancó más de media docena de cabellos, puede ser que esté en las primeras etapas de la pérdida de cabello.

No se preocupe acerca del cabello que se cae cuando usted se lava el cuero cabelludo. Eso le pasa a todas.

mejor dieta, el manejo del estrés y un tratamiento médico podrían en algunos casos estimular un nuevo crecimiento, dice ella.

Búsquele la vuelta

No hay ninguna razón por la cual usted tiene que soportar el cabello que es demasiado delgado o lacio, no importa la causa. Usted puede darle cuerpo a su cabello ralo otra vez. Aquí está cómo.

Ocúltelo con ondas. La forma más rápida de ocultar el cabello ralo es con un permanente rizado, según David Cannell, Ph.D., vicepresidente corporativo de tecnología con Redken Product Laboratory, en Canoga Park, California.

"Con un estilo ondulado, los cabellos individuales se empujan uno contra el otro", dice el doctor Cannell. "El efecto total es de que empujan hacia arriba y hacia afuera, haciendo que su cabellera se vea más llena."

El doctor Cannell aconseja a las mujeres que eviten estilos de peinado que requieren rulos pequeños o estirar apretadamente el cabello. Mientras más presión ponga usted sobre su cabello, más probable es que lo arranque.

Acondiciónese. Evite los componentes aceitosos para el cabello y otros productos que anuncian resultados "cremosos y ricos". El doctor Cannell dice que estos tienden a aplastar el cabello por su peso, lo cual puede hacer que se vea más delgado.

Él recomienda probar con un acondicionador más ligero, de los que se dejan en el cabello, el cual puede añadir una cantidad microscópica de grosor a cada cabello individual.

Hacerlo crecer
nuevamente —algunas veces

Si usted acaba de notar que su cabello se vuelve ralo, recuerde esto: *Minoxidil* —la cura para la pérdida de cabello que viene en una fórmula con receta para uso local— no es sólo para los hombres.

"Las mujeres pueden lograr resultados significantes con el uso de *minoxidil*", dice el doctor Dominic A. Brandy, director médico de Dominic A. Brandy, M.D., and Associates, un consultorio para la restauración permanente de cabello, en Pittsburgh. "De hecho, en algunas de mis pacientes, los resultados parecen ser mejores que en los hombres."

El *minoxidil* es el ingrediente químico activo en el medicamento para uso local que se vende bajo la marca *Rogaine*. Las pruebas clínicas han mostrado que *Rogaine* puede ayudar a las mujeres a recuperar algo de la abundancia en su cabellera. Pero hay límites en la efectividad de *Rogaine* en las mujeres, al igual que los hay en los hombres.

Nadie está muy seguro cómo funciona *Rogaine*. Los investigadores especulan que al aumentar el flujo de sangre al cuero cabelludo, éste estimula el crecimiento del cabello.

El doctor Brandy dice que *Rogaine* no hará crecer el cabello en la línea frontal de nacimiento del cabello o en áreas que están completamente calvas. En el mejor de los casos, dice él, engrosará ligeramente el cabello existente y hará regresar un aspecto de más cuerpo a sus mechones.

"Pero en la mayoría de los casos, simplemente retarda el progreso de la calvicie", dice el doctor Brandy. "Eso es lo que le digo a la mayor parte de las personas que pueden esperar. Cualquier otra cosa viene de arriba."

Una cosa más en qué pensar: *Rogaine* es caro. Los tratamientos típicamente cuestan de $500 a $700 al año, y usted tiene que usar *Rogaine* para siempre. Si lo suspende, va a perder en seis meses todo lo que había ganado hasta la fecha.

La *Upjohn Company*, fabricante de *Rogaine*, continúa perfeccionándolo. Al mismo tiempo, otros investigadores están viendo tratamientos

Dese una palmadita en la cabeza. Después de la ducha, séquese el cabello con cuidado. Dele palmaditas ligeras con una toalla en lugar de frotarlo.

Péinese con cuidado. El doctor Cannell sugiere que se tenga cuidado con los cepillos y peines. Nunca se cepille el cabello cuando está mojado (nunca se debe jalar el cabello enredado). En lugar de eso, trate de usar un peine con los dientes bastante separados.

nuevos para el cabello ralo. Pero el problema más grande al que se enfrentan los investigadores de la pérdida de cabello es el hecho de que ninguno está seguro por qué las mujeres empiezan a perder el cabello en primer lugar.

"No estamos haciendo estos tratamientos a ciegas. Estos están basados en teoría", dice el doctor Ken Hashimoto, profesor de dermatología en la Escuela de Medicina de la Universidad Estatal Wayne, en Detroit. "Pero realmente no sabemos cuál es el mecanismo exacto que causa la calvicie."

Los investigadores están evaluando estos tratamientos alternativos. Puede ser que algunos no estén disponibles todavía.

Aromatasa. Las personas con el cabello ralo parecen que no tienen suficiente de esta enzima la cual, cuando está presente en niveles normales, causa que los folículos hagan crecer el cabello. La doctora Marty Sawaya, Ph.D., profesora asistente de dermatología en el Centro de Ciencias de la Salud de la Universidad de Florida, en Gainesville y otros investigadores están trabajando para mejorar un método de reponer los niveles naturales de aromatasa.

La doctora Sawaya predice que los tratamientos efectivos de hormonas pueden estar disponibles al público para el año 2000.

Solución de tricomin. Karen Hedine, vicepresidenta de desarrollo de negocios para el fabricante de drogas *ProCyte*, en Kirkland, Washington, dice que esta droga parece que funciona al estimular el crecimiento de nuevos folículos en el cuero cabelludo y al prevenir que los folículos existentes se vuelvan inactivos.

Dizóxido. Al igual que *Rogaine*, esta droga parece que funciona dilatando los vasos sanguíneos en el cuero cabelludo.

Estimulación eléctrica. Las pruebas que involucran dosis de electricidad a corrientes bajas sobre los cueros cabelludos de los hombres han mostrado ser prometedoras en pruebas canadienses. Los investigadores predicen que los tratamientos pueden estar disponibles en los Estados Unidos en unos pocos años.

Y olvídese de las letanías que su tía abuela solía predicar acerca de cepillarse 100 veces. El doctor Cannell dice que usted debe cepillar su cabello sólo por el tiempo que sea necesario para darle el estilo que quiere.

Aclárelo. Escoja un color nuevo, más claro, para su cabello. Los tonos que se asemejen al tono de su cutis son los mejores, dice el doctor Cannell, porque de esa manera armonizan con su cuero cabelludo.

"Lo peor que usted puede hacer es teñir su cabello de negro azabache", dice el doctor Cannell. "Eso realmente deja ver su cuero cabelludo, que es lo último que usted quiere hacer."

Controle sus manos. Deshágase de los hábitos nerviosos como estar jalándose el cabello o rizándoselo con los dedos. Puede estar jalando el cabello más de lo que usted cree, ya que está consciente de cómo se ve.

"Aun cuando el cabello esté listo para caerse, se mantendrá en su sitio por bastante tiempo —si lo deja en paz", dice el doctor Cannell. "Mientras más lo toque, más rápidamente se caerá."

Sepa que usted no está sola. Más que ninguna otra cosa, dice el doctor Brandy, usted debe recordar que otras mujeres están enfrentándose al mismo problema que usted.

"Millones de mujeres tienen el cabello ralo", dice él. "Usted no debería sentirse como que es la única, y tampoco debería sentirse como que ya no tiene opciones para tratar el problema."

El camino de la cirugía

Si su problema es hereditario, y no hay posibilidad de que su cabello vuelva a su aspecto juvenil por sí mismo, puede ser que quiera considerar la cirugía de reemplazo de cabello. Años atrás, los trasplantes de cabello se podían notar fácilmente y a menudo el costo no valía la pena. Pero la tecnología y la técnica han mejorado dramáticamente, dice el doctor Brandy. Y, sí, las mujeres se los están haciendo, aunque la mayoría de los pacientes todavía son hombres.

"Cuando se hace correctamente ahora, usted ya no ve la 'fila artificial de maíz' o 'el cabello de muñeca' ", dice el doctor Brandy. "El proceso puede ser caro para algunos, pero los resultados son bastante buenos."

Los doctores están realizando tres tipos principales de cirugía cosmética en las mujeres, dice el doctor Brandy.

Trasplantes de cabello. Existen desde hace unos 35 años. La práctica antigua incluía mover grupos grandes de folículos de cabello (8 a 20 a la vez) de la parte de atrás de la cabeza de un paciente, para después insertarlos en una región sin cabello. Esto resultaba a menudo en líneas de nacimiento del cabello irregulares y poco naturales.

El doctor Brandy dice que las nuevas técnicas quirúrgicas de microinjerto permiten a los doctores transplantar hasta un solo cabello por vez. El doctor Brandy dice que este procedimiento es especialmente bueno para las mujeres, quienes usualmente no tienen grandes áreas calvas que se necesiten cubrir.

Los costos totales pueden fluctuar entre $3.500 y $10.000.

Estiramiento de cabello. Esto no se usa comúnmente para las mujeres, ya que están diseñados para cubrir áreas extendidas de calvicie. El procedimiento incluye cortar y retirar cuero cabelludo sin cabello y entonces estirar el cuero cabelludo con cabello, de los lados y parte de atrás de la cabeza hacia la coronilla de una mujer. El procedimiento puede costar entre $3.500 y $5.000, dice el doctor Brandy.

Reducción del cuero cabelludo. Esta es una versión reducida del estiramiento de cabello. Consiste en deshacerse de pequeñas áreas sin cabello cubriéndolas al estirar cuero cabelludo con cabello sobre esas áreas con calvicie. El costo es de cerca de $2.500 a $3.000.

Entretejido de cabello. Estos son tratamientos cosméticos, no procedimientos quirúrgicos, en los cuales los técnicos empalman extensiones naturales o sintéticas al cabello existente para hacer que se vea con más cuerpo. Mientras que a corto plazo pueden ser más baratos que la cirugía, el doctor Brandy dice que deben ser reajustados cada cuatro a seis semanas a medida que el cabello crece.

PÉRDIDA DE LA AUDICIÓN

Rechace a los sonidos del silencio

A Kathy Peck le encantaba el tipo de música que retumba en la cabeza. Tocando el bajo eléctrico y como cantante principal en un conjunto femenino de *punk* rock, siempre creyó que mientras más fuerte sonara la música mejor era.

Durante cerca de cinco años, su grupo, las Contracciones, ensayaba cuatro veces por semana en un cuarto pequeño lleno de bocinas (parlantes) gigantescas, y se presentaba en la región de San Francisco por lo menos tres noches por semana sin usar tapones para los oídos.

"En los clubes *punk* de esos días, si uno se hubiera atrevido a usar tapones para los oídos alguien te habría dado una paliza", dice ella.

Pero después de que el conjunto tuvo su gran oportunidad de ser el que hiciera la apertura del concierto de Duran Duran en el Coliseo de Oakland, Peck notó que su oído se estaba desvaneciendo rápidamente. "Después de ese espectáculo, tenía un silbido en los oídos, y cuando trataba de hablar con mis amistades, podía ver cómo sus labios se movían pero no podía escuchar ningún sonido. Yo estuve prácticamente sorda por varios días."

Poco después, las pruebas revelaron que ella había sufrido una pérdida del 40 por ciento en su audición. Peck estaba deprimida y preocupada por su carrera y se preguntaba si el "tiempo implacable" ya la estaba alcanzando, a pesar de que ella solo tenía poco más de 30 años de edad.

"Perdí la confianza en mí misma, y sentía que yo ya no era buena en lo que estaba haciendo. Sentía como que estaba envejeciendo. Como muchas otras personas, yo pensaba que la pérdida de la audición le pasaba a las personas viejas", dice Peck, cofundadora y directora ejecutiva de Educación y Conciencia sobre el Oído para Roqueros (o *HEAR*, por sus siglas en inglés), una organización sin fines de lucro con base en San Francisco, que alienta a los músicos y aficionados de música de altos decibeles a bajar el volumen y usar tapones para los oídos.

Pero como Peck y muchas otras mujeres están descubriendo, la pérdida de la audición entre los 30 y los 50 años de edad es muy común. "La pérdida de la audición está ocurriendo a edades cada vez más jóvenes y es más frecuente de lo que generalmente se pensaba", dice la doctora J. Gail Neely, profesora y directora de otología, neurotología y cirugía de la base del cerebro en la Escuela de Medicina de la Universidad Washington, en St. Louis.

En total, cerca de 10 millones de mujeres residentes en los Estados Unidos sufren de un deterioro significativo en la audición, y más de 2,5 millones de esas mujeres son menores de 45 años de edad, según la Asociación de Habla, Lenguaje y Oído de los Estados Unidos. En una encuesta a 2.731 personas con deterioro de la audición, casi el 57 por ciento dijeron que habían notado por primera vez el problema antes de cumplir los 40 años de edad, dice Laurel E. Glass, Ph.D., profesora emérita y directora anterior del Centro sobre Sordera en la Escuela de Medicina de la Universidad de San Francisco.

La pérdida de la audición tiene un costo enorme, dicen los doctores. Puede llevar al aislamiento social, limitar sus perspectivas de trabajo, complicar su vida sexual, privarla de su autoestima y hacerla sentir como si la vida la está pasando por alto.

¡Oigan bien!

Antes de ver por qué Kathy Peck y otras mujeres tienen problemas auditivos, es importante entender cómo funcionan sus oídos. Cuando su mejor amiga le dice la gracia de su último chiste, el sonido de su voz entra a su canal auditivo y golpea sobre el tímpano, una membrana elástica en forma de cono que se extiende hasta el extremo del canal. Cuando el tímpano vibra, causa que los huesos pequeños en el oído medio se muevan de un lado al otro. Estos movimientos provocan ondas pequeñas de fluido en el oído interior que ondulan a través de un órgano en forma de caracol llamado coclea. Dentro de la coclea, 30.000 células como pelo transmiten los impulsos al nervio auditivo, el cual transporta el sonido al cerebro. Allí son interpretados como el chiste más gracioso que usted jamás había escuchado, y entonces usted se ríe.

Algo de la pérdida de la audición es una parte natural del envejecimiento, dice Debra Busacco, Ph.D., audióloga y coordinadora del Instituto de Aprendizaje por Toda la Vida de la Universidad Gallaudet, en Washington, D.C., la única universidad de humanidades en el mundo para los sordos. El tímpano se hace rígido con la edad, reduciendo de esa manera su capacidad para vibrar. Los cambios que se producen en los huesos en el oído medio relacionados con la edad, tales como la degeneración de las articulaciones y los depósitos de calcio en esas articulaciones, causan que el sistema en el oído medio se endurezca resultando en una

La prueba de audición de cinco minutos

De repente, todos alrededor suyo hablan entre dientes, mascullan y susurran. ¿Podría ser que usted tiene un problema de audición? Para descubrirlo, tome esta prueba preparada por la Academia Norteamericana de Otolaringología y Cirugía de la Cabeza y el Cuello. Sus opciones son casi siempre (C), la mitad del tiempo (M), ocasionalmente (O) y nunca (N).

1. Tengo un problema para oír por teléfono.
2. Tengo dificultad para seguir una conversación cuando dos o más personas están hablando al mismo tiempo.
3. La gente se queja de que pongo el volumen del televisor muy fuerte.
4. Tengo que hacer un esfuerzo para entender las conversaciones.
5. Se me escapa oír algunos sonidos comunes, como el teléfono o el timbre de la puerta.
6. Tengo dificultad para oír conversaciones con un fondo ruidoso, tales como en una fiesta.
7. Me confundo acerca de dónde vienen los sonidos.
8. Yo entiendo mal algunas palabras en una frase y necesito pedirle a la gente que me repitan lo que dijeron.
9. Especialmente tengo dificultad para entender cuando las mujeres o los niños hablan.

transmisión menos eficiente del sonido. Al pasar el tiempo, las irremplazables células capilares en el oído interior se dañan por una combinación de envejecimiento, exposición a ruidos, medicamentos, abastecimiento reducido de sangre al oído e infección. Y una vez que estas se dañan, el nervio auditivo se vuelve menos eficiente. Pero la mayoría de estos cambios no ocurren hasta que la mujer tiene por lo menos 60 años de edad.

Si los síntomas de pérdida de la audición aparecen a una edad más joven, la causa puede ser tan simple como cerilla excesiva o el efecto secundario muy raro de un medicamento. También puede ser causada por un tímpano reventado, una lesión a la cabeza, alta presión arterial, una infección a los oídos, meningitis o un tumor. Algunos tipos de pérdida de la audición vienen de familia, como es la otosclerosis, una enfermedad que causa depósitos excesivos de hueso en el oído medio y evitan que éste conduzca los sonidos al oído interior, dice el doctor John House, profesor clínico asociado de otolaringología en la Universidad de California del Sur, en Los Ángeles.

Pero la causa más común de pérdida de la audición en los adultos menores de 50 años de edad es estar expuestos a sonidos excesivos, dice Susan Rezen,

10. He trabajado en ambientes ruidosos (en cadenas de montaje, con martillos neumáticos, cerca de motores a reacción y otras cosas así por el estilo).

11. Yo oigo bien —si la gente sólo hablara claramente.

12. La gente se molesta porque entiendo mal lo que dicen.

13. Entiendo mal lo que otros están diciendo y doy respuestas poco apropiadas.

14. Yo evito actividades sociales porque no puedo oír bien y temo que voy a dar respuestas poco apropiadas.

Para ser contestada por un miembro de la familia o amistad:

15. ¿Piensa usted que esta persona ha perdido la audición?

Puntuación

Anótese tres puntos por cada ocasión en que usted contestó "casi siempre"; dos puntos por cada "la mitad del tiempo"; un punto por cada "ocasionalmente", y ningún punto por cada "nunca."

0 a 5. Su oído está bien.

6 a 9. La academia sugiere que usted vea a un especialista en oído, nariz y garganta.

10 y más. La academia recomienda enérgicamente que usted vea a un especialista en oído, nariz y garganta.

Ph.D., profesora de audiología en el Colegio Estatal de Worcester, en Massachusetts y autora de *Coping with Hearing Loss* (Cómo sobrellevar la pérdida de la audición). Por lo regular, esto es todavía un problema de los hombres debido a que ellos están más expuestos a ruido en los deportes y en el trabajo. Pero al cambiar las vidas de las mujeres, la frecuencia de la pérdida de la audición inducida por ruido se espera que aumente. "Los efectos de la exposición a ruido son a largo plazo", dice la doctora Rezen. "No aparecen enseguida. Pero cuando las personas están expuestas continuamente, sus oídos se desgastan más rápidamente, y los efectos del envejecimiento se muestran más pronto."

"No hay sonidos fuertes continuos en la naturaleza como los de conciertos de rock o martillos neumáticos. Nuestros oídos están diseñados para ser sensibles, para que nuestros antepasados pudieran oír una rama quebrándose, lo que podía significar que el alimento o el peligro estaban cerca. De esa forma cuando usted entra en un ambiente ruidoso, se está poniendo a sí misma en un ambiente para el cual sus oídos no fueron diseñados", dice el doctor Flash Gordon, un médico de atención primaria en San Rafael, California y cofundador de HEAR.

Los sonidos súbitos fuertes cerca del oído, como los petardos o disparos, pueden causar una pérdida inmediata de la audición. Pero usualmente, la pérdida de la audición provocada por el ruido sucede gradualmente, a través de los años. En general, mientras más tiempo usted está expuesta a sonidos más fuertes que 85 decibeles, sea un concierto de rock o un soplador de hojas, lo más probable es que destruya los filamentos en el oído interior y dañe su oído, dice la doctora Rezen.

¿Qué tan fuerte es fuerte?

Los decibeles es lo que usan los expertos para medir la intensidad del sonido (presión de sonido), empezando con el sonido más suave que una persona puede oír en un entorno de laboratorio, el cual es de 0 decibeles. Usando este sistema, 20 decibeles es 10 veces más intenso que 0, 40 decibeles es 100 veces más intenso, 60 decibeles es 1.000 veces más intenso y así sucesivamente.

Entonces, ¿qué tan fuertes son 85 decibeles? Es más o menos la misma cantidad de ruido hecho por una aspiradora de polvo, una licuadora o una cortadora eléctrica de césped. En comparación, una conversación normal alcanza cerca de 65 decibeles. Los niveles de ruido en algunos conciertos de rock andan cerca de exceder los 140 decibeles, un nivel que puede causar daño rápido e irreparable en algunos oídos sensibles. Aun las orquestas sinfónicas pueden generar sonidos más fuertes que 110 decibeles, lo cual puede causar molestia y dolor en algunas personas.

En realidad, solamente un concierto de rock de dos horas puede potencialmente envejecer el oído de una mujer cerca de dos años y medio si ella no usa protección en los oídos, según los cálculos de Daniel Johnson, Ph.D., un ingeniero que prueba protectores de oídos para los militares en la Base Kirkland de la Fuerza Aérea, en Albuquerque, Nuevo México. Basándose en eso, él estima que después de 50 conciertos, la misma mujer puede tener una disminución en su audición similar a la de una mujer 16 años más vieja que no ha sido expuesta a niveles altos de ruido. Además, si una mujer de 30 años de edad que no usa tapones para los oídos empieza a trabajar ocho horas diarias cerca de maquinaria que produzca ruido promediando los 95 decibeles, para cuando tenga 40 años de edad puede haber sufrido una pérdida de la audición de altas frecuencias similar a la de una mujer de 70 años de edad.

Más fuerte no es mejor

Pero por supuesto, la mayoría de nosotras hemos ido a conciertos ruidosos, hemos estado paradas cerca de trenes que pasan, o trabajando cerca de equipo ruidoso como una motosierra. Entonces, ¿exactamente en qué forma están afectando esos ruidos a su oído?

Pruebe esto la próxima vez que vaya a un concierto de rock u otro evento ruidoso, sugiere el doctor Gordon. Antes de salir de su carro, ponga la radio en una estación de esas de puro hablar y baje el volumen a un punto en que usted apenas entiende todas las palabras. Entonces, prenda la radio después del concierto pero antes de arrancar el motor. Lo más posible es que las voces que antes se entendían ahora ya no se entiendan.

Eso es lo que los doctores llaman cambio temporal del umbral auditivo. Básicamente quiere decir que el ruido ha sobreestimulado las células capilares en su oído interior. Como resultado estas células capilares no están funcionando tan eficientemente como normalmente lo hacen, así que los sonidos tienen que ser más fuertes para que usted los oiga, dice la doctora Neely. Investigadores en la Universidad de Manitoba, en Manitoba, Winnipeg, por ejemplo, probaron el oído de diez mujeres antes y después de un concierto de rock de dos horas y media. Para la mayoría de las mujeres, el umbral de su capacidad para oír era diez o más decibeles más alto después del concierto que antes.

Eso puede no sonar a mucho, pero por varias horas usted probablemente tendría dificultad en oír el susurrar de las hojas o una conversación susurrante. Afortunadamente, su oído va a regresar a la normalidad dentro de 24 horas.

Pero un cambio de umbral auditivo es una señal de advertencia de que su oído corre un riesgo si usted continúa exponiéndose a los sonidos fuertes. Algunas personas nunca experimentan cambios de umbral auditivo y asumen erróneamente que son inmunes a los peligros de ruidos fuertes, dice la doctora Neely. En verdad, la exposición repetida a ruidos fuertes puede matar gradualmente las células capilares y dañar permanentemente su capacidad de oír, especialmente sonidos de frecuencia alta tales como las consonantes *sh, ch, t, f, h* y *s* que se usan frecuentemente durante una conversación.

Si usted deja de oír esos sonidos de frecuencia alta, la parte restante de la palabra no tendrá sentido para usted", dice la doctora Neely. "Usted literalmente no sabrá si la gente a su alrededor está hablando acerca de pescados o de latas. Eso puede ser muy confuso y frustrante."

Cómo proteger sus oídos

Aunque la mayoría de nosotras vamos a sufrir algo de pérdida de la audición debido al envejecimiento, si usted protege a sus oídos del ruido ahora puede mantener la agudeza de su oído hasta bien entrada en sus años de oro. "Imagínese que su oído es un barril grande de arena", dice el doctor Gordon. "Una de dos, usted lo puede vaciar gradualmente con una cuchara, para que la arena dure un tiempo largo, o bien puede usar una pala y acabar con ésta mucho más pronto". Aquí hay algunas maneras de prevenir la pérdida de la audición.

Baje el volumen. Usted probablemente no puede hacer mucho acerca del ruido del tráfico, los martillos neumáticos y muchas otras fuentes de sonido excesivo. Pero sí puede bajar el volumen de su estéreo, dice Stephen Painton, Ph.D., un audiólogo en el Centro de Ciencias de la Salud de la Universidad de Oklahoma, en la ciudad de Oklahoma. Algunos sistemas de sonido pueden producir un sonido igual al de los conciertos de rock más ruidosos. Aquí hay una forma de saber si su estéreo está demasiado fuerte. Préndalo, entonces salga fuera de la casa y cierre la puerta. Si puede oír la música, está muy fuerte. La

Cuando el silbido no para

A los 31 años de edad, Elizabeth Meyer se estaba encaminando. Tomaba lecciones de marimba y clases de teatro y tenía muchas ganas de empezar su carrera como música. Y de repente, la mañana siguiente a un concierto de música africana en Portland, Oregon, notó un silbido en sus oídos; durante las próximas semanas, también desarrolló una intensa sensibilidad al sonido. Pronto, sólo podía hablar por teléfono si colocaba una almohada entre su oído y el teléfono. Antes de dejar de ir a ver películas, estaba usando dos pares de tapones para los oídos y orejeras industriales como las que usan los cargadores de equipaje en los aeropuertos. No podía viajar por más de 15 minutos en un autobús porque el ruido y el silbido en los oídos la abrumaban.

"De la noche a la mañana, yo me sentí como si hubiera envejecido 30 años", dice Meyer, ahora de 36 años de edad. "Literalmente me sentí como si tuviera 60 años. Las cosas se han compuesto un poco, pero el primer año lo pasé solamente tratando de detenerme a mí misma para no empezar a saltar y golpear la cabeza contra una pared cada 30 segundos. Al principio, pasé por un período suicida. Finalmente, me di cuenta de que aunque mi condición podría no mejorar, mi capacidad para sobrellevarla sí ciertamente lo lograría."

Meyer es una de las 3,5 millones de mujeres estadounidenses que sufren de tinnitus crónico, un silbido, zumbido o susurro molesto en los oídos que puede ser un síntoma de cualquier cosa, desde cerilla en exceso a alta presión arterial hasta una enfermedad del corazón. Una en cada tres mujeres que tiene tinnitus, como Meyer, puede también desarrollar hiperacusia, la cual es una sensibilidad extrema a los sonidos. Tanto el tinnitus como la hiperacusia pueden también ser señal de una pérdida de la audición debida al ruido causada por el daño a los cilios, células capilares en el oído interior que ayudan a conducir el sonido al nervio auditivo en el cerebro, dice el doctor Christopher Linstrom, director de otología y neurotología en la Enfermería de Ojos y Oídos de Nueva York, en la ciudad de Nueva York.

misma regla se aplica para la radio de su carro. Y si usted usa auriculares o un estéreo personal, la persona que está parada junto a usted no debería ser capaz de oír el sonido.

Si tiene que gritar, váyase. Si usted tiene que elevar la voz para hacerse oír por alguien que se encuentra a un pie o dos de usted, es una clara advertencia de

La hiperacusia, por ejemplo, causa que las células capilares indivi-duales, cada una de las cuales es estimulada normalmente sólo por ciertas frecuencias, reaccionen a la misma gama de sonidos. Como resultado, más y más células capilares vibran al unísono, y eso puede hacer que los ruidos más leves parezcan fuertes y discordantes. Cuando este daño ocurre, los sonidos que son tolerables para muchas personas pueden ser dolorosos para usted, dice el teniente-coronel Richard Danielson, Ph.D., supervisor de audiología en el Centro de Audiología y Habla del Ejército de Centro Médico Walter Reed del Ejército, en Washington, D.C.

En algunos casos, el tinnitus puede ser tratado con drogas o cirugía, especialmente si es causado por un exceso de líquido en el oído medio, alta presión arterial, una arteria en el cuello parcialmente bloqueada, o alergias. Pero en la mayoría de los casos, no hay cura para el tinnitus o la hiperacusia, dice el doctor Linstrom.

Una vez que se le diagnostica el tinnitus o la hiperacusia, usted debería evitar ruidos fuertes y usar tapones en los oídos para evitar un daño mayor a su oído que puede empeorar estas condiciones. Algunos dispositivos que producen sonidos agradables como las gotas de lluvia o las olas del mar pueden ayudar a las personas con tinnitus a ahogar el silbido, dice el doctor Linstrom. La cafeína y la nicotina agravan ambos padecimientos, así que deje de fumar y evite el café, té y chocolate, dice él. Algunos medicamentos como la aspirina, los antibióticos y las drogas contra el cáncer también pueden causar tinnitus y sensibilidad auditiva. Un audífono podría ayudar, porque mientras mejor oiga usted, menos notable puede ser el silbido, dice el doctor John House, profesor clínico asociado de otolaringología en la Universidad del California del Sur, en Los Ángeles.

Si usted tiene preguntas acerca de estos problemas de la audición, vea a su médico o escriba a la *American Tinnitus Association* (Asociación de Tinnitus de los Estados Unidos), P.O. Box 5, Portland, OR 97207.

que el nivel de ruido puede ser peligroso, y debería irse de ahí tan pronto como sea posible o use protección para los oídos, dice el doctor House.

Tenga los tapones a mano. Meterse algodón o pedazos de una servilleta de papel desmenuzada en sus orejas no hará virtualmente nada para reducir el daño a su oído. En lugar de eso, hágase el hábito de llevar tapones para los oídos consigo, dice la doctora Busacco. La mayoría de los tapones para los oídos son pequeños y pueden ser llevados fácilmente en su cartera o bolsillo. De esa manera, dice ella, usted estará preparada para un ruido imprevisto, como puede ser una película especialmente fuerte. Los de espuma de caucho son buenos porque son baratos y están disponibles sin receta en la mayoría de las boticas, y fácilmente se pueden enrollar y poner dentro de sus orejas. Busque el índice de reducción de ruido en un lado de la caja, dice el doctor Painton. Esto le dirá cuántos decibeles de sonido estos tapones pueden amortiguar. Compre tapones que tengan un índice de por lo menos 15. Estos tapones reducirán el sonido por 15 decibeles y reducirán drásticamente las posibilidades de daño a su oído. Si usted quiere mejor protección, un audiólogo puede diseñar un par de tapones hechos a medida que reduzcan el ruido en unos 35 decibeles por alrededor de $80, dice la doctora Busacco.

Tómese un descanso. Mientras más tiempo usted está expuesta a los sonidos fuertes sin interrupción, más probable es que se cause un daño permanente a su oído, aun si está usando tapones para las orejas. Por ello, dele a sus oídos un descanso del ruido de 5 ó 10 minutos cada 30 minutos, dice el doctor Gordon. "Es como poner su cabeza bajo el agua por 20 minutos. Usted lo puede hacer si aguanta contener la respiración durante un minuto por vez, y entonces toma un descanso de 10 segundos. Pero si tratara de hacer esto en dos segmentos de 10 minutos cada uno, usted se moriría. Si le da a sus oídos un descanso ocasional, pueden descansar y recuperarse del trabajo excesivo que los sonidos fuertes los obligan a hacer."

Dilate el ruido. El colocar varios aparatos ruidosos o herramientas eléctricas muy cercanas entre sí va a agravar su problema de ruido. Así que si su televisor está en el mismo cuarto que su lavadora de vajillas, por ejemplo, usted podría estar tentada a subir excesivamente el volumen de su televisor cuando está lavando una tanda de platos. En lugar de hacer eso, mueva el televisor a un cuarto más callado, dice el teniente-coronel Richard Danielson, Ph.D., supervisor de audiología en el Centro de Audiología y Habla del Ejército en el Centro Médico Walter Reed del Ejército, en Washington, D.C.

Limpie la casa, no sus oídos. Tratar de extraer la cerilla de sus orejas usando un limpiador de algodón, fósforo de madera o cualquiera otra cosa va a hacer más daño que bien, dice el doctor House. La cerilla, de hecho, es buena para usted ya que repele el agua y ayuda a mantener el polvo lejos de su tímpano sensible. Si usted inserta pequeños objetos en su oreja empuja la cerilla más adentro y puede causar infección. "Lo mejor que puede hacer con la cerilla dentro del canal auditivo es dejarla en paz", dice el doctor House. Si le molesta, vea a su médico o compre sin receta un juego para remover cerilla que contiene gotas que la ablandarán y le permitirán fluir naturalmente fuera de sus orejas.

Controle sus medicamentos. Tomar seis a ocho aspirinas al día puede provocar un silbido en sus oídos y una pérdida temporal de la audición, dice el doctor Gordon. Los antibióticos tales como la gentamicina (*G-Mycin*), estreptomicina y tobramicina (*Nebcin*) pueden también dañar a su oído, dice el doctor

Barry E. Hirsch, un neurotólogo en la Escuela de Medicina de la Universidad de Pittsburgh. Si usted está tomando cualquier droga y desarrolla un problema con el oído, pregunte a su doctor si el medicamento puede estar causándolo.

Cancele los cigarrillos. Fumar reduce el flujo de sangre a los oídos y puede interferir con la curación natural de los pequeños vasos sanguíneos que ocurre después de estar expuestos a los ruidos fuertes, dice el doctor House. En un estudio de 2.348 trabajadores expuestos al ruido en una fábrica aeroespacial, investigadores de la Escuela de Medicina en la Universidad de California del Sur encontraron que los fumadores habían sufrido una pérdida mayor de la audición que los no fumadores. Así que si usted fuma, déjelo.

Corte la cafeína. Al igual que la nicotina, la cafeína corta el flujo de sangre a los oídos, aumentando sus posibilidades de una pérdida de la audición, dice el doctor House. No tome más de dos tazas de 8 onzas (237 ml) de café o té por día. Si es posible, tome bebidas descafeinadas.

Balancee su dieta. Los mismos alimentos grasosos y cargados de colesterol que son malos para su corazón también ponen en peligro a sus oídos, según el doctor House. La alta presión arterial y arteriosclerosis, una acumulación de placa en las paredes de sus arterias, no solamente causan enfermedades del corazón pero también pueden reducir el flujo de la sangre a los oídos y gradualmente estrangulan su oído, dice el doctor House. Por lo mismo, corte la grasa con una dieta diaria balanceada que incluya por lo menos cinco porciones de frutas y verduras, seis porciones de panes y granos y no más de una porción de 3 onzas (85 g) de carne roja magra, aves o pescados.

Haga ejercicio. Camine, corra, nade o haga cualquier otro ejercicio aeróbico por 20 minutos al día, tres veces por semana, recomienda el doctor House. Esto estimulará la circulación de la sangre, bajará su presión arterial y ayudará a mantener a sus oídos en una condición óptima.

Cómo sacar el mejor partido posible de la situación

La persona común espera de cinco a siete años después de notar por primera vez un problema con sus oídos para pedir ayuda. Esto puede significar años de aislamiento social y frustración innecesarios, dice la doctora Busacco, porque mientras más pronto usted solicite ayuda, más rápidamente se podrá diagnosticar y tratar su problema de la audición.

"Las personas están más acomplejadas acerca de su oído que lo están acerca de su vista", dice el doctor Hirsch. "Frecuentemente se trata de un aspecto de vanidad. Usar un audífono de alguna forma implica envejecer, mientras que usar anteojos (gafas) no."

Si usted sospecha que tiene un problema con la audición, particularmente si tiene un silbido en sus oídos o desarrolla una súbita sensibilidad a los ruidos fuertes que no la molestaban en el pasado, vea a su doctor o a un médico que se especialice en enfermedades del oído, nariz y garganta. Algunos problemas con los oídos como por ejemplo la enfermedad de Ménière, un desorden que causa un silbido en los oídos y desvanecimiento, puede ser tratada con medicamentos recetados o cirugía. Otras condiciones, tales como un tímpano reventado y otosclerosis, se pueden corregir con cirugía.

Aun cuando la pérdida no pueda corregirse completamente, hay disponibles audífonos potentes que no llaman la atención —algunos tan pequeños que pueden caber dentro de su canal auditivo— para ayudarle a permanecer en contacto con el mundo. Los precios varían de alrededor de $550 por un audífono básico a más de $2.500 por uno de los modelos computarizados más sofisticados. Un audiólogo, un profesional entrenado para instalar audífonos, puede ayudarle a escoger uno que satisfaga sus necesidades.

Aquí está cómo determinar si usted está perdiendo la audición y cómo sobrellevar esta situación.

Fíjese en las señales de aviso. Seguro, es molesto cuando usted conduce por la calle y se da cuenta que su señalador ha estado puesto por millas, pero también puede ser una señal de que usted tiene un problema de audición. Si usted prende su señalador y no puede oír el correspondiente sonido de clic en su carro, es hora de hacer que un audiólogo o un doctor le revisen su oído, dice el doctor Painton.

Dígaselos sin pena. Si usted tiene dificultad para oír o entender a la gente, dígaselos, dice el doctor Philip Zazove, profesor asistente de medicina familiar en la Escuela de Medicina de la Universidad de Michigan, en Ann Arbor quien ha tenido una profunda pérdida de la audición desde su nacimiento. Simplemente diciendo "Ya no oigo tan bien como acostumbraba", "¿Podría repetir eso?" y "Hable un poco más lento", puede evitar muchos malentendidos, frustración y enojo, dice él. Si es necesario, pida a la persona que le repita lo que dijo, o si tiene dificultad con una palabra clave, haga que la escriba en un pedazo de papel.

Ilumine su vida sexual. La pérdida de la audición puede causar estragos en la cama. Esas palabras tiernas susurradas que a usted tanto le gustaban cuando estaba teniendo relaciones sexuales a menudo son las primeras bajas. Déjese el audífono si hay alguna posibilidad de tener relaciones, o pida a su compañero que deje la luz prendida para que usted pueda ver lo suficiente como para leer sus labios, sugiere la doctora Rezen. Hable sobre lo que usted quiere sexualmente antes de hacer el amor. Si es necesario, desarrolle su propio código secreto, tal y como "dos toques en la espalda significan bésame". "Si usted no planifica, puede echar a perder por completo la ocasión", dice ella.

Encuentre un lugar tranquilo. Si usted realmente quiere platicar con un hombre interesante en una fiesta, llévelo de la mitad del cuarto a un rincón apartado. No solamente es eso más íntimo sino que podrá concentrarse en lo que él está diciendo y no tendrá que competir con las risas, la música y otro ruido de fondo que simplemente hace mucho más difícil oír, dice el doctor Zazove. En la casa, considere apagar el televisor, radio u otros aparatos ruidosos antes de tratar de oír a alguien.

Tómelo a risa. Un buen sentido del humor es vital si usted tiene un problema de audición, dice el doctor Painton. Total, ¿qué si usted malentiende una palabra o dos, o dice algo poco apropiado? Disfrute el momento y únase a la risa.

Haga su tarea. Si usted está participando en una reunión importante de negocios o conferencia, llegue temprano y trate de conseguir un asiento en la primera fila, de frente a la persona que usted cree que va a hablar más, dice el doctor Zazove. Si es posible, dígale a la oradora acerca de su pérdida de la audición y pídale que evite voltear la cara lejos de usted. Mantenga contacto visual con la oradora. Trate de obtener un resumen escrito del tópico o agenda, así usted estará preparada para las palabras o frases que podrían estar incluidas. De esa manera, si a usted se le escapan unas cuantas palabras, tendrá una mayor posibilidad de reponerlas con exactitud.

PÍLDORA ANTICONCEPTIVA

Igual a usted, ha cambiado con el tiempo

Qué no hubiera dado usted por haber hablado con su madre acerca del sexo cuando era una jovencita llena de preguntas, pero entre nosotras las latinas, ese tema jamás se tocaba. Sin embargo, los tiempos cambian, y ahora usted se encuentra con su hija hablándole de sexo y en particular de la píldora anticonceptiva. Por supuesto que ella tiene las preguntas básicas acerca del uso de ésta, pero en la época del SIDA y con las cuestiones acerca de los riesgos asociados con el uso de la píldora anticonceptiva a largo plazo, la conversación se pone un poco más complicada de lo que hubiera sido si su mamá y usted hubieran hablado de esto años atrás.

Siguiendo con el tema del tiempo, lo interesante es que tanto como nosotras, la misma píldora anticonceptiva ha cambiado con el tiempo, y parece que no hay tantas malas noticias acerca de ella como solían existir. De hecho, puede que hayan más beneficios que riesgos. Muchos expertos creen que para las mujeres entre los 30 y los 50 años de edad, los pros pesan más que los contras — siempre que estén saludables y no fumen.

Cosas del corazón

Cuando se trata del envejecimiento y la píldora anticonceptiva, las fumadoras enfrentan los riesgos mayores. En general, las fumadoras tienen un riesgo mayor de ataques al corazón y si toman la píldora anticonceptiva, ese riesgo aumenta dramáticamente. Las estadísticas muestran que las mujeres mayores de los 30 años de edad que fuman entre 1 y 24 cigarrillos por día aumentan tres veces su riesgo de sufrir un ataque al corazón, y las mujeres que fuman 25 o más cigarrillos al día aumentan diez veces su riesgo de un ataque al corazón al tomar la píldora anticonceptiva.

La píldora anticonceptiva y los cigarrillos también son una mala combinación cuando se trata del riesgo de un derrame cerebral. Los números son similares a aquellos de un ataque al corazón: las mujeres mayores de 30 años de edad que toman la píldora anticonceptiva y fuman entre 1 y 24 cigarrillos al día aumentan su riesgo de un derrame cerebral tres veces, y las mujeres que fuman 25 o más cigarrillos al día aumentan su riesgo en casi diez veces.

Pero si usted no fuma y por lo demás está saludable, puede considerar a la píldora anticonceptiva relativamente segura. Los estudios muestran que la píldora de la década de los años 90 presenta poca amenaza a su salud en general.

Este mensaje es dramáticamente diferente al que las mujeres recibieron en los primeros días de la píldora anticonceptiva, la cual debutó en la década de los años 60. Eso es porque el estrógeno sintético, el ingrediente que da a la píldora anticonceptiva su acción protectora, es más bajo en contenido que nunca. Los investigadores han descubierto que sólo se necesita un pequeño porcentaje de los niveles hormonales usados en sus primeros días para hacer que la píldora anticonceptiva sea efectiva. Y se ha encontrado que esta pequeña dosis tiene efectos positivos.

En estos niveles reducidos, el estrógeno parece que reduce los niveles de colesterol de la lipoproteína de baja densidad (o *LDL*, por sus siglas en inglés), el colesterol malo que contribuye al taponamiento de las arterias. El estrógeno también parece que aumenta los niveles de colesterol de la lipoproteína de alta densidad (o *HDL*, por sus siglas en inglés), el colesterol bueno que ayuda a prevenir la obstrucción de las arterias al transportar al colesterol malo lejos de las paredes de los vasos. Y aun cuando el colesterol malo está presente, los estudios muestran que el estrógeno puede actuar sobre la pared del vaso de una forma beneficiosa que puede ayudar a prevenir la formación de placa.

La era de las *STD*

Es un alivio saber que la píldora anticonceptiva ya no representa la amenaza de antes. Y también es reconfortante saber que cuando se usa correctamente, la píldora anticonceptiva ofrece cierta protección contra lo que originalmente fue la razón para su creación: el embarazo. Pero allá en la década de los años 60, el SIDA y las enfermedades transmitidas sexualmente (*sexually transmitted diseases* o *STD*, por sus siglas en inglés) no eran una gran inquietud para las mujeres como lo son hoy.

Cuando se usa por sí sola, sin un condón u otro método de barrera, la píldora anticonceptiva no ofrece protección contra el virus de inmunodeficiencia humana que causa el SIDA, o contra las enfermedades transmitidas por las relaciones sexuales como son la clamidia, la gonorrea o el papilomavirus humano (o *HPV*, por sus siglas en inglés), o las verrugas vaginales. Según los Centros para el Control de Enfermedades, el SIDA es la segunda causa principal de muerte en los latinos entre los 25 a los 44 años de edad. A pesar de que los latinos representan sólo un 10 por ciento de la población total de los Estados Unidos, este grupo ocupa el 19 por ciento de todos los casos de SIDA, y las latinas solas constituyen el 20 por ciento de todos los casos femeninos de SIDA en los Estados Unidos.

Cada año, se piensa que las enfermedades transmitidas sexualmente son la causa de aproximadamente 150.000 casos de esterilidad en las mujeres y de 45.000 embarazos ectópicos con peligro de muerte, en los cuales el óvulo se fertiliza en la trompas de Falopio en lugar de en el útero. Algunas cepas de HPV o verrugas vaginales se han asociado con el cáncer cervical, el cual mata a más de 4.500 mujeres al año. Por lo que si una mujer usa la píldora anticonceptiva sin ninguna otra protección, está poniendo en peligro su vida y su salud.

Sin embargo, la píldora anticonceptiva ofrece algo de protección contra una enfermedad transmitida sexualmente. La investigación indica que la píldora anticonceptiva puede de hecho reducir el riesgo de la enfermedad de inflamación de la pelvis (*pelvic inflammatory disease* o *PID*, por sus siglas en inglés), una enfermedad en la cual ciertos organismos transmitidos por las relaciones sexuales infectan las trompas de Falopio y el útero de una mujer y pueden causar esterilidad. Por algunos medios que los investigadores aún no entienden completamente, la píldora anticonceptiva puede ayudar a prevenir que las infecciones en el tracto genital inferior, como la clamidia y la gonorrea, asciendan al tracto genital superior y causen PID.

Preguntas acerca del cáncer

Usted puede estar haciendo más preguntas de las que acostumbraba acerca de la píldora anticonceptiva y el cáncer. Ha oído que el cáncer de mama es el más frecuente en las mujeres y usted quiere saber qué papel, de haberlo, desempeña la píldora anticonceptiva en su desarrollo.

Desafortunadamente, algunas preguntas con respecto al cáncer de mama y la píldora anticonceptiva todavía no tienen una contestación. Varios estudios, incluyendo el estudio sobre el cáncer y la hormona esteroide, o *CASH* (por sus siglas en inglés), que llevaron a cabo los Centros para el Control y la Prevención de Enfermedades, en Atlanta, proporcionan algunas pistas.

El estudio CASH observó los efectos del uso de la píldora anticonceptiva en el cáncer de 10.000 mujeres estadounidenses. Los resultados indicaron que las mujeres de 35 años de edad o menores tenían 1,4 veces más probabilidades de desarrollar cáncer de mama si tomaban la píldora anticonceptiva que las mujeres de la misma edad que nunca usaron anticonceptivos orales. Las mujeres entre los 35 y los 44 años de edad que tomaron la píldora anticonceptiva tenían 1,1 veces más probabilidades de desarrollar cáncer de mama que las mujeres que no la tomaron. Y las mujeres mayores de 45 años de edad tenían en realidad un riesgo apenas menor; ellas tenían 0,9 veces más probabilidades de desarrollar cáncer de mama que las mujeres en su edad que nunca habían usado la píldora anticonceptiva. En otras palabras, tomar la píldora anticonceptiva puede aumentar ligeramente el riesgo de cáncer de mama.

Aunque no se ha establecido una conexión segura entre el cáncer de mama y la píldora anticonceptiva, sí hay información sobre la culpabilidad de la píldora anticonceptiva en otros cánceres femeninos, específicamente el de los ovarios y el uterino. El veredicto: no culpable.

De hecho, se ha encontrado que la píldora anticonceptiva en realidad ayuda a proteger contra estos cánceres. Los estudios muestran que después que una mujer ha estado tomando la píldora anticonceptiva durante un año, su riesgo de contraer alguna de estas formas de cáncer se reduce a cerca del 50 por ciento, dice el doctor Herbert Peterson, jefe de la División de Salud de la Mujer de los Centros para el Control y la Prevención de Enfermedades. Y el efecto protector se extiende hasta bastante después de que la mujer deja de tomar la píldora anticonceptiva, dice él.

¿Se afecta la fertilidad?

Otra preocupación para las mujeres entre los 30 y los 50 años de edad es que el tomar la píldora anticonceptiva va a afectar su fertilidad. "La fertilidad disminuye naturalmente a medida que la mujer envejece, sea que esté o no tomando la píldora anticonceptiva", dice el doctor Linn. Pero los anticonceptivos orales no han mostrado que aumentan la infertilidad, dice él.

Varios estudios indican que el uso de anticonceptivos orales puede retrasar ligeramente la capacidad de una mujer para concebir, pero el retraso es generalmente cosa de un par de meses.

En un estudio en Oxford, Inglaterra, las mujeres que usaron anticonceptivos orales experimentaron retrasos en la concepción de cerca de dos meses. Mientras más mayores eran las mujeres cuando dejaron de tomar la píldora anticonceptiva o algún otro método —digamos 35 años de edad comparado con 30 años de edad— más tardaron en embarazarse, aunque a menudo sólo tomó un mes o dos, dice la doctora Carolyn Westhoff, profesora asociada de la Universidad de Columbia, en la ciudad de Nueva York y una de las investigadoras en el estudio británico. Pero, dijo ella, el retraso puede ser más una cuestión de edad que de tomar la píldora anticonceptiva.

Otro estudio, realizado en la Universidad de Yale, en New Haven, Connecticut, también reportó retrasos en la concepción de las mujeres que tomaban la píldora anticonceptiva. De nuevo, el retraso era solamente de un par de meses. A las mujeres que usaron otros métodos anticonceptivos les tomó casi cuatro meses para concebir, mientras que a aquellas que tomaron la píldora anticonceptiva generalmente les tomó cerca de seis meses.

Su mejor protección

Si usted está tomando la píldora anticonceptiva o planea empezar, aquí está lo que necesita saber.

Vea a su doctora anualmente. Su decisión de empezar, seguir o dejar la píldora anticonceptiva debería estar basada en su propia historia clínica. Por ello es que usted debería ver a su doctora cada año. No vacile en hacer preguntas y obtener su opinión. No tenga temor de pedir una segunda opinión. Recuerde que muchas doctoras sienten que los beneficios generalmente pesan más que los riesgos para las mujeres saludables que no fuman.

Conozca su historia familiar. Si alguien en su familia ha tenido enfermedades del corazón, cáncer de mama, presión arterial alta, cáncer en los ovarios o uterino, discútalo con su doctor. Estos factores deberían tomarse en consideración, pero no van a prohibirle inmediatamente que usted tome la píldora anticonceptiva, dice el doctor Linn.

Protéjase. La píldora anticonceptiva puede protegerla de un embarazo, pero no la protegerá de las enfermedades transmitidas sexualmente o del SIDA. Una solución son los condones. Los condones de látex que contienen el espermicida *nonoxynol-9* son los más efectivos contra las enfermedades transmitidas sexualmente, dicen los expertos.

Practique la prevención. Hacerse un autoexamen mensual de los senos siempre es importante, pero si usted está tomando la píldora anticonceptiva, asegúrese de hacerlo rutinariamente. Los doctores también recomiendan que usted se haga su primer mamograma entre los 35 y los 40 años de edad, y después uno cada dos años durante la década de los 40 años de edad y a partir de allí uno cada año.

PREOCUPACIÓN

Tómela con calma

Usted ve a su hijo pequeño abordar el autobús de la escuela cada mañana. ¿Estarán bien los frenos? ¿Estará bien abrigado? ¿Se come su almuerzo?

Y después, se va al trabajo. La economía está tan mal, ¿la irán a descansar? ¿Qué va a hacer sin trabajo?

Regresa a la casa justo a tiempo para ver las noticias de la noche. La capa del ozono está desapareciendo. La guerra, el hambre y la violencia están por todas partes.

La vida proporciona suficientes razones para preocuparse. Y a veces es demasiado para soportar. Es posible que usted sufra de dolores de cabeza por la tensión continua o se sienta cansada todo el tiempo. A lo mejor la preocupación le deja su estómago hecho un nudo. Sólo unos cuantos años atrás, usted se sentía llena de esperanza juvenil y optimismo, lista para resolver los problemas del planeta. Pero ahora, puede ser que se empiece a sentir impotente, desgastada e incapaz de enfrentarse a los dilemas aún más pequeños.

"Las preocupaciones son como una camisa de fuerza", dice Mary McClure Goulding, coautora de *Not to Worry! How to Free Yourself from Unnecessary Anxiety and Channel Your Worries into Positive Action* (¡No se preocupe! Cómo librarse de ansiedad innecesaria y canalizar sus preocupaciones en acción positiva). "Usted siente como que no puede hacer nada, y entonces no hace nada. Es una forma totalmente improductiva de gastar los mejores años de su vida. Y es algo que usted debe cambiar —y que puede cambiar— empezando inmediatamente."

Los hechos aterradores

Todos nos preocupamos. La persona común (los hombres también se preocupan) gasta aproximadamente un 5 por ciento del tiempo que pasa despierta todos los días —cerca de 48 minutos— preocupándose sobre una cosa u otra. Las encuestas muestran que los orígenes más comunes de la preocupación para los que viven en los Estados Unidos son la familia y las relaciones, los trabajos y la escuela, la salud y las finanzas.

Para aproximadamente el 6 por ciento de las mujeres, preocuparse se vuelve crónico. Incluso puede evolucionar en una condición clínica llamada trastorno de ansiedad generalizado. Las personas con este trastorno se preocupan acerca de problemas múltiples al mismo tiempo incluyendo cosas sobre las que tienen poco o ningún control, como son el clima o la guerra nuclear. Y se preocupan excesivamente. Las personas que se preocupan en forma crónica reportan gastar un promedio del 50 por ciento de cada día en preocuparse, y algunos reportan que hasta el 100 por ciento, dice la sicóloga Jennifer L. Abel, Ph.D., directora asociada de la Clínica de Trastornos de Estrés y Ansiedad de la Universidad Estatal de Pensilvania, en University Park. Típicamente la preocupación crónica comienza en las décadas de los 20 y los 30 años de edad de una mujer.

No hay pruebas que preocuparse cause directamente una enfermedad, dice Timothy Brown, Psy.D., director asociado de la Clínica de Trastornos de Fobia y Ansiedad de la Universidad Estatal de Nueva York, en Albany. La preocupación puede conducir en muchos casos al mal dormir, lo cual resulta en fatiga, inquietud e irritabilidad. Pero la parte sicológica es la más devastadora. "Las personas que se preocupan no se pueden concentrar, sufren de dolores de cabeza y posiblemente son incapaces de enfrentar y resolver sus problemas efectivamente", dice él.

Las personas que se preocupan casi siempre vienen de familias que también se preocupan, dice Goulding. Usted puede haber aprendido a preocuparse al observar a su madre, padre, abuelo o una tía. Las personas que se preocupan pueden tener poca autoestima, dice Goulding, y a menudo se les ha enseñado a reprimir sus sentimientos, especialmente los de felicidad.

Todo esto lleva a un problema central: una sensación de impotencia. "Usted no se siente en control de su vida", dice Susan Jeffers, Ph.D., una sicóloga y autora de *Feel the Fear and Do It Anyway* (Sienta el temor y hágalo de todos modos). "Usted siente que todo va a salir mal. Eso hace difícil superar aun los problemas sencillos sin un gran esfuerzo y ansiedad."

Un estudio a 24 estudiantes universitarios en los Estados Unidos confirma esto. Cuando se les preguntó qué pasaría si no sacaban buenas calificaciones, un grupo de los que por lo general no se preocupaban hablaron acerca de terminar con trabajos malos y ganar menos dinero. Los que se preocupaban crónicamente hablaron acerca de las mismas inquietudes. Pero estos llevaron sus preocupaciones mucho más allá. Algunos se preocupaban acerca de volverse drogadictos. Otros se preocupaban de que estarían con un dolor físico constante. Y algunos otros decían que se morirían —o incluso que terminarían en el infierno.

"En ese momento, usted tiene que preguntarse si es que preocuparse vale el esfuerzo", dice la doctora Jeffers. "Usted tiene que decidir si se va a pasar el resto de su vida preocupándose acerca de las cosas o si es que va a hacer algo al respecto. Es una decisión difícil, pero ojalá, usted escoja esto último."

Calme a la preocupada que lleva adentro

Llámele Petra la Preocupada. Ella es la infeliz portadora de malas nuevas dentro de su cabeza quien no cesa de hablar acerca de cosas que pueden y van a salir mal.

Es tiempo de hacerla callar para siempre.

"Usted tiene que silenciar esa voz de autoacosamiento", dice Mary McClure Goulding, coautora de *Not to Worry! How to Free Yourself from Unnecessary Anxiety and Channel Your Worries into Positive Action* (¡No se preocupe! Cómo librarse de ansiedad innecesaria y canalizar sus preocupaciones en acción positiva). "Si usted la escucha, usted siempre estará preocupándose."

Tome consciencia de la voz. Siéntese en un lugar tranquilo y escuche sus pensamientos. Cuando usted empieza a oír pensamientos negativos, reemplácelos conscientemente con otros positivos. Las afirmaciones —declaraciones sencillas positivas que usted repite frecuentemente— podrían funcionar. Pruebe con frases tales como: "No hay nada que temer", "yo tengo control sobre mi vida", "yo lo voy a arreglar", "todo está funcionando perfectamente".

La repetición es la clave. Al principio usted ni siquiera necesita creer lo que se está diciendo a sí misma", dice Susan Jeffers, Ph.D., una sicóloga y autora de *Feel the Fear and Do It Anyway* (Sienta el temor y hágalo de todos modos). "El simple hecho de hablar positivamente cambia nuestra energía y nos ayuda a movernos hacia adelante."

Goulding sugiere ser más directa con su crítica interna. Párese, ponga las manos sobre sus caderas y grítele a Petra: "¡Cállate, yo ya no te voy a escuchar nunca más!" Maldiga, diga palabrotas, haga lo que la haga sentirse bien. "Deshágase de esa voz", dice ella. "Y entonces, en su lugar usted podrá llenar su mente con pensamientos felices."

Derrote a la preocupación

Lleva años construir un mundo de preocupaciones. Va a necesitar un tiempo para demolerlo todo. Pero el tiempo está de su lado. Un estudio tanto a personas jóvenes como viejas que se preocupaban mostró que tendemos a preocuparnos menos a medida que envejecemos. Las personas mayores entre las 163 que fueron estudiadas por los profesores de la Universidad de Massachusetts, en Amherst, estaban menos ansiosas acerca de los problemas sociales y financieros y no se preocupaban más acerca de las cuestiones de salud.

Pero ¿por qué esperar a que las cosas se mejoren? Si usted está lista para empezar enseguida a prohibirse la preocupación, aquí hay consejos de los expertos.

Considérelo detenidamente. Está bien, preocúpese un poco. Es mejor que tratar de suprimir toda la ansiedad. "Deje de tratar de evitar esos pensamientos infelices", dice Daniel Wegner, Ph.D., profesor de sicología en la Universidad de Virginia, en Charlottesville. "Mi investigación muestra que mientras usted más trata de suprimir los pensamientos indeseados, más probable es que se obsesione con estos. Eso es particularmente cierto cuando está bajo mucha presión, estrés o sobrecarga mental. Así que justo cuando esté tratando de evitar pensamientos infelices, en realidad usted se volverá más triste que si se enfrentara cara a cara con esos pensamientos infelices."

La doctora Jeffers hace notar que el 99 por ciento de las cosas sobre las que nos preocupamos nunca llegan a ocurrir. "Sienta el temor. Eso es parte de ser humano", dice ella. "Pero salga y haga cosas de todos modos, sabiendo que la mayoría de sus temores son infundados."

Tome su tiempo. Una cosa es pensar acerca de sus problemas. Otra es dejar que estos dominen sus pensamientos. El doctor Wegner dice que la investigación de las personas que se preocupan crónicamente muestra que si pasan tiempo durante la noche para preocuparse activamente acerca de sus problemas, el grado de preocupación de sus vidas desciende en general.

Michael Vasey, Ph.D., profesor asistente de sicología de la Universidad Estatal de Ohio, en Columbus, sugiere separar 30 minutos al día, siempre en el mismo lugar y a la misma hora, para preocuparse. "Enfóquese en sus preocupaciones durante todo ese período, y trate de pensar en las soluciones a los problemas", dice él. Si a usted le preocupa que la van a despedir, imagínese la escena —el despido y las consecuencias— y no deje que la imagen se desaparezca.

Usted probablemente estará más ansiosa al principio. Pero las cosas mejorarán. "Si practica enfocarse en las preocupaciones y en pensar en las soluciones por 30 minutos todos los días por varias semanas, su ansiedad empezará a disminuir", dice el doctor Vasey. "Usted mejorará su capacidad de generar soluciones o se dará cuenta que no vale la pena preocuparse."

Escriba un nuevo final. Las personas que se preocupan pueden ser asombrosamente creativas, dice Goulding. Estas convierten cualquier escena inofensiva en un desastre al imaginarse lo peor. Trate de hacer uso de esa creatividad para convertir sus temores en fantasías. Si usted se preocupa de un accidente al autobús escolar, trate de imaginarse a su hijo pequeño tomando el volante y salvando a todos. Después imagínese el desfile que la ciudad tendrá en su honor. A lo mejor hasta le dan la llave de la ciudad.

De esta manera usted está desarmando sus preocupaciones, dice Goulding. Al poner un final feliz, o tonto, a una preocupación, se está dando la oportunidad de ser positiva, dice ella. Y ese es un paso importante hacia el vencimiento de las preocupaciones.

Enumere sus dificultades. Haga una lista de todas sus preocupaciones. ¿Tiene temor de que va a llover en la reunión familiar este fin de semana?

Usted no tiene control sobre eso, por lo que Goulding sugiere que lo archive bajo el título "Más allá de mi capacidad". ¿La preocupa que otras personas la encuentren poco atractiva, aun cuando usted sabe que en realidad no lo es? Eso va en la lista "Ficción creativa."

¿Qué sentido tiene preocuparse de cosas en esas categorías? "No tiene ninguno," dice Goulding. "¿Para qué preocuparse acerca del clima? ¿Por qué preocuparse acerca de cosas que no son ciertas?" Una vez que usted expone estos pensamientos como preocupaciones sin valor, dice ella, es más fácil descartarlos.

Actúe. Algunas preocupaciones son más legítimas. ¿Está usted preocupada acerca de su salud? Bueno, haga una lista de todas las cosas que usted puede hacer para mejorarla. A lo mejor usted podría empezar a caminar todos los días. O a comer mejor. Entonces decida cuáles son las cosas que va a hacer. El secreto es hacer, hacer, hacer. "Cuando está trabajando activamente en una solución, es menos probable que la preocupación sea un problema", dice la doctora Jeffers. "Usted empezará a sentir que es la creadora de su vida, no una víctima de ésta."

Encuentre una amiga. Hable con alguien especial acerca de sus temores. "Cuando usted habla acerca de sus preocupaciones, las está desinflando. No pueden ser suprimidas. Ya salió el peine. Y, afortunadamente se trata de un peine y no de un piojo", dice el doctor Wegner.

Sólo tenga cuidado que su amiga no empeore las cosas sin querer. Por amabilidad, a lo mejor ella le dice que está bien preocuparse o le dice: "Sí, yo puedo entender por qué estás tan preocupada." Goulding dice que eso puede reforzar su necesidad de preocuparse. Si decide compartir sus pensamientos, asegúrese de que la otra persona acepte ser franca con usted y a ayudarla a encontrar las formas positivas y constructivas para enfrentarse a sus preocupaciones.

PRESIÓN ARTERIAL ALTA

El destructor silencioso de nuestra juventud

Las arrugas las podemos ver. Los músculos doloridos los podemos sentir.

Pero por ahí hay escondido un problema de envejecimiento, uno que es mucho más peligroso que las venas varicosas, la hiperopia o las canas. La presión arterial alta, también llamada hipertensión, está relacionada directamente con la muerte anual de más de 18.000 mujeres estadounidenses. Según la Asociación del Corazón de los Estados Unidos, el 14 por ciento de las mujeres latinas tiene alta presión arterial. Puede hacernos 12 veces más propensas a sufrir derrames cerebrales, 6 veces más propensas a sufrir ataques al corazón y 5 veces más propensas a morir de insuficiencia cardíaca congestiva. Es también un factor importante de riesgo de un fallo renal.

Y es más común entre las mujeres jóvenes de lo que muchas de nosotras nos podemos imaginar. Una de cada diez de las mujeres estadounidenses que se encuentra entre los 35 y los 44 años de edad tiene presión arterial alta. Una en cada cuatro de nosotras desarrolla presión arterial alta antes de cumplir los 55 años de edad. Y después de allí, nuestro riesgo es en realidad más alto que el de los hombres. Los expertos piensan que los cambios hormonales desempeñan un papel en el desarrollo tardío de la presión arterial alta en las mujeres.

Y sin embargo, casi la mitad de la gente en este país con presión arterial alta ni siquiera sabe que la tiene. "Realmente no hay ninguna señal externa notable. Pero si usted tiene presión arterial alta, está haciendo daño", dice el doctor Patrick Mulrow, presidente del Departamento de Medicina en el Colegio

Trate de recordar

Si necesitamos seguir recordándole a usted que controle su presión arterial, entonces quizás ya está muy alta. Eso es porque la presión arterial alta puede debilitar su memoria.

Un estudio a 100 adultos encontró que las personas con presión arterial alta tuvieron una puntuación más baja en un proceso llamado recuperación de la memoria a corto plazo. Eso significa que les tomó más tiempo a ellas recordar si un número que se les había mostrado había sido parte de una combinación original de números que habían visto anteriormente.

Nadie está seguro de por qué la presión arterial alta confunde su memoria. Es posible que esté relacionado con la forma en que la sangre circula por el cerebro o con una disminución en la cantidad de oxígeno que llega al cerebro. "Cualquiera que sea el mecanismo, esta es otra razón más para mantener su presión arterial bajo un control saludable", dice David J. Madden, Ph.D., profesor en el Departamento de Siquiatría del Centro Médico de la Universidad Duke, en Durham, Carolina del Norte.

Médico de Ohio y Toledo, y presidente del Consejo para la Investigación de la Presión Arterial Alta de la Asociación del Corazón de los Estados Unidos.

"Nosotros podríamos salvar vidas si la gente se diera cuenta de que tiene presión arterial alta y entonces tomara medidas para controlarla", dice el doctor Mulrow. En muchos casos es sólo una cuestión de ir al doctor y hacer que le revisen la presión arterial una o dos veces por año, de reducir el consumo de sal y de grasa, y de sudar unas cuantas veces por semana. Eso realmente es pagar un precio muy bajo, dice el doctor Mulrow, considerando que esto podría agregar años a su vida.

Productores de la presión

Los doctores toman dos medidas cuando revisen su presión arterial. La primera es llamada la lectura sistólica. Ésta indica qué tan vigorosamente está bombeando su corazón para impulsar sangre a lo largo de sus arterias. La segunda medida, llamada la lectura diastólica, muestra cuánta resistencia están poniendo sus arterias al flujo sanguíneo. La presión arterial se mide en milímetros de mercurio, o mm Hg, y una lectura sistólica de aproximadamente 120 mm Hg, y una diastólica de 80 mm Hg se consideran saludables. Eso lo leemos simplemente como 120/80.

La presión arterial de cada persona varía ampliamente a lo largo del día. Generalmente, se eleva cuando estamos haciendo ejercicio y baja cuando estamos dormidos. Pero cuando la lectura base o de descanso avanza lentamente a 140/90, usted está en los límites de la presión arterial alta. Eso significa que su corazón está trabajando demasiado para bombear sangre, sea porque sus arterias se han estrechado o endurecido con placa o porque tiene demasiada sangre en su sistema debido a que está reteniendo agua, o por otros problemas. El resultado de este estrés extra puede ser una enfermedad del corazón o coágulos peligrosos en la sangre que pueden ocasionar un derrame cerebral o un ataque al corazón.

La presión arterial tiende a elevarse con la edad. Esto lo causa una combinación de factores, incluyendo la actividad física reducida, el peso adicional en el cuerpo y los cambios hormonales, según el doctor Robert DiBianco, director de investigación cardiológica en el Hospital Adventista de Washington, en Takoma Park, Maryland.

En el 90 al 95 por ciento de los casos, dice el doctor Mulrow, se desconoce la causa exacta de la presión arterial alta. Pero los investigadores han identificado un número de factores de riesgo que pueden aumentar sus probabilidades de desarrollar presión arterial alta. La historia familiar es una. Si varios miembros de su familia inmediata tienen presión arterial alta, usted tiene más probabilidades de desarrollarla. Las mujeres afro-americanas y los miembros de otros grupos minoritarios tienen un riesgo más alto que las mujeres de ascendencia europea. La obesidad es otro factor importante. Los estudios muestran que el 60 por ciento de la gente con presión arterial alta tiene sobrepeso.

El vínculo entre el sodio y el estrés

La cantidad de sodio en los alimentos que comemos es uno de los factores que más contribuye a la presión arterial alta, dicen los expertos. El sodio nos hace retener agua, dice el doctor Mulrow, lo cual aumenta el volumen de sangre en nuestros cuerpos y hace que nuestros corazones trabajen más para bombearla. También, hay pruebas que el sodio en alguna forma daña los revestimientos de los vasos sanguíneos, haciendo más posible la cicatrización y obstrucción de las arterias.

La gran mayoría del sodio que consumimos viene de la sal en nuestros alimentos (cerca del 40 por ciento de la sal de mesa es sodio). Después de analizar docenas de estudios sobre el sodio y la presión arterial alta, un equipo británico de investigadores encontró que al reducir la sal a 3.000 miligramos por día —eso es un poco menos que el equivalente de una cucharadita— podría prevenir el 26 por ciento de todos los derrames cerebrales y el 15 por ciento de los ataques al corazón causados por los coágulos de sangre.

Algunas personas son más sensibles que otras a los efectos de la sal, o más específicamente, del sodio, dice el doctor DiBianco. "Es posible que usted

¿Qué tan bajo todavía es seguro?

Tratándose de la presión arterial, mientras más baja mejor.

"Realmente no importa qué tan baja es su lectura, aun cuando sea algo muy, muy bajo como 85 sistólica. Mientras usted no sienta efectos negativos debido a eso, todo está bien. De hecho, usted debería sentirse bien sabiendo que se encuentra en un grupo de bajo riesgo", dice el doctor Robert DiBianco, director de investigación cardiológica en el Hospital Adventista de Washington, en Takoma Park, Maryland.

El histórico Estudio Framingham del Corazón, que tomó toda una década para observar la salud en más de 5.200 residentes de Framingham, Massachusetts, encontró que las personas con lecturas de la presión sistólica de la sangre de menos de 120 mm Hg (milímetro de mercurio) tenían las menores probabilidades de sufrir ataques al corazón. El riesgo aumentó en forma constante al incrementar la presión. Las personas con las lecturas más altas, de 170 mm Hg o más, tenían más de tres veces la probabilidad de morirse de un ataque al corazón que aquellos en los 120 mm Hg o menos.

De todas maneras, hay un par de problemas de los que hay que cuidarse si se tiene presión arterial baja. Al envejecer las personas, hay una mayor posibilidad de que sufran de una forma temporal de presión arterial baja llamada hipotensión ortostática —la sensación que usted tiene cuando salta fuera de la cama y se siente débil de repente, como si el cuarto estuviera girando o las luces se hubieran atenuado. "Si usted alguna vez se ha desmayado por eso o si le sucede más que muy, muy raramente, usted debería ver a un doctor", dice el doctor DiBianco. El problema podría ser causado por una deshidratación ligera, la reacción a un medicamento, fiebre, enfermedad o agotamiento por el calor, dice él.

Para algunas personas, especialmente los ancianos y las personas con diabetes o enfermedad del corazón y posiblemente aquellos que están siendo tratados por presión arterial alta, las lecturas demasiado bajas pueden ser un riesgo particular. Si usted está en uno de estos grupos, consulte a su doctor, dice el doctor DiBianco.

---

pueda comer mucha sal, procesarla y deshacerse de ella rápidamente sin tener que preocuparse al respecto", dice él. Pero también puede ser que no. No hay una forma confiable de probar la sensibilidad a la sal. Si usted tiene sobrepeso, no hace mucho ejercicio o tiene una historia familiar de presión arterial alta o diabetes, el doctor DiBianco dice que usted probablemente tiene un mayor riesgo y necesita limitar su consumo de sal.

Los factores sicológicos también desempeñan un papel en la presión arterial alta. Un estudio de 129 estudiantes universitarios en la Universidad de British Columbia, en Vancouver mostró que las mujeres sintiendo que recibían poco apoyo social de parte de las amistades, miembros de la familia y colegas mostraban lecturas sistólicas ligeramente más altas. Los investigadores no están seguros por qué es esto. El estrés en el trabajo también puede conducir a la presión arterial alta. Otro estudio de 129 trabajadores adultos encontró que las mujeres en empleos de alto nivel y mucha presión mostraron aumentos considerablemente mayores en la presión arterial durante el día de trabajo que aquellas con empleos menos exigentes.

Los científicos han encontrado que la combinación de mucho sodio y mucho estrés pueden crear un problema de presión serio. Un estudio de 32 estudiantes en la Escuela de Medicina de la Universidad Johns Hopkins, en Baltimore, mostró que las personas que comían dietas con mucho sodio y se enfrentaban a condiciones de estrés intenso, notaron en un período de dos semanas cómo sus lecturas de presión arterial sistólica subieron más de 6 puntos. En comparación, las personas que ingirieron mucho sodio pero tenían menos estrés, notaron aumentos de sólo 0,6 puntos, y las personas con poco sodio y estrés intenso mostraron aumentos de sólo 0,1 puntos.

Hay también una relación entre las píldoras anticonceptivas y la presión arterial alta en algunas mujeres, dice el doctor Mulrow. Los nuevos anticonceptivos orales en dosis bajas han reducido notablemente el problema de la presión arterial elevada, aunque si fuma y toma píldoras anticonceptivas aumentará sus probabilidades de presión arterial alta, según el doctor Mulrow.

Y además, tenemos el alcohol. Los científicos desde hace tiempo saben que beber en exceso puede contribuir a la presión arterial alta. Pero un estudio del Instituto Investigador de Alcoholismo, en Buffalo, Nueva York, muestra que la frecuencia con que usted bebe puede ser tan importante como cuánto bebe. Los investigadores observaron a 1.635 residentes del Condado de Erie, en Nueva York, y encontraron que las personas que bebían diariamente tenían lecturas sistólicas 6,6 puntos más altas y lecturas diastólicas 4,7 puntos más altas que las personas que bebían sólo una vez a la semana. Pero el estudio no encontró una relación significativa entre la presión arterial y la cantidad total de alcohol consumida.

Cómo bajarla

Muchas de las drogas recetadas ayudan a reducir la presión arterial alta. Los diuréticos hacen salir los líquidos en exceso de su cuerpo. Los bloqueadores beta disminuyen el ritmo del corazón y la producción total de sangre del corazón. Los vasodilatadores ensanchan las arterias y facilitan el flujo de la sangre. Los inhibidores del nervio simpático también evitan que los vasos sanguíneos se contraigan.

Pero las drogas deberían ser el último recurso. Entre otros problemas éstas pueden causar fatiga e inhibir su vida sexual. La gracia está en evitar la presión arterial alta en primer lugar, y los consejos a continuación le ayudarán a empezar. Aunque usted ya tenga una leve presión arterial alta, los consejos podrían reducir su drogodependencia y a lo mejor hasta ayudarla a controlar las cosas en forma natural.

Revísela. Hay sólo una forma de saber con seguridad si usted tiene presión arterial alta: haga que su médico se la revise. Una vez al año debería ser suficiente, a menos que su doctor ordene más exámenes. Es un procedimiento rápido e indoloro. El doctor le pone un manguito inflable alrededor de su brazo y revise su pulso con un estetoscopio. Si usted muestra una lectura alta en el límite, el doctor puede recomendar que se vuelva a hacer varios de los exámenes durante un período de un par de semanas o meses.

Usted incluso puede encontrar monitores para tomarse la presión arterial usted misma en las farmacias, las tiendas de comestibles y los centros comerciales. Estos le pueden dar una estimación aproximada de su presión arterial, pero el doctor Mulrow advierte que estas máquinas no son un substituto de la visita anual al doctor. Algunas máquinas no están bien calibradas y proporcionan resultados bastante inexactos. Hay muchos factores externos —si usted ha estado caminando, o si tiene una manga muy gruesa— que pueden interferir.

Líbrese de esas libras de más. Si usted tiene sobrepeso, aun una pérdida moderada de peso puede ayudarle a bajar su presión arterial, dice el doctor Marvin Moser, profesor clínico de medicina en la Escuela de Medicina de la Universidad de Yale, en New Haven, Connecticut, y consejero sénior del Programa Nacional de Educación sobre la Presión Arterial Alta. En algunos casos, dice él, una pérdida de peso de 10 a 15 libras (4,5 a 6,8 kilos) puede ser suficiente para reducir ligeramente una presión arterial elevada a lo normal y ayudarle a evitar los medicamentos.

Un estudio por todo el país de 162 mujeres con sobrepeso entre los 30 y los 54 años de edad, mostró lo bien que puede funcionar una pérdida de peso. Durante un período de 12 meses estas mujeres, en un programa de pérdida de peso, perdieron un promedio de 6 libras (2,7 kilos). Sus lecturas sistólicas bajaron un promedio de 3,7 puntos, y las lecturas diastólicas bajaron 4,1 puntos.

Sacúdase. El ejercicio, combinado con una dieta baja en grasa, es la mejor manera de perder peso y mantener sus arterias libres de obstrucciones. La investigación muestra que las personas que no hacen ejercicio tienen 35 a 50 por ciento más probabilidades de desarrollar presión arterial alta. Y el Colegio Norteamericano de Medicina Deportiva dice que el entrenamiento regular aeróbico puede reducir la presión arterial sistólica y diastólica por hasta 10 puntos.

Usted tampoco tiene que ser una corredora de maratones para cosechar los beneficios. De hecho, algunos estudios han encontrado que los ejercicios de baja intensidad como el caminar son tan buenos o mejores para bajar la presión arterial que el correr u otras actividades aeróbicas fuertes. Muchos expertos recomiendan hacer ejercicio al menos tres veces por semana por 20 minutos cada vez.

Sea menos salada. Recuerde que no todas las personas son sensibles a los efectos del sodio. Pero hasta que los médicos pueden decir confiadamente quién lo es y quién no, es una buena idea limitar su consumo. "Ciertamente cortar la sal no va a dañar a nadie y probablemente tendrá mucho valor si usted tiene éxito", dice el doctor DiBianco.

Reduzca la sal en su dieta siempre que sea posible. Muchas de nosotras estamos comiendo dos veces y media más de lo que deberíamos. Dejar el salero tendrá algún efecto. Pero la investigación muestra que tres cuartas partes de toda la sal que consumimos proviene de los alimentos procesados como son el queso, la sopa, el pan, los alimentos asados y los bocadillos (meriendas o *snacks*).

"Usted necesita leer las etiquetas", dice el doctor Mulrow. Revise el contenido de sodio, y fíjese una meta total diaria de aproximadamente 2.400 miligramos. Cuando vaya de compras, busque las etiquetas que dicen *"low sodium"* (bajo en sodio). Eso quiere decir que no contiene más de 140 miligramos de sodio por porción. Y pase un poco de tiempo en el pasillo agrícolo. Prácticamente cada fruta o verdura es naturalmente baja en sodio.

Tenga cuidado también cuando coma afuera. Se sorprendería de lo rápido que se acumula el sodio. Por ejemplo una hamburguesa de su restaurante favorito de comida rápida, puede darle a usted casi la mitad de su total para el día.

Acumule el potasio. Los estudios han mostrado que si toma 3.500 miligramos de potasio puede ayudar a contrarrestar el sodio y a mantener su volumen de sangre —y presión arterial— bajo. Y es fácil obtener lo suficiente. Una papa asada contiene 838 miligramos de potasio por sí sola, y una taza de espinacas tiene 800 miligramos. Otros alimentos con mucho potasio incluyen los plátanos (guineos amarillos), el jugo de naranja, maíz, repollo y brócoli. Consulte también a su doctor antes de tomar suplementos de potasio. Demasiado, puede agravar los problemas con los riñones.

Satisfaga sus necesidades de magnesio. Parece que los investigadores han encontrado una relación entre el consumo bajo de magnesio y la presión arterial alta. Pero exactamente cuánto magnesio necesita usted para combatir la presión arterial alta aún no está claro. Por ahora, dice el doctor DiBianco, lo mejor que puede hacer es tomar la Asignación Dietética Recomendada (*Recommended Dietary Allowance* o *RDA*, por sus siglas en inglés) de aproximadamente 280 miligramos.

Desafortunadamente, el consumo de magnesio en los Estados Unidos ha ido decreciendo durante un siglo, desde que empezamos a procesar los alimentos y a robarles sus microelementos. Las buenas fuentes de magnesio incluyen las nueces, la espinaca, las habas blancas (*lima beans*), los chícharos (guisantes), los pescados y mariscos. Pero no abuse tomando suplementos; el doctor Mulrow dice que demasiado puede provocarle una fuerte diarrea.

Mantenga su calcio. La relación entre el consumo de calcio y la presión arterial es discutible. Algunos estudios muestran que el calcio adicional puede bajar la presión arterial, en tanto que otros muestran que no tiene ningún efecto.

Pero los expertos todavía no están convencidos de que las dosis grandes de calcio vayan a ayudar. El doctor Mulrow dice que el tomar los 800 miligramos del RDA —tres vasos de leche descremada de 8 onzas (237 ml) cada uno proporcionarán más que suficiente— y el mantener los otros factores de riesgo bajo control es el mejor consejo a seguir por ahora. Otras fuentes de calcio son los quesos bajos en grasa, el salmón enlatado y otros pescados enlatados con espinas. Si usted quiere tomar suplementos de calcio, vea a su doctor ya que demasiado calcio puede causar otros problemas, como por ejemplo cálculos renales.

Llénese de fibra. Un estudio sueco a 32 personas con una ligera presión arterial alta encontró que tomar una tableta de siete gramos de fibra diariamente ayuda a bajar la presión arterial diastólica en cinco puntos. Nadie está seguro por qué; quizás es por la pérdida de peso debido a que la gente se llena más y come menos, o porque consumen menos sodio. Cualquiera sea la razón, siete gramos extras de fibra son fáciles de encontrar. Casi hay esa cantidad en un bol de cereal alto en fibra.

Beba con moderación. "Un poco de alcohol no es perjudicial", dice el doctor Mulrow. "Pero beber diariamente, y beber en exceso, puede traer problemas." Para las mujeres que están luchando con la presión arterial alta, tres onzas (89 mg) de alcohol a la semana parece ser el límite aproximado. Un estudio de 12 años a 1.643 mujeres en una edad promedio de 47 años, mostró que tanto la lectura de la presión sistólica como de la diastólica empezaron a aumentar en forma constante después de esa cantidad. Eso significa seis cervezas de 12 onzas (355 ml) cada una, seis copas de vino de 4 onzas (118 ml) cada una o seis cócteles que contengan cada uno 1 onza (29 ml) de licor fuerte a la semana.

Deje de fumar. El fumar notablemente aumenta su riesgo de sufrir un derrame cerebral o un daño en sus vasos sanguíneos debido a la presión arterial alta, dice el doctor Mulrow. Cuando usted fuma, alienta a su cuerpo a depositar el colesterol dentro de sus arterias coronarias. Esto disminuye el tamaño de sus vasos y fuerza a su corazón a trabajar más. "Cualquier persona con presión arterial alta debería dejar de fumar inmediatamente", aconseja el doctor Mulrow.

Problemas
del alcohol

Cómo vencer a la botella

Ella piensa que es su pequeño secreto. Pero todos saben que guarda un frasco en su maletín. Ella trata de disfrazar el alcohol en su aliento con grandes cantidades de enjuague bucal. Su "almuerzo" consiste de tres copas de vino tinto. Después del trabajo, ella vuela a su bar (cantina) favorito y allí se queda hasta la hora de cerrar.

Esa es la imagen clásica de una mujer con un problema de alcohol. Pero el abuso de alcohol tiene muchas caras sutiles. Puede ser su socia de negocios, quien bebe solamente los fines de semana. Puede ser su vecina, quien continúa bebiendo a pesar de las imploraciones de sus hijos. Y sí, puede ser usted.

"Un problema de alcohol puede atacar a cualquiera, en cualquier momento, de cualquier profesión o condición social. Nadie está inmune a éste," dice el doctor Donald Damstra, un especialista en medicina para adicciones y consultor en abuso de substancias, en Phoenix.

Y no importa cómo le llama usted —alcoholismo, beber demasiado o "ese pequeño problema"— el abuso del alcohol es un envejecedor poderoso y muchas veces mortal. Puede destruir su hígado, diezmar su corazón, elevar peligrosamente su presión arterial, minar su energía, arruinar su estómago, destrozar su vida sexual, reducir su fertilidad, causar un corto en su cerebro, agravar la diabetes, disminuir su inmunidad, incrementar su riesgo de cáncer y provocar la depresión, el estrés y los problemas sociales, incluyendo las dificultades matrimoniales y laborales.

"Cuando usted observa a las personas que han estado bebiendo mucho por varios años, notará que tienden a verse mal. Algunas mujeres en sus cuarenta y tantos años pueden verse como si tuvieran sesenta y tantos. Su cutis simplemente se ve viejo, su modo de andar es desgarbado, tienen sobrepeso y a menudo han perdido masa ósea, por lo que se ven como pequeñas viejecitas mucho antes de lo que deberían", dice Frederick C. Blow, Ph.D., director de investigación del Centro de Investigación sobre el Alcohol de la Universidad de Michigan, en Ann Arbor.

¿Quién tiene un problema?

Casi todas las mujeres que beben han experimentado una resaca (cruda) y las otras torturas que ocurren cuando se toma de más. Pero después de que nos recobramos de uno de esos desastres autocausados, muchas de nosotras aprendemos a moderar nuestra manera de beber.

"Beber generalmente disminuye al envejecer", dice el doctor Blow. "Esto puede estar relacionado con las enfermedades crónicas como la diabetes y la alta presión arterial o por un exagerado uso de medicamentos, o puede ser que la gente simplemente ya no se siente con ganas de beber demasiado."

Las mujeres también suelen beber menos cuando se hacen mayores porque encuentran que el alcohol parece afectarlas más. Eso es porque al envejecer, su cuerpo es menos capaz de soportar el alcohol, dice el doctor Damstra.

De hecho, el consumo de alcohol en los Estados Unidos está en su nivel más bajo desde 1967, según el Instituto Nacional sobre el Abuso de Alcohol y Alcoholismo (o *NIAAA*, por sus siglas en inglés). El habitante normal de los Estados Unidos bebe cerca de 2,5 galones de alcohol (casi 9,5 litros) cada año. Eso es aproximadamente el equivalente a una lata y media de 12 onzas (360 ml) de cerveza por día. Eso está dentro de los límites de una a dos bebidas al día que los doctores creen que puede reducir su riesgo de enfermedades del corazón. Una bebida alcohólica estándar es una cerveza de 12 onzas, una copa de vino de 5 onzas (148 ml) o un cóctel hecho con 1,5 onzas (44 ml, o un trago) de licor.

Casi la mitad de las mujeres entre los 30 y los 44 años de edad se abstienen de beber alcohol y la mayoría de las que sí beben lo hacen más moderadamente que los hombres, según el NIAAA. Pero en un estudio subvencionado por el gobierno federal, una en cada 20 mujeres reportaron un problema significante relacionado con el alcohol o un síntoma de dependencia alcohólica en los 12 meses previos a ese estudio, dice la doctora Sheila Blume, directora médica de los programas de alcoholismo, dependencia química y de jugar compulsivo en el Hospital South Oaks, en Amityville, Nueva York.

El problema de beber puede causar dificultades tales como ausentismo en el trabajo y descuido de los niños, para nombrar a dos. Pero cuánto y qué tan seguido una mujer bebe no es una prueba concluyente de que ella se encuentre entre los cinco millones de mujeres con problemas serios de beber que viven en los Estados Unidos, dice el doctor Damstra. Ese número, sin embargo, está probablemente subestimado porque las mujeres suelen de esconder sus problemas de bebida. Por ello, nos toma más tiempo buscar ayuda, dice el doctor Damstra. (Como comparación, se considera que 12 millones de hombres tienen un problema serio de alcohol.)

Una medida clave, dice él, es determinar si el beber es más importante que otros aspectos en la vida de una mujer, incluyendo a su familia, su salud y su trabajo.

¿Se encuentra usted en las garras del alcohol?

Entonces, ¿cómo sabe usted si tiene un problema de alcohol? El doctor Melvin L. Selzer, profesor clínico de siquiatría en la Universidad de California, San Diego, y autor de la Prueba de Revisión de Alcoholismo de Michigan, sugiere que usted misma se haga las siguientes preguntas. Responda a las preguntas con sí o no, después vea el puntaje al final de la prueba.

1. ¿ Usted siente que es una bebedora normal?
2. ¿Ha despertado alguna vez en la mañana después de beber la noche anterior y encontrado que no recuerda parte de esa noche?
3. ¿Se preocupa o queja su compañero (o padres) acerca de que usted bebe?
4. ¿Puede usted dejar de beber después de una o dos bebidas sin que le cueste trabajo?
5. ¿Alguna vez se siente usted mal porque bebe?
6. ¿Creen sus amistades y parientes que usted es una bebedora normal?
7. ¿Le es siempre posible dejar de beber cuando quiere?
8. ¿Ha asistido alguna vez a una sesión de Alcohólicos Anónimos?
9. ¿Se ha visto usted involucrada en peleas cuando está bebiendo?
10. ¿El que usted beba ha creado alguna vez problemas entre usted y su compañero?
11. ¿Alguna vez su compañero (u otro miembro de su familia) ha buscado a alguien para que lo ayude debido a que usted bebe?
12. ¿Ha perdido usted alguna vez amigos o amigas debido a que bebe?
13. ¿Ha tenido dificultades alguna vez en su trabajo porque bebe?
14. ¿Ha perdido alguna vez un trabajo debido al alcohol?

"Hay muchas bebedoras fuertes que no son adictas al alcohol. Estas son las mujeres que dejan de beber cuando sus doctores les dicen que tienen úlceras u otras razones convincentes para parar. Pero si usted es adicta al alcohol, le dirá al doctor 'extirpe la úlcera, doctor, porque yo tengo que seguir bebiendo' ", dice el doctor Damstra. "Cuando el beber es causa de serias consecuencias negativas, sin importar si son físicas, sicológicas, sociales, económicas o espirituales, y la mujer continúa bebiendo, entonces su problema está fuera de control y se considera alcoholismo."

---

15. ¿Ha faltado alguna vez a sus obligaciones, su familia o su trabajo por dos días o más a la vez porque estaba bebiendo?

16. ¿Bebe usted a veces antes del mediodía?

17. ¿Le han dicho alguna vez que tiene problemas con el hígado? ¿Cirrosis?

18. ¿Ha tenido alguna vez *delirium tremens* (DTs) o sacudidas violentas, oído voces o visto cosas que no estaban ahí, después de beber mucho?

19. ¿Ha acudido usted a alguien para que la ayude con el alcohol?

20. ¿Ha estado alguna vez en el hospital debido a beber?

21. ¿Ha sido alguna vez paciente en un hospital siquiátrico cuando beber era parte del problema?

22. ¿La han visto en una clínica siquiátrica o mental, o ha ido a un médico, trabajador social o clérigo para que la ayuden con un problema del cual beber era una parte?

23. ¿La han arrestado alguna vez, aunque sea por unas cuantas horas, por comportamiento de embriaguez?

24. ¿La han arrestado alguna vez por conducir en estado de embriaguez o por conducir después de beber?

Puntuación

Si usted contestó no a las preguntas 1, 4, 6 y 7 anótese dos puntos por cada una. Si contestó sí a las preguntas 3, 5, 9 y 16 anótese un punto por cada una. Respuestas afirmativas a las preguntas 8, 19 y 20 valen cinco puntos cada una. Respuestas afirmativas a todas las otras preguntas excepto 1, 4, 6 y 7 valen dos puntos cada una. Si usted tiene una puntación de cinco o más puntos, podría tener un problema de bebida y debería considerar buscar orientación.

Todavía se está tratando de aclarar por qué algunas mujeres tienen problemas con el alcohol y otras no. Los investigadores creen en una predisposición genética, ya que las mujeres con historias familiares de alcoholismo tienen más probabilidades de volverse alcohólicas. Pero predisposición no significa que una mujer está condenada a volverse alcohólica, tampoco las mujeres sin historias familiares están inmunes a problemas con el alcohol, dice el doctor Norman Miller, profesor asociado de siquiatría en el Colegio de Medicina de la Universidad de Illinois, en Chicago. Aunque el proceso es complejo, algunos investigadores especulan que el riesgo de alcoholismo en una mujer depende de una combinación de factores añadidos a la predisposición genética, incluyendo actitudes religiosas y morales, amor propio, depresión y presión que ejercen las compañeras. Pero cualquiera que sea la causa, el resultado es una adicción que la envejecerá prematuramente en forma trágica e innecesaria.

El genio de la botella

Cuando usted saborea un cóctel después de un largo día de trabajo, está bebiendo una de las substancias más insólitas sobre la tierra. El alcohol actúa como una fuente de calorías vacías y es una droga que afecta su juicio y sus emociones.

Beber moderadamente —una bebida al día para las mujeres, dos bebidas al día para los hombres— tiene algunos beneficios, incluyendo el de reducir su riesgo de enfermedades del corazón. Pero en grandes cantidades, el alcohol es un veneno que afecta cada célula en su cuerpo, dice la doctora Blume.

"El alcohol es una molécula muy pequeña acarreada por su torrente sanguíneo, y a diferencia de otras drogas, es tan pequeña que se mete completamente dentro de cada célula. Por ello, su capacidad para causar daño y averías no tiene fin", explica la doctora Blume.

De hecho, las mujeres pueden ser afectadas por el alcohol antes que los hombres porque nosotras normalmente pesamos menos y tenemos menos de una enzima clave que metaboliza el alcohol en nuestros estómagos. Y por lo mismo terminamos con una concentración de alcohol más alta en nuestra sangre después de beber.

"Todas las complicaciones físicas progresan mucho más rápidamente una vez que el alcoholismo comienza en las mujeres", dice la doctora Blume. "Las mujeres alcanzan un punto de daño serio con menos tragos por día y en menos años que los hombres."

Por ejemplo, el alcohol puede reprimir momentáneamente la producción de la hormona del crecimiento, la cual conserva nuestras células vigorosas y activas a medida que envejecemos, dice la doctora Mary Ann Emanuele, profesora de endocrinología en el Centro Médico de la Universidad Loyola, en Chicago. "Los niveles de sangre en la hormona de crecimiento en adultos normales descienden después de beber, y eso puede ser perjudicial", dice la doctora Emanuele. "Los estudios muestran que esos cambios se invierten después de varias horas. Sin embargo, no sabemos si continuar bebiendo mucho puede causar una supresión permanente de la hormona."

El consumo excesivo de alcohol también genera radicales libres, moléculas de oxígeno químicamente inestables que pueden dañar a su corazón e hígado y acelerar el proceso de envejecimiento en todo el cuerpo, dice Eric Rimm, Sc.D., un epidemiólogo nutricional en la Escuela de Salubridad Pública de la Universidad de Harvard, en Boston.

Beber fuertemente, por ejemplo, daña seriamente el cutis de una mujer. "Causa rinofima, la célebre nariz grande y roja, como la que tenía W.C. Fields. También causa manchas, hinchazón y un tono aminorado del cutis, por lo que una mujer que bebe mucho se verá vieja prematuramente", dice la doctora Blume.

Además, los estudios muestran que la gente que consume tres o más tragos al día tiene el 40 por ciento más de riesgo de desarrollar alta presión arterial, la cual está vinculada con enfermedades del corazón y derrame cerebral.

El uso excesivo del alcohol puede conducir a la cirrosis, una enfermedad incurable que estimula la formación de tejido de cicatrización que destruye el hígado. Pero si una mujer deja de beber, el progreso de la enfermedad se hace más lento, y su vida se puede prolongar. Beber mucho también aumenta el riesgo de cáncer del hígado.

"El alcohol está asociado con algunos tipos de cáncer, particularmente en esas partes del cuerpo que entran en contacto directo con el alcohol, como son el esófago, la garganta y el hígado", dice el doctor Rimm. "Estos tipos de cáncer generalmente son raros, pero entre las personas que beben cinco o seis tragos por día, se vuelven menos raros."

Algunos investigadores creen que estos cánceres son más comunes en bebedores fuertes porque la adicción al alcohol inhibe el sistema inmune y baja las defensas del cuerpo contra enfermedades tales como cáncer y SIDA.

Así afecta a su vida sexual (. . . y a la de los demás)

Como si no fuera suficiente, el alcohol también afecta el juicio y disminuye las inhibiciones, por lo que usted tendrá más probabilidades de mezclarse en prácticas sexuales peligrosas y con ello tiene una mayor posibilidad de contraer una infección de SIDA u otras enfermedades transmitidas sexualmente. Además, dice Ronald R. Watson, Ph.D., director del Centro de Investigación sobre el Alcohol de la Universidad de Arizona, en Tucson, la evidencia resultante de estudios a animales sugiere que si usted tiene SIDA y continúa bebiendo, el daño a su sistema inmune aumenta, se reducen los niveles de vitaminas y minerales en su cuerpo y se acelera el progreso de la enfermedad.

Pero si usted bebe demasiado, probablemente no tendrá una gran vida sexual. Beber demasiado puede reprimir los orgasmos y reducir su libido. Puede

Es difícil hablar —pero puede ayudar

No es fácil decirle a una amistad o a alguien querido que usted está preocupada porque bebe. Pero esta puede ser una de las conversaciones más vitales y gratificantes que usted podría tener en su vida.

"Si usted va a compartir sus observaciones y pensamientos acerca de su consumo de bebidas alcohólicas, debe esperar que va a ser una discusión penosa. Pero penosa no significa perjudicial", dice el doctor William Clark, director médico del Centro de Recursos para la Adicción, en el Hospital MidCoast-Bath en Bath, Maine. "Es como la cirugía. Es dolorosa cuando se hace, pero salva vidas."

No le "ponga una etiqueta" a la persona diciendo, "Yo creo que tú eres una alcohólica" o "Tú tienes un problema de beber", sugiere el doctor Clark. Este tipo de afirmación logrará aumentar los sentimientos de irritabilidad, vergüenza e ira en la persona.

En lugar de eso use los mensajes que empiezan con "Yo" para simplemente expresar sus preocupaciones y observaciones, dice la doctora Sheila Blume, directora médica de los programas de alcoholismo, dependencia química y jugar compulsivo en el Hospital South Oaks, en Amityville, Nueva York. Diga algo como, "yo estoy aterrada porque sé que últimamente has estado conduciendo mucho bajo la influencia del alcohol. Eso me asusta. Yo no quiero que te pase nade; a lo mejor te puedes sentar con alguien que sepa más de estas cosas que nosotras."

"Si usted empieza la conversación con respeto y consideración, le escucharán", dice el doctor Clark.

---

también reducir su fertilidad y causar defectos en los niños que están por nacer, dice la doctora Blume.

"Un solo trago probablemente no va a causar daño al cerebro o defectos de nacimiento", dice la doctora Blume. "La razón por la que se aconseja a las mujeres no beber si están planeando embarazarse o están embarazadas es que no se conoce la cantidad mínima real de alcohol que es inofensiva y puede variar de mujer a mujer. Lo que puede no causar daño en el bebé de una mujer puede causar serios daños en el de otra. Por lo tanto, ya que el alcohol no es un nutriente necesario, el recurso más seguro es no beber en lo absoluto."

El alcohol puede interrumpir los ciclos menstruales y causar el comienzo prematuro de la menopausia, agrega Judith S. Gavaler, Ph.D., jefa de investigación de mujeres en el Centro Médico Bautista y miembro de la Fundación de Investigación Médica de Oklahoma, ambos en la ciudad de Oklahoma.

Hay poca duda de que el abuso de alcohol pueda causar desvanecimientos, ataques, alucinaciones y daños al cerebro. Hasta el 70 por ciento de las personas que ingresan a los programas de tratamientos del alcohol tienen dificultades de memoria, de resolución de problemas y de pensamiento claro. Beber demasiado puede causar confusión, tiempo de reacción más lento, vista nublada y pérdida de discernimiento y coordinación muscular, todo lo cual conduce a lesiones y accidentes fatales.

Las mujeres y los hombres que beben más de cinco tragos en una sentada tienen dos veces más probabilidades de morir de lesiones que aquellos que no beben tanto, según los investigadores de los Centros para el Control y la Prevención de las Enfermedades, en Atlanta. De hecho, la Administración Nacional de Seguridad en Tráfico de Carreteras estima que entre el 45 y el 50 por ciento de los accidentes fatales de tráfico en los Estados Unidos cada año están relacionados con el alcohol. Y otras estadísticas sugieren que un estimado 22 por ciento de todas las muertes por enfermedades, accidentes y homicidios están relacionadas con el alcohol.

"Los bebedores empedernidos mueren jóvenes —no hay duda acerca de eso", dice el doctor Michael Criqui, profesor de epidemiología en la Escuela de Medicina de la Universidad de California, en San Diego.

Pero aun cuando usted ha estado bebiendo fuertemente por años, todavía hay esperanzas de que pueda vivir una vida larga y saludable si lo deja, dice el doctor Damstra.

En busca de la sobriedad

El reconocer que usted tiene un problema es un primer paso importante en la lucha para permanecer sobria. "Mientras más pronto se reconoce y se trata el alcoholismo, menos probable será que este padecimiento cause daño permanente", dice el doctor Damstra. "La mayoría de los alcohólicos empiezan a sentirse mejor rápidamente después de haber dejado de beber. Muchas de las complicaciones físicas causadas por el consumo excesivo empiezan a curarse dentro de un lapso de dos a tres semanas."

La alta presión arterial, por ejemplo, a menudo regresa a lo normal en una semana o dos, mientras que la irritación del estómago y otros tipos de daños al hígado son reversibles dentro del transcurso de un mes. Pero recuperarse de algunos de los efectos de tantos años consumiendo alcohol puede llevar más de un año, por ejemplo la memoria y concentración deterioradas. Otras condiciones, tales como la cirrosis del hígado y las lesiones al páncreas, pueden ser irreversibles. Aquí hay algunos consejos para que usted pueda hacer borrón y cuenta nueva, sin alcohol.

Pida ayuda. Si usted cree que el alcohol está controlando su vida, pida a su doctor que la ayude o póngase en contacto con un programa de tratamiento de alcohol en su área. O para obtener información confidencial, escriba a *Women for Sobriety* (Mujeres por la sobriedad), Box 618, Quakertown, PA 18951 (incluya un sobre rotulado con su dirección y estampillado), o a *Alcoholics Anonymous* (Alcohólicos anónimos), P.O. Box 459, Grand Central Station, New York, NY 10163.

Dígaselo a una amiga. Algunos estudios sugieren que si la persona con un problema de alcohol lo hace público, le será más fácil dejarlo, dice el doctor Blow. Si usted le dice a las personas que son importantes para usted —compañeros de trabajo, familiares— que usted ya no va a beber más, logra dos cosas. Primero, reduce el grado de presión que sus compañeros pueden ejercer sobre usted para que beba. Segundo, le será más fácil no apartarse de su compromiso, ya que usted se lo dijo a todo el mundo.

Acuérdese que la sobriedad empieza en casa. En la primera fase de la recuperación, pídale a sus amistades y familiares que no beban cuando se encuentren a su alrededor. Pídale a su compañero que participe en su recuperación al asistir a las sesiones de terapia con usted, dice el doctor Damstra. Si él se rehusa, puede también tener un problema, y usted tendrá que decidir si vale la pena continuar con la relación y poner en peligro su recuperación.

Diga las tres palabras mágicas. Si decide ir a una fiesta u otra reunión y le ofrecen una bebida alcohólica, simplemente diga "yo no tomo" o pida un refresco, dice la doctora Blume. Ninguna otra explicación debería ser necesaria. Si la gente a su alrededor continúa presionándola para que tome, váyase.

Encuentre nuevas amistades. Frecuentar a sus antiguas compañeras de bebida, aun cuando usted jure que no va a beber, tarde o temprano va a terminar en un desastre, dice el doctor Damstra. Primero, usted debe participar en un programa de recuperación de 12 pasos. Después, encuentre en su grupo de recuperación, iglesia o gimnasio a las personas que estén interesadas en permanecer sobrias.

Invierta en diversión. Ofrézcase como voluntaria en una escuela de su comunidad o participe en un grupo de teatro, dice el doctor Damstra. Mientras más actividades tenga, más se dará usted cuenta de que estar sobria es más divertido y gratificante que beber.

Aléjese de los substitutos. Manténgase alejada de las cervezas y los vinos sin alcohol. "Le recordarán el sabor de los productos reales y, por asociación, la harán desear el alcohol", dice la doctora Blume.

Problemas de la vejiga

Cómo domar una molestia desagradable

Su vejiga, por años tan fiel como una amiga de confianza, la está traicionando. Actualmente, siempre que usted va a algún lado, tiene el temor de que las compuertas se van a abrir, avergonzándola en forma increíble.

Su vida social se está marchitando. Usted se siente frustrada, enojada y humillada. Usted es demasiado joven para ese tipo de problemas, se dice a sí misma. Sin embargo, usted tiene vergüenza de pedirle ayuda a alguien, incluso a su doctor.

"El impacto sicológico de un problema con la vejiga, es tremendo. Si una mujer entre los 30 y los 50 años de edad empieza a orinar más frecuentemente, se orina encima o tiene otros problemas con la vejiga que ella asocia con envejecer, estoy seguro que ella debe pensar 'esto no solía pasarme. Dios mío, debo estar haciéndome vieja. Esto es lo primero que le pasó a la tía Millie cuando empezó a declinar' ", dice el doctor Alan J. Wein, presidente de la División de Urología en la Escuela de Medicina de la Universidad de Pennsylvania, en Filadelfia.

Pero en realidad, la mayoría de las dificultades con la vejiga no son una señal inevitable de envejecimiento. De hecho, las infecciones del tracto urinario y la incontinencia, las dos causas más comunes de problemas con la vejiga, pueden afectar a las mujeres a cualquier edad y usualmente pueden ser tratadas efectivamente o curadas, dice el doctor Wein.

A continuación estudiaremos más de cerca las causas y los remedios para estas dos molestias.

La invasión de las bacterias

Puede comenzar con un dolor fuerte cada vez que usted orina. Pronto usted sentirá el deseo inequívoco que tiene que ir otra vez, a pesar de que fue hace apenas unos minutos. Y cuando usted va, sale una cantidad muy pequeña de orina. Algunas veces su orina despide un fuerte olor y usted pasa sangre. En casos graves, usted también puede desarrollar dolor de espalda, escalofríos, fiebre, náusea y vómito.

Lo más probable es que usted tenga una infección del tracto urinario (o *UTI* por sus siglas en inglés), el más común de los problemas de la vejiga en las mujeres que se encuentran entre los 30 y los 50 años de edad, dice el doctor Wein. Por lo menos el 25 al 35 por ciento de las mujeres entre las edades de 20 y 40 han tenido por lo menos una UTI. De estas, casi el 20 por ciento tendrá por lo menos una recurrencia, dice la doctora Penny Wise Budoff, profesora asociada clínica de medicina familiar de la Universidad Estatal de Nueva York, en la Escuela de Medicina del Centro Stony Brook de Ciencias de la Salud. En general, las mujeres tienen 50 veces más probabilidades de desarrollar UTI que los hombres.

Eso se debe a que la uretra de las mujeres, el tubo que lleva la orina fuera de la vejiga, mide menos de dos pulgadas de largo. Ya que es tan corta, la uretra es vulnerable a la invasión de bacterias que habitan naturalmente en la vagina y el recto. El acto sexual puede empujar las bacterias hacia arriba al tracto urinario, donde estos microorganismos pueden causar inflamación de la uretra, vejiga o riñones.

Esperar demasiado para orinar es otra causa común de UTI. Si usted se pasa horas sin orinar, puede expandir el músculo de la vejiga y debilitarlo hasta el punto en que no puede expulsar la orina. Este residuo de orina aumenta su riesgo de infección.

Una vez que la infección ataca, su doctor le recetará antibióticos, dice el doctor Jonathan Vapnek, profesor asociado de urología en la Escuela de Medicina Monte Sinaí, en la ciudad de Nueva York.

Mientras que su médico familiar puede tratar una UTI, usted debería ver a un urólogo o ginecólogo si es que tiene sangre en la orina, UTIs recurrentes o una historia de infecciones o cálculos en los riñones, dice el doctor Vapnek.

En algunos casos, las mujeres con UTI pueden desarrollar cistitis intersticial, una enfermedad crónica que causa inflamación de la vejiga. Las mujeres que sufren esto sienten a menudo la urgencia de orinar hasta 60 veces diarias. No existe una causa o cura conocida, pero sus síntomas se alivian a menudo con drogas tales como esteroides o antihistamínicos.

Aunque las infecciones de la vejiga deben darse a conocer a su doctor, hay muchas formas de prevenirlas en primer lugar. Aquí le decimos cómo.

Llénela. Tomando por lo menos seis vasos de 8 onzas (237 ml) de agua y otras bebidas sin cafeína por día diluirá la orina en su vejiga, lo cual hace más difícil que las bacterias se desarrollen, dice la doctora Budoff.

Orine a menudo. Trate de vaciar su vejiga por lo menos cuatro a seis veces diarias, dice la doctora Budoff. Eso ayudará a su vejiga a mantenerse libre de bacterias. Ir al baño así de seguido no debe ser un problema si usted toma suficientes líquidos.

Beba jugo de arándanos rojos. Este antiguo remedio recibió una validación científica de investigadores de la Escuela de Medicina de Harvard, quienes dividieron a 153 mujeres entre bebedoras y no bebedoras de jugo de arándanos rojos (*cranberry*). Aquellas que bebían cerca de 10 onzas (300 ml) al día de esta bebida ácida experimentaron infecciones de la vejiga sólo 42 por ciento tan a menudo como aquellas que no lo tomaban. Los investigadores especulan que el jugo de arándanos rojos posiblemente inhiba la capacidad de las bacterias para adherirse a las paredes de la vejiga.

Orine después del sexo. Orine enseguida después de haber tenido contacto sexual, sugiere la doctora Deborah Erickson, una uróloga y profesora asistente de cirugía en el colegio de Medicina de la Universidad Estatal de Pennsylvania, en Hershey. Orinar expulsará cualquier bacteria que hubiera sido empujada en la vejiga durante el sexo. Si usted tiene infecciones recurrentes, pregunte a su médico acerca de la posibilidad de tomar un antibiótico después del sexo.

Observe con más detenimiento su control de natalidad. Investigadores en la Universidad de Washington encontraron una conexión entre las UTIs recurrentes y las mujeres que usan diafragmas en combinación con espermicidas. Las mujeres que usan este método anticonceptivo tienen un mayor riesgo de tener bacterias *Eschericia coli*, el culpable más probable de causar UTI, en su orina. Si usted usa un diafragma con espermicida y frecuentemente sufre de UTI, considere cambiar a otra forma de control de natalidad, dice la doctora Seth Lerner, profesora asistente de urología en el Colegio Baylor de Medicina, en Houston. Consulte con su médico.

Practique una buena higiene. Lavándose las manos antes y después de orinar puede reducir las posibilidades de UTI, dice la doctora Budoff. Cuando se limpia por debajo, hágalo del frente hacia atrás. Esto mantendrá las bacterias potencialmente dañinas lejos de su uretra. Para limpieza adicional, la doctora Budoff sugiere usar una bola grande de algodón humedecida para limpiarse del frente hacia atrás.

Dúchese, no se bañe. Remojarse en una tina llena de agua jabonosa o un baño de burbujas puede irritar el revestimiento del tracto urinario, particularmente si usted tiene una historia de infecciones recurrentes de la vejiga, dice el doctor David Rivas, un urólogo en el Hospital de la Universidad Thomas Jefferson, en Filadelfia.

Quédese con el algodón. Los calzones de nylon ajustados pueden restringir el flujo de aire, conservar la humedad y promover el desarrollo de bacteria alrededor de la uretra, dice el doctor Rivas. En su lugar use ropa interior suelta de algodón que permite una mejor circulación del aire. Si usa pantimedias (*pantyhose*), asegúrese de que tenga la entrepierna de algodón.

El terror de perder el control

Cuando su hijo avienta una pelota de béisbol por la ventana o su esposo estrella su carro en un montón de nieve, usted se encoge de hombros porque

sabe que los accidentes pasan. Pero los accidentes que la han asediado últimamente no son tan fáciles de desechar. Usted puede tener dificultad en llegar a
un baño a tiempo o sufrir un goteo embarazoso cuando tose, estornuda o aun
cuando levanta pesas en el gimnasio.

"La incontinencia hace que algunas mujeres se sientan más viejas porque
piensan que es un signo seguro de que se están volviendo decrépitas. Significa
una falta de control y sugiere que otras cualidades valiosas de la vida, tales como
ejercitar, viajar y aun vivir independientemente, están en peligro", dice Katherine
Jeter, Ed. D., directora ejecutiva de Ayuda para Personas Incontinentes, en
Union, Carolina del Sur.

Pero la incontinencia no es necesariamente una señal de envejecimiento,
dice la doctora Lerner. De hecho, los estudios indican que cerca de una en cada
cuatro mujeres entre los 30 y 59 los años de edad ha tenido por lo menos un
suceso de incontinencia en su vida adulta. Esa es aproximadamente la misma
proporción para mujeres mayores de 60 años de edad.

"La incontinencia no es como tener canas. No es inevitable", dice la doctora
Lerner. "Usualmente tienen una causa fisiológica subyacente que puede ser
tratable."

Las mujeres mayores tienden a sufrir de incontinencia por razones diferentes a las de las mujeres más jóvenes, dice la doctora Tamara Bavendam,
profesora asistente de urología y directora de la Clínica de Urología Femenina
en el Centro Médico de la Universidad de Washington, en Seattle. La artritis,
por ejemplo, puede hacer que sea más difícil para una mujer mayor caminar
rápidamente al baño. Las mujeres mayores tienen más probabilidades de tomar
medicamentos, y algunas drogas —tales como aquellas para tratar enfermedades
del corazón— pueden causar una producción excesiva de orina que abruma la
capacidad de la vejiga.

Entre las formas más notables de escapes de la vejiga, la incontinencia por
esfuerzo y la incontinencia por urgencia (urgencia miccional) son las más comunes para las mujeres entre los 30 y los 50 años de edad, dice la doctora Lerner.
La incontinencia por esfuerzo puede resultar cuando los músculos del fondo de
la pelvis se han debilitado o dañado. Esto puede ocurrir debido a embarazarse y
dar a luz, peso excesivo o una producción hormonal disminuida. La vejiga y la
uretra cuelgan, y el músculo del esfínter ya no puede cerrar completamente. Por
lo tanto, cualquier presión abdominal como es reírse, o estornudar o levantar un
objeto pesado, puede provocar un escape.

La incontinencia por urgencia, la cual puede ser causada por las UTI o
inflamación de la vejiga, ocurre cuando los músculos irritados o hiperactivos de
la vejiga se contraen incontrolablemente. Como resultado, una mujer puede
sentir una necesidad imperiosa de orinar. Si vacila, ella puede dejar escapar
orina antes de llegar a un baño, dice la doctora Bavendam. A veces una mujer
puede tener una combinación de incontinencia por esfuerzo y por urgencia.

En otro tipo de incontinencia llamada incontinencia por rebosamiento, una
mujer no siente ganas de orinar, así que la vejiga se llena hasta el borde y causa
tanta presión que un exceso de orina se derrama. La diabetes es una de las

causas principales de este tipo de escape de la vejiga. Pero las mujeres que habitualmente contienen su orina por más de cinco o seis horas a la vez pueden dañar sus músculos de la vejiga y desarrollar incontinencia por rebosamiento, dice la doctora Bavendam. Un derrame cerebral, lesiones en la médula espinal, múltiple esclerosis y otros desórdenes neurológicos también pueden causar incontinencia por rebosamiento.

Es importante recordar que la incontinencia no es una enfermedad sino un síntoma de un padecimiento subyacente, dice la doctora Erickson. Por lo tanto, si usted tiene una vejiga que gotea, no asuma que necesitará usar pañales para adultos por el resto de sus días. Lo más probable es que su doctor la pueda ayudar. A veces, eso puede significar tomar drogas para contraer el músculo del esfínter o relajar el músculo de la vejiga para suprimir contracciones impropias de la vejiga. En última instancia, la cirugía puede volver a colocar una vejiga colgante en su posición natural o contraer la uretra. Pero en la mayoría de los casos, los remedios sencillos como hacer ejercicios con el músculo de la pelvis o cambiando los hábitos en su dieta o cómo usted va al baño alivian el problema. Aquí hay algunos consejos para mantenerla seca.

Lleve la cuenta. Lleve un diario urinario por una semana o dos antes de ver a un médico, sugiere el doctor Vapnek. Anote lo que usted come y bebe, cuándo va al baño y cuándo y dónde sufre escapes. ¿Estaba tosiendo, o sintió usted ganas y no llegó al baño a tiempo? El diario le ayudará a usted y a su médico a determinar su problema.

Conozca sus drogas. Algunos medicamentos, incluyendo diuréticos, antihistamínicos, sedantes, anticlorigénicos como son las drogas contra la enfermedad del movimiento (cinetosis) y remedios que se compran sin receta para el resfriado (catarro), pueden debilitar el control de la vejiga, dice el doctor Wein. Si usted está tomando alguna droga, pregunte a su doctor o farmacéutico si podrían estar contribuyendo a su problema.

Controle su dieta. Algunas mujeres reportan que consumir café, té, refrescos carbonados, endulzantes artificiales, chocolate, tomates, especias picantes y otros alimentos y bebidas empeoran su incontinencia, dice la doctora Bavendam. Si usted sospecha que un alimento está contribuyendo a su problema, trate de eliminarlo de su dieta por una semana y observe qué pasa. Si sus síntomas mejoran, continúe evitando ese alimento ya que puede haber estado irritando su vejiga.

Deje de echar humo. Las mujeres que fuman tienen 2,5 veces más probabilidades de desarrollar incontinencia que las mujeres que no encienden un cigarrillo, dice el doctor Richard Bump, profesor asociado y jefe de la División de Especialidades Ginecológicas en el Centro Médico de la Universidad Duke, en Durham, Carolina del Norte, quien estudió incontinencia en 606 mujeres fumadoras y no fumadoras. Él sospecha que el toser excesivo, común entre los fumadores, debilita los músculos del fondo de la pelvis y causa incontinencia por esfuerzo. Fumar puede también irritar los músculos de la vejiga, por lo que estos se contraen más seguido y causan escapes. Por lo tanto si usted fuma, déjelo.

Siga bebiendo. "Muchas mujeres reducirán lo que beben con la esperanza de que cuanto menos ingrese menos saldrá", dice la doctora Jeter. Pero si usted hace eso, puede resultar en que usted tenga más, no menos, probabilidades de tener problemas, porque una orina altamente concentrada irrita a la vejiga y causa que se contraiga para deshacerse de esa orina tan pronto como sea posible. Restringir líquidos también puede llevar a la deshidratación, estreñimiento, las UTI y cálculos renales. Beba por lo menos seis a ocho vasos de agua, jugos u otros líquidos por día, dice la doctora Erickson.

Use laxantes naturales. El estreñimiento puede contribuir a la incontinencia. Cuando su recto está lleno de materia fecal, puede provocar presión sobre la vejiga y aumentar el riesgo de incontinencia por urgencia. Por lo tanto asegúrese de comer una dieta con mucha fibra que incluya frutas, verduras, y panes y cereales de grano integral.

La doctora Jeter recomienda una receta de una taza de salsa de manzana, una taza de salvado de avena y un cuarto de taza de jugo de ciruelas en un bol. Agregue especias tales como canela o nuez moscada para darle sabor, y después refrigere. Introduzca esta mezcla en su dieta lentamente, aumentando a dos cucharadas cada noche según sea necesario, seguidas por un vaso de 8 onzas (237 ml) de agua. El agua es esencial, dice la doctora Jeter; sin ella, el añadir fibra puede de hecho empeorar las cosas.

Haga un doblete. Si usted siente que su vejiga no se está vaciando completamente, trate de orinar doble. Para hacerlo, permanezca sobre la taza hasta que su vejiga se sienta vacía. Entonces párese por 10 a 20 segundos, siéntese, inclínese ligeramente hacia adelante sobre sus rodillas, relájese, y espere a que su vejiga se vacíe completamente, dice la doctora Jeter.

Deshágase de unas cuantas libras. El peso excesivo ejerce presión sobre los músculos del fondo de la pelvis y aumenta el riesgo de incontinencia, dice el doctor Vapnek. "Las mujeres que tienen un sobrepeso moderado nos dicen que una diferencia de sólo cinco a siete libras (dos a tres kilos) significa la diferencia entre estar húmeda o estar seca", dice la doctora Jeter. Pregunte a su médico si perder unas pocas libras podría ayudarla.

Evite los tragos. El alcohol es un diurético que la hará producir mucha orina muy rápidamente. Así que si usted tiene un problema de incontinencia, beber alcohol puede empeorarlo, dice el doctor Rivas.

Use esos músculos. Los ejercicios *Kegel* pueden reforzar los músculos del fondo de la pelvis y reducir las posibilidades de un escape, dice la doctora Erickson. Para hacer Kegels contraiga los músculos en su recto como si usted estuviera tratando de evitar que salga el gas. Esto también hará más tensos los músculos del fondo de la pelvis. Sienta la sensación de los músculos tirando hacia arriba. Esa es la sensación que usted quiere lograr cuando hace estos ejercicios. Contraiga los músculos, manténgalos así mientras cuenta lentamente hasta cuatro, entonces relájese por otra cuenta hasta cuatro. Trate de hacer diez series de *Kegels* diariamente. A medida que estos músculos se fortalecen, aumente gradualmente el tiempo en que usted contrae hasta que pueda mantener la posición por 25 a 30 series de diez segundos cada una. El control de su vejiga debería mejorar dentro del transcurso de tres a cuatro semanas.

Como una alternativa, considere usar conos vaginales con peso. Estos conos, que son más o menos del tamaño de un tampón, están disponibles en juegos de cinco pesas que van desde tres cuartos de onza hasta tres onzas (21 g hasta 85 g). Cuando usted inserta un cono en su vagina, debe contraer los músculos del fondo de la pelvis para mantenerlo adentro. Cuando los músculos se cansan, el cono se desliza hacia afuera.

"Si usted puede mantener el cono adentro, sabe que está haciendo sus *Kegels* correctamente", dice la doctora Erickson. "Usted probablemente sea capaz de mantener el cono adentro por sólo un par de minutos al principio, pero a medida que sus músculos se hacen más fuertes, usted lo podrá mantener adentro por más y más tiempo. Yo le digo a mis pacientes que cuando ellas pueden mantener un cono adentro por 15 minutos, entonces es el momento de pasar a la pesa siguiente."

Balancee sus necesidades. El control de la vejiga a menudo es un asunto de equilibrio, dice la doctora Bavendam. Las mujeres en promedio pueden estar tres a cuatro horas sin orinar. Pero si usted orina cada hora, por ejemplo, no está expandiendo su vejiga a su capacidad máxima. Por otro lado, si usted espera más de cuatro horas, usted está poniendo una presión sobre los músculos de su vejiga a tal punto que llega un momento en que no pueden contener más la orina.

Si usted tiende a contener la orina demasiado, no vaya en contra de la naturaleza, dice la doctora Erickson. Cuando usted siente ganas de orinar, hágalo, aunque tenga que excusarse en una junta importante de negocios. Puede evitar un bochorno después.

Si usted orina más de lo que usted quisiera, trate de entrenar a su vejiga. Para hacerlo, orine al momento que se levanta por primera vez en la mañana. Entonces ponga una alarma para que suene en una hora. Cuando la alarma suene, vaya al baño, aunque no tenga ganas. Vuelva a poner la alarma para que suene en una hora. Haga esto durante cada hora en que usted está despierta durante una semana. Entonces cada semana subsecuente, agregue 30 minutos al tiempo entre visitas al baño hasta la semana siete, en que usted debería estar yendo cada cuatro horas. Si usted siente ganas de orinar antes que sea el tiempo, haga ejercicios *Kegel* o concéntrese en una tarea que la distraiga —tal como recordar el número de teléfono de diez amigas o parientes— hasta que las ganas pasen.

Problemas
de los pies

*Cómo arreglar
su andar paso a paso*

La mujer común da hasta 10.000 pasos cada día. En el transcurso de su vida, si suma esa cantidad de pasos diarios tendrá suficiente como para dar la vuelta al mundo varias veces. Desafortunadamente, mucho de ese trotar por el mundo se realiza en calzado diseñado más para ficción que para función.

Los mismos zapatos que le dan forma a nuestras piernas, nos dan estatura y nos hacen sentir jóvenes y a la moda pueden ser un talón de Aquiles para nuestros pies, causando problemas numerosos que nos acosan con dolor y envejecen nuestro espíritu. Según un estudio de 15 años realizado por el doctor Michael J. Coughlin, un cirujano ortopédico en práctica privada en Boise, Idaho, el 80 por ciento de los pacientes de cirugía en los pies son mujeres, y la mayoría de los problemas provienen de nuestros zapatos.

"No hay duda que muchos de los estilos de calzado que usan las mujeres pueden contribuir a problemas debilitantes en los pies", dice Glenn Gastwirth, D.P.M., director ejecutivo adjunto de la Asociación Médica de Podología de los Estados Unidos. "Y esos extenuantes problemas de los pies la hacen sentirse más vieja al robarle el vigor y la energía que usted tenía antes. Cuando sus pies le duelen, usted no puede llevar a cabo sus tareas diarias por lo tanto se siente mal con usted misma."

Estos problemas causan daños no solamente a nuestros pies y psiquis. "Los pies en mal estado pueden arruinar su postura, haciéndola más propensa a posibles dolores de rodillas, de caderas, de espalda y de cuello" dice Marc A.

Brenner, D.P.M., un doctor en medicina podológica en práctica privada, en Glendale, Nueva York.

Apretado no es apropiado

Así que, ¿qué tienen de malo nuestros zapatos? Mucho, dicen los expertos. "Los tacones altos pueden ser terribles para sus pies", dice Philip Sanfilippo, D.P.M., un podólogo en práctica privada en San Francisco. "Pueden causar que sus pies se deslicen hacia adelante, haciéndola propensa a juanetes y otros problemas. Y al usar tacones por demasiado tiempo, muchas mujeres desarrollan un acortamiento en sus tendones de Aquiles. Después de un tiempo, esto puede resultar en una rigidez del tendón y la incapacidad de usar zapatos de piso o andar descalza sin sentir dolor."

Los zapatos terminados en punta —sin importar la altura del tacón— son igual de malos, agrega el doctor Sanfilippo. "Estos comprimen sus dedos, lo cual puede causar callos y ampollas y agravar los juanetes." Los zapatos terminados en punta también pueden causar neuromas, nervios pellizcados rodeados por tejido fibroso que pueden volverse muy dolorosos.

Pero el problema más serio —que resulta en una cantidad estimada de $2.000 millones al año en asistencia médica, según el estudio del doctor Coughlin— es que los zapatos de las mujeres simplemente son demasiado apretados. Un estudio encontró que la mayoría de las mujeres con dolores significantes de pies usan zapatos que son dos tamaños más angostos. No es que nosotras a sabiendas tratemos de encoger nuestros zapatos tamaño B en tamaño AA. Aunque, según una encuesta de la Asociación Médica de Podología de los Estados Unidos, casi la mitad de las mujeres a quienes se les preguntó admitieron que usan zapatos incómodos a propósito por razones de apariencia, comparado con sólo el 20 por ciento de los hombres.

"Lo que pasa es que cuando envejecemos, nuestros pies se hacen más largos y anchos, un proceso llamado extendimiento", dice el doctor Sanfilippo. "Esto ocurre cuando los ligamentos en nuestros pies comienzan a distenderse y los arcos se vencen debido a la gravedad y al desgaste por uso. Esto aplana nuestros pies. Desafortunadamente, muchas personas no están conscientes de este proceso —que puede ocurrir cuando se encuentran entre los 30 y los 50 años de edad— y continúan usando el mismo tamaño de zapatos que siempre han usado. Y eso causa el problema."

El embarazo puede causar que este extendimiento ocurra antes y sea más grave. "Cuando una mujer está embarazada, ella secreta hormonas que preparan el tejido conectivo alrededor del canal del parto para dar a luz", dice el doctor Gastwirth. "Lo que esto hace es debilitar parte del tejido conectivo en otros lugares del cuerpo. Así que si usted no usa zapatos que sostengan o camina mucho descalza durante el embarazo, este extendimiento del pie puede hacerse aún más pronunciado."

Otros sospechosos comunes

Pero los zapatos no son la única razón para el dolor de pies. Además de causar que nuestros pies se extiendan, el proceso natural del envejecimiento también desgasta las almohadillas de grasa en nuestros antepies, las cuales acolchonan nuestros pasos y absorben el impacto. "Al envejecer, estas almohadillas de grasa tienden a desgastarse, exactamente como el acolchonado de una alfombra. Cuando lo instalan, es agradable y cómodo. Pero después de 20 años, ese acolchonado puede estar bastante deteriorado", dice el doctor Gastwirth. "Lo mismo sucede con sus pies: en el momento en que usted empieza a caminar, comienza el proceso de desgaste por uso que puede conducir a problemas futuros con los pies."

Otro problema común: pérdida de humedad en la piel de sus pies, lo cual ocurre frecuentemente después de los 30 años de edad y puede resultar en picazón en los pies y en hacerlos más susceptible al pie de atleta y otros tipos de hongos. Algunas mujeres, especialmente fumadoras y aquellas con la enfermedad de Raynaud, tienen problemas circulatorios que afectan a sus pies causando pérdida de sensación, particularmente en clima frío. Suzanne M. Levine, D.P.M., instructora clínica adjunta en el Colegio de Medicina Podológica de Nueva York, en la ciudad de Nueva York y autora de *My Feet Are Killing Me* (Mis pies me están matando), dice: "Cualquier pie con más de 25 años es un pie envejecido".

Pero no tiene que ser así. Con un poco de conocimiento, usted puede vencer muchos de los problemas e inyectarles nueva vida a sus cansados piececitos.

Dolor en el pie y talón: dónde buscar apoyo

Hay varias causas para esos dolores "inexplicables" en su piel o talón, y la mayoría son el resultado del uso de sus pies a largo plazo. Esto incluye arcos vencidos, rigidez en el tendón de Aquiles, fascitis plantar, lo cual es una inflamación en la planta de sus pies, y espolones en los talones, que son pequeños crecimientos de hueso que se pueden formar por el constante estiramiento de los ligamentos al saltar, caminar o correr. "Usualmente, estos problemas resultan de un abuso de sus pies", dice Richard Braver, D.P.M., médico podólogo de deportes para los equipos de la Universidad de Seton Hall, en South Orange, New Jersey, de la Universidad de Fairleigh Dickinson en Rutherford, New Jersey, y del Colegio Estatal de Montclair, en Upper Montclair, New Jersey. No importa cuál sea la causa, aquí están las soluciones.

Sosténgase. No hay forma de evitar el deterioro de las almohadillas de grasa en sus pies, pero sí puede hacer algo con el dolor que éste causa en las plantas de sus pies. "El usar plantillas (*insoles*) en sus zapatos que sean de buena calidad, que apoyen y acolchen, puede con seguridad aliviar algo de la molestia", dice el doctor Sanfilippo. Estas plantillas se encuentran disponibles en boticas y tiendas de artículos deportivos. Si el dolor se concentra en su talón, un soporte para el talón, también disponible en estas tiendas, puede ayudar a prevenir el movimiento excesivo del talón y aliviar el dolor. Pero quizás más importante que las plantillas y soporte para los talones es usar zapatos que sostengan.

Estire su pantorrilla. Para el dolor en los talones, muchas mujeres encuentran alivio al estirar el cordón del talón, o tendón de Aquiles, en la parte de atrás de su pie, dice el doctor Gilbert Wright, un cirujano ortopédico en práctica privada en Sacramento, California. Párese a unos tres pies (casi un metro)de distancia de una pared y coloque las manos sobre la pared. Inclínese hacia la pared, moviendo una pierna hacia adelante y flexionando sus codos. Su pierna trasera debe permanecer derecha, con el talón sobre el piso para que sienta un estiramiento ligero.

Dígale adiós al dolor masajeándolo. Para los espolones en los talones y la fascitis plantar, pruebe un masaje de las plantas de los pies. "Haga rodar su pie desde el talón hasta los dedos sobre un rodillo, una pelota de golf o hasta una lata de sopa", aconseja el doctor Braver. "Esto alivia el dolor al estirar los ligamentos."

Caliente sus pies por la mañana. "Si siente rigidez en su pie cuando se despierta, caliéntelo para estimular el flujo de la sangre", dice el doctor Braver. Él recomienda colocar una compresa caliente o una bolsa de agua caliente en la plantas de sus pies por unos 20 minutos.

Congélelos por la noche. A la noche, use hielo. La doctora Suzanne M. Tanner, profesora asistente en el Departamento de Ortopedia del Centro de Medicina Deportiva en la Universidad de Colorado, en Denver, sugiere colocar un paquete con hielo sobre su pie por 20 minutos, quitándolo por 20 minutos y volviéndolo a aplicar de nuevo por otros 20 minutos. Asegúrese de envolver el hielo en una toalla para prevenir una quemadura o congelación por el hielo.

Neuromas: apriete el paso

Este es exclusivamente un problema de las mujeres debido a nuestros estilos de zapatos apretados y estrechos. "Lo que pasa es que el zapato aprieta su pie aún más y pellizca un nervio", dice el doctor Braver. "Entonces, el tejido crece alrededor de este nervio pellizcado causando un dolor tremendo." Los neuromas ocurren por lo general entre el tercer y el cuarto dedo o a lo largo de la planta del pie. En casos extremos se puede necesitar la cirugía. Pero antes de que el dolor llegue tan lejos, aquí está lo que sugiere el doctor Braver.

Acolchónelos. "Cualquier cosa que se pueda hacer para sostener el arco ayudará a las mujeres con neuromas", dice el doctor Braver. "Una de las mejores cosas que usted puede hacer es comprar una almohadilla para soportar el arco (*arch support pads*), disponible en boticas, y colóquela en su zapato. Esto reduce la presión sobre el nervio."

Enfríelos. Una aplicación nocturna de un paquete con hielo reduce la hinchazón y adormece el dolor, agrega el doctor Braver. Recuerde envolver una toalla alrededor del hielo y siga la rutina de 20 minutos sí y 20 minutos no (descrita en la sección anterior sobre el dolor en el pie y talón).

Pruebe con la terapia física. "El masaje básico no ayudará, pero estimular eléctricamente el nervio y las terapias que reducen la inflamación sí lo harán", dice el doctor Braver. Usted va a necesitar la ayuda de un terapeuta físico para esto. Otra cosa que también puede aliviar el dolor son las inyecciones de esteroides aplicadas por un doctor.

Para callos: algunos remedios sin fallo

Los callos se forman de la piel muerta que se acumula en los pies a través del tiempo. Hay dos tipos de callos. El primero se forma en las áreas huesudas de sus pies, como los dedos. La fricción crea este tipo de callo a resultado de uno ponerse zapatos demasiado apretados. El segundo tipo de callo se forma en las áreas no huesudas de sus pies. Ambos tipos de callos pueden hacer que se sienta como si estuviera caminando sobre guijarros. A menos que usted sufra un dolor fuerte y constante, en cuyo caso necesita la atención de un doctor, por lo general puede remediar estos problemas por usted misma. Y aquí le decimos cómo.

Si no le viene, no lo use. "Si usted usa zapatos que le quedan bien, normalmente no tendrá callos", dice la doctora Jan P. Silfverskiold, una cirujana ortopédica en práctica privada en Wheat Ridge, Colorado, quien se especializa en problemas de los pies.

Para asegurarse de que su calzado le quede, haga que le midan ambos pies a lo largo y a lo ancho cada vez que compra zapatos, aconseja el doctor Gastwirth. Esté consciente de que la forma de su pie influye sobre cuál estilo de zapato es el mejor para comprar. Por lo general, los mejores estilos para la persona propensa a callos incluyen las sandalias y los zapatos para correr y caminar, los cuales cuentan con amplio espacio para los dedos. "Si usted necesita usar tacones", agrega el doctor Gastwirth, "compre zapatos con tacones anchos y sólidos que no excedan dos pulgadas y busque zapatos finos de un estilo cómodo que le proporcionen mayor acolchonamiento para absorber el impacto".

Aplique un humectante. Ya que los callos son el resultado de una fricción excesiva, es mejor mantener la piel suave y bastante húmeda. La doctora Levine recomienda ponerse un humectante de piel sobre los pies inmediatamente después de su baño o ducha. Si su piel ya se endureció con los callos, ráspelos con una lima de esmeril o una piedra pómez desde dos veces por semana hasta una vez al día, agrega la doctora Silfverskiold.

Tenga cuidado con los químicos. Las soluciones de venta sin receta para quitar callos (como la del *Dr. Scholl*) contienen ácido salicílico, el cual desgastará las lesiones protuberantes en sus pies. Pero tenga cuidado: estos medicamentos deben aplicarse sólo sobre el área afectada, ya que pueden quemar la piel saludable, dice la doctora Levine. Pero no use productos que contienen ácido salicílico si tiene diabetes o mala circulación, advierte la doctora Levine. Hay unas almohadillas sin medicamento disponibles (tales como los *Advanced Pain Relief Corn Cushions* del *Dr. Scholl*) que usted puede usar para proteger sus callos.

Juanetes y ampollas: burbujas dolorosas

Las ampollas son rasgones dolorosos en la piel, como una burbuja que generalmente se llena con líquido debido a una fricción excesiva. Los juanetes son protuberancias de hueso y piel engrosada en los lados de su pie justo abajo de sus dedos gordos o pequeños. Pueden ser acompañados por extendimiento del pie y desviación del dedo gordo hacia el dedo pequeño. Los zapatos apretados, la artritis y la herencia pueden todos conducir a juanetes. Como en el caso de los callos, el usar zapatos que sostengan y que le queden bien puede prevenir las ampollas y los juanetes. Pero si usted ya tiene alguno de los dos problemas, aquí está como arreglarlo.

Mímelos o reviéntelos. Las plantillas, el molesquín (tela especie de fustán) o aun pequeñas bolas de algodón metidas entre los dedos del pie pueden aliviar el martirio inmediato de las ampollas y evitar que recurran. Sin embargo, cuando las ampollas se vuelven demasiado grandes para las almohadillas, reviéntelas empujando el líquido hacia un extremo de la "burbuja" y pinchando esa área con una aguja que haya sido esterilizada con una llama o alcohol. Después de vaciar el líquido, repita el procedimiento 12 horas más tarde, y otra vez 12 horas después, para asegurarse de que ha vaciado todo el líquido, aconseja el doctor Rodney Basler, un dermatólogo y profesor asistente de medicina interna de la Universidad de Nebraska, en Omaha. No desprenda la piel, pero si ésta se ha desprendido, lave la llaga con agua oxigenada o jabón y agua, y aplique un ungüento antibiótico.

Pruebe el entablillado. El dolor de los juanetes puede aliviarse con una tablilla para enderezar los dedos que se puede obtener sin necesidad de receta en la mayoría de las farmacias. La versión más común es un tapón de caucho que "jala" el dedo gordo separándolo del segundo dedo y aliviando el dolor. A pesar de que las almohadillas de molesquín son usadas a menudo por los que sufren de juanetes, no son tan efectivas como estas tablillas.

Pie de atleta: combata los hongos

Este hongo, que deja a los pies escamosos, con picazón, agrietados y enrojecidos, puede contraerse prácticamente en cualquier parte —especialmente en las áreas templadas y húmedas como son los vestuarios deportivos (de ahí el nombre). Una vez que usted lo contrae, es difícil deshacerse del pie de atleta porque medra en sus zapatos, pero los medicamentos sin receta suelen ser el recurso preferido. Las lociones son mejores que las cremas, ya que las cremas pueden atrapar la humedad. De todos modos, la mejor forma de tratar con el pie de atleta es evitándolo. Y aquí está cómo.

Seque la humedad. Cuando se quite los calcetines (medias), frote la piel que se encuentra en el espacio entre los dedos con uno de los calcetines moviéndolo de arriba hacia abajo, aconseja el doctor Basler. Esto ayuda a mantener sus pies bien secos. Si frotar con los calcetines no es su estilo, puede usar un secador de pelo puesto en la graduación baja para secar esas zonas problemáticas. Y si usted tiene problema con el sudor después de que se secó los pies, puede rodar un antiperspirante por los pies después de la ducha, agrega él.

Cambie a menudo de zapatos. Trate de usar diferentes pares de zapatos tan a menudo como le sea posible, dice el doctor Basler. Eso es porque los zapatos están llenos de humedad después de usarlos todo un día y necesitan por lo menos un día de "descanso" para secarse. Si no tiene muchos pares de zapatos, rocíelos con *Lysol* al final del día para ayudar a desinfectarlos y a prevenir el pie de atleta.

Use bicarbonato de soda. Hay muchos polvos de venta sin receta para prevenir el pie de atleta, pero el bicarbonato de soda cumple la misma función por mucho menos dinero, dice la doctora Levine. Simplemente espolvoréelo en seco diariamente para absorber la humedad excesiva.

Uñas encarnadas: un dolor punzante

Sólo se necesita un pequeño pedazo de uña para causar un dolor muy fuerte. Una vez más, los zapatos apretados pueden contribuir a este problema al forzar la uña hacia abajo. Si la uña se le ha encarnado al punto de que usted se encuentra con un dolor constante, puede ser que necesite a un médico para que se la extirpe. Pero aquí está cómo evitar esa angustia y mantener a sus uñas sin problemas.

Córtese las uñas rectas. Olvídese de las medias lunas. La mejor forma de curar una uña encarnada y evitar que se forme una nueva es cortar la uña en línea recta no ligeramente curvada o en forma de media luna como lo hacen la mayoría de las personas, dice William Van Pelt, D.P.M., un podólogo de Houston y presidente anterior de la Academia Americana de Medicina Podológica Deportiva. Y no se la corte demasiado corta; debería cortársela un poco más arriba de la línea en donde termina su dedo. Asegúrese de remojar sus pies primero en agua templada para que las uñas se puedan cortar más fácilmente.

Vea qué encuentra en el mercado. Hay muchos productos de venta sin receta que pueden ablandar una uña encarnada y la piel a su alrededor, aliviando así el dolor. La doctora Levine recomienda el alivio para uñas encarnadas del *Dr. Scholl* y la solución *Outgrow* como dos de las marcas más comunes. Esté segura de seguir las instrucciones cuidadosamente. No use estos productos si usted tiene diabetes o problemas con su circulación porque contienen ácidos fuertes que pueden ser peligrosos para las mujeres con sensación limitada en sus pies.

Hongo de las uñas: evitarlo es lo mejor

El hongo de las uñas no duele. No dañará su salud. De hecho, nadie ni siquiera notará estas uñas de los pies gruesas y ásperas si usted no se quita los zapatos. Pero el hongo de las uñas es difícil de curar. "Hay una competencia acelerada entre las compañías farmacéuticas para encontrar una cura para el hongo de las uñas, y hasta la fecha, nadie la ha ganado", dice el doctor Braver, quien prueba productos para los pies para una de las compañías más dominantes. "Si yo supiera la solución para curar el hongo de las uñas, sería un hombre muy rico."

Algunos expertos creen que el hongo de las uñas a menudo es causado por un problema del sistema inmune y agravado por la humedad. Por ello, mantener sus pies limpios y secos es esencial para contener el hongo de las uñas. Mientras que curarlo es difícil y requiere de la atención de un médico, especialmente si sus pies tienden a sudar, aquí está cómo evitarlo en primer lugar.

Déjelos respirar. "Una forma de prevenir el hongo de las uñas es asegurándose de que sus zapatos sean lo suficientemente grandes como para que sus dedos tengan espacio para respirar", dice el doctor Braver. "Los corredores, bailarines y otros atletas contraen a menudo hongo de las uñas porque ocasionan un microtrauma en los dedos de sus pies al golpearlos contra el frente de sus zapatos. Si puede, use zapatos más sueltos."

Póngase un antiperspirante. El sudor empeora las cosas, así que prevenga un problema potencial tratando a sus pies como axilas —use una cantidad pequeña de desodorante de esfera todos los días, dice el doctor Braver. "Hay un producto bajo receta llamado *Drysol* hecho especialmente para este fin. Es como usar un antiperspirante para las axilas mucho más fuerte."

Olor de pies: cómo vencerlo

Si usted se lava los pies y cambia los calcetines (medias) diariamente y sus pies todavía huelen, usted no es la única. Aquí está qué hacer con el olor de pies.

Tenga pies saludables. "El olor de pies está relacionado por lo general con una infección fungosa; los pies sudorosos y la piel llena de granos o pelándose son las señales usuales de advertencia", dice el doctor Braver. "Trate entonces el olor de pies como lo haría con cualquier problema de hongos, con una loción fungicida como *Lotrimin*, que está disponible sin receta."

Pulverice el olor. Las otras maneras para matar el olor son aplicar *Lysol* a sus zapatos y un antiperspirante a sus pies, agrega el doctor Braver.

Verrugas plantares: un golpe bajo

Como otras verrugas, estas cosas desagradables de un cuarto de pulgada que se forman en las plantas de sus pies están causadas por un virus, que probablemente se contrae al caminar descalza. El problema con las verrugas plantares sin embargo, es que la presión al caminar las aplana hasta que se cubren de callos. Cuando los callos se endurecen, usted podrá sentir el golpe bajo de la verruga planteres, que es similar a caminar sobre un guijarro. "Cerca del 13 por ciento de todas las verrugas plantares desaparecen por sí solas, sin tratamiento alguno", dice el doctor Braver. "Sin embargo, se ha visto que varias cepas del virus de las verrugas se extienden rápidamente." Él aconseja un tratamiento agresivo para deshacerse de estas verrugas antes de que esto suceda. Pruebe estas medidas.

Cómase sus verduras. "Hay evidencia considerable de que la vitamina A ayuda a proteger contra las verrugas", dice el doctor Braver. Mientras que la vitamina A en forma de suplemento puede ser tóxica, usted puede obtener esta protección adicional comiendo más verduras y frutas amarillas o anaranjadas tales como las zanahorias, las calabazas, *sweet potatoes* (camotes, boniatos), el cantaloup, los albaricoques y los nectarinos, así como las verduras verdes hojosas como la espinaca.

Liquídelas. El usar un líquido para quitar verrugas o callos (tal como *Occlusal*) puede deshacerse de sus verrugas plantares, dice el doctor Braver. Estos productos están disponibles en boticas y no se necesita receta.

No ande descalza. La mejor forma de evitar verrugas plantares es usando zapatos o sandalias, dice el doctor Braver. "Es importante mantener las plantas de sus pies cubiertas, especialmente si anda usted alrededor de piscinas u otras áreas húmedas que atraen a los virus." Si un miembro de su familia tiene una verruga plantar, evite que se extienda al mantener los pisos y las duchas limpias y desinfectadas.

Vea a un doctor. Si usted ya ha tratado con las medidas anteriores por seis semanas y nota poca mejoría, o si los problemas se empeoran, vea a su podólogo para que la atienda. El tratamiento profesional puede incluir el congelamiento o quemadura de las verrugas o los métodos quirúrgicos de extirpación tradicionales o por láser.

PROBLEMAS DENTALES

Los dientes pueden durar para siempre

La cámara hace clic en una fiesta familiar, y sus labios se cierran de un golpe como platillos musicales. ¿Por qué está usted saludando al mundo con una pequeña sonrisa de Mona Lisa cuando realmente tiene ganas de mostrar una sonrisa de oreja a oreja?

Pocas cosas pueden avejentar la apariencia de una mujer como los dientes en malas condiciones. Cuando usted era joven, un poco de negligencia dental pudo haber significado una tapadura ocasional. Pero a medida que usted envejece, ignorar sus dientes puede traerle problemas más serios, como por ejemplo la enfermedad periodontal. Y si no la detiene pronto, un abandono a largo plazo puede eventualmente causar que usted pierda completamente sus dientes.

Pero, ¿y si usted siempre ha estado consciente acerca del cuidado dental? Aun así, la edad trae consigo cambios en la apariencia y salud de su sonrisa. Años de masticar desgastan la superficie de sus dientes y de hecho los acortan. Las encías se retraen con la edad y el uso. Y aun el cepillar cuidadoso tiene sus desventajas si usted usó la técnica incorrecta por décadas. El frotar con fuerza desgasta el recubrimiento de esmalte traslúcido de tal manera que el material amarillento debajo, llamado dentina, empieza a dejarse ver. Muchas mujeres por lo demás preciosas y tan jóvenes como de 40 años de edad están frustradas debido a sus dientes de aspecto manchado.

A medida que usted envejece, sus dientes también van a mostrar las señales reveladoras de años de indulgencia. El café, el vino tinto, el tabaco y las tinturas de alimentos pueden penetrar en las grietas microscópicas en el esmalte de los dientes, resultando en manchas cafés o amarillentas.

Los enemigos de su sonrisa

Cuando usted era una adolescente, la temida cuenta de caries debe haber estado presente en su mente cuando iba al dentista. Pero ahora, su dentista le dirá

Enfrentando el miedo

Si usted prefiere enfrentarse con Drácula que con el dentista, no se crea la única que piensa así —muchas mujeres, aunque sean adultas hechas y derechas, temen estar sentadas en esa silla bajo esa luz fuerte.

Temores absurdos acerca de la odontología abundan, dice Mark Slovin, D.D.S., director de la Clínica de Fobia Dental en la Universidad Estatal de Nueva York, en Stony Brook. Pero muchos de estos temores son infundados, añade. La odontología moderna, aunque no siempre completamente indolora, no es razón para pánico. Si a usted le entra el pánico, aquí le decimos cómo calmarse.

Comunique su miedo. Si usted le tiene miedo al taladro, comparta sus temores. "Un buen dentista es capaz de entender los sentimientos y pensamientos de un paciente", dice Arthur A. Weiner, D.M.D., profesor clínico asociado en la Escuela de Medicina Dental de la Universidad Tufts, en Boston. No sea tímida con respecto a probar y comparar entre varios dentistas hasta encontrar a aquél con quien se siente cómoda.

Pida una demostración. Pida a su dentista que le explique paso por paso los procedimientos desconocidos y que le muestre como usaría él los instrumentos. Pregúntele qué tipo de sensaciones puede esperar mientras le están haciendo el trabajo.

Planee comunicarse. Pídale a su dentista que la ponga en alerta antes de un pinchazo o una presión para que entretanto pueda relajarse, dice el doctor Weiner. Y pónganse de acuerdo respecto a las señales con la mano que usará para avisarle cuando quiera usted sentarse por un minuto, descansar o enjuagarse.

Use técnicas de relajamiento. Trate de respirar profundamente, concentrarse en una imagen agradable como por ejemplo un día en la playa, o escuchar sus melodías favoritas en unos audífonos para tranquilizar su estadía en el sillón, dice el doctor Slovin.

Pida más alivio para el dolor. Si usted necesita anestesia adicional, pídala. Los sedantes no son una solución permanente, pero pueden hacer que le permitan pasar por un procedimiento que necesita.

Busque ayuda profesional. Si su temor es abrumador llame a la sociedad dental de su estado para que le ayuden a encontrar una clínica de fobia dental cerca suyo. O pídale a su dentista que le recomiende un consejero sicológico que esté familiarizado con fobias dentales.

que el mayor enemigo de su boca no son las caries sino la enfermedad de las encías.

Hay un pequeño foso alrededor de cada diente que forma un pequeño resquicio entre el diente y la encía. Cuando las bacterias entran y permanecen allí causan inflamación la cual, al paso del tiempo, profundiza los resquicios y los hace bolsas. Cuando la inflamación fermenta, los huesos, las encías y el tejido conector pueden carcomerse, dejándola con menos base para sostener a los dientes en su lugar. Toda esa fermentación también puede ser causa de dolor y sangre así como de mal aliento.

El otro enemigo son las caries (sí, todavía cuentan). Las caries empiezan cuando una capa pegajosa llamada sarro (placa) se forma en sus dientes, atrapando bacterias y ocasionando descomposición. Aunque usted a lo mejor no tuvo muchas caries nuevas en sus primeros años adultos, no suelte ese cepillo. Muchas mujeres acercándose a la madurez empiezan a tener caries junto con la enfermedad en las encías. Eso es porque al retraerse las encías con la edad, la raíz (que no tiene el esmalte protector) queda expuesta a la descomposición.

Un plan diario a pedir de boca

Si usted quiere conservar una sonrisa deslumbrante y saludable a medida que envejece, va a requerir un nuevo compromiso de su parte a un cuidado preventivo diario. Eso puede significar gastar más tiempo que el acostumbrado cepillándose y usando el hilo dental —y volverse más consciente de los alimentos que ingiere. El primer paso es ponerse al corriente con los últimos métodos de limpieza y mantener una visión informada sobre lo que está metiendo en su boca.

Cepíllese bien y a menudo. El cepillarse es su defensa número uno contra los problemas dentales a medida que usted envejece. "Como mínimo, asegúrese de cepillarse después del desayuno y antes de irse a la cama en la noche", dice Hazel Harper, D.D.S., profesora asociada de odontología comunitaria en la Universidad Howard, en Washington, D.C., y vicepresidenta de la Asociación Dental Nacional. Por supuesto, es mejor cepillarse después de cada comida — con la técnica correcta.

Si usted lo hace correctamente, cepillarse remueve las bacterias y sarro responsables de tantas aflicciones dentales. Cepillarse correctamente, dice la doctora Harper, quiere decir sostener el cepillo con el mango en la palma de su mano y su pulgar extendido actuando como una abrazadera. Esta forma de sostener con la palma y el pulgar inclina el cepillo a un ángulo, de tal manera que las cerdas alcanzan las encías y justo abajo de las encías así como las superficies de los dientes. Haga vibrar el cepillo suavemente con un movimiento corto de ida y vuelta, cubriendo sólo tres dientes a la vez. Entonces, con un giro de la muñeca, pase el cepillo sobre los lados de los dientes para arrastrar los desperdicios y bacterias lejos de la línea de las encías. Termine cepillándose la lengua —el mejor antídoto contra el mal aliento, dice la doctora Harper.

Use el cepillo correcto. Deshágase de esa cosa con copete duro y raída en su portacepillos, dice la doctora Harper. Usted necesita usar un cepillo de cerdas

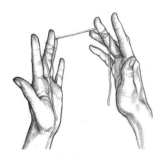

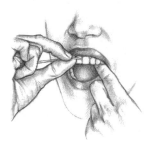

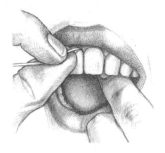

Corte cerca de 18 pulga-
das (46 cm) de hilo dental y
enrede la mayor parte alre-
dedor de un dedo medio.
Enrede el resto alrededor del
dedo medio de su otra mano.

Usando sus pulgares y
dedos índices, deslice cerca
de una pulgada de hilo den-
tal tenso entre sus dientes.
Curve con cuidado el hilo
dental en forma de C alre-
dedor del diente al nivel de
la línea de la encía.

Deslice con cuidado el
hilo dental para arriba y
para abajo entre los dientes
y la encía, asegurándose que
llegue abajo de la línea de la
encía. Repita con el resto de
sus dientes usando secciones
limpias de hilo dental.

suaves, y debería reponerlo cada tres meses —antes, si las cerdas empiezan a desgastarse, dice ella.

Escoja el dentífrico apropiado. Cualquier dentífrico con el sello de apro-bación de la Asociación Dental de los Estados Unidos servirá con el mínimo de abrasión. Si usted tiene tendencia a que se le forme sarro, trate con un dentífrico para controlar el sarro. El sarro se endurece y se siente como un recubrimiento áspero sobre los dientes, dice Richard Price, D.D.S., instructor clínico de odon-tología en la Escuela de Odontología Henry Goldman de la Universidad de Boston. "Estos dentífricos reducen la cantidad de sarro que se le forma, y el sarro que se forme se suavizará y será más fácil de remover", dice él.

Mueva los hilos. Use el hilo dental diariamente para estar segura de una limpieza completa y de encías saludables, dice el doctor Price. Las cerdas del cepillo simplemente no pueden meterse en las hendiduras alrededor de los dientes. No importa qué clase de hilo dental usa usted —encerado, sin encerar, con sabor; simplemente escoja con el que usted sienta más cómoda, dice él.

Si usted tiene un poco de artritis en sus dedos, una boca pequeña o un problema de destreza, trate de usar el hilo dental con una sola mano. Envuelva el hilo dental alrededor de los dedos pulgar e índice de una mano, como si usted estuviera formando una pequeña honda, dice el doctor Price. O pregúntele a su dentista acerca de dispositivos para usar el hilo dental.

No se pegue a ciertas comidas. Los alimentos que se adhieren a sus dien-tes son los alimentos que causan caries, dicen los expertos. Pero es difícil estar seguro de qué comestibles en las parejas siguientes son más pegajosos: ¿carame-los o galletas? ¿Helados de crema con *fudge* o pan? ¿Higos secos o cereal de avena inflada? Créalo o no, galletas, pan y cereal son los más posibles de adherirse por períodos largos. Su mejor defensa es cepillarse después de cada bocadillo (merienda o *snack*), azucarado o no. Pero si no puede usted llegar pronto a un cepillo, lo mejor es evitar los alimentos pegajosos.

Confórmese con el queso. Es una vieja costumbre en algunas culturas servir queso a la hora del postre, y esto puede ayudar a eliminar caries cuando usted no se puede cepillar los dientes inmediatamente después de una comida. Unos cuantos estudios indican que con ciertos quesos, especialmente los duros y añejos como es el *cheddar* y el *Monterey Jack*, pueden reducirse las bacterias causantes de caries. Sólo una pequeña rebanada servirá —y no agregará mucha grasa o colesterol a su dieta.

Enjuáguelos. Independientemente de lo que usted comió, si no se puede cepillar enseguida, lo mejor que puede hacer en su lugar es encontrar un lavabo y enjuagarse los dientes con un trago de agua, dice Andrew M. Lewis, D.D.S., un dentista en práctica privada en Beverly Hills. Al enjuagar los dientes con agua se removerá la mayor parte de los desperdicios y también diluirá los ácidos formados por las partículas de alimentos.

Cómo cuidar sus dientes en casa

Si su dentista ha notado caries nuevas o indicios de enfermedad en las encías, no pierda las esperanzas con sus dientes —hágase cargo. Hay muchas cosas que usted puede hacer para cambiar la dirección de la marea a cualquier edad. Pruebe estos tratamientos en casa, bajo la guía de su dentista.

Use un enjuague de fluoruro. "Si usted es propensa a las caries, use un enjuague de fluoruro sin receta cada noche", dice el doctor Lewis. "Lo que usted quiere hacer es enjuagarse y escupirlo para que éste sea lo último en su boca antes de irse a dormir." El fluoruro de hecho remineraliza los dientes, haciéndolos más fuertes y menos propensos a caries y sensibilidad de las raíces.

Enchufe su cepillo de dientes. Trate un cepillo eléctrico si tiene problemas para cepillarse manualmente a conciencia o si tiene problemas con las encías, dice la doctora Harper. La vibración suave de la cabeza del cepillo da un masaje a las encías al mismo tiempo que limpia los dientes, dice ella. Y la investigación en la Escuela de Odontología de la Universidad de Alabama, en Birmingham ha comprobado que los cepillos de dientes eléctricos pueden reducir significativamente la gingivitis. Antes de irse de compras, consulte con su dentista. Muchos profesionales recomiendan la nueva generación de cepillos de dientes eléctricos, con cerdas que giran en lugar de vibrar. Hay varias marcas a la venta incluyendo *Interplak* y el *Braun Oral-B Plaque Remover* (removedor de sarro).

Pruebe un irrigador. Un irrigador oral como es el *Water Pik* puede ayudar a limpiar los desperdicios entre los dientes y debajo de las encías, pero úselo con cuidado, dice la doctora Harper. "Algunos irrigadores no están ajustados correctamente, y el flujo de agua es lo suficientemente fuerte como para causar daño en el tejido de sus encías", dice. Haga más lento el flujo si siente sus encías lastimadas o irritadas después de usar su irrigador.

La verdad sobre las tapaduras

Su dentista le dice que tiene unas cuantas caries. "¿Cómo?", le dice usted. "Qué, ¿está usted bromeando? Yo ya estoy muy vieja para tener caries."

Lo siento mucho, mi amiga, pero usted nunca está muy vieja para tener caries.

Muchas mujeres tienen caries en una edad bien avanzada, dice Richard Price, D.D.S., instructor clínico de odontología en la Escuela de Odontología Henry Goldman de la Universidad de Boston. Una razón es que los empastes o tapaduras antiguos se desgastan. Aunque algunos de ellos pueden durar décadas, la vida promedio de una tapadura de plata es de nueve años. Después de allí, tienden a desportillarse, resquebrajarse y desgastarse.

"Son solamente partes de repuesto", dice el doctor Price. "Cada vez que a usted le taladran y tapan un diente, éste tendrá que ser taladrado y tapado por el resto de su vida. Es como cuando una garantía caduca."

Algunas veces las mujeres adultas, aun las campeonas en cepillarse y usar hilo dental, también pueden tener caries nuevas. El lugar más común para estos agujeros negros es en la base de los dientes, donde las encías se han retraído con la edad exponiendo las raíces sensibles a la descomposición, dice el doctor Price. Si usted necesita una tapadura —ya sea un repuesto o una nueva— alístese para escoger entre un

Ayuda de los profesionales

No hay fervor alguno en el lavabo de su baño que pueda substituir los exámenes dentales regulares, dice la doctora Harper. Para hacer que sus dientes se vean más jóvenes, vea a un higienista dental dos veces al año para limpieza y a su dentista por lo menos una vez al año para un examen.

Su primera parada es la silla del higienista para una limpieza profesional que quite el sarro, dice el doctor Lewis. Una vez que sus dientes estén super limpios, su dentista examinará su boca. Si le están apareciendo más caries de lo acostumbrado, es posible que usted reciba un tratamiento de fluoruro en el consultorio y un enjuague o jalea de fluoruro para usar en la casa. Pero antes, su dentista tapará las caries.

Y más rápidamente de lo que usted podría esperar. Con los taladros nuevos y más rápidos, su dentista usualmente puede tapar una carie en unos 15 minutos, un procedimiento que tomaba una hora hace 20 años, dice la doctora Harper. ¿Y qué tal el dolor? Si está volviendo a pasar por su mente la escena de tortura número de materiales alternos. La plata es por lejos la más común, porque es durable y asequible. La plata está mezclada con el mercurio lo que hace que sea más fácil para darle forma. De vez en cuando ha surgido la pregunta de que si este mercurio, un metal venenoso, podría filtrarse al cuerpo. Algunas mujeres incluso han hecho que les quiten tapaduras en buenas condiciones debido a ese miedo al mercurio.

Eso es una lastima.

Sí, algo de mercurio se desprende de las tapaduras cuando usted mastica pero son cantidades minúsculas. Todavía menos es lo que realmente absorbe su cuerpo. "No hay nada de qué preocuparse", dice Joel M. Boriskin, D.D.S., jefe de la División de Odontología en el Centro Médico del Condado de Alameda, en Oakland, California. Un número de estudios midieron el desprendimiento de mercurio de las tapaduras de plata y llegaron a la misma conclusión: no hay razón para preocuparse a menos que usted tenga 1.000 tapaduras en su boca.

Pero solamente porque la plata es segura, no quiere decir que siempre sea lo mejor. El oro, aunque caro, es extremadamente fuerte y especialmente bueno para caries muy grandes. Las tapaduras hechas de porcelana, cuarzo o acrílico, aunque no tan durables como las de metal, pueden ser preferibles para tapaduras más visibles, ya que se les puede dar color para hacer juego con sus propios dientes.

dental en la película *Marathon Man* (Hombre de la maratón) no se preocupe, no necesitará usted volver a vivir algo tan horrible. Los procedimientos dentales modernos están años luz adelante de sus peores recuerdos dentales.

En raras ocasiones, usted necesitará un tratamiento de conducto para extirpar la pulpa dental o nervio de un diente cariado y llenar el agujero. A pesar de su reputación dolorosa, un tratamiento de conducto hecho correctamente no puede ser más incómodo que cualquier otro procedimiento dental, dice el doctor Lewis.

Para una enfermedad avanzada de las encías, su dentista puede mandarla con un periodontólogo o un especialista en enfermedades de las encías. El tratamiento puede incluir antibióticos orales, ungüentos antibacteriales para exprimirse en las bolsas de las encías o, en casos graves, extirpación quirúrgica de la parte de la encía infectada o hueso enfermo.

Y si las manchas o dientes torcidos son su mayor problema dental, un dentista cosmético puede ayudarla. Blanquear manchas y una variedad de otras técnicas pueden restaurar la juventud y belleza de su sonrisa.

PROBLEMAS DIGESTIVOS

Cómo calmar el dolor y los rugidos

Como si las barras de chocolate y los chicharrones no nos hubieran causado suficientes problemas en todo este tiempo, ya que nos engordan, ahora estamos teniendo dudas acerca de los alimentos comunes como las cebollas, los tomates y aun las fresas. ¿Dónde está el problema?

Aparentemente, donde menos pensaba —su tracto digestivo.

Usted puede entender por qué los hombres tienen problemas digestivos; todo lo que tiene que hacer es verlos comer. Pero últimamente, usted se sorprendió a sí misma agarrando el *Di-Gel* o el *Pepto-Bismol* un poco más seguido. ¿Por qué? Por el gas. O por la acidez. O por sentirse hinchada. O por diarrea o estreñimiento. O varios de estos problemas.

Bueno, usted está en buena compañía.

"Al igual que toma más tiempo recuperarse de un resfriado (catarro) o de una lesión cuando usted envejece, lo mismo sucede con su sistema digestivo. Todo parece como que va más despacio, y los mecanismos de reparación ya no son los mismos que solían ser antes", dice el doctor William B. Ruderman, presidente del Departamento de Gastroenterología en la Clínica Cleveland de Florida, en Fort Lauderdale. "Usted no puede tolerar ciertos alimentos o los efectos del alcohol tan bien como antes. Esto ciertamente le hace sentir su propia mortalidad."

Todos esos eructos, rugidos y otros movimientos internos no pasan solamente en su tracto digestivo. "Es posible que vacile en tomar un autobús o salir afuera, ya que puede ser que tenga que ir al baño. A lo mejor ya no va a ciertos restaurantes porque no puede comer ciertos alimentos", dice el doctor Devendra Mehta, un gastroenterólogo y profesor asistente de pediatría en el Hospital Universitario de Hahnemann, en Filadelfia. "Esto puede ser muy penoso en cualquier edad. Pero cuando usted está joven y tiene estos problemas, le perturba su vida."

Solo porque sus entrañas están estropeadas, no significa que tienen que permanecer así. Cualquiera que sea el problema, aquí está cómo arreglarlo.

Estreñimiento: póngase en movimiento

Si el estreñimiento nunca le ha dado molestias, espere unos cuantos años. "El estreñimiento se vuelve más común a medida que usted envejece", dice el doctor Jorge Herrera, profesor asociado de medicina en el Colegio de Medicina de la Universidad de Alabama del Sur, en Mobile. "Por una parte, al envejecer, la mayoría de las personas tienden a comer menos y se vuelven menos activas." Y muchas de las medicinas que la gente tiende a tomar cuando envejece para condiciones tales como enfermedad del corazón y diabetes, también causan estreñimiento, dice el doctor Herrera.

Sin embargo, a cualquier edad, el estreñimiento la puede hacer sentirse más vieja. Sea que usted tenga que hacer esfuerzos para mover sus intestinos o que simplemente no tenga ganas, el estreñimiento ocupa su mente con pensamientos de lo que usted no puede hacer, y debido a eso su cuerpo puede no sentirse con ganas de hacer mucho. La mayoría de las mujeres mayores de los 30 años de edad pueden esperar por lo menos un encuentro ocasional con el estreñimiento —y más al hacerse mayores. Pero aquí está cómo mantener los problemas al mínimo, no importa cuál sea su edad.

Cuide lo que come. "Si usted come la típica dieta occidental con muchos alimentos procesados, ésta la llevará al estreñimiento", dice el doctor Mehta. "Pero una dieta con mucha fibra que se concentre en bastantes frutas frescas y verduras es lo más importante que usted puede hacer para evitar el estreñimiento, especialmente al hacerse mayor."

Los expertos dicen que usted necesita por lo menos cinco porciones al día para alcanzar el mínimo recomendado de 25 gramos de fibra —cerca del doble de lo que el típico estadounidense consume. Además de las verduras y frutas frescas, las buenas fuentes de fibra dietética incluyen panes y cereales de grano integral, pastas, arroz integral, frijoles (habichuelas) y salvado.

Haga ejercicio. Cualquier tipo de ejercicio acelera el tiempo de tránsito gastrointestinal, el tiempo que toman los alimentos para ir de su boca a través del estómago e intestinos. Pero los investigadores en la Universidad de Maryland College Park encontraron que las personas que se someten a programas de entrenamiento de fuerza pueden mejorar el tiempo de tránsito de su deposición en un 56 por ciento en comparación con sus días antes de levantar pesas. Parece ser que la contracción de los músculos abdominales que ocurre al levantar pesas "exprime" los desperdicios más rápidamente a través de los intestinos. Los investigadores creen que cualquier tipo de ejercicio tiene un efecto en la motilina, una hormona gastrointestinal que está relacionada con el tiempo de tránsito más rápido. El ejercicio también mejora el flujo de la sangre a los intestinos, lo cual mejora también la evacuación.

Tome agua. "Una razón por la cual el estreñimiento es más común al envejecerse, es que generalmente, mientras mayor se hace una persona, menos bebe", dice el doctor Mehta. "Y mientras menos bebe usted, más duro y menos frecuente es su materia fecal." Aun cuando no tenga un problema de estreñimiento, usted se mantendrá sin problemas si bebe por lo menos seis vasos de agua o alguna otra bebida no alcohólica cada día.

Mientras tanto, trate de limitar su consumo de café, té y alcohol. Aun cuando las bebidas cafeinadas de hecho hacen más rápido el tiempo de tránsito de su evacuación (el alcohol no tiene ningún efecto), estás bebidas son diuréticas y pueden deshidratarla, y usted necesita líquido en su sistema para ayudar a mover el intestino. Y aquellas con estreñimiento frecuente deberían evitar la leche, el queso y otros productos lácteos, los cuales contienen caseína, una proteína insoluble que tiende a atorar su tracto intestinal.

Acidez: apague el fuego

Usted probablemente ya sabe cómo se siente cuando tiene acidez: pésima. Parece que nada le puede quitar su alegría —por no mencionar su apetito— más rápidamente que tener que descansar después de cada comida hasta que el dolor mengua, o tener que supervisar casi cada mordida que da para prevenir el dolor.

La acidez ocurre cuando los ácidos estomacales, en un proceso llamado reflujo, salpican hacia arriba dentro del esófago, dice Sheila Rodríguez, Ph.D., directora del laboratorio gastrointestinal de la Fundación para Investigación Digestiva de Oklahoma, en la ciudad de Oklahoma. Comer muy rápidamente o demasiado es una causa común, pero hartarse no es la única razón de este padecimiento tan común que se produce después de comer. La acidez también puede ser el primer síntoma de otras condiciones, como por ejemplo la gastritis, una inflamación en el revestimiento del estómago.

"No es que el proceso natural de envejecer contribuya por sí a la acidez, pero la condición parece ser un problema mayor al hacerse usted más vieja", dice el doctor Mehta. Una razón es que hay una asociación clara entre la acidez y el sobrepeso —y la mayoría de nosotras hemos puesto algunas cuantas libras durante los últimos años.

Pero otra razón, menos obvia, es las bacterias. Las mismas bacterias —*Helicobacter pylori*— que causan úlceras se han vinculado con síntomas de acidez en muchas mujeres, dice el doctor Mehta. También, después de los 40 años de edad nuestros músculos esofágicos empiezan a debilitarse, lo cual puede contribuir al reflujo. Pero no importa la razón, aquí está cómo apagar el fuego de la acidez.

Coma cantidades más pequeñas. Muchas mujeres con problemas de acidez encuentran que comer menos más veces ayuda a extinguir el incendio interno. Cuando usted come cuatro o cinco comidas más pequeñas en lugar de tres comidas grandes al día, su estómago produce menos ácido, dice el doctor Frank Hamilton, director del Programa de Enfermedades Gastrointestinales en los Institutos Nacionales de Salud, en Bethesda, Maryland.

Pásesela con agua. Beber grandes cantidades de agua —especialmente con las comidas— ayuda a lavar los ácidos del estómago de la superficie del esófago mandándolos de vuelta a su estómago, dice el doctor Ronald L. Hoffman, un médico en la ciudad de Nueva York y autor de *Seven Weeks to a Settled Stomach* (Siete semanas para un estómago estable).

Conozca a los infractores. Ciertos alimentos tienen mayores probabilidades que otros de despertar los síntomas de la acidez. De acuerdo con la doctora Rodríguez, las cebollas, el chocolate y las mentas relajan el esfínter esofágico inferior, el cual permite que los ácidos de su estómago se suban. Las frutas cítricas como son las naranjas y toronjas, así como los productos de tomate, café y alimentos fritos o grasosos, también pueden causar dificultades porque pueden irritar el revestimiento esofágico, agrega el doctor Hamilton.

Duerma inclinada. Si seguido tiene problemas de acidez, coloque bloques de madera o concreto bajo la cabecera de su cama para dormir inclinada, aconseja el doctor William Lipshultz, jefe de gastroenterología del Hospital de Pennsylvania, en Filadelfia. Al elevar la cabecera de su cama 6 pulgadas (15 cm), es difícil para los ácidos estomacales fluir. Eso es porque tendrían que ir cuesta arriba.

Si usted debe acostarse derecha, descansar sobre su lado izquierdo produce menos acidez, dice el doctor Leo Katz, un gastroenterólogo en el Colegio Médico Jefferson de la Universidad Thomas Jefferson, en Filadelfia. Al hacer pruebas, él encontró que las personas que comían las mismas comidas que producen la acidez, usualmente tienen más acidez cuando descansan sobre su lado derecho comparado con su lado izquierdo. "Pensamos que esto tienen algo que ver con la anatomía del estómago y la gravedad", dice.

Intolerancia a la lactosa: cómo vencerla

¿Se atreve a tomar lácteos? Quizás no. Tanto como el 70 por ciento de la población mundial tiene algún síntoma de intolerancia a la lactosa, lo que significa que estas personas experimentan efectos adversos a la leche, helados de crema y otros productos lácteos. Los síntomas incluyen hincharse, gas, retortijones de estómago y diarrea, los cuales pueden restringir sus actividades y dificultar su estilo de vida. Además de hacerla sentirse más vieja, los síntomas a menudo empeoran con la edad.

Pero aproximadamente a los ocho años de edad, muchas de nosotras empezamos a perder una enzima llamada lactasa, que nos ayuda a digerir la lactosa, el azúcar que hace que la leche sepa dulce. Sin la lactasa, gran parte de la lactosa pasa por su sistema digestivo sin digerir, causando posiblemente que su colon tenga espasmos y produzca gas. "Para los 20 años de edad, las personas con intolerancia a la lactosa prácticamente pierden la capacidad de digerir la leche, dice el doctor Herrera.

La intolerancia a la lactosa varía de persona a persona. Algunas mujeres pueden sufrir una incomodidad ligera después de muchos lácteos, mientras que otras pueden tener problemas mayores con sólo un sorbo o dos de leche. Por ello, controlar su tolerancia individual y mantenerse dentro de esos límites es la mejor manera de evitar problemas. Mientras que hay muchos productos libres de lactosa —usted los encontrará en la sección de lácteos de su supermercado— aquí está cómo usted puede tomar sus lácteos (reales) y disfrutarlos.

Arrebate el chocolate. Cierta investigación sugiere que el cacao hace más lento el vaciamiento del estómago, lo cual reduce el ritmo al que la lactosa llega al colon, dice Dennis A. Savaiano, Ph.D., profesor de ciencia de alimentos y nutrición y decano asociado en el Colegio de Ecología Humana de la Universidad de Minnesota, en St. Paul. Así que si toma leche de chocolate o come helado de crema de chocolate usted puede evitar, si no disminuir, los síntomas. Si usted prepara su propia leche de chocolate, use leche baja en grasa y cacao en polvo, los cuales no tienen grasa; trate de no usar almíbar (sirope) de chocolate, porque éste contiene mucha grasa.

Combine las comidas con los lácteos. Algunas personas encuentran que pueden estar libres de los síntomas si toman sus productos lácteos con las comidas. Eso es debido a que teniendo algún alimento en su estómago hace más lenta la liberación de lactosa en sus intestinos, dice el doctor Douglas B. McGill, profesor de medicina en la Escuela Médica Mayo de la Clínica Mayo, en Rochester, Minnesota. Aun así, no es aconsejable llenarse de varios productos lácteos en una sola comida.

Escoja el yogur correcto. El yogur puede ser un producto de la leche que usted puede comer sin preocuparse. Pero no asuma que todos los productos de yogur son iguales. "Algunas marcas comerciales agregan productos de leche, que pueden causar problemas", dice el doctor Mehta. "Lo mejor es hacer su propio yogur." Usted puede encontrar máquinas de hacer yogur en las tiendas de artículos para cocinar.

Si está comprando yogur, asegúrese de que escoge una marca cuya etiqueta dice que contiene culturas vivas activas. "Tan pronto como las culturas del yogur pasan al intestino, se vuelven activas y empiezan a descomponer la lactosa", dice el doctor McGill. Lo sentimos, pero el yogur helado no ayuda, ya que tiene muy pocas bacterias para ser de utilidad.

La enfermedad diverticular: evítele las molestias a su colon

Está bien que actúe refinadamente en la mesa, pero cuando usted está comiendo así, no cuente con que su colon va a mantener sus buenos modales. Después de décadas de vivir de alimentos refinados y procesados y otros comestibles con poca fibra, y tratando de pasar la materia fecal dura y seca que estos producen, las paredes del colon se debilitan y a menudo causan la creación de pequeños sacos llamados divertículos. Aunque esta condición, llamada diverticulosis, no va causar ningún síntoma para mucha gente, algunas personas pueden desarrollar gas, calambres, indigestión grave o aun estreñimiento o diarrea.

Ya que la diverticulosis es el resultado de descuidar por años las necesidades de su colon, usualmente nos ataca después de los 40 años de edad —pero puede hacer que se sienta décadas más vieja. Algunas mujeres cambian sus dietas para evitar alimentos como palomitas de maíz (*popcorn*), semillas y nueces, ya que éstas pueden quedar atrapadas en los sacos y causar dolor. Otras mujeres, impedidas por el dolor abdominal, reducen sus actividades físicas o hacen otros cambios en su estilo de vida.

Cerca del 5 por ciento de los casos se convierten en la peor de las situaciones, cuando los divertículos se rompen y causan infecciones serias o cuando sangran, lo cual puede resultar en una hemorragia significativa. Sin embargo, la mayoría de las que tenemos diverticulosis podemos controlar el problema por nosotras mismas y mantenernos tan jóvenes como deberíamos sentirnos. Aquí está cómo.

Coma a granel. Coma más verduras, más frutas frescas, más granos integrales. Si usted no come mucha fibra vaya aumentando la cantidad de a poco. "Comer demasiada fibra muy pronto puede hacer que los síntomas empeoren", dice el doctor Alex Aslan, un gastroenterólogo en práctica privada en Fairfield, California. Comience por agregar unas cuantas porciones pequeñas de alimentos ricos en fibra —frutas, verduras, pastas, arroz integral, frijoles (habichuelas), salvado o cereales y panes de grano integral— a su dieta, y gradualmente incluya más cada día por aproximadamente seis semanas hasta que esté consumiendo por lo menos 25 gramos de fibra diariamente. Si usted no puede comer toda esa cantidad de fibra, considere tomar un concentrado de fibra sin receta (como el *Metamucil*).

No fume. Además de ser lo peor para su salud en general, el fumar es terrible para aquellas personas con diverticulosis, dice el doctor Stephen B. Hanauer, profesor de medicina en la Sección de Gastroenterología del Centro Médico de la Universidad de Chicago. Fumar puede aumentar el movimiento de sus intestinos, pero la nicotina disminuye el abastecimiento de sangre, lo cual causa o aumenta los calambres.

Ejercítese. Cualquier tipo de ejercicio ayuda al aumentar la actividad en sus intestinos, lo cual a su vez mejora la función de su intestino grueso, dice el doctor Aslan. Póngase como objetivo por lo menos 20 minutos de ejercicio continuo no menos de tres veces por semana.

Intestino irritable: apláquelo

Aquí hay una enfermedad que algunos expertos dicen que podría estar tan extendida como el resfriado (catarro) común —y eso causa aún más sufrimiento. Los médicos no están seguros de qué es lo que específicamente causa el síndrome de intestino irritable (o *IBS*, por sus siglos en inglés) o aun, cómo tratarlo. Pero IBS —algunas veces llamado colon espástico— es el diagnóstico para las personas que regularmente están acosadas por el estreñimiento, la diarrea, la hinchazón, las naúseas o los calambres abdominales, ya sea por sí solos o en alguna combinación, y usualmente con dolor abdominal.

La buena noticia (si es que existe) es que a medida que usted envejece, probablemente tendrá menos problemas con esta enfermedad. "IBS es más un problema para aquellos entre los 20 y los 50 años de edad", dice el doctor Mehta. "Pero a cualquier edad tiene algunos efectos envejecedores significativos." Muchas pacientes se encuentran planificando sus vidas alrededor de estos síntomas, dice. "Usted no sabe si súbitamente necesitará correr al baño, por lo tanto planea día a día sus actividades con esto en mente."

Pero tener un intestino irritable no debe ponerla a usted en ese estado mental. Aunque usted debería ver a su médico si sospecha que tiene IBS, hay muchas otras cosas que usted puede hacer para disminuir sus síntomas.

Controle su antojo de dulces. El limitar la cantidad de azúcar que usted consume es una clave para cerrar la puerta a la diarrea provocada por el IBS. Eso es porque los azúcares —especialmente la fructosa y el endulzante artificial sorbitol— no se digieren fácilmente y eso puede causar las carreras al baño, dice el doctor Hanauer. Esos endulzantes existen mayormente en dulces y chicles libres de azúcar y bajos en calorías, así como en jugos de frutas comprados en la tienda. Así que si a usted le gusta el jugo, hágalo usted misma con un exprimidor.

Tranquilícese. Estar bajo estrés empeora los síntomas de IBS, y a la inversa, no estar estresada puede ayudarle, agrega el doctor Hanauer. Él sugiere que las mujeres muy presionadas manejen su estrés con la ayuda de técnicas de terapia de relajamiento tales como la meditación, autohipnosis, *biofeedback* y ejercicio regular. También puede llevar un "diario de estrés" que le ayude a determinar el origen de sus dificultades.

Caliéntese. Los calambres abdominales pueden aliviarse con una almohadilla de calor colocada directamente sobre la zona dolorida, dice el doctor Arvey I. Rogers, jefe de gastroenterología en el Centro Médico de la Administración de Veteranos, en Miami. Solamente esté segura de colocarla en una graduación baja para evitar que le queme la piel.

Los calambres de un intestino irritable pueden no reaccionar al calor. Vea a un médico si sus síntomas son persistentes.

Cuide lo que bebe. El café y otras bebidas cafeinadas pueden agravar el IBS al acelerar su movilidad, el paso al cual se mueve la materia fecal por sus intestinos —mala noticia si usted es propensa a la diarrea. Además de eso, hay un químico en el café que causa calambres, dice el doctor Aslan. Mientras tanto, la leche puede no ser mucho mejor, porque algunas personas con IBS también tienen intolerancia a la lactosa.

Consuma más fibra. Una dieta alta en fibra tiende a calmar a ese colon inquieto. La fibra aumenta la producción de materia fecal y reduce la presión en el intestino, lo cual puede beneficiar a aquellos con estreñimiento o diarrea (o ambos), dice el doctor Hanauer. Se les aconseja a las personas con IBS que coman de 35 a 50 gramos de fibra por día. Empiece agregando unas tres cucharadas de salvado puro a su cereal de cada mañana y comiendo por lo menos cuatro porciones de frutas y verduras diariamente. Los granos y los frijoles (habichuelas) son grandes fuentes de fibra. Póngase como meta comer una taza de frijoles u otras legumbres por día. Otros alimentos ricos en fibra incluyen los panes y cereales de grano integral, pastas y arroz integral. Pero agregue fibra a su dieta gradualmente para ayudar a evitar los efectos secundarios gaseosos.

Elimine la grasa. Los alimentos grasosos pueden hacer que su estómago se vacíe mas lentamente, causándole nausea e hinchazón, dice el doctor Aslan. Por lo tanto, evite los quesos, los helados de crema, los postres muy ricos, los alimentos fritos y las carnes grasosas como son los perros calientes, las salchichas y el tocino.

Intestino inflamatorio: tómelo con calma

La enfermedad de intestino inflamatorio (*inflammatory bowel disease* o *IBD*, por sus siglas en inglés) es un nombre de esos que abarcan muchas cosas y que se usa para dos condiciones similares: enfermedad de *Crohn*, una inflamación crónica del tracto intestinal; y colitis ulcerativa, en la cual el intestino grueso se inflama y se llena de úlceras. En cada uno de los casos, las quejas principales consisten de alguna combinación de dolor abdominal, sangrado del recto, calambres, pérdida de peso, diarrea y algunas veces fiebre junto con síndrome de malabsorción, o la incapacidad para tomar y usar los nutrientes de los alimentos. Esto, por supuesto, la puede hacer sentir débil y fatigada, especialmente cuando usted considera que un encuentro con la enfermedad del intestino inflamatorio (IBD) puede durar de dos a tres semanas o más.

Así que, ¿qué causa la IBD? La mayor parte de la investigación señala un problema técnico en el sistema inmune, o un defecto genético heredado o debilidad en el intestino, ya que la IBD viene de familia. Pero la IBD no debe costarle a usted su vitalidad juvenil. Tomando las medidas apropiadas, usted todavía puede seguir en el juego. Aquí está cómo.

Coma liviano. "Evite las grandes comilonas", aconseja el doctor Sidney Phillips, director de la unidad de investigación de gastroenterología en la Clínica Mayo. Mientras más coma, más duramente tendrán que trabajar sus intestinos ya de por sí inflamados.

Cierre los ojos. Nunca deje pasar una oportunidad de hacer una siesta. Mientras sus síntomas le están molestando, es importante dormir tanto como sea posible para evitar que usted se canse excesivamente, mental o físicamente, dice el doctor Phillips.

Sepa cómo llevarla. Si sus síntomas son leves, una dieta alta en fibra es importante. Comer muchas frutas, verduras y panes de grano integral y pastas, pueden ayudarla a controlar el estreñimiento y la diarrea absorbiendo el agua extra en sus intestinos, dice el doctor Samuel Meyers, profesor clínico de medicina en la Escuela de Medicina Monte Sinaí, de la Universidad de la Ciudad de Nueva York. Pero cuando los síntomas se vuelven graves, aplace el tomar fibra hasta que las cosas mejoren. Demasiada fibra durante un encuentro con IBD puede de hecho empeorar las cosas.

Calme los síntomas con medicamentos sin receta. Muchos síntomas de IBD pueden mantenerse bajo control con los antiácidos y medicamentos sin receta para la diarrea, dice el doctor Phillips. Por supuesto, la mayoría de las mujeres con IBD también necesitan medicamentos con receta para ayudarlas en sus peores días.

PROBLEMAS SEXUALES Y LAS *STD*

La mayoría se pueden prevenir y curar

Usted ha tratado por años de tener un orgasmo pero sin éxito. Usted ha combatido las dolorosas infecciones de las vías urinarias y la sequedad vaginal.

Ahora está preocupada por perder su atracción sexual en una sociedad que codicia la belleza y el encanto de la juventud. Y todo este hablar acerca del SIDA la está haciendo pensar, por primera vez, si sus prácticas sexuales podrían conducir a una enfermedad transmitida sexualmente.

Y usted pensaba que el sexo era supuestamente algo divertido.

Lo es, y lo puede ser. Pero la realidad es que las dificultades sexuales y las enfermedades transmitidas sexualmente pueden poner tensión en sus relaciones íntimas, destruir su autoestima y, en el caso del SIDA, matarla. Como mínimo, los problemas sexuales pueden hacerla sentir como si la edad finalmente la estuviera alcanzando —minando su atracción sexual y haciendo las relaciones sexuales tan excitantes como ver crecer el césped.

"En nuestra cultura, el sexo se ve como algo muy importante y dentro del territorio de los jóvenes. Así que cuando una mujer empieza a verse a sí misma como menos atractiva sexualmente o siente que algo anda mal en sus relaciones sexuales, puede socavar su sentido de sí misma y hacerla sentir como que se está haciendo vieja", dice la doctora Beth Alexander, consejera sexual y presidenta asociada del Departamento de Práctica Familiar en el Colegio de Medicina Humana de la Universidad Estatal de Michigan, en East Lansing.

Todos los años, cerca de seis millones de mujeres estadounidenses contraen enfermedades transmitidas sexualmente. Si no se las trata, estas enfermedades pueden reducir el libido, provocar artritis grave y algunas enfermedades crónicas y perturbar el sistema nervioso central. Algunas enfermedades causan demencia y hasta la muerte.

"Cuando una mujer descubre que tiene una enfermedad transmitida sexualmente, se puede sentir sicológicamente sucia. Afecta su sexualidad, a menudo hasta el punto de que ella pierde todo interés en las relaciones sexuales", dice el doctor Michael Brodman, profesor de obstetricia y ginecología en la Escuela de Medicina Monte Sinaí de la Universidad de la Ciudad de Nueva York.

Pero afortunadamente, dicen los doctores, hay muchas formas en que usted puede prevenir que los problemas sexuales y las enfermedades transmitidas sexualmente lleguen a desarrollarse en primer lugar. Aun así, la mayoría de las dificultades sexuales y enfermedades pueden ser curadas, lo que significa que usted puede aspirar a toda una vida de relaciones sexuales activas y satisfactorias.

Cómo prevenirlos

Muchas mujeres tienen o tendrán problemas sexuales alguna vez durante sus vidas, incluyendo coito doloroso, infecciones de las vías urinarias y deseo sexual inhibido, dice la doctora Domeena Renshaw, directora de la Clínica de Disfunción Sexual en la Escuela de Medicina Stritch de la Universidad Loyola de Chicago.

Algunos de estos problemas están causados o complicados por padecimientos como la diabetes o enfermedad del corazón y requieren atención médica. Pero los médicos dicen que la mayoría de nosotras podemos cortar por lo sano con los trastornos sexuales angustiantes y mejorar nuestras posibilidades de tener vidas sexuales vigorosas si seguimos estás guías básicas.

Aplaste sus cigarrillos. "Si usted está entre los 30 y los 50 años de edad y quiere seguir disfrutando de una vida sexual maravillosa hasta que tenga 70 ó 80 años de edad, mejor deje de fumar ahora", aconseja la doctora Alexander. Fumar estrecha el flujo de sangre a los órganos sexuales e inhibe la excitación en las mujeres.

Despídase de la bebida. Seguro, un vaso o dos de vino o cerveza puede liberarla de sus inhibiciones sexuales, pero más que eso puede dificultar su capacidad de tener un orgasmo, dice la doctora Alexander. El alcohol también puede provocar cambios hormonales que harán disminuir su deseo sexual.

Pregunte acerca de los medicamentos. "Muchas drogas pueden afectar su reacción sexual", dice la doctora Alexander. Las medicinas para la presión arterial alta, los antidepresivos como el *fluoxetine hydrochloride* (*Prozac*) y el litio (por ejemplo *Lithotabs*), los esteroides, las drogas para las úlceras y los bloqueadores beta como el *timolol* (por ejemplo *Timoptic*) están entre las múltiples drogas que pueden afectar negativamente su reacción sexual. Si usted sospecha que un medicamento está interfiriendo con su vida sexual, pregunte a su médico si se puede cambiar la droga o se puede reducir la dosis.

Afloje el paso un poco. Si usted está apresurándose constantemente y trabajando 50 horas o más a la semana, puede estar en camino a un problema sexual, dice la doctora Alexander. "Si puede cambiar las cosas que son estresantes para usted, hágalo, porque el reducir el estrés y tomar más tiempo para usted misma mejorará su desempeño sexual", dice ella. Encuentre formas de asegurar que usted se relaje regularmente; dé un paseo nocturno por el vecindario o relájese leyendo una buena novela antes de meterse a la cama para dormir.

Si está cansada, no lo haga. Evite el sexo cuando está cansada; es menos probable que sufra una frustración sexual si lo hace. "Usted no debe sentirse como que va a gastar su última reserva de energía para tener relaciones sexuales al final de un día muy largo" dice Shirley Zussman, Ed.D., una terapeuta sexual y matrimonial y codirectora de la Asociación de la Disfunción Sexual Masculina, en la Ciudad de Nueva York. "Yo le recomiendo que reserve un tiempo especial para el sexo. Eso suena poco espontáneo, pero a la larga agrega algo a su relación. No solo puede el sexo ocurrir de esa forma sino que usted puede hacerlo con un cierto entusiasmo."

Ya no se agobie. Cada mujer, sin importar qué tan experimentada sea en la cama, ocasionalmente tendrá una frustración sexual. Cuando ocurre, usted no debe pensar demasiado en ella. De lo contrario, usted se está preparando para un trastorno sexual crónico, dice Marty Klein, Ph.D., un consejero matrimonial licenciado y terapeuta sexual, en Palo Alto, California, y autor de *Ask Me Anything: A Sex Therapist Asnwers the Most Important Questions for the '90s* (Pregúnteme cualquier cosa: un terapeuta sexual contesta las preguntas más importantes de la década de los años 90).

"Si usted cree que le va a pasar en algún momento, cuando sí le pasa no representa mayor problema", dice él. "Es como tener un sarpullido. Todos tienen sarpullidos alguna vez en sus vidas. Pero si usted cree que nunca lo va a tener y un día lo tiene, usted se desconcierta completamente. Esto incluso puede preparar el terreno para que esto pase una y otra vez bajo las mismas circunstancias."

Dificultad para alcanzar el orgasmo

La naturaleza puede tener la habilidad de escoger el momento más inoportuno para hacer de las suyas. Tome por ejemplo los orgasmos. A las mujeres les toma hasta cuatro veces más tiempo alcanzar el orgasmo que a los hombres, dice el doctor Renshaw. No es de asombrarse entonces, que solamente un 20 a 30 por ciento de las mujeres tengan orgasmos regularmente y hasta un 10 por ciento diga que nunca ha alcanzado el clímax durante el coito. Aquí hay algunas sugerencias que pueden ayudar.

Haga ejercicios *Kegel*. Estos pueden ayudar a las mujeres a alcanzar el orgasmo al aumentar el conocimiento de las sensaciones sexuales de su cuerpo, dice la doctora Cynthia Mervis Watson, una doctora familiar, en Santa Mónica, California, y autora de *Love Potions* (Brebajes de amor). Los ejercicios *Kegel* hacen más fuertes los músculos pubococcígeos (o *PC*, por sus siglas en inglés) alrededor del área genital. Para localizar estos músculos, trate de detener el flujo de su orina. Separe las piernas de manera tal que sus muslos no se toquen. Al tratar de retener el flujo de su orina, usted sentirá como que está jalando hacia arriba con la pelvis y sentirá una tensión alrededor del ano. Así es como se hacen los ejercicios *Kegel*. Una vez que usted haya llegado a dominar la técnica, apriete esos músculos, manténgase así, después suéltelos por tres segundos a la vez. Practique hasta llegar a series de 30.

No piense demasiado en eso. Simplemente dígale a su compañero que no va a tratar de alcanzar un orgasmo por las próximas dos semanas. Al hacer eso se librará de cualquier presión que usted pudiera sentir para alcanzar el clímax y le permitirá disfrutar más al sexo, dice el doctor Klein. Por supuesto, mientras más relajada usted esté, más probable es que tenga un orgasmo.

Infecciones de las vías urinarias: cómo prevenirlas

Durante el coito, el pene puede empujar bacterias dentro de la vejiga y causar una infección de las vías urinarias (o *UTI*, por sus siglas en inglés). Una en cada cinco mujeres tiene al menos un encuentro con este trastorno desagradable que causa ganas frecuentes de orinar, una sensación ardiente al orinar, dolor arriba del hueso pélvico y ocasionalmente sangre en la orina. Aquí hay algunas cosas que usted puede hacer para prevenirla.

Orine después del sexo. Orinar después del coito reducirá su riesgo de una UTI, dice el doctor Thomas Hooton, profesor asociado de medicina en la División de Enfermedades Infecciosas en la Escuela de Medicina de la Universidad de Washington, en Seattle. "Si usted orina inmediatamente después de haber tenido relaciones sexuales, hará salir para afuera cualquier bacteria que podría causar una infección en la vejiga", dice él.

Límpiese con cuidado. "Después de orinar, límpiese desde adelante hacia atrás, hacia su recto", dice el doctor Brodman. Si usted se limpia en sentido contrario puede arrastrar las bacterias de su recto hacia la uretra y aumentar sus probabilidades de contraer una UTI.

Reexamine su método de control de natalidad. Si usted tiene UTIs frecuentes y recurrentes y usa un diafragma con espermicida, piense en cambiar a un método anticonceptivo diferente. En estudios hechos en la Universidad de Washington, las muestras de orina tomadas después del sexo revelaron que las mujeres que usaron diafragmas con espermicida tenían un mayor riesgo de tener la bacteria *Escherichia coli* que causa la UTI. La combinación de espermicida y diafragma aparentemente mata las bacterias buenas que protegen de infección a la vagina y las vías urinarias y estimula el crecimiento de la bacteria *E. coli*.

Deseo sexual disminuido: cómo reavivar la llama

Cuando estuvieron juntos por primera vez, usted y su compañero contaban las horas entre sus intervalos sexuales. Pero gradualmente, al enfriarse la pasión, las horas se convirtieron en días, y después en semanas, y ahora usted se encuentra en realidad tratando de evitar el sexo.

En un momento u otro, hasta un 48 por ciento de los adultos en los Estados Unidos pierden interés en el sexo por lo menos temporalmente, según lo estiman los investigadores. Cerca del 70 por ciento de la gente que solicita tratamiento para un deseo sexual disminuido son mujeres. La depresión, el alcoholismo y las enfermedades crónicas como la enfermedad del hígado son algunas de las causas físicas que pueden acelerar el proceso, dice la doctora Alexander. Pero los problemas físicos raramente inhiben el deseo sexual en las mujeres menores de 55 años de edad.

"El problema no es necesariamente que una persona sea infeliz o esté incómoda con su propio deseo de relaciones sexuales. El problema es que normalmente ella quiere más o menos veces las relaciones sexuales que su compañero", dice Michael Seiler, Ph.D., director asistente del Instituto Phoenix en Chicago, y autor de *Inhibited Sexual Desire* (El deseo sexual inhibido). "Si usted quiere tener relaciones sexuales menos veces que su compañero, usted puede sentirse extraña, anormal y seguramente más vieja."

Por lo tanto, aquí tenemos un par de ideas para reavivar la pasión en sus relaciones.

Hable al respecto. Si su amante quiere tener relaciones sexuales cuatro veces a la semana y usted sólo quiere cuatro veces al mes, deberían hablar acerca de sus necesidades y llegar a un acuerdo. De lo contrario, el problema se intensificará. "Una pareja necesita hablar acerca de sus sentimientos," dice el doctor Seiler. "Si no pueden conectarse emocionalmente, la posibilidad de que lleguen a juntarse de otra manera es remota."

Si usted siente que su compañero está perdiendo interés en el sexo, evite decir cosas como: "este es un problema serio" o "tú tienes esta mala costumbre", sugiere el doctor Anthony Pietropinto, un siquiatra en la ciudad de Nueva York y autor de *Not Tonight, Dear: How to Reawaken Your Sexual Desires* (No esta noche, querido: cómo volver a despertar sus deseos sexuales). En lugar de eso trate de decir: "He notado que tú no pareces estar interesado en tener relaciones sexuales últimamente, ¿hay algo que yo puedo hacer?" Lo importante es quitar la presión de su compañero.

Sueñe con eso. "Aprender a tener fantasías y jugar sexualmente en su mente puede reavivar su deseo sexual", dice el doctor Seiler. Para lograrlo, tome cinco minutos todos los días para traer a la memoria cualquier imagen sexual que la excite. Puede ser una estrella de cine, su esposo o incluso un amante antiguo. Haga una nota mental de esto. Entonces, cuando se encuentre en una situación sexual, evoque esta memoria y vea si la excita.

Dolores de cabeza antes y después

Un buen retozo en la cama ocasionalmente cura un dolor de cabeza, pero más a menudo el sexo realmente provoca uno, dice el doctor George H. Sands, profesor asistente de neurología en la Escuela de Medicina Monte Sinaí. Los más comunes son los dolores de cabeza tipo explosivos que se sienten como si una granada hubiera estallado dentro de su cabeza cuando se acerca al orgasmo. Cualquier dolor de cabeza que ocurre durante el coito debería ser controlado por un doctor ya que puede ser síntoma de una condición seria, como un aneurisma cerebral.

Cómo hacer frente a la sequedad vaginal

Va desde un achaque ocasional sin importancia hasta un dolor serio frecuente que hace al sexo prácticamente imposible. Aunque una relación sexual doloroso puede ser causado por los herpes genitales, el síndrome premenstrual, las infecciones pélvicas o vaginales, la endometriosis, el embarazo o parto reciente, a menudo el culpable es la sequedad vaginal. Y la sequedad vaginal es una queja común entre las mujeres que están atravesando por la menopausia. Aquí está como combatirla.

Tómelo con calma. Pida a su compañero que vaya más despacio y que tome más tiempo en la estimulación erótica. Tenga en mente que a medida que las mujeres envejecen, hay frecuentemente menos lubricación.

Ayude un poco. Es posible que usted quiera considerar el uso de un lubricante vaginal soluble en agua sin receta como *Astroglide*, dice Lonnie Barbach, Ph.D., una terapeuta sexual y sicóloga en San Francisco y autora de *The Pause: Positive Approaches to Menopause* (La pausa: enfoques positivos a la menopausia). Algunas mujeres prefieren jaleas a base de petróleo, pero recuerde, usted no debe usar estos productos con condones de látex porque los aceites pueden debilitar el látex y aumentar las posibilidades de un escape.

Cuando no se puede tener sexo

Tome su dedo y muévalo lentamente hacia el ojo. Justo cuando parece que está a punto de tocar el globo ocular, el párpado se cierra con rapidez para protegerlo.

Ese es básicamente el mismo reflejo que causa el vaginismo, un cierre involuntario de los músculos rodeando la vagina que hace el acto sexual imposible.

Cerca de 2 en cada 100 mujeres padecen de esta condición, la cual está provocada por las relaciones sexuales dolorosas, el temor extremo al embarazo, los sentimientos de culpa o vergüenza acerca del sexo u otras causas sicológicas.

Para vencer el vaginismo a menudo se requiere de la ayuda de un terapeuta sexual o de un siquiatra.

Cómo vivir sin las *STD*

Si cada persona que vive en los Estados Unidos que tiene una enfermedad transmitida sexualmente se mudara al Canadá aumentaría a más del doble la población de nuestro vecino en el norte. Cerca de 40 millones de estadounidenses tienen enfermedades transmitidas sexualmente, o *STD* (por sus siglas en inglés). Cada año hay 12 millones de casos nuevos y 6 millones de estos son mujeres.

SIDA: cómo combatir la plaga

Muchas de nosotras conocemos por lo menos a una persona que tiene SIDA o que ha muerto a causa de esta. Pero detrás de los números nefastos que nos dicen que más de un millón de personas que viven en los Estados Unidos tienen esta fatal enfermedad viral, existe un rayito de esperanza.

"Al principio, las personas se morían a los pocos meses de su diagnóstico. Pero hemos aprendido mucho más acerca de esta enfermedad desde entonces, y ahora tenemos sobrevivientes a largo plazo que se mantienen saludables por un buen período de tiempo", dice Peggy Clarke, presidenta de la Asociación de la Salud Social de los Estados Unidos, en Research Triangle Park, Carolina del Norte.

Las drogas antivirales como la *zidovudine* (*AZT*), *didanosine* (*Videx*) y *zalcitabine* (*Hivid*) pueden hacer más lento el progreso de la enfermedad, la cual gradualmente destruye el sistema inmune, haciendo posible que las infecciones que ponen en peligro la vida y los cánceres invadan el cuerpo a voluntad.

Pero no hay una cura para esta enfermedad mortal. Por ello, la mejor manera de combatir el SIDA es no contraerlo en primer lugar. Eso significa usar condones de látex o tener relaciones sexuales monógamas en las cuales ambas partes hayan sido examinadas encontrándose libres del virus de inmunodeficiencia humano o VIH, que causa el SIDA. Si usted usa drogas intravenosas, no comparta las agujas con otros, ya que el VIH puede ser transmitido a través de los líquidos del cuerpo que quedan en la aguja.

"Tenemos una epidemia enorme en nuestras manos", dice Peggy Clarke, presidenta de la Asociación de Salud Social de los Estados Unidos, en Research Triangle Park, Carolina del Norte.

La mayoría de las STD se pueden curar, aunque mientras más tiempo pase usted sin tratamiento, más probable es que tenga incapacidades físicas y mentales persistentes y posiblemente permanentes como resultado de estas enfermedades. Usted también debería estar consciente de que las STD a menudo no muestran síntomas y pueden esconderse dentro del cuerpo por años mientras la persona involuntariamente está infectando a otros.

Fuera de la abstinencia, su mejor póliza de seguro para no contraer una STD es hacer que su compañero use condones de látex, dice Clarke. Si usted tiene o ha tenido una lesión, descarga o erupción en el área genital, vea a su médico.

Los Centros para el Control y la Prevención de Enfermedades del gobierno federal, en Atlanta han identificado más de 50 organismos y síndromes transmitidos sexualmente. Aquí le echamos una mirada a los más comunes.

Herpes genitales. Casi 31 millones de personas —uno en cada seis estadounidenses— tienen herpes genitales. El herpes, causado por el virus herpes simple tipo 2, es una infección que dura de por vida la cual produce llagas genitales tan a menudo como una vez al mes en algunas mujeres. Otras mujeres nunca desarrollan síntomas, aunque sí son infecciosas. El *acyclovir* (*Zovirax*), una droga oral con receta, puede aliviar los síntomas pero no va a curar la enfermedad. Las llagas del herpes o alguna otra STD también aumentan su riesgo de contraer SIDA, ya que los virus pueden entrar en el cuerpo a través de las llagas abiertas.

Gonorrea. Conocida desde los tiempos antiguos, hoy en día la gonorrea ataca a cerca de 1,5 millones de estadounidenses anualmente. Esta amenaza bacterial puede causar que el orinar sea doloroso y la secreción de fluido de la vagina dentro de los dos a diez días de la infección. Si no se trata, puede llevar a la esterilidad, artritis, las llagas de la piel, e infecciones en el corazón y el cerebro. La gonorrea se puede pasar a un bebé durante el embarazo. Los antibióticos pueden curarla.

Chlamydia. Esta condición tiene síntomas similares a los de la gonorrea, aunque también puede no tener ningún síntoma. La más curable de las STD en los Estados Unidos, la chlamydia infecta a cerca de cuatro millones de personas anualmente. Es una de las causas principales de esterilidad en las mujeres; puede dañar permanentemente las trompas de Falopio. También se puede curar con antibióticos.

Verrugas genitales. Cada año se reportan casi un millón de casos nuevos. Esta STD es causada por el papilomavirus humano, algunos tipos del cual se han vinculado con el cáncer cervical. No tiene cura, aunque las verrugas se pueden extirpar quirúrgicamente, quemar o congelar. La reaparición es común.

Hepatis B. Esta enfermedad puede llevar a la cirrosis del hígado o cáncer del hígado. Hasta 200.000 casos se reportan anualmente, a pesar del hecho de que hay una vacuna que puede evitarla.

Para mayor información sobre las STD o recomendaciones a los grupos de autoayuda en su área, hable con los Centros de Control de Enfermedades a su línea telefónica nacional para las STD la cual es 1-800-227-8922. En ese número de teléfono hablan sólo inglés, pero hay un número para hispanohablantes de los Centros de Control de Enfermedades, el cual es 1-800-344-7432. Los representantes que contestan en esa línea principalmente están entrenados para responder a preguntas sobre la SIDA, sin embargo ofrecen alguna información básica sobre las otras STD. En Puerto Rico la línea de información sobre VIH/SIDA y las STD es (787) 765-1010.

SÍNDROME
PREMENSTRUAL

La vida sigue adelante

Cuántas veces hemos dicho en conversación con nuestras amigas, "fulana de tal siempre se pone imposible cuando le va a dar la regla". "Imposible" muchas veces significa que fulana (o tal vez usted) se siente nerviosa, de mal humor, o está temperamental. También puede significar que se siente fea, gorda y que no puede hacer nada con su cabello. También significa que se siente menos joven de lo que acostumbraba. Se siente vieja, cansada, dolorida, irritable, hinchada, deprimida y retraída. Tiene dificultad para concentrarse. Su espalda le duele. No se siente con muchas ganas de hacer algo o de ver a alguien.

Su gusto por la vida ha desaparecido.

Cómo definir el PMS

El término PMS se ha convertido en parte del habla estadounidense; las mujeres aquí dicen *"I have PMS"* (Tengo síndrome premenstrual) para referirse a los síntomas que experimentan cuando les va a dar la regla. Y muchas sí experimentan síntomas premenstruales que son molestos, alarmantes y difíciles. Pero no todas las mujeres que dicen o piensan que tienen PMS necesariamente lo tienen.

Hay bastante desacuerdo entre los expertos sobre cómo debería definirse el PMS, pero la mayoría están de acuerdo en que para que una mujer oficialmente tenga PMS sus síntomas deben recurrir en dos de cada tres ciclos menstruales. Y el período de síntomas premenstruales debe ser seguido por un período libre de síntomas. Los síntomas —y hay más de 150 que las mujeres pueden experimentar— también interfieren con su capacidad de funcionar.

Aproximadamente del 20 al 95 por ciento de todas las mujeres en sus años de fertilidad experimentan síntomas premenstruales. La condición varía de mujer a mujer y aun de un mes al otro. Pero se dice que sólo un 3 a 5 por ciento sufre en forma suficientemente severa como para que interfiera con su vida cotidiana.

"Las mujeres que tienen PMS se describen como que se sienten diferentes, no como ellas mismas", dice Kathleen Hubbs Ulman, Ph.D., una instructora en la Escuela de Medicina de Harvard, en Boston. "Para algunas, estos cambios llegan lentamente, en el transcurso de un día o unas cuantas horas. Otras dicen que al despertarse en la mañana se sienten como una persona diferente." Algunas mujeres dicen que sienten ganas de salirse de sus propios cuerpos. Otras están excepcionalmente tristes, más lentas, cansadas y deprimidas. También se "sienten muy irritables", dice la doctora Ulman. "Es difícil para ellas morderse la lengua. Son capaces de empezar una pelea con sus esposos o de criticar a sus hijos más rápidamente. Pero esos son sentimientos. Las mujeres que se sienten así no tienen que actuar impulsadas por esos sentimientos." Con un diagnóstico y orientación adecuada, las mujeres pueden hacer algo para encontrar las maneras de expresar los sentimientos sin actuar de manera impulsiva y destructiva, dice ella.

La condición polémica

La controversia rodea al PMS. Mientras que los expertos coinciden en los elementos esenciales de la condición, la definición completa es una cuestión de opinión. Algunos prefieren ver al PMS como que consiste de varios diferentes subtipos organizados alrededor de los síntomas que sufren las mujeres. Las mujeres *PMS-H* son aquellas cuyos síntomas predominantes son el aumento de peso, la inflamación de las manos, los pies y tobillos, la sensibilidad en los senos y la hinchazón abdominal. Las mujeres *PMS-A* son aquellas que tienden a sufrir mayormente de tensión nerviosa, irritabilidad y cambios súbitos en el estado de ánimo. Otros determinan los niveles de PMS basándose en la intensidad y el patrón de los síntomas. Las mujeres con síntomas más leves que no cambian a lo largo del ciclo están en una categoría de síntomas bajos (o *LS*, por sus siglas en inglés). Aquellas que sufren consistentemente síntomas severos, tales como un estado de ánimo deprimido crónico o irritabilidad, que se empeoran aun antes de la menstruación tienen un patrón conocido como magnificación premenstrual (o *PMM*, por sus siglas en inglés). Las mujeres con un PMS típico tienen síntomas que son leves o imperceptibles después de sus períodos pero empeoran notablemente al acercarse sus próximos períodos.

Otro asunto en discusión es si el PMS debe clasificarse oficialmente como un padecimiento siquiátrico. El PMS leve no está incluido en el manual de la Asociación de Siquiatría de los Estados Unidos sobre los trastornos mentales. Sin embargo, el trastorno disfórico premenstrual (o *PMDD*, por sus siglas en inglés), distinguido por una depresión lo suficientemente fuerte como para interferir con su vida cotidiana, sí está incluido en el apéndice del manual.

Según la Asociación de Siquiatría de los Estados Unidos, esto no designa oficialmente al PMDD como un trastorno mental. Las opiniones respecto a esto están divididas; algunos piensan que aunque esta clasificación puede ayudar a las mujeres que sufren fuertes síntomas premenstruales a obtener la asistencia médica que necesitan, otros piensan que el vincular los trastornos mentales con el proceso biológico de la menstruación puede estigmatizar a las mujeres.

También hay desacuerdo sobre qué causa el PMS. Las teorías varían entre los niveles hormonales, los factores nutritivos como es la falta de Vitamina B_6 o magnesio, el impacto de los niveles fluctuantes de las hormonas en los neurotransmisores del cerebro como son la serotonina o la dopamina y los factores sicológicos como el estrés.

¿Por qué las mujeres en la década de sus 30 años de edad?

El PMS tiende a aparecer menos seguido durante la adolescencia y al principio de la década de los 20 años de edad de una mujer. "Yo veo más mujeres en su década de los 30 años de edad, definitivamente. Incluso muchas están entre los 40 y los 45 años de edad", dice la doctora Marcia Szewczyk, directora de la Clínica de PMS en la escuela de Medicina Bowman Gray de la Universidad Wake Forest, en Winston-Salem, Carolina del Norte.

Y los investigadores tienen sus teorías de por qué sucede eso.

Una es que el PMS es el resultado de un desequilibrio hormonal —específicamente, una disminución en la relación entre la progesterona y el estrógeno. Se cree que la progesterona tiene un efecto tranquilizante. Por lo tanto, la creencia es que si la relación de progesterona a estrógeno es demasiada baja, puede resultar en un aumento de la tensión, ansiedad e irritabilidad.

Además de esto, una de las razones fundamentales por qué las mujeres entre los 30 y los 40 años de edad sufren de PMS es que tienen un número de oportunidades para tener cambios hormonales, tales como el embarazo, el aborto o al tomar y dejar de tomar la píldora anticonceptiva, dice Stephanie DeGraff Bender, directora clínica de la clínica de PMS en Boulder, Colorado, y autora de *PMS: A Positive Program to Gain Control* (PMS: un programa positivo para adquirir control) y *PMS: Questions and Answers* (PMS: preguntas y respuestas).

Otros investigadores, incluyendo a Nancy Fugate Woods, Ph.D., del Centro para la Investigación de la Salud Femenina, en la Escuela de Enfermería de la Universidad de Washington, en Seattle, dicen que el estrés desempeña un papel importante en el desarrollo del PMS y que la razón por la cual podemos ver más al PMS en las mujeres en sus décadas de los 30 y los 40 años de edad es que las vidas de las mujeres tienden a hacerse más complejas al ir envejeciendo, dice la doctora Fugate Woods. Para las mujeres que hoy están entre los 30 y los 45 años de edad, hay expectativas increíbles, dice ella. Ellas pueden tener niños, mantener a sus padres, trabajar en dos o tres empleos o ser madres solteras, dice ella. "Si uno se enfoca solamente en la biología de las mujeres no se les está haciendo justicia. Necesitamos empezar a basar la investigación sobre la vida de las mujeres", dice ella.

Cómo prevenir el PMS

Lo que sea que lo cause, si usted cree que tiene PMS y está preocupada acerca de la forma en que está afectando su juventud —tanto en mente como en cuerpo— hay algunas cosas que usted puede hacer para tratar de mantener los síntomas a un mínimo. Aquí hay algunas sugerencias.

Levántese y camine. "Las mujeres que hacen ejercicio en forma regular encuentran que realmente ayuda a su PMS", dice la doctora Szewczyk. El tipo de ejercicio que las mujeres escogen depende de sus preferencias y los niveles de condición en que se encuentran, dice ella. Caminar, trotar y jugar tenis son sólo algunas posibilidades. El ejercicio ayuda a estimular las endorfinas, los analgésicos naturales del cuerpo, así que pueden ayudar a evitar los calambres y a mejorar el estado de ánimo. También puede darles a las mujeres una sensación de control, dice la doctora Szewczyk. Hay muchas oportunidades de ejercicio que a menudo pasamos por alto, agrega Bender. Las actividades sencillas como es caminar, andar en bicicleta o poner un cassette y bailar rápido durante dos o tres canciones pueden servir para el caso, dice ella.

Reduzca los dulces. Evite el azúcar en su dieta, dice la doctora Szewczyk. Eso quiere decir cosas como galletitas, dulces y chocolate, dice ella. Si mantiene su consumo de azúcar bajo evitará que su nivel de azúcar en la sangre fluctúe desordenadamente. Sus niveles de energía serán más estables y usted será capaz de hacer frente mejor a cualquier molestia que tenga.

Controle la cafeína. "Yo le digo a las personas que eviten la cafeína", dice la doctora Szewczyk. La cafeína estimula al sistema nervioso, conduciendo a la ansiedad y a los cambios de estado de ánimo. Las mujeres deberían reducir ésta despacio, básicamente quitándose la costumbre del café con cafeína, dice ella. Un truco que a veces funciona es mezclar proporciones de cafés con y sin cafeína hasta que usted esté tomando solamente café descafeinado, dice ella.

Sacuda la sal. Reducir su consumo de sal también puede ayudarle a reducir los síntomas de hinchazón y retención de agua. Lea las etiquetas de los alimentos cuidadosamente. Cualquier cosa que empiece o termine con *sodio* es una sal, así que si hay más de tres ingredientes con ese término, la probabilidad es que el alimento sea alto en sal, dice Bender. Y cuídese de las fuentes escondidas de sodio, como el aliño (aderezo) para las ensaladas, dice ella. Si tiene que comer afuera, opte por el vinagre y el aceite en lugar de los aliños cuyos contenidos usted no puede descubrir.

Aumente el calcio. Al aumentar su consumo de calcio por encima de la Asignación Dietética Recomendada de 800 miligramos (para las mujeres mayores de 24 años de edad) puede ayudarle a disminuir sus síntomas premenstruales, dicen los investigadores. En un estudio breve de las mujeres con PMS, aumentar el calcio ayudó a reducir los problemas de estado de ánimo y concentración deficiente, dice James G. Penland, Ph.D., un sicólogo investigador en el Centro

Grand Forks de Investigación sobre Nutrición, del Departamento de Agricultura de los Estados Unidos, en Grand Forks, Dakota del Norte, donde se llevó a cabo el estudio. Otros estudios de mujeres con PMS encontró efectos similares al aumentar el calcio, dice él.

Se piensa que el calcio desempeña un papel en la regulación de algunos tipos de músculos y también afecta a los neurotransmisores, químicos en el cerebro que pueden influir sobre el estado de ánimo. La mayoría de las mujeres consumen unos 600 miligramos de calcio al día, dice el doctor Penland. Todo lo que tienen que hacer es agregar un vaso de 8 onzas (24 ml) de leche descremada al 1 ó 2 por ciento y una taza de yogur, e impulsarán su consumo de calcio a cerca de 1.200 miligramos, dice él. "La información sugiere que si alguien experimenta síntomas desagradables premenstruales, puede haber un beneficio inmediato al aumentar el consumo de calcio", dice él.

Preste atención a sus síntomas. Muchas mujeres dicen que llevar un diario de los síntomas las ayuda, dice Ellen Freeman, Ph.D., directora del Programa de PMS en el Centro Médico de la Universidad de Pensilvania, en Filadelfia. Esto ayuda a las mujeres a observar la pauta de sus síntomas mensuales, dice ella, lo cual puede ayudarles para aprender a anticipar cuándo se van a sentir mal. Las mujeres "pueden ser las mejores expertas con sus propios cuerpos —ellas pueden ser las mejores expertas en hacer diagnósticos", asiente la doctora Fugate Woods.

Tome tiempo para relajarse. Las mujeres con PMS pueden aprovechar los múltiples métodos de relajación, dice la doctora Freeman. "Estos incluyen cosas desde escuchar música, practicar yoga y meditar hasta retirarse para leer un libro", dice ella. "Cualquier cosa que funcione para usted está bien." Busque libros que la ayuden a empezar, o tome una clase en técnicas de relajamiento.

Pruebe la reflexología. El aplicar presión manual a puntos específicos en sus orejas, manos y pies puede aliviar algunos de los síntomas que las mujeres experimentan con el PMS, dice Terry Oleson, Ph.D., presidente del Departamento de Medicina de la Conducta en el Instituto de Graduados de California, en Los Ángeles quien completó el primer estudio controlado sobre el uso de la reflexología. Las mujeres pueden practicar la reflexología en ellas mismas, dice él. Oprima los diferentes puntos en sus orejas en medio de dos dedos hasta que encuentre los que son sensibles, dice él. Una vez que los localice, aplique una presión firme pero ligera durante 30 segundos a un minuto, después suelte. Repita hasta tres veces si lo desea.

Enfréntese al PMS con anticipación. Hable con su compañero acerca de sufrir PMS, cómo la hace sentir, cómo usted puede actuar, qué es lo que está haciendo al respecto y qué es lo que él puede hacer para ayudar, dice Bender. Haga esto durante el momento del mes cuando está libre de síntomas, dice ella. La comunicación acerca del PMS "necesita llevarse a cabo durante el tiempo sin PMS", dice Bender.

Comuníquese con sus hijos. Es importante decirle a sus hijos que usted tiene un problema de salud pero que está haciendo algo al respecto, dice Bender. Ella sugiere que usted le diga a su hijo "Yo tengo un desequilibrio en mi cuerpo, y estoy haciendo algo para arreglarlo. Pero cuando lo tengo, puede ser que no vaya a jugar tanto contigo, y puede ser que no vaya a hablar mucho contigo tampoco. Y aunque yo me veo igual, puedo no comportarme igual que siempre".

Proporcione las señales a su hijo para indicarle en qué días su PMS es un problema. Para los niños más pequeños, ponga imanes de caras sonrientes en el refrigerador; en los días que usted tiene PMS, voltee las caras sonrientes boca abajo. Eso le hace saber a su hijo que no se siente bien. Para los niños más grandes, marque en un calendario los días en que usted espera que no se va a sentir muy bien. Bender también recomienda decirle a los niños que ellos pueden ayudar. Ofrézcales dejarlos que ayuden a encontrar los alimentos bajos en azúcar, por ejemplo.

Obtenga un diagnóstico. A pesar de que usted puede pensar que tiene PMS, es necesario ver a un doctor para que lo diagnostique oficialmente. Le harán una evaluación de su historia clínica, un examen físico y una evaluación sicológica y se le pedirá que complete un diario de síntomas durante tres meses. Muchas mujeres que piensan que tienen PMS descubren que no es así cuando siguen la trayectoria de sus propios síntomas, dice la doctora Fugate Woods. A menudo las mujeres encuentran que los síntomas corresponden a factores que no tienen nada que ver con sus ciclos menstruales, tales como sucesos o relaciones en sus vidas, dice ella.

SOBREPESO

Cómo volver al peso ideal

¿Ve a esa mujer esbelta dirigiendo la clase de aeróbicos? Pues antes —con su estatura de cinco pies cinco pulgadas (1.65m)— pesaba 200 libras (90 kg). ¿Puede creerlo?

Esa fue una época en que la vida le pesaba a Karen Faye, una enfermera en su década de los 40 años de edad quien eventualmente se puso en forma y es ahora la propietaria de *Body Basics Aerobics Workout* (Gimnasia de aeróbicos para lo básico del cuerpo), en Tyngsboro, Massachusetts.

"Yo estaba mental y físicamente extenuada todo el tiempo, lo cual era una preocupación adicional al hecho de tener sobrepeso", recuerda ella. Como muchas otras mujeres, ella luchó con su peso desde la adolescencia. "Yo recuerdo que cuando tenía 16 años de edad y fui a la playa con mi mamá, los muchachos le silbaban a mi madre, no a mí. Yo no me sentía como la mujer joven que se suponía que era."

Ese sentimiento de ser más vieja que su edad permaneció con ella hasta bien avanzada en su edad adulta, mientras tenía sobrepeso, Faye dice. "Mentalmente, yo era una mujer joven —tenía tres niños y un esposo delgado que todavía cabía en su uniforme de infante de marina. Pero físicamente, me sentía como mi propia abuela, y no podía creer lo que me estaba pasando a mí. Yo sentía que mi verdadera persona estaba atrapada en el cuerpo de una mujer mayor."

Por años, Faye pensó que su problema de la glándula tiroides era la causa de su peso. Pero cuando llegó a las 200 libras, dice ella, "yo vi mis días contados, especialmente debido a mis arterias". Por esta razón, se puso en un régimen de comidas bajas en grasa y ejercicio. En el lapso de ocho meses, ella había perdido 80 libras (36 kg), y estaba en forma por primera vez en su vida y ha mantenido su peso por once años.

Después de tener su peso bajo control, se volvió una consultora en cómo ponerse en buena forma y abrió *Body Basics Aerobics Workout*. En agosto de 1993, ganó el premio de buena forma física en el concurso de Mrs. United States (Señora Estados Unidos) compitiendo con algunas mujeres que estaban entre los 20 y los 30 años de edad.

Como Faye lo sabe, el sobrepeso es una carga para el cuerpo y para el espíritu. Usted siente que ha perdido su juventud y vitalidad. Además de abrirle la puerta a los padecimientos del envejecimiento tales como las enfermedades del corazón, la presión arterial alta, diabetes, artritis y el colesterol alto —ya no se diga los dolores de espalda y otros dolores causados por estar cargando por todas partes más peso de lo que debería.

Hay también una conexión con el cáncer. "Cuando usted tiene sobrepeso, también está aumentando su riesgo a diferentes cánceres, incluyendo cáncer del endometrio, del útero, del cuello uterino, de los ovarios y de la vesícula biliar", dice John Foreyt, Ph.D., director de la Clínica de Investigación de la Nutrición del Colegio de Medicina de Baylor, en Houston.

Más grande no es mejor

La mayoría de los estudios sobre la conexión entre el sobrepeso y las enfermedades del corazón se han limitado a los hombres. Pero esto está empezando a cambiar. En un estudio a 116.000 mujeres, los investigadores de la Universidad de Harvard, en Cambridge, Massachusetts, encontraron que la relación entre el sobrepeso y las enfermedades del corazón es tan fuerte para las mujeres como para los hombres. Tener sobrepeso fue la causa de las enfermedades del corazón en el 70 por ciento de las mujeres obesas en el estudio y en el 40 por ciento de otras mujeres que estaban arriba de su peso ideal.

La presión arterial alta tiene un vínculo estrecho con el sobrepeso. Cuando un corazón tiene que trabajar tiempo de más para cargar libras adicionales, la presión arterial se va por las nubes.

La diabetes tipo II también está vinculada con el tener sobrepeso. Cargar con esas libras adicionales directamente afecta la capacidad del cuerpo para utilizar el azúcar en la sangre. Muchas personas con peso de más y con diabetes, que necesitan medicación regular, encuentran que una vez que reducen 20 o más libras pueden dejar de tomar sus medicamentos.

La conexión entre el sobrepeso y la artritis es relativamente obvia: mientras más libras carga usted, más presión está poniendo sobre sus articulaciones. El Estudio Framingham sobre la Osteoartritis en las Rodillas, que usó información recolectada de más de 5.200 residentes en Framingham, Massachusetts, en un estudio del corazón que marcó un hito, mostró que las mujeres con sobrepeso que simplemente perdieron 11 libras (5 kilos) redujeron su riesgo de desarrollar artritis en las rodillas en casi un 50 por ciento.

Y cuando se trata del cáncer, en especial del cáncer de mama, perder esas libras extras puede darle una protección adicional. La investigación de los Centros Federales para el Control y la Prevención de Enfermedades, en Atlanta muestra un peligro en particular para las mujeres que tienen un 25 por ciento o

¿Después de todo, cuál es su peso saludable?

Usted no necesita ser una esclava de la balanza (pesa). "Su peso saludable es aquel que es producto de comer y hacer ejercicio saludables", dice John Foreyt, Ph.D., director de la Clínica de Investigación de la Nutrición del Colegio de Medicina de Baylor, en Houston. "Ese es su objetivo, y punto."

Pero probablemente usted se sentiría mejor si tuviera un nivel medio de peso como objetivo a fijarse. Si tal es el caso, la tabla del gobierno federal a continuación, le dará una idea general sobre dónde usted podría estar. Estas guías fueron preparadas tanto para hombres como para mujeres; generalmente las mujeres quedarían en el extremo inferior de cada escala.

Estatura	Peso (en libras)	
	Edad 19 a 34	Edad 35 y mayor
5'0"	97–128	108–138
5'1"	101–132	111–143
5'2"	104–137	115–148
5'3"	107–141	119–152
5'4"	111–146	122–157
5'5"	114–150	126–162
5'6"	118–155	130–167
5'7"	121–160	134–172
5'8"	125–164	138–178
5'9"	129–169	142–183
5'10"	132–174	146–188
5'11"	136–179	151–194
6'0"	140–184	155–199
6'1"	144–189	159–205
6'2"	148–195	164–210
6'3"	152–200	168–216
6'4"	156–205	173–222
6'5"	160–211	177–228
6'6"	164–216	182–234

más de peso por arriba de su peso óptimo en el momento en que el cáncer de mama les fue diagnosticado. Estas mujeres se enfrentan a un riesgo del 42 por ciento mayor de que el cáncer regrese.

El tener sobrepeso también puede aumentar el riesgo de una mujer para desarrollar cáncer de mama, dice el doctor Foreyt. "Una dieta alta en grasas conduje a la obesidad y la grasa en la dieta está asociada con un aumento en el riesgo de cáncer de mama", dice él.

Envejecer agrava la situación

La mayoría de nosotras ya nos hemos dado cuenta de que cada vez se hace más difícil perder peso. Eso es porque nuestro metabolismo, el proceso por el cual nuestros cuerpos queman calorías, se hace más lento al pasar el tiempo. El doctor Reubin Andres, director clínico del Instituto Nacional sobre el Envejecimiento, en Bethesda, Maryland, cree que es inofensivo aumentar 5 libras (2,3 kilos) por cada década después de los 20 años de edad, pero solamente si para empezar usted se encuentra en buen estado de salud y permanece libre de padecimientos tales como la diabetes y las enfermedades del corazón. Sin embargo muchos expertos dicen que debería evitarse cualquier aumento de peso a través de los años.

Pero es mejor no subir de peso. Después de seguir a un grupo de alumnos de la Universidad de Harvard por 27 años, los investigadores encontraron el índice más bajo de mortalidad entre los hombres que estaban un 20 por ciento debajo del peso normal para los hombres en edades y estaturas similares. Estas conclusiones se mantuvieron firmes aun cuando los investigadores tomaron en cuenta el peso menor al normal debido a fumar o a enfermedades, lo cual ellos creen puede haber distorsionado los resultados de los estudios anteriores.

El estudio también mostró que los hombres que sólo tenían un sobrepeso ligero —2 a 6 por ciento sobre sus pesos ideales— aún tenían grandes posibilidades de morir de una enfermedad del corazón, y que los hombres que pesaban 20 por ciento más de sus pesos deseables de hecho duplicaban su riesgo.

Pero independientemente de dónde usted encaja en las gráficas, si usted siente que está luchando con más que unas cuantas libras adicionales y no tiene problemas con la glándula tiroides u otros problemas de salud, puede ser que esté comiendo demasiado —especialmente comidas grasosas— y haciendo muy poco ejercicio.

¿Qué hacer al respecto? Bueno, usted podría ponerse en un régimen drástico. Pero con eso probablemente no va a lograr nada excepto frustración. "Las dietas no funcionan", dice Janet Polivy, Ph.D., profesora de sicología en la Facultad de Medicina de la Universidad de Toronto. "Las dietas se popularizan porque funcionan por una semana o dos y todos le dicen 'tienes que probarla'. Bueno, hable con esas personas dentro de un año o dos y descubrirá que fracasaron." Cuando usted se deja convencer por uno de esos programas veloces de perder 5 libras a la semana, usted las pierde, sí, pero pierde libras de líquido no de grasa. Y tan pronto como usted abandona la dieta, el peso regresa otra vez al lugar donde estaba antes.

A la larga, lo que mejor resulta para lograr un peso saludable es modificar sus hábitos de comida y hacer más ejercicio.

Funcionó para Karen Faye. "Ahora tengo 45 años de edad y realmente soy una abuela", dice Faye. "Pero desde que perdí peso, cuando la gente me ve con mi hijo de 25 años de edad, ¡piensan que es mi novio! Si yo lo puedo hacer, usted también puede."

Usted dicte los resultados

El primer paso hacia una pérdida de peso exitosa es aceptarse a sí misma, tal y como está ahora, dice Thomas A. Wadden, Ph.D., profesor asociado de sicología y director del Programa de Trastornos de Peso y Alimentación de la Universidad de Pensilvania, en Filadelfia. Entonces, usted tiene que desarrollar una estrategia para tomar el control de su peso. Aquí está cómo.

Haga un compromiso a largo plazo. La clave para una pérdida de peso exitosa a cualquier edad, dicen los expertos, es hacer los cambios gradualmente. Perder media libra a la semana es lo ideal, dice el doctor George Blackburn, Ph.D., profesor asociado de cirugía en la Escuela de Medicina de Harvard y jefe del Laboratorio de Nutrición y Metabolismo en el Hospital Deaconess de Nueva Inglaterra, ambos en Boston. Así que fíjese como objetivo alcanzar un peso saludable en un año a partir de ahora, no de la semana entrante, dice él.

No trate de volverse una modelo. No importa que las modelos profesionales a menudo están tan flacas como un palo. Muchas de ellas son adolescentes con bastante maquillaje. "Usted tiene que reconocer que no puede verse como esas modelos flacas de las revistas y cuando llega a una edad madura es un buen momento para hacerlo", dice el doctor Wadden. Una vez que usted se desprende de las fantasías poco realistas y acepta la premisa que no es justo que usted se compare con una adolescente, entonces puede continuar con un plan de pérdida de peso saludable y alcanzable, dice él.

Rodéese de apoyo. Un buen sistema de apoyo es una clave para una pérdida de peso exitosa, dice el doctor Foreyt. Pida a sus familiares y amistades que la animen. A lo mejor pueden unirse a usted en comer alimentos saludables y bajos en grasa.

"Forme un grupo de vecinos que caminen juntos, o busque en la Asociación Cristiana de Jóvenes (o *YMCA*, por sus siglas en inglés) o en el Jewish Community Center (Centro Judío de la Comunidad), o en su iglesia o escuela local, grupos de apoyo para pérdida de peso", dice el doctor Foreyt. "Y los grupos como *Weight Watchers*, que enseñan el mantenimiento por sí mismo pueden ser muy, muy útiles." Si usted tiende a perder el control y come de más en forma compulsiva, o entra en rachas de comer sin control seguidas por un sentimiento de vergüenza, un grupo de *Overeaters Anonymous* (Comedores en Exceso Anónimos) u orientación profesional puede ser de tremenda ayuda, dice él.

Ponga atención a sus necesidades emocionales. Algunas veces usted puede confundir el hambre con otros sentimientos, especialmente si se siente deprimida o estresada o simplemente está reaccionando a una fotografía tentadora en una revista sobre platillos sabrosos. Si no es su estómago el que está hablando, usted necesita descubrir qué clase de emociones o inquietudes están

Vacíe el almacén de grasa

Aunque usted esté cuidando su peso diligentemente, todavía puede tener un estómago obstinadamente prominente. A menudo esto es una consecuencia natural del envejecimiento tanto para los hombres como para las mujeres, según muestra la investigación. En el caso de las mujeres es a menudo debido a ponerse repetidamente a dieta —el peso que se recupera tiende a depositarse en la barriga, dicen los investigadores. O puede ser un recuerdo persistente del embarazo. Sin embargo usted puede aplanar su estómago sin necesidad de aparatitos y artilugios complicados. Aquí está cómo.

No la conserve en alcohol. Sí, realmente existe lo que se conoce como una barriga de bebedor de cerveza, y dejar de consumir alcohol puede ser la clave para aplanarla. En un amplio estudio, las mujeres y los hombres que bebieron más de dos bebidas alcohólicas al día tenían los índices de relación entre cintura y cadera más altos, que es como los doctores cuantifican las barrigas.

Pisotee los cigarrillos. En el mismo estudio, los investigadores de la Escuela de Medicina de la Universidad de Stanford, California y de la Universidad de California, en San Diego detectaron un efecto similar debido al fumar. Hubo el doble de abdómenes gordos entre aquellos que fumaban que entre aquellos que no fumaban. Vea a su doctor para que le ayude a dejarlo.

Actívese ahora. Posiblemente la danza del medioriente es justamente lo que esa barriga necesita. Para quemar una barriga, el ejercicio

provocando sus ganas de comer, dice el doctor Foreyt. Desarrolle entonces un enfoque para resolver el problema. "¿Cómo puede usted satisfacer esa necesidad sin comer? Camine alrededor de la manzana, llámele a una amiga, medite, dese un baño, cepíllese los dientes o haga gárgaras con un enjuague bucal", dice él. "Esto rompe la cadena y desarrolla un patrón alterno de conducta."

Apague la caja de la gordura. Si usted mira televisión más de tres horas por día, está duplicando su riesgo de agregar libras extras, dice Larry A. Tucker, Ph.D., profesor y director del programa de promoción de salud de la Universidad Brigham Young, en Provo, Utah. Al estar tirada en un sillón usted no está quemando muchas calorías, y probablemente está aumentando algunas al comer bocadillos (meriendas o *snacks*) que engordan. Así que apague el televisor (y debe hacer dos cosas, dice Bryant Stamford, Ph.D., director del Centro de Promoción de Salud de la Universidad de Louisville, en Kentucky. Primero, debe comenzar vigorosamente para provocar una secreción fuerte de adrenalina, la cual libera a la grasa que se va usar como combustible. Usted puede lograr este efecto si camina vigorosamente, dice él. Después, la actividad vigorosa debe ser seguida por un ejercicio aeróbico prolongado que va a quemar la grasa liberada. Caminar a un paso cómodo logrará esto. También podría lograrlo unas torrientes de quehaceres pesados seguidos por un rastrillado prolongado en el jardín. "Sólo tiene que aumentar el paso de vez en cuando para impulsar la secreción de la adrenalina", dice él.

Endurézcala. Una vez que la grasa se ha ido reduciendo debido a comer poca grasa y al ejercicio aeróbico, los ejercicios diarios abdominales pueden realmente ayudar a mejorar su forma, dice el doctor Stamford. Empiece con apretones isométricos: tensione sus músculos abdominales al máximo y mantenga la posición por seis a diez segundos. Descanse, después repita varias veces. Más tarde, dice él, usted puede pasar a las contracciones: acuéstese boca arriba con las piernas separadas y las rodillas flexionadas. Cruce los brazos sobre su pecho. Levante la cabeza hacia el techo. Siga levantándose hasta que pueda levantar los omóplatos ligeramente del piso. Mantenga la posición por dos segundos y entonces recuéstese otra vez. Vaya aumentando gradualmente hasta llegar a diez repeticiones por serie.

suspenda el hábito de ingerir comida basura que usualmente acompaña al hecho de mirar televisión) para estimular su campaña de pérdida de peso.

Cómo perder peso sin hambre

La última investigación sobre la nutrición muestra que realmente hay una manera totalmente nueva de perder peso —sin ponerse a dieta y sin pasar hambre. Está basada en el conocimiento de cuáles son los tipos de alimentos que la vigorizan y le dan energía real y cuáles son los alimentos que se van directamente a sus muslos. Usted se sorprenderá de encontrar que los cambios más cruciales no requieren que coma menos —sólo en forma diferente. Aquí está cómo.

Absténgase de la grasa en exceso. La grasa dietética nos hace aumentar de peso porque se almacena en el cuerpo mucho más fácilmente que los carbohidratos o las proteínas, dice el doctor Peter D. Vash, profesor clínico asistente de medicina en la Universidad de California, en Los Ángeles. El cuerpo quema carbohidratos y proteínas como combustible casi inmediatamente, mientras que la grasa, la cual es más densa en calorías, se quema más despacio y hay más probabilidad de que sobrará —y se quedará— en el cuerpo.

Empiece por cortar la grasa en los lugares obvios: coma menos carnes grasosas, alimentos fritos, lácteos altos en grasa y postres. También, tenga cuidado con las ensaladas embadurnadas de aceite u otros aliños (aderezos) grasosos. Se recomienda que usted mantenga su total de calorías provenientes de la grasa en un 25 por ciento o menos de su dieta diaria.

"La dieta alta en grasa se ha vinculado con la obesidad, la cual a su vez se asocia con un riesgo en aumento de contraer varios tipos de cánceres. La prudencia indica que una dieta alta en grasa es un factor causante de tantas enfermedades que sólo tiene sentido común comer los alimentos bajos en grasa en su lugar", dice el doctor Foreyt.

Ahóguelo. "Tomar cantidades generosas de agua es indudablemente la mejor manera de reducir el apetito", dice el doctor Blackburn. El agua no solamente hace que su estómago continúe sintiéndose lleno, sino que también mucha gente piensa que tiene ganas de comer cuando en realidad está sedienta, dice él. Así que póngase como objetivo tomar ocho tazas de líquidos al día, sorbiendo media taza a la vez durante el día.

Mientras está sorbiendo durante el transcurso del día, tenga en mente que la cafeína —en colas, café o té— tiene sus desventajas. La cafeína es un diurético, el cual extrae agua de su cuerpo. Por esta razón, la mayoría de los doctores recomiendan a la gente que se encuentra en programas para perder peso que no beban más de tres bebidas cafeinadas al día.

Cuente con los carbohidratos. No pase hambre. Cuando usted reemplaza las calorías de la grasa excesiva que ha estado comiendo con alimentos tales como los carbohidratos, usted realmente puede comer más y todavía perder peso. En un estudio de la Universidad de Illinois en Chicago, se les pidió a las personas en dietas con contenido de grasa moderadamente alto que mantuvieran su peso por 20 semanas mientras cambiaban a dietas bajas en grasa y altas en carbohidratos. Estas personas comieron todo lo que quisieron y a pesar de eso perdieron más del 11 por ciento de la grasa en su cuerpo y el 2 por ciento de su peso. Así que para satisfacerse mientras está perdiendo peso, disfrute de abundante pasta rica en carbohidratos (sin salsa grasosa), cereales bajos en grasa, panes, frijoles (habichuelas), verduras y frutas frescas y crujientes.

Dese un gusto de vez en cuando. Si usted siente que todo lo que se está diciendo a sí misma con respecto a los alimentos es no, no, no, eventualmente usted va a dejar que los deslices se conviertan en una avalancha, dice Susan Kayman, R.D., Dr.P.H., una dietista y consultora con el grupo médico Kaiser Permanente, en Oakland, California. Por eso es que ella aboga seguir la regla

El problema de las alas de murciélago

Un precioso vestido de playa le llama la atención. Pero... espere un poco. No tiene mangas. Usted se da un apretón en la parte superior de sus brazos regordetes, y desafortunadamente, siguen ahí.

Llamados en forma encantadora por los doctores, "alas de murciélago", estos trozos gruesos de piel y grasa tienen tres causas principales, dice el doctor Alan Matarasso, un cirujano plástico en el Hospital de Ojos, Oídos y Garganta de Manhattan, en la ciudad de Nueva York. Primero, usted puede haber heredado una tendencia a depositar grasa abajo de la parte superior de sus brazos. Segundo, si usted ha aumentado y perdido peso repetidamente a lo largo de los años, su piel se ha estirado y contraído tantas veces que ha perdido algo de su elasticidad. Tercero, es piel floja y delgada la que está allí debajo. Es tan sensible como la piel delicada en la parte interior de sus muslos, dice el doctor Matarasso. "Es más delgada y más floja que la piel en la parte exterior de sus brazos o del abdomen", dice él.

¿Cómo cortarse sus alas? Cualquier ejercicio que refuerce su músculo tríceps —el que corre a lo largo del dorso de su brazo desde la axila hasta el codo— ayudará, dice el doctor Matarasso. Cualquier entrenador puede mostrarle varios, dice él, pero aquí hay uno que usted puede probar.

Mientras está parada, sostenga con ambas manos verticalmente enfrente suyo y con los codos flexionados ligeramente (derecha) una pesa de tres a cinco libras. Levante lentamente la pesa en línea recta por encima de la cabeza (derecha extrema). Esa es su posición para empezar. Flexionando sus codos, baje la pesa hacia la parte de atrás de su cuello, entonces levántela nuevamente a la posición para empezar por encima de su cabeza. Continúe levantando y bajando la pesa despacio, aumentando hasta llegar a series de diez repeticiones.

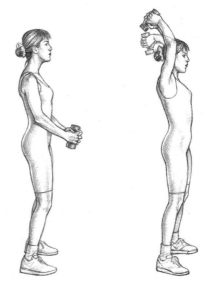

80/20. Si usted come poca grasa el 80 por ciento del tiempo entonces, cuando está comiendo con las amistades, se va de fiesta o visita a los suegros, ocasionalmente se puede dar el gusto de comer algo con un contenido de grasa más alto sin tener que sentirse culpable, dice ella.

Separe al dúo fatal. Este es las grasas y los dulces. Cuando el cuerpo recibe una sacudida de azúcar, secreta una grande cantidad de insulina como reacción. Debido a que la insulina es una hormona propensa al almacenamiento, ésta abre las células grasosas y las prepara para almacenar grasa. Así que cuando tome azúcar, mantenga baja su ingestión de grasa. También, cuando toma la grasa y el azúcar juntos pueden despertar su apetito a niveles incontrolables. Comer dulces conduce a un aumento del azúcar en la sangre, el cual, debido a una cadena de reacciones en el cuerpo, aumenta su apetito, dice el doctor Wadden. Así que calme su antojo de dulces con una fruta fresca y jugosa o un bol de cereal azucarado bajo en grasa, en lugar de *donuts* o barras de confitura.

Sea persistente. Aquí hay un consejo para luchar contra la grasa que merece atención: si usted persiste en ello, después de un tiempo, usted en realidad va a perder su gusto por los alimentos altos en grasa. Un estudio de cuatro años a más de 2.000 mujeres en el Centro Fred Hutchinson para Investigación del Cáncer en la Universidad de Washington, en Seattle mostró que las mujeres que limitan su consumo de grasa pierden su gusto por la grasa en seis meses o menos, eventualmente encontrando desagradables los alimentos grasosos.

Coma a menudo. Algunos investigadores apoyan la idea de "picotear" —en el sentido de ingerir varias pequeñas comidas a lo largo del día en lugar de tres comidas grandes— para controlar el apetito y evitar el atiborramiento. "Pero usted no puede 'picotear' con dulces *M&M*, papas fritas y (helado de crema) *Häagen-Dazs*", dice James Kenney, R.D., Ph.D. un especialista en investigación de nutrición en el Centro Pritikin de Longevidad, en Santa Mónica, California. "Pero si usted 'picotea' con alimentos bajos en grasa y altos en fibra que no están rellenos de calorías, como son las zanahorias, manzanas, los melocotones (duraznos), las naranjas y los pimientos rojos, va a mantener su apetito controlado."

Prenda el calor. Sea generosa con las especias picantes como la pimienta de Cayena y el rábano picante para impulsar su ritmo metabólico, los cuales pueden ayudar a su cuerpo a quemar más calorías, dice el doctor Kenney. "Cuando la gente come alimentos picantes, a menudo suda, una señal inequívoca del aumento del ritmo metabólico. Y mientras más rápido sea el ritmo metabólico, más calor producirá su cuerpo. Recuerde, cualquier cosa que suba su temperatura hará a su vez que usted adelgace", dice él. Pero asegúrese de evitar los platillos altos en grasa, aunque estén cargados de condimentos.

Empiece por la sopa. Varios estudios sugieren que una sopa como primer plato tiende a reducir la cantidad que usted come en una comida. En un estudio de la Universidad Johns Hopkins, en Baltimore, las personas que tomaron sopa al empezar la comida consumieron el 25 por ciento menos de las calorías del plato principal que aquellos que empezaron la comida con queso y galletas.

Puede ser el volumen de espacio que la sopa ocupa en el estómago o el hecho de que la mayoría de las calorías en la sopa vienen de los carbohidratos en lugar de la grasa, dicen los investigadores. O, puede ser que un elemento sicológico tome parte en esto, dice el doctor Kenney. "La sopa caliente es muy relajante si usted tiene un apetito nervioso y persistente."

Aguántese las ganas. Cuando le atacan las ganas de un pastel relleno de crema de chocolate, no confunda el antojo con una orden, dice Linda Crawford, una especialista en la conducta de comer, en *Green Mountain at Fox Run*, un centro residencial del manejo de peso y salud, en Ludlow, Vermont. No obstante que muchas personas piensan que los antojos van haciéndose más fuertes hasta que son irresistibles, la investigación muestra que los antojos de alimentos de hecho empiezan y en efecto aumentan, pero después llegan al pico máximo y disminuyen. Distráigase con una caminata o alguna otra cosa que sea incompatible con el hecho de comer, dice Crawford, y aguántese el antojo. "Exactamente igual que con el *surfing*", dice ella, "mientras más practique dejar pasar una ola de antojo, más fácil se hará". Pero si usted todavía tiene el antojo después de 20 minutos, satisfágalo y coma una pequeña porción —y disfrútela, aconseja ella.

Actividades para la mujer que quiere perder

Si adopta una dieta más saludable le ayudará a perder peso, pero si combina sus nuevos hábitos de comer más saludables con el ejercicio usted adquirirá una figura más firme más pronto —y la conservará.

El ejercicio también fortalece su corazón y sus arterias, y estimula su confianza en sí misma —en resumen, contrarrestará muchos de los efectos dañinos del sobrepeso. El ejercicio incluso puede ayudarle a frenar su apetito.

Si usted no está acostumbrada a hacer ejercicio, vea a su médico antes de empezar. Una vez que tenga su autorización, está lista. Aquí hay algunos consejos para que empiece.

Repítalo. "El mejor presagio de un manejo del peso a largo plazo es la actividad aeróbica regular, la cual impulsa el ritmo de su corazón", dice el doctor Foreyt. "Caminar vigorosamente es una buena elección porque para la mayoría de la gente es muy fácil de hacer regularmente. Pero la efectividad de cualquier actividad aeróbica para el control de peso se ha probado repetidamente." Cualquier tipo de ejercicio diario ayuda. Treinta minutos de ejercicio aeróbico quema gordura y tonifica los músculos —siempre y cuando lo haga regularmente.

Queme grasa al formar músculo. El ejercicio aeróbico siempre debería formar parte de su plan de pérdida de peso, pero cuando usted agrega entrenamiento de resistencia como es levantar pesas, usted mantendrá su peso bajo con la ayuda de "músculos hambrientos. El tejido muscular necesita más calorías", dice Janet Walberg-Rankin, Ph.D., profesora asociada en el Programa de Ciencia del Ejercicio de la División de Salud y Educación Física en el Instituto Politécnico y Universidad Estatal de Virginia, en Blacksburg. "Por lo tanto si usted aumenta la masa muscular mientras está perdiendo grasa, usted estimula su capacidad de quemar combustible." Después durante el día, cuando usted está en una reunión o haciendo cola en el banco, es cuando sus músculos nuevos y hambrientos están pulverizando sus calorías, dice ella.

"El entrenamiento de resistencia no es simplemente levantar barras con pesas", agrega el doctor Foreyt, a pesar de que es excelente para hacer sus brazos más firmes. Para realmente trabajar los diferentes grupos de músculos, lo mejor que usted puede hacer es ir a un gimnasio y pedir a un entrenador allí que le muestre cómo hacer una tabla de gimnasia (*circuit-train*), dice él. Usted usa una serie de máquinas diferentes con pesas para presionar las pesas contra los músculos del cuello, de los brazos, del pecho y de las piernas. Usted puede lograr lo mismo usando pesas sueltas en la casa, dice él. "Presionar sus músculos contra algo que no cede —eso es resistencia."

TELEVISIÓN

La caja electrónica de Pandora

La vida social de Karen Dykeman estaba confinada a una caja de 19 pulgadas en su sala. Se desayunaba con Regis Philbin, almorzaba con Phil Donahue, cenaba con Dan Rather y comía un bocadillo (merienda o *snack*) a medianoche con Johnny Carson.

"Mi vida giraba alrededor de la televisión virtualmente desde las primeras horas de la mañana hasta las últimas horas de la noche", dice la operadora de teléfonos de 35 años de edad en Seven Lakes, Carolina del Norte. "Gracias a Dios, me he podido separar de eso. En los dos años desde que dejé de ver televisión, he perdido 60 libras (27 kilos), me he involucrado con un grupo teatral de la comunidad, volví a la universidad, empecé a salir con amigos y en general me estoy divirtiendo mucho. Ahora tengo una vida real. Definitivamente me siento más vigorosa y siento que puedo pensar más claramente."

El estilo de vida energético de Karen desde que abandonó el hábito de la televisión no sorprende a los médicos quienes sospechan desde hace tiempo que el atractivo magnético de la televisión nos roba nuestra juventud de muchas maneras.

"No existe en absoluto duda alguna de que ver la televisión por mucho tiempo la puede hacer sentir vieja y fatigada antes de tiempo", dice el doctor Kurt V. Gold, un médico especializado en medicina física y rehabilitación en el Centro Médico Immanuel, en Omaha, Nebraska, quien ha estudiado los efectos que ver televisión tiene en los niños. "Nada más piense qué pasa cuando usted ve televisión. Usted está sentada pasivamente, no está usando mucho sus músculos. Después de ver un programa largo, se siente tiesa, cansada y mentalmente vacía."

"A la larga, esto puede reducir su capacidad de pensar y de desempeñar tareas físicas. Si usted ve mucha televisión, simplemente no está haciendo algo que podría renovar su cuerpo. Como resultado, sus músculos cuelgan y su mente se estanca. Es sentido común. Si no lo usa, lo pierde."

Mire cómo puede engordar

Pero el peligro de la televisión no está limitado a perder el tono muscular o a abusar de sus células cerebrales. Algunos investigadores también creen que hay un vínculo definitivo entre ver mucha televisión y esa temida gordura de los años maduros. En un estudio a 4.771 mujeres cuya edad promedio era de 35 años, Larry A. Tucker, Ph.D., profesor y director de promoción de salud en la Universidad Brigham Young, en Provo, Utah, descubrió que aquellas que se pasaban más de tres a cuatro horas al día viendo la televisión tenían el doble de riesgo de hacerse obesas que las mujeres que veían menos de una hora diaria.

Un estudio de 800 adultos publicado en la revista *American Dietetic Association* (Asociación Dietética de los Estados Unidos), encontró que el riesgo de la obesidad puede ser mayor que eso. En este estudio, la incidencia de obesidad entre aquellas que veían una hora o menos de televisión al día era del 4,5 por ciento, pero la frecuencia subió al 19,2 por ciento entre aquellos que veían cuatro horas o más al día.

Una evidencia adicional de la conexión entre ver televisión y la desaparición de una buena forma física proviene de otro estudio de la Universidad de Brigham Young. En este estudio de 9.000 adultos, los investigadores concluyeron que las personas que veían televisión por menos de una hora al día eran las que estaban en mejor forma. En comparación con ellas, las que tenían hábitos de ver tres a cuatro horas estaban un 41 por ciento en peor forma y aquellas que hacían maratones regulares de ver televisión por cuatro o más horas estaban un 50 por ciento en peor forma.

"Ver televisión en forma excesiva puede no ser el principio de la decadencia física, pero puede ser parte de ella", dice el doctor Tucker. "Las personas que ven mucha televisión tienden a ser menos activas físicamente, a comer más bocadillos (meriendas o *snacks*) altos en grasa y a ser más obesas. Otras investigaciones han demostrado que las personas que ven mucha televisión probablemente tienen mayor probabilidad de ser fumadoras. Así que hay bastantes consecuencias negativas para la salud que pueden estar asociadas con ver mucha televisión."

En un estudio a 11.947 adultos, el doctor Tucker encontró que las personas que veían de tres a cuatro horas de televisión al día tenían el doble de riesgo de desarrollar altos niveles de colesterol que las personas que veían menos de una hora diaria. Aun aquellos que veían de dos a tres horas al día tenían 1,5 más probabilidades de tener colesterol alto. Colesterol excesivo en la sangre es un factor de riesgo para una enfermedad cardiovascular.

Evite el "telenvejecimiento"

¿Pero cuántas personas tienen el tiempo de ver tanta televisión diariamente? Muchas. De hecho, según la compañía de mercadeo *Strategic Research Corporation* (Corporación de Investigación y Estrategia) en Miami, Florida, los latinos que viven en los Estados Unidos ven un promedio de más de cuatro horas de televisión diarias. Esto significa que muchos de ellos pueden estar corriendo un

¿Es usted una víctima de la televisión?

Marque cada pregunta a la que usted conteste sí.

1. ¿Ve usted más de dos horas de televisión por día?
2. ¿Deja usted de hablar con otros cuando está viendo televisión?
3. ¿Se siente usted infeliz o irritada si tiene que apagar el televisor para hacer alguna otra cosa?
4. ¿Se siente usted ocasionalmente muy cansada durante el programa de actividades de un día regular?
5. ¿Come usted frecuentemente comida basura o bocadillos (meriendas o *snacks*) poco saludables cuando se sienta a ver televisión?
6. ¿Experimenta usted frecuentemente insomnio y usa la televisión como un medio para distraerse durante sus horas sin sueño?
7. En un día agradable, ¿es más probable que usted se quede en casa a ver televisión que salir a hacer algo afuera?
8. ¿Es difícil para usted compartir o comunicar sus sentimientos y experiencias con otros?
9. ¿Está usted involucrada activamente en menos de dos pasatiempos, clubes o deportes por lo menos cuatro horas por semana?
10. ¿Prende usted el televisor frecuentemente y recorre las estaciones sin estar buscando un programa específico para ver?

Cómo sumar su puntuación

Por cada pregunta con número impar a la que usted contestó sí, anótese dos puntos. Estos factores están determinados por expertos como indicadores de ver demasiada televisión.

Por cada pregunta con un número par que usted contesto sí, anótese un punto. Estos factores, en combinación con los hábitos malos de ver televisión, son una señal de dificultades potenciales.

Sume su puntuación y use la siguiente escala para determinar su calificación.

3 o menos. No hay problema

4 a 6. Dificultad potencial avecinándose.

7 a 9. Sí, usted probablemente está viendo demasiada televisión.

10 o más. ¡Ay, ay, ay! Su cerebro se está fusionando con los circuitos del televisor.

riesgo alto de desarrollar las llamadas pancitas, enfermedades del corazón y otros padecimientos crónicos normalmente asociados con el envejecimiento.

Ver televisión también puede embotar su mente. Los investigadores encontraron que dos años después que la televisión se introdujo en una aldea canadiense, en 1973, el tiempo que un residente típico se pasaba frente al televisor aumentó de 0 a 22 horas a la semana. Ese aumento redujo drásticamente la participación de los habitantes en las actividades sociales y deportivas de la comunidad. Los investigadores también encontraron que los habitantes que veían mucha televisión no resolvían los problemas de rompecabezas tan bien como los habitantes que veían menos televisión. Además, después de que la televisión llegó a la aldea, los habitantes renunciaban a tratar de resolver esos problemas mucho más rápidamente que antes de la llegada de la televisión, dice Tannis MacBeth Williams, Ph.D., profesor de sicología en la Universidad de Columbia Británica, en Vancouver.

Tampoco cuente con la televisión para animarse. De hecho, la investigación ha demostrado que ver televisión por períodos prolongados deja a las personas con peor humor de lo que estaban antes de empezar a verla. La irritabilidad, la dificultad para relacionarse con otros o el aburrimiento también pueden vincularse con ver televisión en forma excesiva.

"Yo no diría que la televisión es un desperdicio total del tiempo libre de uno. Hay algunos buenos programas que nos informan y entretienen", dice el doctor Tucker. "Sin embargo, hay una tendencia a excederse con la televisión, y eso es un derroche y hasta cierto punto, es poco saludable."

Aquí hay algunas sugerencias para que usted pueda controlar la televisión en lugar de dejar que ésta la controle a usted.

Ponga límites. Establezca un límite a la cantidad de tiempo que usted va a ver por semana y manténgase firme. "Usted necesita poner límites o el tiempo que pase viendo televisión puede fácilmente volverse incontrolable", dice el doctor Tucker.

Tenga una noche libre. Prohíbase ver televisión una noche a la semana. Vea qué cosas creativas puede encontrar para que usted y su familia hagan juntos, dice el doctor Tucker.

Sea su propia guía. Estudie el programa de televisión y marque uno o dos programas por noche que usted quisiera ver. Prenda el televisor cuando el programa empieza y apáguelo enseguida que el programa termina, dice el doctor Tucker. Esto la desalentará de quedarse a ver el programa siguiente.

Use la imaginación. Antes de prender el televisor para ver un programa, tome un momento para imaginarse caminando hacia el aparato y apagándolo cuando el programa termina. "Eso programará en su mente que el televisor se va a apagar realmente en ese momento y usted encontrará alguna otra cosa que hacer", dice Jane M. Healy, Ph.D., una sicóloga educacional en Vail, Colorado y autora de *Endangered Minds: Why Our Children Don't Think and What We Can Do About It* (Mentes en peligro: por qué nuestros niños no piensan y qué podemos hacer al respecto).

Recompénsese por no verla. Por cada hora que no ve la televisión cuando usted normalmente la vería, dese un punto. Después de que junte 10 ó 20 puntos, regálese boletos para ir al teatro, o para pasar una noche en un club de comedia o salga a comer con su familia o amistades, sugiere Leonard Jason,

Ph.D., profesor de sicología clínica y comunitaria en la Universidad DePaul, en Chicago.

Sintonícese sin sonido. Pruebe prender el televisor pero sin sonido, dice la doctora Healy. Más que seguro, usted va a encontrar alguna otra cosa que hacer con su tiempo. "Mucho del atractivo de la televisión viene de la banda de sonido", dice la doctora Healy.

Muévalo a algún lugar fuera de la vista. Pruebe poniendo el televisor en un lugar poco común, como por ejemplo a un cuarto lleno de cosas sin sillas, así usted tendría que hacer un esfuerzo para ver televisión. "Yo he estado remodelando mi casa, y puse un montón de muebles enfrente del aparato, así que no puedo llegar a éste fácilmente", dice el doctor Gold. "¿Sabe lo bueno de esto? He estado trabajando en el jardín y pasando tiempo con mi familia en lugar de con el televisor."

Salga de la casa. Dé un paseo, o vaya a la piscina (alberca) y póngase a nadar por placer. Salga a ver el mundo real. "Si usted ve tres horas de televisión, ¿se siente usted llena de energía? Probablemente no. Si usted sale a caminar 15 minutos, tendrá usted la oportunidad de hablar con sus vecinos y tomar algo de aire fresco. Le apuesto a que usted regresaría a la casa sintiéndose vigorizada y lista para hacer cualquier cosa menos ver televisión", dice el doctor C. Noel Bairey Merz, director médico del Centro Preventivo y de Rehabilitación Cardiaca del Centro Médico Cedars-Sinai, en Los Ángeles.

Llámame. "Arregle con una amiga para que la llame por teléfono a la hora que se termina su programa favorito. Eso puede ser todo el incentivo que usted necesita para romper con su hábito, ya que una vez que la separan del televisor, le va ser más fácil no regresar a éste", dice la doctora Healy.

Busque un pasatiempo. "Encuentre algo que le interese, ya sea el dibujo, la fotografía, el cuidado de mascotas o el estudio", dice Karen Dykeman. "Yo me involucré en cosas tales como el teatro que me hizo sentir importante, necesitada y útil. Si usted encuentra algo útil en su vida, puede romper el hábito de la televisión realmente rápido."

No ponga cable. Mientras menos opciones usted tenga para ver, más probable es que usted encuentre alguna otra cosa que hacer con su tiempo, dice el doctor Gold.

TRASTORNOS DE LA TIROIDES

Cómo mantener a su regulador en forma

Durante la mayor parte de nuestras vidas, la glándula tiroides actúa como el socio secreto en una compañía, trabajando entre los bastidores para mantener a nuestros cuerpos en funcionamiento. Pequeña y con forma de mariposa, descansa sin pretensiones en la base de la garganta, produciendo las hormonas que regulan el metabolismo del cuerpo, la temperatura y el ritmo del corazón. Cuando está funcionando correctamente, difícilmente nos enteramos que está ahí.

Pero esta glándula sencilla a menudo hace notar su presencia en forma espectacular. Al igual que el dispositivo para hacer hielo en su refrigerador, éste puede descomponerse, ya sea bombeando hormonas a un ritmo enloquecido o reduciendo su producción a escasamente un hilito.

Cuando esto sucede, la glándula tiroides poco activa o muy activa puede acelerar o hacer más lenta la actividad metabólica de su cuerpo en forma dramática. Al mismo tiempo, estos cambios metabólicos pueden producir una amplia gama de síntomas desagradables que afectarán de manera devastadora la forma en que usted se ve y se siente. Y si no se trata, una glándula tiroides que está funcionando mal puede provocar problemas del corazón —y puede incluso llevar a un estado de coma o a la muerte.

A pesar de lo mal que todo esto suena, en realidad no es para tanto. "Con una detección precoz y tratamiento apropiado, casi todos los problemas de una glándula tiroides anormal pueden corregirse y los síntomas invertirse", dice el doctor Brian Tulloch, profesor clínico asociado en la Escuela de Medicina de la Universidad de Texas, en Houston. "Y la mayoría de los pacientes pueden llegar a vivir una vida normal, funcional y productiva."

La tiroides poco activa

Cuando su glándula tiroides pierde energía y reduce su producción de hormonas, su cuerpo gradualmente muestra toda clase de señales de que está funcionando al mínimo: fatiga, escalofríos, piel seca, cabello áspero, flujo menstrual abundante, inflamación e hinchazón alrededor de la cara y los ojos, para mencionar algunas de ellas. También puede afectar su funcionamiento mental, conduciendo a una concentración deficiente, olvido y depresión. Su libido y su fertilidad pueden vacilar y detenerse. Esta condición se llama hipotiroidismo.

El problema con el hipotiroidismo es que muchos de los síntomas asociados con éste son tan comunes que usted difícilmente podría sospechar que la culpable es su glándula enferma. "Es fácil pasar por alto una glándula tiroides poco activa, porque los síntomas son similares a aquellos asociados con otras enfermedades comunes y simulan muchos de los cambios físicos asociados con el envejecimiento normal", dice el doctor Lawrence Wood, presidente y director médico de la Fundación de la Tiroides de los Estados Unidos y un especialista en la glándula tiroides en el Hospital General de Massachusetts, en Boston. "Muchos pacientes —e incluso algunos médicos— piensan que estos síntomas simplemente significan que el cuerpo se está haciendo viejo y, muy a menudo, el problema no se reporta o no se diagnostica."

Generaciones atrás, el engrosamiento de la glándula tiroides, o bocio, era común en los Estados Unidos debido a una falta de yodo en la dieta. Hoy en día, sin embargo, la deficiencia de yodo no es un problema en la dieta típica de los Estados Unidos; la causa más común de hipotiroidismo es la enfermedad de Hashimoto, un trastorno del sistema autoinmune del cuerpo.

Debido a que el hipotiroidismo hace más lenta la forma en que el cuerpo quema las calorías, muchas mujeres con peso de más tratan anhelosamente de echarle la culpa de sus aumentos de peso a una glándula tiroides lenta. Pero no se la puede culpar. "La obesidad y los aumentos mayores de peso raramente están relacionados con una glándula tiroides poco activa", dice el doctor Tulloch. "La mayoría de los aumentos de peso relacionados con la glándula tiroides son sólo de unas cuantas libras y eso se debe principalmente a la retención de agua."

Mientras que por lo general los médicos no pueden hacer que una glándula tiroides poco activa se vuelva otra vez activa, sí fácilmente pueden tratarla y controlarla. "Todo lo que necesitamos hacer es restablecer el equilibrio correcto de las hormonas tiroideas en el sistema por medio del reemplazo de lo que no se está produciendo", dice el doctor Martin I. Surks, jefe de la División de Endocrinología y Metabolismo en el Centro Médico Montefiore, de la Ciudad de Nueva York. Las mujeres con la glándula tiroides lenta toman pastillas pequeñas que contienen una versión sintética de la hormona tiroxina. La desventaja es que tienen que tomarla diariamente por el resto de sus vidas.

La tiroides muy activa

Ahora imagínese a la glándula tiroides actuando en reversa, bombeando demasiadas hormonas. Estas hormonas en exceso empujan el metabolismo del cuerpo a trabajar a toda marcha, produciendo una combinación única de hiper-síntomas que incluyen latido rápido del corazón, pérdida de peso, debilidad, nerviosismo, irritabilidad y estremecimientos.

No es de sorprenderse que a esto se le llama hipertiroidismo. La causa más común es la enfermedad de Grave, el trastorno autoinmune que atacó a ambos, el ex presidente George Bush y a Barbara Bush. La ex primera dama, —usted podrá recordar— sufrió una pérdida rápida de peso, los globos de los ojos saltones y problemas de la vista, clásicos síntomas de Grave. Su esposo tomó consciencia de su enfermedad de Grave después del susto que se dio por un latido irregular del corazón.

Cuando se trata una glándula tiroides muy activa, los médicos tienen varias opciones. La más simple y más recetada es usar yodo radioactivo para reducir el número de células en la glándula tiroides que están produciendo de más. Los médicos también pueden recetar drogas que bloquean la producción de la hormona tiroidea o que bloquean los efectos de la hormona en el cuerpo. Y como último recurso, los doctores pueden extirpar quirúrgicamente toda o parte de una glándula tiroides muy activa. Pero ya que la cirugía y el yodo radioactivo pueden hacer que las mujeres más adelante desarrollen hipotiroidismo, a menudo es necesario tomar pastillas de tiroxina durante toda la vida.

Quién corre el riesgo

Varios factores claves pueden poner a una mujer en riesgo de desarrollar trastornos de la glándula tiroides. El más importante es simplemente el ser una mujer. "Las mujeres tienen cinco veces más probabilidades que los hombres de desarrollar problemas con sus glándulas tiroides", dice el doctor Surks. "Muchos trastornos de la glándula tiroides también se manifiestan durante o después del embarazo o después de la menopausia."

La enfermedad de Grave y otras causas de glándula tiroides muy activa son más comunes en el grupo de personas entre los 20 y los 40 años de edad, pero también pueden ocurrir en las personas mayores. Para los 50 años de edad, al menos una mujer en cada diez tiene señales de una glándula tiroides poco activa. Y el 17 por ciento de las mujeres mayores de los 60 años de edad sufren de alguna forma de hipotiroidismo.

La genética también desempeña un papel. Si en su familia hay una historia de enfermedad de la glándula tiroides o enfermedades autoinmunes como la diabetes o artritis reumatoide, usted es una candidata a los problemas de la glándula tiroides a medida que se vaya haciendo mayor. Otro factor a considerar: de acuerdo con un estudio holandés, el fumar cigarrillos parece ser un factor significante que produce la enfermedad de Grave en las personas propensas. Estos resultados implican que dejando el hábito puede evitar el desarrollo de la enfermedad si es que viene de familia.

Otros factores de riesgo: haber recibido tratamientos de radiación alrededor de la cabeza y cuello cuando era niña, el uso de ciertos medicamentos tales como litio o haber pasado por una experiencia especialmente impresionante como es el perder a un ser querido.

Lo que las mujeres deberían hacer

Con la excepción de comer una dieta balanceada y no fumar, no hay mucho que usted pueda hacer para prevenir la enfermedad de la glándula tiroides. "Es importante detectar la enfermedad de la glándula tiroides temprano, antes de que eche a perder su cuerpo, sus emociones y su vida", dice el doctor Wood.

Haga que su doctor revise cualquier síntoma o anormalidad que pudiera sugerir hipo o hipertiroidismo. Según el doctor Wood, cualquier mujer mayor de los 50 años de edad, especialmente si se encuentra en uno de los grupos con riesgo, debería hacer una prueba de la glándula tiroides parte de su examen físico anual. "Los exámenes regulares se vuelven cada vez más importantes a medida que usted envejece, porque muchos de los síntomas de la enfermedad de la glándula tiroides se hacen menos obvios y más difíciles de que usted los detecte por sí misma", dice él.

Revisar la función de la glándula tiroides normalmente requiere sólo una prueba de sangre. Si aparece un abultamiento o un nódulo, puede ser que el médico tome una muestra del tejido de la glándula tiroides para examinarlo en un procedimiento relativamente indoloro llamado biopsia con aguja delgada.

Aunque los tratamientos con hormonas tiroideas casi siempre son seguros, los estudios han mostrado que cuando se reemplaza la hormona tiroidea puede aumentar el riesgo de una mujer a la osteoporosis, el trastorno en el cual los huesos se debilitan y puede llevar a las fracturas de la cadera y de las vértebras. Por eso es importante hacerse un examen anual que incluya una prueba de la hormona estimulante de la secreción tiroidea, tomar la dosis de la hormona tiroidea adecuada para usted y mantener un programa apropiado de nutrición y ejercicio.

ÚLCERAS

Cómo dominar al fuego interior

Si usted tiene una úlcera, piense dos veces antes de echarle la culpa a los sospechosos de costumbre. Una en cada diez personas que tiene o que tendrá úlceras piensa que son el resultado de demasiada presión en el trabajo o demasiada comida muy condimentada.

Pero en realidad, dicen los investigadores, esas teorías son inválidas. La investigación muestra que las úlceras son más comunes entre los desempleados. Y no hay pruebas de que las comidas condimentadas desempeñan un papel en su formación.

"A menudo no es lo que la gente piensa, pero hay muchas causas para las úlceras y la edad parece que desempeña un papel en la mayoría de ellas", dice el doctor Jorge Herrera, profesor asociado de medicina en el Colegio de Medicina de la Universidad de Alabama del Sur, en Mobile. Esto es aparentemente apropiado, ya que las úlceras parece que envejecen a una mujer antes de tiempo, causando un dolor que puede obstaculizar la actividad física y requerir bastante atención. La mayoría de las mujeres parece que controlan las úlceras al tratar a sus trabajos y presiones con mucho tacto y al adoptar la dieta de las viejitas de salsa de manzana, requesón y otros alimentos insípidos.

Cómo nos las buscamos

Las úlceras se forman cuando los jugos digestivos —ácidos, realmente— empiezan a quemar a través del delicado revestimiento color rosa de sus órganos digestivos. Esto es por lo general el resultado de un deterioro en la capa protectora que cubre el revestimiento del estómago y el duodeno, el extremo superior del intestino delgado.

Hay dos tipos principales: úlceras gástricas, las cuales aparecen más frecuentemente en las mujeres y usualmente después de los 50 años de edad; ocurren en el estómago y los síntomas incluyen una sensación de ardor o de "hambre" en el estómago o abajo del esternón, una ansiedad indefinida del estómago y aun náusea crónica. Las úlceras duodenales, que son más comunes entre los hombres y tienden a aparecer entre los 20 y los 40 años de edad, atacan más abajo, en el extremo superior del intestino delgado. Con las úlceras duodenales, a menudo el dolor se alivia después de comer; con las úlceras gástricas, ese no es el caso. Cualquier tipo de úlcera puede causar que la deposición sea de color negro o castaño y con olor muy desagradable y el vomitar de lo que parece ser un material como granos de café.

"La causa principal de las úlceras gástricas es tomar ciertos medicamentos", dice el doctor Herrera. "Estas úlceras son más comunes en las mujeres, particularmente al envejecer, porque muchos de estos medicamentos son para trastornos que por lo general ocurren cuando usted envejece, tales como las drogas para la artritis y otros analgésicos."

Pero aun las mujeres jóvenes pueden estar buscándose las úlceras gástricas. "Posiblemente los peores infractores, simplemente porque son los que se usan más frecuentemente, son las aspirinas y las drogas antiinflamatorias no esteroidales disponibles sin receta", dice el doctor Herrera. "Si usted toma algunas de estas drogas por más de tres meses seguidos, como muchas mujeres lo hacen, aumenta significativamente su riesgo de úlceras."

Estas drogas hacen su trabajo sucio al inhibir la producción de mucosidad y agentes protectores neutralizadores de ácido; la aspirina también puede debilitar el revestimiento estomacal y causar sangramiento. "De hecho, muchos pacientes ni siquiera saben que tienen úlceras debido a los analgésicos en la drogas que toman", agrega. "Algunas veces vienen al consultorio por problemas de sangre o con su deposición, y sólo entonces se dan cuenta de que tienen úlceras."

A menudo las úlceras duodenales son producidas por fumar, lo cual causa la producción de cantidades excesivas de ácidos digestivos. Pero los estudios muestran que por lo menos el 95 por ciento de los pacientes con úlceras duodenales también albergan bacterias comunes llamadas *Helicobacter pylori*, dice el doctor William R. Ruderman, presidente del Departamento de Gastroenterología en la Clínica Cleveland Florida, en Fort Lauderdale. Las bacterias pasan de persona a persona, como cualquier otra enfermedad infecciosa, y se pueden curar con antibióticos. "Estas bacterias son más comunes al envejecer", dice el doctor Ruderman. "Por principio, la exposición a estas bacterias aumenta al pasar el tiempo. Y las defensas de su cuerpo también pueden verse afectadas al pasar el tiempo." De hecho, una de cada cinco personas con estas bacterias se enferma de úlceras duodenales.

Cómo nos podemos escapar de la trampa

Si usted piensa que tiene una úlcera, vea a su médico. Un médico puede recetar los medicamentos para reducir las secreciones de ácido y aliviar el dolor así como los antibióticos para *H. pylori*. Entretanto, aquí está lo que usted puede hacer para prevenir las úlceras o para reducir su gravedad.

Escoja *Tylenol*. Para los dolores de cabeza y otros achaques y dolores menores tome acetaminófeno —el cual viene en productos como *Tylenol*— en lugar de ibuprofen, vendido comúnmente como *Advil* y *Nuprin*. El ibuprofen es un antiinflamatorio, y los productos que lo contienen pueden causar úlceras, dice el doctor Herrera. "Cierto, tienen ingredientes para matar el dolor, pero también los tienen otros productos que no conducen a las úlceras. Así que si usted tiene un dolor de cabeza u otro problema menor que requiere un analgésico, tome *Tylenol*." Y aléjese de la aspirina, ya que ésta puede causar aún más daño que el ibuprofen. La aspirina puede debilitar el revestimiento del estómago y causar sangramientos.

Extinga el cigarrillo. Los cigarrillos producen el doble de daño a las personas propensas a las úlceras. "Fumar puede conducir a las úlceras porque aumenta multiformemente la producción de ácido. Especialmente si usted fuma después de la cena o antes de irse a la cama", dice el doctor Herrera. "Eso es debido a que normalmente la producción de ácido es peor durante la noche."

Una vez que usted tiene úlceras, el ácido creado al fumar dificulta deshacerse de éstas. "Eso evita que las úlceras sanen y hace más probable que regresen", agrega el doctor Mark H. Ebell, profesor asistente en el Departamento de Medicina Familiar de la Universidad Estatal de Wayne, en Detroit.

Aprenda a calmarse. Las personas que ven su vida como muy estresante tienen hasta tres veces más probabilidades de desarrollar úlceras que aquellas que aprenden a aceptar los golpes de la vida, dice el doctor Robert Anda, del Centro Nacional de Prevención de Enfermedades Crónicas y Promoción de la Salud, en Atlanta. Pero ya que todas estamos bajo estrés, ¿por qué algunas de nosotras tenemos úlceras y otras no?

"Es cuestión de cómo usted interpreta el estrés", dice el doctor Anda. Si usted siente el peso del mundo sobre sus espaldas y percibe los eventos estresantes como negativos, es una candidata segura para las úlceras, porque esta percepción resulta en la producción de más ácidos estomacales. Por otro lado, las mujeres que reconocen que tienen estrés pero lo ven como un hecho de la vida cotidiana y no dejan que las abrume, tienen menos probabilidades de tener úlceras.

Muchas mujeres que reaccionan negativamente al estrés encuentran que les ayuda cuando hablan acerca de sus problemas con buenos amigos, meditan o hacen ejercicios para relajarse en forma regular, o aun comienzan programas regulares de ejercicio, dice el doctor Howard Mertz, profesor asistente de medicina en la Escuela de Medicina UCLA de la Universidad de California, Los Ángeles.

Reevalúe su dieta insípida. Aunque no hay prueba de que comer una dieta insípida va a ayudar, hay evidencia de que beber una puede perjudicarla. De hecho, el antiguo remedio de tomar leche para una úlcera puede hacer más daño que bien, dice el doctor Richard W. McCallum, profesor de medicina y jefe de gastroenterología en la Escuela de Medicina de la Universidad de Virginia, en Charlottesville. Eso es porque mientras que la leche inicialmente puede tener un efecto neutralizante sobre estos ácidos, después de unos 30 minutos, usted sufre un "efecto de rebote" en el cual el calcio y la proteína de la leche realmente estimulan la producción de ácidos.

VELLO INDESEADO

Pelusa, pelusa, no se luzca

Puede ser que usted no lo haya notado cuando era joven, cuando una pelusa de durazno apenas perceptible sobre un cutis suave de niña no importaba en lo más mínimo. Pero ahora que es mayor, usted puede encontrar que el vello es más profuso o de repente más oscuro. Posiblemente usted recuerde a una tía cariñosa cuya sonrisa mostraba una sombra pronunciada, pero, ¡seguramente usted no ha llegado a esa edad todavía!

Quizás sí. O a lo mejor el vello indeseado simplemente ha llegado más temprano. De cualquier manera, esto la hace sentirse envejecida y poco atractiva, como si su cuerpo estuviera saboteando a su belleza. Es un problema común para muchas mujeres, a pesar de que muchas de nosotras preferiríamos morir antes que admitirlo.

A menudo se basa en la genética, dicen los médicos. Si el árbol genealógico de su familia tiene raíces mediterráneas, usted puede desarrollar un crecimiento oscuro y aterciopelado en su labio superior o bajo la línea donde terminan las "patillas". Algunas veces sólo aparecerán unos cuantos vellos testarudos parecidos a los de una barba, a menudo en la barbilla.

Pero la causa más común del crecimiento de vello excesivo cuando las mujeres envejecen son los cambios hormonales de la menopausia, dice el doctor Victor Newcomer, profesor de dermatología en la Escuela de Medicina UCLA de la Universidad de California, Los Ángeles. "La mayoría de las mujeres tienen un poco de bozo en el labio superior después de la pubertad, y en las personas con cabello oscuro, puede ser muy acentuado. Pero después de la menopausia, realmente se agrava con la aparición de vellos gruesos y fibrosos." Eso es debido a que los efectos de la hormona masculina andrógeno (que todas las mujeres tienen) se vuelven más pronunciados cuando los niveles de la hormona femenina estrógeno disminuyen. El andrógeno queda entonces en libertad para estimular más el crecimiento del vello, dice él.

Si el vello en exceso, facial o en el cuerpo, no es común entre las mujeres de su familia, usted puede preguntarle a su doctor si es que alguna medicina que

Electrólisis: la solución permanente —eventualmente

Hay una forma de eliminar el vello permanentemente y es a través de la electrólisis profesional. Este método es apropiado para el vello en cualquier parte del cuerpo, desde el labio superior y el área del pezón hasta los dedos de los pies —con excepción de las pestañas, la nariz y las orejas— aunque es doloroso y lleva tiempo. Esto es lo que usted experimentará en el consultorio de un electrolizador con licencia a tarifas que oscilan entre $15 y $100, según la duración de la sesión.

La electrolisista limpia su piel con alcohol, guía una aguja eléctrica estéril dentro del folículo del vello y prende la corriente. La corriente destruirá el folículo del vello, pero algunas veces se requieren sesiones múltiples. Y algunas mujeres encuentran los tratamientos simplemente demasiado dolorosos para tolerar. Lo que motiva a muchas de ellas a soportar el proceso es que si se persiste con los tratamientos, eventualmente el vello no volverá a crecer.

Para un área pequeña de vello indeseado, puede valer la pena, dice el doctor Seth L. Matarasso, profesor asistente de dermatología en la Escuela de Medicina de la Universidad de California, San Francisco. Pero hay riesgos involucrados. Existe la posibilidad de un cambio en la pigmentación de su piel, de cicatrices leves o de foliculitis, una inflamación de los folículos de los vellos, dice él. Y aunque es muy poco probable con las técnicas de esterilización usadas por la mayoría de los

está tomando podría estar causando el problema, dice el doctor Seth L. Matarasso, profesor asistente de dermatología en la escuela de Medicina de la Universidad de California, San Francisco. Algunas veces la medicina para la presión arterial, los esteroides para la artritis, los diuréticos (píldoras de agua) o las píldoras anticonceptivas pueden estimular el crecimiento del vello, dice él.

Si nota que aparecen más que unos cuantos vellos súbitamente, dice el doctor Matarasso, vea a su médico para que le hagan pruebas endocrinológicas. Aunque es muy raro, el crecimiento del vello fuera de lo común en las mujeres puede indicar un problema con la glándula tiroides u hormonal.

Y, aunque el vello en las piernas y los brazos es normal, es poco usual tener algún crecimiento sobre las mejillas o la frente. El vello en esas áreas podría ser el resultado de varias causas, incluyendo una enfermedad de los ovarios o de las glándulas pituitaria o adrenal, dice el doctor Newcomer. Algunas enfermedades raras del hígado también pueden estimular el crecimiento del vello en las mejillas o en la frente, dice él.

electrolisistas profesionales, existe el potencial de la propagación de enfermedades incluyendo la hepatitis, dice.

Su mejor protección contra la infección es estar segura de que su electrolisista usa una aguja nueva todas las veces y pedirle a ella que use guantes de látex, dice el doctor Victor Newcomer, profesor de dermatología en la Escuela de Medicina UCLA de la Universidad de California, Los Ángeles.

Si usted se pregunta si las máquinas para hacerse la electrólisis en casa que usted ve en los catálogos para ordenar por correo funcionan tan bien como los equipos de salón, los expertos son escépticos.

"Algunas de estas máquinas se supone que van a funcionar sin dolor usando ondas de radio para destruir los folículos del vello en su base", dice Carole Walderman, una cosmetóloga y esteta y presidenta de la Escuela de Estética y Maquillaje Von Lee International, en Baltimore. "Pero el pelo no es un conductor de electricidad, así que ¿cómo puede este método destruir la raíz del vello?"

Aun cuando la corriente galvánica de las máquinas normales de electrólisis cauterizan el folículo directamente, dice Walderman, usted todavía tiene hasta el 90 por ciento de crecimiento nuevo, razón por la cual se necesitan tratamientos repetidos para eliminar el vello permanentemente.

O su problema puede simplemente ser que usted está molesta por el vello persistente en la cara o en el cuerpo que ha tenido desde la pubertad. Ya sea que el vello esté relacionado con la edad o no, hay varias maneras de abordar esto.

Métodos delicados y no tan delicados

Por lo tanto, ¿cómo hace usted para que todo ese vello se vaya? Aquí hay algunas sugerencias.

Blanquéelo. Con el vello que es oscuro y no muy grueso, pruebe usar un blanqueador de vello facial que usted puede comprar en su farmacia, dice el doctor Newcomer. Al blanquearlo, el vello puede notarse menos así que no hay necesidad de quitárselo.

Pero si el crecimiento del vello la pone incómoda o usted siente que se vería mejor y con el cutis más terso sin éste, aquí hay algunas otras soluciones temporales.

Rasúrese el vello. Es uno de los primeros mitos sobre el acicalamiento que las mujeres pasan de una a la otra, pero el rasurar no hace que el vello crezca de nuevo más grueso, dice el doctor Matarasso. Es fácil confundirse, porque los vellos que están creciendo pueden verse más oscuros, dice. Todos los vellos empiezan su ciclo al mismo tiempo, y cuando todos llegan a la superficie de la piel a la vez, los vellos que están saliendo se ven gruesos y se sienten ásperos, dice él. Pero en realidad el vello que está creciendo de nuevo ni es más grueso ni sale en mayor cantidad.

Usar una rasuradora eléctrica o una navaja queda a su elección; lo que se sienta mejor, dice el doctor Matarasso. Ambas rasuran igual, aunque una rasuradora eléctrica se usa sobre el cutis seco. Si usa una navaja, remójela en agua primero, entonces deje que su crema o jalea de rasurar favorita permanezca sobre la piel por un momento o dos antes de rasurarse, dice él. Esto suavizará el vello y le dará resultados más tersos. Y si usted está pensando en rasurar una parte de su cara, no hay ningún problema en hacerlo. Pero si el crecimiento facial es profuso, verifique primero con su médico para descartar razones médicas.

Use pinzas. Cuando sólo se trata de unos cuantos vellos recurrentes, uno de los métodos más sencillos para eliminar el vello es usar pinzas —con la ayuda de un espejo que amplifique si lo necesita— dice el doctor Newcomer. Algunos beneficios de este método son que es efectivo y usted lo puede hacer en privado. Pero aunque las pinzas han extirpado los folículos de los vellos, pueden pasar muchos años para que se logre un resultado permanente de quitar el vello, dice él.

Pruebe un depilatorio. Las lociones químicas como *Neet* y *Nair* son perfectamente adecuadas para usar, dice el doctor Matarasso, siempre y cuando usted haga primero una prueba sobre un área pequeña para asegurarse de que no es alérgica al producto. "Los químicos no son malos pero pueden ser abrasivos", dice él. Estos funcionan al disolver el vello en o ligeramente debajo de la capa de la piel, así que los resultados duran por hasta dos semanas, dice el doctor Matarasso.

Los depilatorios son sencillos e indoloros para usar, pero algunos tienen olores desagradables. Usted aplica la loción espesa a la piel, espera hasta 15 minutos y después la quita enjuagándola con agua templada. Debería evitar usarla cerca de los ojos o el área púbica.

Si usted usa depilatorios sobre su rostro, al principio aplique sólo un poco. No los deje puestos por mucho tiempo, o usted va a terminar con una erupción, dice el doctor Newcomer. "Si usted es morena con cutis graso, lo va a poder tolerar más tiempo. Pero las rubias con cutis delgado tienen menos tolerancia a los químicos," dice él. La textura del vello también establece una diferencia en cómo los depilatorios funcionan. Los vellos grandes y gruesos tardan más tiempo en disolverse, y el vello fino se remueve más fácilmente, dice.

Considere usar cera... por lo menos una vez. Usted probablemente ha oído la comparación entre eliminar el vello con cera y eliminarlo tipo curita, pero la cera es un poco más desafiante que eso. La parte más agradable de usar cera (y la razón por la que muchas mujeres se la aguantan) es que usted va a tener una piel libre de vello por una seis semanas después del procedimiento. Y al principio el nuevo crecimiento es suave y sedoso.

Usar cera es apropiado para cualquier parte del cuerpo —la cara, los brazos, las piernas y aun el área del bikini. Pero tenga mucho cuidado cerca de la ingle, dice el doctor Newcomer. "La cera se puede enredar en el área púbica y usted no se la va a poder quitar", dice él.

¿Cómo funciona? En un salón, se aplica la cera caliente a su piel con una espátula de madera. Cuando la cera se endurece, la persona técnica le da un buen jalón a las tiras levantando el vello con estas. Después se le pondrá una loción calmante, pero algunas mujeres encuentran el proceso muy doloroso. Usted puede comprar juegos para hacérselo usted misma para la cara o el cuerpo en la farmacia, pero, como dice el doctor Newcomer, "se requiere de un espíritu muy valeroso para levantar esas tiras."

¿Es el dolor de jalar del vello demasiado intenso? "Vaya a ver a su dermatólogo una hora antes de aplicarse la cera y haga que le adormezca la piel con una anestesia local", dice el doctor Matarasso. "Usted no sentirá casi nada."

Si usted quisiera probar con la cera y resulta que está usando la crema contra las arrugas *tretinoin* (*Retin-A*) o cualquier loción para el cutis que contiene ácido glicólico, asegúrese de suspender el uso de estos productos unos cuantos días antes de depilarse con cera, dice el doctor Matarasso. Estos preparados son exfoliantes y realmente remueven las dos capas exteriores de la piel, haciendo que esta se vuelva mucho más sensible, dice él. "Si se aplica la cera sobre la piel despojada después de usar estos preparados, usted se va a ocasionar una herida tremenda", dice él. "Usted puede arrancar una cantidad significante de piel."

Tenga también en mente que usted tiene que esperar hasta que el vello haya crecido otra vez a un cuarto de pulgada (6mm) de largo antes de aplicarse cera otra vez. Esto puede ser un problema en el verano, cuando a usted le gustaría andar con las piernas descubiertas.

Evite los guantes y las espirales eléctricas. No use los guantes con una especie de pómez para quitar el vello que se venden en muchos salones y farmacias, dice el doctor Matarasso. "Realmente son muy abrasivos y pueden lastimar su piel", dice él. Los guantes "solamente cortan mecánicamente el vello, como si fueran una rasuradora tosca", dice el doctor Newcomer.

Las espirales vibratorias funcionan levantando varios vellos a la vez y desprendiéndolos de la raíz. A diferencia de la cera que jala el vello rápidamente en el sentido contrario al crecimiento, la espiral jala de los vellos en todas las direcciones. "Es como usar pinzas mecánicas para depilar en grupo", dice el doctor Matarasso. "Algunas mujeres que las usan son muy estoicas. La mayoría de las personas encuentran a este método demasiado doloroso, además de que no la deja libre de vello por más tiempo que el rasurarse o el usar un depilatorio."

VENAS VARICOSAS

Usted no tiene que vivir con ellas

¿Qué mujer no odia las venas varicosas, ya sean las pequeñas en forma de arañas o las de cuerdas azules protuberantes? Después de los 40 años de edad, las venas varicosas se trepan sigilosamente por las piernas de más de la mitad de nosotras, y son un poderoso recordatorio del envejecimiento. De repente, usar pantalones cortos (*shorts*) o un traje de baño ya no es una opción automática.

Lo que nosotras llamamos venas de araña los médicos llaman telangiectasia venosa. Se trata en realidad de venas dilatadas, que se encuentran a menudo en la parte superior de las pantorrillas y los muslos. Tanto las venas de araña como las venas varicosas, las cuales por lo general se encuentran en las piernas, son venas más grandes de lo que deberían ser.

Aunque muchas de las mujeres encuentran a la venas de araña tan sólo como una molestia cosmética, las venas varicosas grandes verdaderamente pueden ser muy incómodas. Algunas veces causan una sensación de pesadez, cansancio y dolor crónico en las pantorrillas. Estas pueden provocar calambres nocturnos y piernas inquietas que perturban el sueño y la dejan a usted arrastrándose y muy extenuada. Las venas inflamadas a menudo se vuelven dolorosas y con picazón. Y aunque es raro, las venas varicosas pueden indicar un coágulo en una vena más profunda de la pierna.

Principalmente para las mujeres

¿De dónde vienen? De sus genes, para empezar. Usted puede heredar de ambos lados de la familia la tendencia a formar venas varicosas.

Pero el hecho es que las venas varicosas son hasta seis veces más comunes en las mujeres que en los hombres, lo que lleva a los científicos a pensar que las hormonas femeninas desempeñan un papel importante en su formación.

Una teoría sugiere que cuando una mujer está embarazada, su mayor volumen de sangre aumenta la presión sobre las venas. Al mismo tiempo, sus niveles más altos de la hormona progesterona pueden ayudar a dilatar las venas. Agregue a esto el peso del útero que presiona sobre las venas pélvicas, las cuales, a su vez, transmiten más presión sobre las venas de las piernas. Ese es el plano que las venas varicosas siguen.

La menstruación también puede causar presión en sus venas debido al aumento en el volumen de sangre antes de que usted menstrúe. Esa es la razón por la cual sus piernas pueden sentirse doloridas justo antes de su período.

Los factores del estilo de vida también pueden agravar el problema de las venas. Si usted fuma, las venas varicosas tienen más probabilidad de atacarla sigilosamente, debido a que fumar afecta el flujo de la sangre al interferir con la regulación de la fibrina, una proteína coagulante de sangre. Aunque tener peso de más no causa directamente las venas varicosas, tener más de un 20 por ciento sobre su peso ideal puede hacer aparecer las venas varicosas en aquellas mujeres que tienen la tendencia hereditaria a estas. Levantar objetos muy pesados y correr sobre superficies duras también pueden apresurar la aparición de las venas varicosas.

Algunas veces el problema subyacente es fisiológico. Las personas con venas varicosas tienen una debilidad heredada en las válvulas dentro de las venas de las piernas. Cuando la sangre fluye para arriba en dirección al corazón, estas venas normalmente evitan que la sangre corra otra vez hacia abajo. Si una válvula tiene un escape, la fuerza de gravedad manda la sangre hacia las venas inferiores cuando usted se para. Una vez que este proceso se repite suficientes veces, las paredes de las venas pueden quedar estiradas permanentemente.

"Siempre que usted esté parada o sentada con sus piernas debajo del corazón, la gravedad está actuando en su contra", explica el doctor Malcolm O. Perry, profesor y jefe de cirugía vascular en el Centro de Ciencias de la Salud de la Universidad Texas Tech, en Lubbock.

Resultados de una dieta baja en fibra

Hay una cosa que los médicos saben con seguridad acerca de las venas varicosas: no son una parte natural del envejecimiento. De hecho, el doctor Gleen Geelhoed, profesor de cirugía y educación médica internacional en el Centro Médico de la Universidad George Washington, en Washington, D.C., ha estudiado las venas varicosas en poblaciones alrededor del mundo y ha encontrado que en algunas culturas del Tercer Mundo, las venas varicosas prácticamente son inexistentes, aun en las mujeres que han tenido niños. Él también ha descubierto que cuando estas personas emigran a los países como los Estados Unidos y aprenden ciertas costumbres, principalmente las de comer alimentos bajos en fibra y llevar un estilo de vida sedentario, empiezan a tener venas varicosas.

Muy poca fibra produce estreñimiento y esfuerzo excesivo en el excusado, y allí puede ser donde la dieta afecta más a la salud de sus venas. Las poblaciones occidentales con dietas bajas en fibra evacuan feces más pequeñas

Deshágase de las telarañas

Algunas mujeres las llaman venas de araña —esas líneas rojas visibles que usualmente trepan por las piernas, especialmente en los muslos, y se asemejan a los diseños delicados de una tela de araña.

¿Cómo se deshace usted de éstas? Si son lo suficientemente grandes, por lo general la escleroterapia convencional es la mejor opción, dice el doctor Arthur Bertolino, profesor clínico asociado de dermatología en el Centro Médico de la Universidad de Nueva York, en la Ciudad de Nueva York, y un dermatólogo en Ridgewood, New Jersey.

"El tamaño óptimo para el tratamiento es de por lo menos el tamaño de la línea que usted dibujaría en un pedazo de papel con un bolígrafo normal", dice él. "Si son demasiado pequeñas, no se puede insertar una aguja."

Si usted sólo tiene unas cuantas arañas diminutas, para ocultarlas considere maquillaje con una base verdosa la cual oculta los tonos rojos, sugiere el doctor Bertolino.

Pero cuando hay más de unas cuantas sobre la cara o las piernas, la escleroterapia es usualmente muy exitosa, dice él. Una aguja minúscula se inserta dentro de la vena y se inyecta una solución. Realmente se puede ver la red roja desaparecer al entrar la solución transparente en la vena, dice él.

y más duras que la gente del Tercer Mundo, quienes tienen menos venas varicosas, hace notar el doctor Geelhoed. Y cuando hace esfuerzo excesivo en vano, eso aumenta la presión en las venas rectales, las cuales a su vez pasan más presión a las venas de las piernas.

En realidad, el conocido Estudio Framingham del Corazón, que observó por más de 40 años los estilos de vida de residentes en esa ciudad de Massachusetts, encontró que el factor de riesgo de las venas varicosas es el mismo que para las enfermedades del corazón —particularmente si se tiene sobrepeso y se es sedentario. El estudio Framingham también mostró que comparadas con las mujeres sin venas varicosas, aquellas con problemas de venas eran más a menudo obesas, menos activas, tenían presión arterial alta y eran más mayores cuando empezó su menopausia.

No son inevitables

Si las venas varicosas le vienen de familia pero todavía no le han aparecido, hay muchas cosas que usted puede hacer para ayudar a prevenirlas.

¿Efectos secundarios? Ocasionalmente, la solución causará un calambre muscular temporal cerca del tobillo o en la parte de atrás de la pantorrilla inferior, el cual su médico puede hacer desaparecer con un masaje en un minuto o dos. Raramente, puede resultar una úlcera en la piel debido a que el líquido escapa de una vena, o se pueden formar nuevas venas de araña llamadas *mats*, dice él. También puede haber unas decoloraciones color café en la piel, las cuales casi siempre se desvanecen completamente por sí solas aunque pueden quitarse usando láser de vapor de cobre.

El láser *pulsed-dye* también es usado por algunos médicos para extirpar los capilares faciales dilatados, dice el doctor David Green, un dermatólogo en el Centro de Venas Varicosas en Bethesda, Maryland. Los ondas de luz que emite el láser son absorbidas por las moléculas de hemoglobina en la sangre. "Esto vaporiza la hemoglobina, la cual convierte la energía de la luz en energía de calor y 'esfuma' la pared del vaso", dice él.

Los láseres actuales no son tan efectivos sobre las venas o los capilares de la cintura para abajo" dice el doctor Green. "Pero son fantásticos en aquellos arriba del cuello, particularmente en la nariz y en las mejillas."

Quítese ese exceso de peso. Si usted está significativamente excedida de peso, un plan saludable y gradual de pérdida de peso puede ser el mayor aliado de sus venas, dice el doctor Alan Kanter, director médico del Centro de Venas del Condado de Orange, en Irvine, California. Las libras adicionales ponen una presión innecesaria en sus piernas.

Ponga fibra en su dieta. Asegúrese de que su dieta sea alta en fibra para mantener a sus intestinos saludables y su defecación suave. Esto evitará el esfuerzo excesivo debido al estreñimiento, dice el doctor Kanter. La fibra se encuentra en abundancia en las frutas, las verduras y los granos integrales.

Beba agua. Otra forma de suavizar su defecación es asegurándose de que está bien hidratada bebiendo por lo menos ocho vasos de agua diariamente, dice el doctor Kanter.

No empiece a fumar. O, si lo hace, déjelo, dice el doctor Geelhoed. Fumar aumenta su riesgo de desarrollar una enfermedad de las venas subyacente, la cual puede contribuir a las venas varicosas.

Levante pesas prudentemente. Los ejercicios de levantar pesas le ayudarán a controlar su peso, pero usted necesita hacerlo correctamente para evitar provocar un problema con las venas, dice el doctor Kanter. Use pesas pequeñas y haga más repeticiones en lugar de esforzarse con pesas más pesadas, dice él. Pida a un entrenador que diseñe un programa para usted.

Trote en piso suave. Planee su ruta para correr en superficies suaves como la tierra, el césped o la pista de toba volcánica (*cinder track*) siempre que sea posible, sugiere el doctor Kanter. El impacto al correr sobre el pavimento puede agravar la hinchazón de las venas.

Manténgase en movimiento en el trabajo. No permanezca sentada por dos o tres horas ininterrumpidamente mientras está trabajando, dice el doctor Perry. Asegúrese de levantarse y caminar a menudo para mantener la sangre circulando. El estudio Framingham encontró que las mujeres que se pasaban ocho horas o más al día en actividades sedentarias, sentadas o paradas, tenían una mayor incidencia de venas varicosas.

Tratamientos caseros para las que ya tiene

Si a usted ya le están apareciendo unas cuantas venas varicosas, aquí está como mantenerlas bajo control.

Duerma sobre algo inclinado. Coloque bloques de seis por seis pulgadas (15 x 15cm) bajo el pie de su cama y déjelos allí, dice el doctor Perry. Esto evita que la sangre se acumule en sus piernas durante la noche. Usted puede adaptarse fácilmente a la inclinación.

Use medias elásticas. Para unas cuantas venas pequeñas, compre medias elásticas de buena calidad en una buena tienda de ropa y úselas regularmente, dice el doctor Perry. Las medias elásticas están disponibles en estilos que llegan a la rodilla, hasta los muslos y pantimedias. La compresión leve ayudará a mantener a sus venas bajas, dice él. Cuando hay una mayor cantidad de venas o son más grandes, usted puede necesitar usar medias de compresión gradiente, disponibles sin receta en la mayoría de las farmacias.

Pruebe las medias gradientes. Si sus venas son relativamente grandes, aun las medias elásticas de buena calidad no van a ser suficientes, dice el doctor Perry. En lugar de estas, pídale a su doctor que le recete medias de compresión gradientes hechas a medida. (En inglés, éstas se llaman *gradient compression stockings*.) "Son calientes y pesadas pero sí ayudan", dice él. La mayoría de las mujeres optan por usarlas en el trabajo debajo de los pantalones y guardan las medias elásticas más finas para ocasiones especiales.

Opciones médicas para desvanecer esas venas

Hay dos tratamientos médicos básicos disponibles para las venas varicosas: la escleroterapia (inyección) y la extirpación quirúrgica (*stripping*).

El último avance tanto en la escleroterapia como en la cirugía de venas es el uso de la tecnología de ondas de sonido, llamada imaginología dúplex de ultrasonido. El equipo de ultrasonido se usa para localizar las venas profundas con problemas y para guiar las inyecciones con precisión, dice el doctor Kanter. Y el ultrasonido es tanto indoloro como seguro.

La escleroterapia consiste en inyectar una solución dentro de la vena, causando que las paredes de la vena sean absorbidas por el cuerpo. No se necesita anestesia y "usted puede estar caminando y atendiendo sus asuntos inmediatamente después", dice el doctor David Green, un dermatólogo en el Centro de Venas Varicosas en Bethesda, Maryland. Unas cuantas semanas o meses después, la vena se seca y se vuelve un hilo invisible de tejido de cicatriz bajo la piel.

Si usted ha tenido venas varicosas grandes tratadas por escleroterapia, necesitará usar medias de compresión gradientes por hasta seis semanas después, dice el doctor Green.

El costo oscila por lo general entre $100 y varios cientos de dólares, dependiendo del número de inyecciones que se necesiten. Pueden requerirse tratamientos múltiples si usted tiene varias venas afectadas.

¿Quién es candidata? Prácticamente cualquiera, siempre y cuando usted no esté embarazada y no tenga una historia de trastornos de obstrucción en la sangre, dice el doctor Green. Pero aunque el procedimiento es sencillo y efectivo, hay efectos secundarios potenciales. Si la solución se escapa de la vena, puede causar una úlcera en la piel. Y en hasta un 20 por ciento de los pacientes, aparece una línea color café sobre la piel, siguiendo el curso de la vena. En más del 90 por ciento de estos pacientes, la decoloración se desvanece completamente al pasar los meses o en un año o dos, dice el doctor Green.

Los láseres pueden remover la decoloración cuando son manejados por un médico experto en usar el láser de vapor de cobre. Un estudio australiano mostró que 11 de 16 pacientes tratadas con la terapia de láser con vapor de cobre para la decoloración causada por la escleroterapia mejoraron significativamente después de tres meses.

La extirpación quirúrgica (*stripping*) se recomienda algunas veces para venas varicosas graves. Aunque algunas pacientes pueden someterse a la operación con anestesia local, la mayoría de los cirujanos prefieren una anestesia general ligera, dice el doctor Perry. Muchas pacientes se someten a la operación como pacientes ambulantes, regresando a sus casas más tarde el mismo día. Las medias de compresión se usan por varias semanas a meses después de la operación.

A pesar de que las venas afectadas se extirpan completamente, no existe ningún riesgo para su circulación, porque otros vasos pueden fácilmente compensar la pérdida de las venas superficiales, dice el doctor Perry.

Aunque usualmente quedan algunas cicatrices como resultado de la cirugía, a menudo se pueden extirpar grandes longitudes de vena a través de varias incisiones minúsculas.

¿Cuáles son las ventajas de la cirugía? Muchos especialistas en venas dicen que aun las venas varicosas grandes se pueden tratar efectivamente con escleroterapia. Pero algunos cirujanos vasculares hacen notar que hay un índice alto de recurrencia con el tratamiento por inyecciones, y a menudo se requieren visitas múltiples si usted tiene muchas venas afectadas. Sin embargo, cuando se usa la imaginología de ultrasonido para ayudar a guiar la cirugía, los resultados preliminares muestran un índice de éxito más alto en menos visitas.

Tercera Parte

Recupere su juventud

AERÓBICOS

Beba de la fuente de la juventud

¿Qué piensa usted cuando oye la palabra "aeróbicos"? Lo más probable es que piense en las clases de aeróbicos, a las que usted asiste fielmente dos o tres días a la semana —siempre que tiene tiempo.

Hoy en día las clases de aeróbicos son una de las actividades más populares en los gimnasios, especialmente entre las mujeres. Tanto es así que la palabra "aeróbicos" se ha convertido en una especie de palabra de moda para estar en buena condición física.

Y eso es apropiado. Las clases de aeróbicos aceleran a su corazón, por lo general duran de 20 minutos a una hora y hacen trabajar a sus grupos de músculos más importantes, mejorando su sistema cardiovascular y poniéndola a usted en forma.

Pero el término *aeróbicos* va más allá de sus clases en el gimnasio. Toda una gama de ejercicios —andar en bicicleta, correr, caminar y nadar, por ejemplo— son aeróbicos. Y estos pueden lograr más que sólo hacerla sentirse en buena forma. Pueden hacer que se sienta más joven, tanto ahora como en los años por venir. De hecho, cuando se trata de rejuvenecedores, el ejercicio aeróbico está allí justo a la cabeza de la lista. Sus beneficios son a largo plazo.

Los ejercicios aeróbicos ayudan a combatir el envejecimiento al prevenir las enfermedades del corazón, mantener la fuerza en los músculos y huesos y conservar su mente aguda. Es posible que también desempeñe un papel en evitar la diabetes y ciertas formas de cáncer. Además puede ayudar a quitar fuerza al estrés diario estimulando su estado de ánimo y nivel de energía. A menudo el síndrome premenstrual (o *PMS*, por sus siglas en inglés) y los síntomas de la menopausia se reducen con el ejercicio.

"El cliché es que si alguna vez hubo una Fuente de la Juventud, es esta", dice el doctor William Simpson, profesor de medicina familiar en el Departamento de Medicina Familiar en la Universidad Médica de Carolina del Sur, en Charleston. La persona que se involucra regularmente en el ejercicio aeróbico junto con un entrenamiento de resistencia tiene la preparación física óptima para envejecer, dice él.

Un amigo de su corazón

Un mayor beneficio del ejercicio aeróbico es su efecto en el corazón y sistema cardiovascular. La evidencia existente muestra que el ejercicio aeróbico ayuda a disminuir el riesgo de enfermedades cardiovasculares, el asesino número uno tanto de los hombres como de las mujeres en los Estados Unidos, dice Alan Mikesky, Ph.D., un fisiólogo en ejercicio y profesor en la Escuela de Educación Física de la Universidad de Indiana, en Indianápolis. Y esa es la razón principal por la cual el ejercicio aeróbico debería ser una prioridad, dice Mikesky.

La cantidad de protección que el ejercicio aeróbico ofrece a las mujeres contra las enfermedades del corazón no se conoce, dice el doctor Simpson. Eso es debido a que los estudios de las últimas dos décadas se han concentrado en los hombres. "Realmente todavía no ha habido estudios amplios con las mujeres", dice él. Pero los investigadores sospechan que las mujeres obtienen los mismos beneficios que los hombres.

La investigación muestra que el ejercicio aeróbico puede reducir el riesgo del primer ataque al corazón en los hombres. En un estudio a 16.936 ex alumnos de Harvard entre los 35 y los 74 años de edad, los hombres que eran menos activos tenían un riesgo de más del 64 por ciento de un ataque al corazón que los hombres más activos.

Los datos precisos también indican que los hombres sedentarios tienen un riesgo de más del 30 al 40 por ciento de morir de una enfermedad coronaria del corazón que los hombres que queman arriba de 1.000 calorías a la semana haciendo ejercicio —el equivalente a caminar 10 millas/16 km (cerca de 40 minutos al día, tres a cuatro veces por semana).

Bombear para circular, quemar y bajar

El ejercicio aeróbico puede ayudar a reducir su riesgo de una enfermedad del corazón al fortalecer a su corazón y hacerlo más eficiente. Cuando usted hace ejercicio, sus músculos requieren más combustible, es decir, oxígeno. Por lo tanto su corazón bombea más enérgicamente a fin de empujar más sangre —el vehículo que transporta al oxígeno— a los músculos distantes. Cuando el corazón trabaja más enérgicamente de esta manera en forma regular, se vuelve más fuerte y más eficiente, dice el doctor Simpson.

El ejercicio también ayuda a mejorar la calidad de la circulación. "El ejercicio tiende a dilatar los vasos para que el corazón pueda bombear más fácilmente y abastecer de sangre al resto del cuerpo", dice el doctor Simpson. El resultado es que cuando usted está reposando la presión de la sangre disminuye. "El corazón no necesita trabajar tan enérgicamente contra la resistencia."

El ejercicio aeróbico también ayuda a aumentar su ritmo metabólico, el ritmo al cual su cuerpo quema calorías. A los niveles de bombeo del corazón, el ejercicio quema suficientes calorías como para reducir la grasa en el cuerpo, lo cual resulta en una pérdida de peso.

Mantenerse en forma no solamente la ayuda a sentirse mejor pero también puede ayudar a mantener la presión arterial baja, un riesgo importante para las enfermedades del corazón. Los estudios indican que la presión arterial también se puede reducir haciendo ejercicio por lo menos tres veces a la semana. Y en un estudio a 641 mujeres entre los 50 y los 89 años de edad realizado en la Universidad de California, San Diego, la presión arterial era notablemente más baja en las mujeres activas en comparación con las mujeres sedentarias.

Dele una paliza al colesterol

El ejercicio puede también ayudar a reducir su riesgo de enfermedades del corazón al mantener a su colesterol bajo control. Los estudios muestran que el ejercicio aumenta el colesterol tipo lipoproteína de alta densidad (o *HDL*, por sus siglas en inglés), el colesterol bueno que ayuda a barrer de sus arterias el colesterol tipo lipoproteína de baja densidad (o *LDL*, por sus siglas en inglés), el colesterol malo. Se ha demostrado que el ejercicio de alta intensidad aumenta los niveles de HDL de un 5 a un 15 por ciento.

La investigación indica que el ejercicio aeróbico aumenta los niveles de colesterol HDL en las mujeres así como en los hombres. Cuando las mujeres participan en hacer ejercicio regularmente —digamos, los 30 minutos recomendados de ejercicio tres veces a la semana a un mínimo del 50 por ciento del ritmo máximo cardíaco (220 menos su edad)— los niveles elevados de colesterol tienden a disminuir.

La buena noticia para las mujeres es que ellas no tienen que ejercitar tan duro como los hombres para obtener los mismos resultados. Para las mujeres, los niveles moderados de ejercicio parecen ser efectivos para levantar el HDL. Los hombres, por otro lado, parece que requieren ejercicios más extenuantes.

Una buena manera de ayudar a los huesos

El ejercicio aeróbico también es efectivo para ayudar a mantener la fuerza de los huesos. Los ejercicios de cargar el propio peso provocan tensión en el hueso, y esa tensión ayuda a mantener o aumentar la fuerza de éste. Esto es especialmente importante en las mujeres que han pasado la menopausia, las cuales experimentan una rápida pérdida de hueso a un paso de 2 a 4 por ciento cada año.

La disminución en la densidad ósea que ocurre con el envejecimiento, conocida como osteoporosis, es responsable de 1,3 millones de fracturas de huesos por año. Un tercio de las mujeres mayores de 65 años de edad sufren fracturas de la espina vertebral y un 15 por ciento se fracturan las caderas.

Los ejercicios aeróbicos que son especialmente efectivos son los de cargar el propio peso tales como caminar y correr. Aun andar en bicicleta, ya sea estacionaria o moviéndose, puede ser efectivo. Simplemente aumente la resistencia contra la cual usted pedalea, dice la doctora Sydney Bonnick, directora de servicios de osteoporosis en la Universidad para Mujeres de Texas, en Denton. "Eso fortalece los músculos de la parte superior de las caderas y los muslos para que jalen del hueso, lo cual es un buen estímulo para el crecimiento óseo", dice ella. Desafortunadamente, un ejercicio popular para las mujeres mayores, el nadar, no es de cargar el propio peso y parece ser menos efectivo.

Una cuestión de cómo conservar la memoria

¿Sabía usted que el ejercicio puede conservarla joven al prevenir la disminución de su bienestar mental? Pues sí puede, según Joanne Stevenson, R.N., Ph.D., profesora de enfermería en el Colegio de Enfermería de la Universidad Estatal de Ohio, en Columbus, quien se especializa en cómo el ejercicio afecta la memoria en los ancianos.

La memoria de largo plazo —la capacidad de recordar sucesos distantes— generalmente no se deteriora al envejecer. Pero la memoria de corto plazo —la capacidad de recordar sucesos recientes— sí. Parte de la razón para esto, dice la doctora Stevenson, es que al hacernos viejas, las células del cerebro no reciben la misma cantidad de nutrientes y oxígeno que solían recibir antes. El ejercicio aeróbico puede desacelerar eso. También ayuda a aumentar el número de químicos cerebrales llamados neurotransmisores para que los mensajes se puedan llevar más rápidamente a través de las células cerebrales, dice ella. "El ejercicio, al mantener un alto nivel de nutrientes y alto nivel de oxigenación, previene el proceso de envejecer en cierta forma."

El envejecer también puede afectar lo que los investigadores llaman inteligencia fluida —su capacidad para conceptualizar. Este tipo de memoria requiere más oxígeno al cerebro que cualquier otra tarea mental. "Pensar y adquirir ideas realmente rápido —obtener el gestaltismo en su totalidad— se hace más lento cuando llega a la edad madura y al entrar a la edad avanzada", dice la doctora Stevenson. "El ejercicio aeróbico haría mas lento este proceso del envejecimiento de la mente", dice ella, y le permitiría a la gente conservar la flexibilidad y rapidez mental por un período más largo de tiempo.

Resistencia a las enfermedades

El ejercicio puede desempeñar un papel importante en eludir la diabetes y el cáncer.

La diabetes tipo II, una enfermedad en la cual el cuerpo produce menos insulina y se vuelve resistente a la insulina, afecta a entre 10 y 12 millones de adultos de 20 años de edad o mayores. La evidencia preliminar sugiere que el ejercicio ayuda a aumentar la sensibilidad a la insulina y la resistencia a la enfermedad.

En un estudio a 87.253 mujeres entre los 34 y los 59 años de edad llevado a cabo en el Laboratorio Channing de la Escuela de Medicina de Harvard y en el Hospital Brigham y de Mujeres, ambos en Boston, las mujeres que hacían ejercicio vigorosamente por lo menos una vez por semana redujeron su riesgo a la diabetes.

En otro estudio a 5.990 ex alumnos masculinos de la Universidad de Pensilvania, en Filadelfia, la incidencia de diabetes disminuyó al aumentar la actividad física. Por cada 500 calorías adicionales que se quemaban a través de la actividad, el riesgo de diabetes bajó en un 6 por ciento. El estudio indicó que la actividad física creciente puede ayudar a prevenir o retrasar la diabetes, y que las actividades vigorosas pueden tener un impacto mayor que las más moderadas.

La actividad física puede desempeñar un papel en disuadir al cáncer, particularmente el cáncer del colon. En un estudio a 17.148 ex alumnos de Harvard, aquellos que eran altamente activos redujeron su riesgo de cáncer del colon en un 15 por ciento en comparación con los ex alumnos inactivos. Los investigadores sospechan que el ejercicio puede proteger contra el cáncer del colon probablemente reduciendo la cantidad de tiempo que los agentes potenciales causantes del cáncer toman para moverse a través del sistema intestinal.

El rendimiento inmediato

El ejercicio aeróbico puede hacer que se sienta más joven hoy estimulando su autoestima y mejorando su actitud mental. El ejercicio regular produce varias recompensas —fuerza muscular, beneficios en su nivel de condición aeróbica, sensación de control sobre su entorno y reacciones positivas de las amistades con quienes usted hace ejercicio— que la pueden hacer sentir mejor con usted misma.

Un estudio a 26 atletas universitarios encontró que una sesión de 30 minutos de andar en una bicicleta especial de ejercicio redujo la ansiedad significativamente y el efecto duró por hasta una hora después de la sesión de ejercicio.

El ejercicio aeróbico también puede ayudar a combatir la fatiga. "A pesar de lo que la gente siente a veces, un programa de ejercicio tiende a aumentar los niveles de energía más que a reducirlos", dice el doctor Simpson. Si las personas se detuvieran y prestaran atención a cómo se sienten después del ejercicio, reconocerían que se sienten más alertas y más vigorosas, y que esas sensaciones pueden durar por varias horas después de la sesión de ejercicio, dice él.

El ejercicio probablemente ayuda a reducir la ansiedad y la fatiga al estimular los niveles de las endorfinas, los elevadores naturales del estado de ánimo del cuerpo. Las mujeres que hacen ejercicio regularmente también encuentran que el ejercicio ayuda a disminuir los síntomas del síndrome premenstrual (*PMS*, por sus siglas en inglés) como son la ansiedad, irritabilidad y depresión así como los sentimientos de depresión que acompañan a la menopausia.

Baile al son que toca su corazón

Digamos que usted no ha estado haciendo ejercicio y apenas empieza un programa. ¿Cómo sabe si está ejercitando lo suficiente? Una forma de saberlo es tomándose el pulso.

Empiece por ponerse como objetivo el 50 a 65 por ciento del ritmo máximo de su corazón. Tome su edad y réstela de 220. El resultado es su ritmo máximo del corazón. Tome el 50 por ciento y el 65 por ciento de eso para obtener el alcance objetivo del ritmo de su corazón.

Por lo tanto si usted tiene 40 años de edad, aquí está cómo determinar su alcance del corazón: 220 menos 40 es 180; el 50 por ciento de 180 es 90, y el 65 por ciento de 180 es 117. Eso quiere decir que su objetivo debe estar entre 90 y 117 pulsaciones por minuto. Para evaluar si usted está haciendo ejercicio a ese ritmo, se puede tomar el pulso por 15 segundos y multiplicar el número de pulsaciones por 4.

Si el número que obtiene como resultado es menor que su ritmo objetivo del corazón, en este caso 90, usted necesita ejercitar un poco más enérgicamente. Si su número es superior a 117, vaya un poco más despacio; lo más probable es que está ejercitando a un paso que es demasiado rápido para su nivel de condición física, y probablemente no será capaz de mantener esa intensidad por los 30 minutos designados. También podría elevar su presión arterial demasiado alta.

Otra forma de medir si está ejercitando lo suficiente es la escala para la clasificación de esfuerzo percibido (o *RPE*, por sus siglas en inglés). Esta es una escala de 10 puntos que va desde 0 hasta 10. Si usted estaba haciendo ejercicio a una intensidad que se sentía muy ligera para usted, usted estaría en el 1 de la escala, mientras que si estaba haciendo ejercicio a un nivel que es muy enérgico, usted se daría un 10. Si siente que su nivel de ejercicio es moderado, su clasificación sería de 3.

Las endorfinas también pueden servir como los analgésicos naturales del cuerpo. Esa podría ser la razón por la cual la actividad física regular, que provoca la secreción de las endorfinas, puede ayudar a reducir los calambres premenstruales.

Con todos estos beneficios no debería sorprenderle que el ejercicio aeróbico pueda ayudarle a vivir más tiempo. En un estudio a 3.120 mujeres adultas realizado por el Instituto Cooper para la Investigación de Aeróbicos, en Dallas, cuanto más alto era su nivel de estar en forma, más bajo era su índice de fallecimientos.

Un seguimiento a un estudio de Harvard encontró que para cuando tenían 80 años de edad, los hombres que habían hecho el ejercicio adecuado entre los 35 y los 79 años de edad vivieron uno a dos años más que los hombres que no habían hecho ejercicio regular.

Lo que los médicos recomiendan

Las pautas generales para los ejercicios aeróbicos han sido hacer 30 minutos de ejercicios aeróbicos continuos que eleven el ritmo de su corazón entre el 50 y 90 por ciento de su ritmo máximo, al menos tres veces por semana. Qué tan alto necesita usted elevar el ritmo de su corazón para obtener los beneficios rejuvenecedores depende de su edad, sexo y nivel actual de condición física. Por lo general, las mujeres que están en un nivel bajo de condición física deberían tratar de alcanzar una intensidad de ejercicio entre el 50 y 65 por ciento de su ritmo máximo del corazón. Las mujeres en un estado normal de condición física deberían tratar de llegar entre el 70 y 75 por ciento de su ritmo máximo del corazón, y las mujeres en forma excelente deberían tratar de llegar entre el 80 y 90 por ciento de su ritmo máximo del corazón.

Las estadísticas muestran que sólo el 22 por ciento de los estadounidenses hacen los 30 minutos recomendados tres veces por semana. Por ello, si hacer esa cantidad de ejercicio está fuera de sus posibilidades, entonces trate de acumular 30 minutos de ejercicio durante el transcurso del día —digamos caminando 10 minutos antes del trabajo, 10 minutos a la hora del almuerzo y 10 minutos después de que llega usted a la casa. Hay evidencia creciente para sugerir que es la cantidad acumulada de actividad, no la cantidad hecha en una sola vez, la que puede rendir los beneficios de salud a largo plazo.

Manos a la obra

Una cosa es saber que usted debería hacer ejercicio, y otra es llevarlo a la práctica y mantenerse en ello. Aquí hay algunos consejos para ayudarla.

Antes de todo, hágase revisar. Eso quiere decir un examen físico. Si usted apenas está empezando con un programa de ejercicios, vea a su doctora. Ella la revisará para ver si usted fumó alguna vez o si tiene una historia familiar de enfermedades del corazón, presión arterial alta, colesterol alto, muerte prematura o ataques al corazón, dice el doctor Simpson. Durante el examen físico su doctora le examinará la presión arterial y verificará si tiene alguna lesión previa en sus músculos o huesos que pudiera agravarse con el ejercicio, dice él. Si usted no ha hecho ejercicio en el pasado, tiene más de 35 años de edad y tiene factores de riesgo a una enfermedad del corazón, su doctora puede recomendar un electro-cardiograma de estrés o una prueba sobre una estera mecánica (*treadmill*).

Obtenga asesoramiento. Cuando usted empieza con su programa de ejercicios por primera vez, es muy importante obtener la supervisión de alguien que sepa acerca de ejercicio, dice Janet P. Wallace, Ph.D., profesora asociada de cinesiología de la Universidad de Indiana, en Bloomington. Si lo hace sola usted tenderá a excederse, así que encuentre a un entrenador que la mantenga en el camino correcto. Pregunte a los candidatos si han sido certificados por el Colegio de Medicina Deportiva de los Estados Unidos, el Consejo sobre Ejercicio de los Estados Unidos, la Asociación de Aeróbicos y Condición Física de los Estados Unidos, o la Asociación Nacional de Fuerza y Acondicionamiento. Trabajar con un entrenador puede hacer que usted se mantenga en el programa, dice la doctora Stevenson. Eso se debe a que si usted hace una cita para hacer ejercicio, existen menos probabilidades de que usted haga a un lado el ejercicio por unas cuantas horas en el sofá de la casa.

Hágalo una cita fija. En lugar de ver al ejercicio como una actividad para hacer durante su tiempo libre, véalo como una necesidad, dice el doctor Mikesky. En otras palabras, haga una cita con usted misma para hacer ejercicio, y decida que no puede cancelarse, posponerse o volverse a programar. Respete esa cita tal cual lo haría con cualquier otra.

Haga ejercicios de calentamiento. Es importante hacer ejercicios de calentamiento y estirarse antes de tirarse de cabeza en su sesión de ejercicio. Esto aumenta la circulación en los músculos, los hace más flexibles y ayuda a prevenir una lesión, dice Mark Taranta, un terapeuta físico y director de Práctica de Terapia Física, en Filadelfia. Pruebe caminar, trotar despacio o andar en una bicicleta a paso despacio por unos cuantos minutos, hasta que empieza a sudar ligeramente. Luego estírese por ocho a diez minutos.

Disfrútelo. Las personas tienen más éxito poniéndose en un programa regular de ejercicios cuando escogen una actividad que disfrutan, dice la doctora Wallace. Si es aburrido o demasiado duro, no va a mantenerse con este, así que pruebe diferentes cosas hasta que encuentre el tipo de ejercicio que a usted realmente le gusta.

Combínelas. "Las actividades aeróbicas no son las actividades más divertidas", dice la doctora Wallace, por ello trate de combinarlas con alguna otra actividad que a usted le guste. Si a usted le gusta el racquetball o el tenis (actividades anaeróbicas), trate de caminar durante 15 minutos antes o después. O combine diferentes tipos de actividades aeróbicas. "Si usted está en el gimnasio con muchos equipos aeróbicos, muévase de uno al otro", dice ella. Pasar diez minutos en cada uno va a ser menos aburrido. Por lo tanto pruebe la máquina escaladora (*stair climber*), después la bicicleta y después la estera mecánica (*treadmill*).

Vaya en pareja. Considere ir al gimnasio con su compañero, dice la doctora Wallace. Un estudio de 16 parejas casadas en su institución encontró que el índice de abandono por parte de los individuos que iban al gimnasio con sus cónyuges era mucho más bajo (6 por ciento) que el de aquellos que iban solos (42 por ciento). Ustedes no necesariamente tienen que hacer ejercicios juntos, nada más planeen ir juntos, dice la doctora Wallace.

Métase en un grupo. Si realmente tiene dificultades para hacer ejercicio por sí sola, considere la actividad en grupo. Participe en una clase de aeróbicos o en un grupo que corre. Empiece su propio club para caminar con compañeros del trabajo. Hacer ejercicio con otros le ayudará a perseverar en esto, dice la doctora Stevenson, porque va a tener que responder por usted misma. Si usted pierde una clase una semana, la próxima semana alguien le va a preguntar dónde estuvo, dice ella.

Sea floja de vez en cuando. Ponerse en una rutina regular de ejercicio puede tomar algo de tiempo, así que permítase usted un desliz de vez en cuando. Tome una semana a la vez, dice la doctora Wallace. "Si usted no lo hace un día o una semana, todavía tiene la próxima semana", dice ella.

AFIRMACIONES

Honores que usted merece

Algunos días, todas las personas son muy criticonas. Como nuestros maridos ("Ese vestido te queda horrible"). Y nuestras hijas ("Mami, ¡el arroz quedó malísimo!"). Por no mencionar a nuestros jefes ("Esa idea es atroz"). ¡Caramba! ¿Sería mucho pedir que se nos hiciera un elogio de vez en cuando?

Bueno, en lugar de esperar que otra persona lo haga, ¿por qué no decir algo agradable acerca de usted a si misma —una afirmación? Estas son frases cortas, positivas acerca de usted, su vida y su mundo. Y los expertos dicen que el repetirlas diariamente puede desarrollar la autoestima, darle una impulsión estimulante de vitalidad y ayudarla a ver las cosas de una manera más optimista.

"Hay tanto negatividad alrededor que después de un tiempo tiende a hundirla", dice Susan Jeffers, Ph.D., una sicóloga en Tesuque, Nuevo México y autora de *Feel the Fear and Do It Anyway* (Sienta el temor y hágalo de todos modos). "Las afirmaciones pueden ayudarla a vivir una vida más feliz y a disminuir el desorden negativo que empaña su propósito en la vida. Son unos estimulantes extraordinariamente potentes."

El poder de hablar positivamente

Deténgase y escuche sus pensamientos por unos cuantos minutos. Si usted es como la mayoría de las mujeres, la charla dentro de su cabeza es abrumadoramente negativo. "Cada vez que alguien le hace un elogio, usted lo ahuyenta con un coro de abucheos", dice la doctora Jeffers. "Por alguna razón, la "cotorra" que tenemos en nuestras mentes simplemente no quiere aceptar el hecho de que nosotras tenemos puntos positivos."

Las afirmaciones pueden contrarrestar esa potente voz interna negativa y reducirla eventualmente a un susurro. Mientras más cosas positivas digamos —acerca de nuestros éxitos, nuestros sentimientos y nuestras ambiciones—

Palabras de éxito

¿Quiere ser fuerte, agresiva y exitosa? ¡Empiece a hablar como si lo fuera! "Mucho de lo que decimos a otras personas está lleno de palabras de dolor —frases como 'no puedo' o 'yo debería' dice Susan Jeffers, Ph.D., una sicóloga en Tesuque, Nuevo México, y autora de *Feel the Fear and Do It Anyway* (Sienta el temor y hágalo de todos modos). "Si nosotras reemplazamos estas palabras de dolor con palabras de fuerza, realmente cambia nuestra actitud y punto de vista. Las palabras de fuerza son como afirmaciones que usted puede incluir dentro del hablar cotidiano, y usarlas todo el tiempo."

Ponga atención a lo que usted dice por unos cuantos días, dice la doctora Jeffers. Si se oye a usted misma repitiendo frases de dolor como las que aparecen en la columna de la izquierda, trate de reemplazarlas con las frases de poder a la derecha.

Frases de dolor	Frases de poder
No puedo.	No lo haré.
Yo debería.	Yo podría.
Yo espero.	Yo lo sé.
Si acaso.	La próxima vez.
No es mi culpa.	Soy responsable.
Es un problema.	Es una oportunidad.
¿Qué haré?	Yo lo puedo manejar.
La vida es una lucha.	La vida es una aventura.

menos tiempo tendremos para los pensamientos negativos. Aun cuando usted al principio no crea lo que está diciendo, la doctora Jeffers dice que tarde o temprano los mensajes optimistas se filtrarán dentro de nuestro subconsciente y se volverán exactamente tan poderosos como alguna vez lo fueron los pensamientos negativos.

Seguro, suena un poco exagerado. ¿Cómo puede ser que repitiendo una frase como "yo tengo éxito en todo lo que hago" realmente haga que usted tenga éxito?

"El poder de la sugestión es muy fuerte", dice Douglas Bloch, un consejero con base en Portland, Oregon, conferencista y autor de *Words That Heal: Affirmations and Meditations for Daily Living* (Palabras que curan: afirmaciones y meditaciones para el vivir cotidiano). "Cuando usted dice algo en voz alta y lo repite, hace que ese pensamiento sea concreto. Usted empieza a creerlo y comienza a tomar acción de acuerdo con ello." En otras palabras, si usted dice que es una empresaria exitosa, probablemente empezará a actuar con mayor confianza, ímpetu y deseo. Y el éxito es probable que la siga.

A menos que usted dude de la fuerza del optimismo, considere este estudio. Los investigadores de la Universidad de Pensilvania, en Filadelfia revisaron los discursos de la campaña de todos los candidatos importantes para Presidente de los Estados Unidos, entre 1948 y 1984. ¿El resultado? Los políticos que consistentemente dieron los discursos más positivos, basados en acción, durante la campaña ganaron nueve de las diez elecciones. Los candidatos que se restregaban las manos y rumiaban los temas —¿está escuchando, Jimmy Carter?— fueron derrotados.

"Es la actitud", dice la doctora Jeffers. "Cuando nos decimos a nosotras mismas que vamos a fracasar, que va a ser una lucha, nos estamos preparando para el fracaso. Pero cuando nos decimos que vamos a resolver cualquier cosa que pase en nuestras vidas, ganamos fuerza interna. Y nos preparamos para el éxito."

Las afirmaciones también son eliminadores de estrés infalibles. "Usted debería tener una lista de afirmaciones a la mano que pueda empezar a repetir cuando se sienta estresada", sugiere el doctor Emmett Miller, un experto en estrés reconocido nacionalmente y director médico del Centro de Apoyo y

Decir sí a sí misma

Por lo regular las afirmaciones funcionan mejor si las adapta a sus necesidades. Pero si usted recién empieza, los expertos sugieren que primero pruebe algunas de estas frases:

Yo estoy llena de potencial.
Yo puedo manejarlo.
Yo siento que me estoy haciendo más fuerte.
Todo está sucediendo perfectamente bien.
No hay nada que temer.
Yo tengo confianza y estoy segura de mi misma.
Yo merezco ser feliz.
Yo me perdono a mi misma y a otros.
Me acepto como soy.
Mis oraciones siempre encuentran una respuesta.

Educación del Cáncer, en Menlo Park, California. "No tienen que ser complicadas. Solamente pensar para usted misma 'yo puedo manejar esto' o 'yo sé más acerca de esto que nadie más aquí' funcionará. Esto la aleja del reflejo instintivo al estrés —el respirar rápido, las manos frías— y la lleva hacia la reacción razonada, el intelecto, la parte de usted que realmente puede manejarlo."

Dese una palmadita en la espalda

Antes de empezar a usar las afirmaciones, debe tener dos cosas. La primera es paciencia. "Puede tomar algo de tiempo superar todo la negatividad que usted ha formado", dice la doctora Jeffers. "Algunos de los efectos de las afirmaciones son inmediatos; se empezará a sentir un poco más optimista enseguida. Pero solamente con la repetición usted puede construir un sistema de pensamientos internos que le durará toda la vida."

La segunda cosa que usted necesita, por supuesto, son las afirmaciones. Aquí hay algunas sugerencias sobre cómo crearlas y usarlas.

Guárdelas como cosa personal. Las afirmaciones son para usted y para usted solamente. Así que examine su vida en búsqueda de las áreas que podrían mejorarse. ¿Quiere tener más confianza en sí misma?, ¿quisiera estar menos enojada?, ¿quiere llevarse mejor con sus compañeros de trabajo? Escoja una o dos metas para empezar, dice la doctora Jeffers, y anote el resto para tratar después.

Hágalas cortas y positivas. Probablemente decidió que una de sus metas es dejar de preocuparse tanto. Ponga sus pensamientos en forma positiva, manifieste su afirmación en una frase y fórmela siempre en el tiempo presente para hacerla más inmediata. "Yo lo dejo pasar y confío" o "todo está funcionando perfectamente bien" pueden funcionar para usted. Trate de decir sus afirmaciones unas cuantas veces para ver si funcionan. "Si funcionan, usted puede sentir cómo la tensión se escapa inmediatamente", dice la doctora Jeffers.

Escoja afirmaciones que manifiestan lo positivo, dice la doctora Jeffers. Estas son mejores que las frases que niegan algo negativo. Por ejemplo, diga "yo estoy creando una carrera exitosa" en lugar de "yo no voy a arruinar mi carrera."

Sea realista. Las afirmaciones son herramientas para ayudarla a alcanzar sus metas. No son encantos mágicos, así que no pida mucho muy rápido. "Hay una diferencia mínima entre el pensamiento positivo y el pensamiento anhelante", dice Bloch. Usted probablemente tendrá el mayor éxito si escoge afirmaciones que tienen que ver con las emociones, la confianza y la autoestima. Trate de evitar las afirmaciones que tienen que ver solamente con los bienes materiales. "Probablemente no va a funcionar si usted sigue repitiendo 'ahora estoy conduciendo un precioso carro deportivo rojo' ", dice Bloch.

Eso no quiere decir que eventualmente no tendrá su carro soñado. Si usted usa las afirmaciones correctamente, Bloch dice que pueden ayudar. Una afirmación como "yo tengo confianza en mi misma y soy exitosa" puede llevar a otra como "yo estoy lista para encontrar un empleo importante" y, a lo mejor, a una conversación real como por ejemplo "me llevaré ese carro deportivo ahora, señor vendedor, y que sea rojo."

Repita, repita, repita. Diga sus afirmaciones diariamente. La doctora Jeffers sugiere por lo menos 20 a 30 repeticiones por día. Y asegúrese de que las dice en voz alta. "Hay algo con respecto a oírlas que las hace más poderosas", dice la doctora Jeffers. Es una buena idea apartar regularmente ciertas horas del día para decirlas, y entonces agregue más cuando sea necesario.

Si siente la necesidad de decir afirmaciones en un lugar público, está bien decírselas mentalmente a si misma, según la doctora Jeffers.

Póngalas una y otra vez. Además de sus repeticiones orales diarias, pruebe grabar sus afirmaciones en un cassette. La doctora Jeffers sugiere ponerlas cuando se deja llevar por el sueño y otra vez enseguida después que se despierta. "Esos son momentos cuando existe una mayor probabilidad de que usted absorba el mensaje", dice ella. Otros momentos buenos: cuando está haciendo ejercicio, cuando está paseando al perro y mientras está preparando la cena. Si a usted no le gusta el sonido de su voz sin acompañamiento, ponga alguna música relajante de fondo cuando esté grabando sus afirmaciones.

Sorpréndase a usted misma. Esconda recordatorios en los lugares más inesperados. Escriba sus afirmaciones en días elegidos al azar en su agenda de citas. Póngalas en un marcador para libros dentro de una novela favorita. Péguelas abajo del lavabo en el baño para que las encuentre cuando esté limpiando. "Ver sus afirmaciones en lugares extraños en momentos inesperados es una forma excelente de reforzar el mensaje", dice la doctora Jeffers. "Es una sacudida de energía positiva."

Explore lo espiritual. Las afirmaciones funcionan mejor cuando usted menciona un poder superior, dice Bloch. "Nosotros obtenemos energía de la sensación que no estamos solos. Es confortante y liberador pedir guía espiritual", dice él.

Pruebe una afirmación como "yo soy verdaderamente afortunada" o "donde yo estoy está Dios". Incluso usted puede usar versos de la Biblia como afirmaciones: "El Señor es mi pastor; yo no careceré". Si las referencias religiosas la ponen incómoda, pruebe mirar hacia dentro, hacia lo que la doctora Jeffers llama su yo superior. Ella sugiere afirmaciones como "yo confío en mi misma" o "yo soy parte del universo". Ella explica "usted no tiene que creer que existe un dios. Sólo tiene que creer que puede alcanzar un punto más alto en su vida a través de la reflexión y la confianza."

Persevere. Las afirmaciones son un compromiso a largo plazo. Siga usándolas aunque las cosas vayan bien. "De lo contrario, se encontrará que cae en hábitos que la hunden", dice la doctora Jeffers. "Puede haber mucha negatividad en el mundo, pero el uso apropiado de las afirmaciones nos ayuda a ver la oportunidad de crecimiento en todas las cosas."

ALIMENTOS BAJOS EN GRASA

Coma mejor sin perder el sabor

Usted ha recorrido incontables veces anteriormente el sendero del bajo contenido de grasa. Usted sabe que el secreto para verse bien y vivir más tiempo es organizarse y sacar toda esa grasa, manteca y aceite fuera de su dieta. Por lo tanto usted corta la grasa por lo sano, gasta su presupuesto de comestibles en "comida saludable" de color verde y finge estar contenta.

No toma mucho tiempo para que sus papilas gustativas empiecen a cosquillear, su estómago empiece a gruñir y su imaginación se vuelva loca con las imágenes extrañas de helados de crema gigantes, bistecs jugosos y baldes de papas fritas doradas. Antes de que se dé cuenta, usted está cargando su carrito lleno de golosinas con suficientes chicharrones de harina, galletas y caramelos como para llenar un almacén. Y otro intento de hacer dieta se va al tacho.

Comer alimentos bajos en grasa solía ser una experiencia solitaria y miserable: casi nada de sabor y muy rara vez quedaba uno satisfecho. Pero en la actualidad, no tenemos que morirnos de hambre, sufrir o sacrificar el sabor por reducir el exceso de grasa en nuestras dietas. Hoy en día, los supermercados ofrecen tal surtido de frutas y verduras frescas y pasillo tras pasillo de productos que nos satisfacen, de buen sabor y bajos en grasa o de grasa reducida, que controlar el consumo de grasa es pan comido.

"Es una idea falsa que cortar la grasa significa renunciar a todos los alimentos que nos gustan", dice Judy Dodd, R.D., ex presidenta de la Asociación Dietética de los Estados Unidos y una consejera en alimentos y nutrición. "No hay alimentos malos, sólo los hábitos de comer son malos, los cuales se pueden cambiar fácilmente si usted toma las cosas paso a paso." Aquí esta cómo.

Una dieta para una vida más larga

¿Qué tal si una dieta especial baja en grasa la llevara más lejos de lo que usted se imagina —incluso a décadas adicionales de vida? Algunos científicos dicen que si usted reduce notablemente el número de calorías que come, podría vivir más años y aun décadas. ¿La trampa? Esta dieta debe ser para siempre —y requiere bastante autodenegación.

La Dieta Muy Baja en Calorías (o *VLCD*, por sus siglas en inglés) es también llamada un ayuno modificado. Algunos investigadores definen a las VLCDs como dietas que contienen 800 calorías o menos por día. Pero otros consideran que una dieta baja en grasa, llena de nutrientes de hasta 1.800 calorías por día para mujeres u hombres, es un ayuno razonablemente modificado.

Y funciona, dice el doctor Roy Walford, profesor de patología en la Universidad de California, Los Ángeles, y autor de *The 120-Year Diet* (La dieta de los 120 años). El doctor Walford sirvió como funcionario médico en jefe para *Biosphere 2* —un ecosistema cerrado en Arizona donde por dos años los científicos residentes experimentaron una escasez inesperada de alimento. En raciones estrictas diarias de aproximadamente 1.800 y 2.200 calorías (en lugar de las normales 2.500 que ellos esperaban dados sus altos niveles de actividad física), todos perdieron peso y mostraron reducciones marcadas en la presión arterial y el colesterol.

Estos resultados son consistentes con la restricción de alimento a roedores, la cual aumentó la duración de vida e hizo más lentos casi todos los cambios y enfermedades asociados con la edad, dice Edward J. Masoro, Ph.D., un fisiólogo y director del Centro de Investigación y Educación sobre el Envejecimiento, en el Centro de Ciencias de la Salud de la Universidad de Texas, en San Antonio. Pero el doctor Masoro piensa que un ayuno

Hágale un favor a su cuerpo

Supóngase que por años usted no ha tenido ningún problema con sus alimentos favoritos de costumbre. O usted realmente no está excedida de peso. ¿Necesita realmente tomarse la molestia de cambiar a un estilo de vida bajo en grasa a medida que envejece? La respuesta es un sí rotundo. La mayoría de los expertos concuerdan en que una dieta alta en grasa es una causante importante de toda clase de asesinos incluyendo la enfermedad cardiovascular, la presión arterial alta, la diabetes, el derrame cerebral y algunos tipos de cáncer.

modificado a largo plazo está "inexplorado" en los humanos y duda que mucha gente vaya a adoptar tal dieta estricta por la mayor parte de su vida.

Pero si usted es un espartano en secreto, aquí está como hacer una VLCD en forma segura.

Pídale ayuda a su médico. Nadie debería embarcarse en una dieta de ayuno a largo plazo sin supervisión médica, dicen los expertos.

Conozca su historia. Si usted es propensa a los cálculos biliares, aléjese de las VLCDs, dice el doctor James E. Everhart, de la División de Enfermedades Digestivas y Nutrición en el Instituto Nacional de Diabetes y Enfermedades Digestivas y del Riñón. Los estudios han mostrado que hasta un 25 por ciento de las personas en VLCDs desarrollan cálculos biliares, dice él.

Coma sanamente. "Un ayuno modificado saludable tiene que ser muy alto en nutrientes, sin comida basura", dice el doctor Walford. Simplemente no hay lugar para los alimentos altos en grasa o calorías desperdiciadas.

Lea Pritikin. Junto a la Dieta de los 120 Años, la más cercana a la del equipo de la *Biosphere* es el plan del Centro Pritikin de Longevidad —mayormente vegetariano, alto en fibra y con sólo 10 por ciento de sus calorías provenientes de la grasa, dice el doctor Walford.

Libérese del alcohol. Los resultados de la *Biosphere* provinieron de un ayuno modificado libre de alcohol, dice el doctor Walford.

Tome un suplemento de vitaminas y minerales. "Tome un complejo multivitamínico que contenga por lo menos la Asignación Dietética Recomendada para evitar deficiencias", dice el doctor Walford. Además, el equipo de la *Biosphere* tomó diariamente 400 UI de vitamina E y 500 miligramos de vitamina C.

Si una vida larga y libre de enfermedades no es una buena razón para optar por el bajo contenido de grasa, aquí hay otras tres que usted no puede ignorar: sus caderas, sus muslos y su barriga. "La grasa que usted come tiene mucha más probabilidad de ser la grasa que usted cargue", dice el doctor Robert Kushner, director de la Clínica de Nutrición y Control de Peso, en la Universidad de Chicago. "La grasa contiene cerca de nueve calorías por gramo, lo cual es cerca del doble de calorías que las proteínas y los carbohidratos. Y a diferencia de las proteínas y los carbohidratos, que fácilmente se queman y se metabolizan en el cuerpo, los alimentos grasos se queman despacio y tienen más probabilidades de almacenarse en las partes adiposas del cuerpo."

El problema, dice el doctor Kushner, es que nuestros cuerpos almacenan las calorías excesivas como células de grasa. Si nosotras comiéramos 100 calorías de grasa, casi todo se almacenaría como células de grasa en nuestras cinturas y caderas. Pero al convertir la misma cantidad de carbohidratos o proteína en grasa almacenada, su cuerpo en realidad quemaría cerca del 20 por ciento de ese total. En otras palabras, menos calorías se convierten en grasa en el cuerpo cuando comemos carbohidratos y proteínas que cuando comemos grasa sola.

De hecho, bastantes investigaciones científicas indican que sólo un poco menos de grasa en su dieta puede resultar en que usted se vea más delgada y en forma. Según un estudio de la Universidad de Cornell, en Ithaca, Nueva York, las personas en dietas bajas en grasa pierden peso aun cuando no tratan de restringir el total de calorías o la cantidad de alimentos que comen. Por once semanas, los trece participantes en este estudio simplemente redujeron su consumo de grasa entre un 20 y 25 por ciento del total de las calorías y en el proceso, perdieron peso al ritmo de cerca de media libra (225 g) por semana. Lo mejor de todo, estas personas no experimentaron retortijones de hambre, antojos o depresión.

Los estudios también muestran que una dieta baja en grasa reduce su riesgo de desarrollar enfermedades crónicas. El doctor James W. Anderson e investigadores de la Universidad de Kentucky, mostraron que adultos de 30 a 50 años de edad con niveles moderadamente altos de colesterol sérico (la substancia obstructora de las arterias que causa la presión arterial alta, la enfermedad del corazón y el derrame cerebral) pueden reducir sus niveles de colesterol en hasta un 9 por ciento con sólo recortar su consumo de grasa a un 25 por ciento de las calorías totales. Lo que es más, cuando esa dieta baja en grasa se combina con un consumo alto de fibra soluble (la substancia libre de la grasa que se encuentra en los productos de salvado de avena y de grano integral), el colesterol sérico se puede reducir aún más, hasta en un 13 por ciento.

En resumen: si la salud y la longevidad están entre sus metas, los alimentos bajos en grasa pueden llevarla hasta allí.

La verdad sobre la grasa

¿Así que todo esto significa que la grasa es una cosa mala, correcto? ¡Falso! En realidad es un nutriente esencial que actúa como una fuente de energía para el cuerpo y proporciona compuestos vitales a las células de nuestro cuerpo para que éstas pueden realizar sus funciones diarias.

Es solamente cuando comemos demasiada grasa —lo cual hacen la mayoría de las mujeres— que la grasa tiene el potencial de empezar problemas. "La típica mujer estadounidense obtiene tanto como el 40 por ciento de sus calorías de la grasa, lo cual es demasiado", dice Diane Grabowski, R.D., educadora de nutrición en el Centro Pritikin de Longevidad, en Santa Mónica, California.

LA CUENTA DE GRASA

Esta tabla enumera los porcentajes de grasa saturada e insaturada en los aceites y las grasas usados comúnmente para cocinar. (Los porcentajes pueden no sumar a un 100 por ciento ya que muchas de estas grasas tienen pequeñas cantidades de otras substancias grasosas).

Aceite/Grasa	(%) Grasa Saturada	(%) Grasa Monoinsaturada	(%) Grasa Poliinsaturada
11 MAGNÍFICOS ACEITES Y GRASAS PARA COCINAR . . .			
Aceite de *canola*	7	60	30
Aceite de cártamo	9	13	76
Aceite de nuez (nogal)	9	23	65
Aceite de girasol	11	20	67
Aceite de maíz	13	25	59
Aceite de oliva	14	76	9
Aceite de soja	15	24	59
Aceite de cacahuate (maní)	17	47	32
Aceite de arroz	19	42	38
Aceite de germen de trigo	19	15	63
Margarina	20	48	32
. . . MÁS 7 PARA EVITAR			
Aceite de coco	89	6	2
Mantequilla	64	29	4
Aceite de palma	50	36	9
Manteca	39	45	11
Grasa de pollo	30	45	20
Aceite de semilla de algodón	26	18	53
Manteca vegetal	25	45	20

"Eso es mucho, mucho más alto que las dietas de otras culturas. No es coincidencia que los Estados Unidos tenga una incidencia mucho más alta de enfermedades del corazón y obesidad que otras naciones del mundo."

(continúa en la página 408)

UNA LETANÍA DE ALIMENTOS BAJOS EN GRASA

Esta guía práctica le dará una buena idea de las clases de alimentos que usted debería hacer parte de su programa de comer menos grasa y cuántos gramos de grasa contiene cada uno.

Alimento	Porción	Grasa (g.)
PAN Y PRODUCTOS DE PAN		
Italiano	1 rebanada	0,0
Tortita de arroz (*Rice cake*)	1	0,3
Pita	1	0,6
Grano mixto	1 rebanada	0,9
Centeno	1 rebanada	0,9
Blanco	1 rebanada	1,0
Inglés	1	1,1
Integral de centeno (*Pumpernickel*)	1 rebanada	1,1
Tortilla, maíz	1	1,1
Trigo integral	1 rebanada	1,1
Salvado de avena	1 rebanada	1,2
Bagel	1	1,4
Francés	1 rebanada	1,4
Tortilla para taco	1	2,2
CEREALES		
Hojuelas de trigo	1 taza	0,0
Hojuelas de maíz	1 taza	0,1
Cuadrados de maíz	1 taza	0,1
Arroz inflado	1 taza	0,1
Trigo inflado	1 taza	0,1
Trigo desmenuzado (*Shredded wheat*)	1 *biscuit*	0,3
Hojuelas de salvado	1 taza	0,7
Germen de trigo, tostado	1 cucharada	0,8
Salvado con pasas	1 taza	1,0
Cuadrados de salvado	1 taza	1,4
Anillos de avena	1 taza	1,5
Harina de avena, instantánea	1 paquete	1,7
Harina de avena, cocinada	½ taza	2,4
QUESOS		
Queso de yogur	1 onza (28 g)	0,6
Requesón, 1% de grasa	½ taza	1,2

Alimento	Porción	Grasa (g.)
Parmesano, molido	1 cucharada	1,5
Suizo, de dieta	1 onza	2,0
Mozzarella, leche descremada	1 onza	4,5
Requesón, 4% de grasa	½ taza	4,7
Ricotta, parcialmente descremado	¼ taza	4,9
Monterey Jack, bajo en grasa	1 onza	6,0
Feta	1 onza	6,1
Queso azul	1 onza	8,1
Americano	1 onza	8,9

POLLO

Pechuga, sin piel, asada al horno	3½ onza (99 g)	3,5
Muslo, sin piel, asado al horno	1 pequeño	5,7
Enrollado de pollo, carne blanca	3½ onza	7,3
Pechuga, con piel, asada al horno	3½ onza	7,8
Pierna, sin piel, asada al horno	3½ onza	8,0
Pierna, sin piel, estofada	3½ onza	8,1
Pechuga, frita, enharinada	3½ onza	8,8
Muslo, frito, enharinado	1 pequeño	9,2

CONDIMENTOS

Rábano picante, preparado	1 cucharada	0,0
Salsa de soja, bajo sodio	1 cucharada	0,0
Salsa *Teriyaki*	1 cucharada	0,0
Salsa *Worcestershire*	1 cucharada	0,0
Salsa de arándanos rojos (*cranberry*)	¼ taza	0,1
Catsup	1 cucharada	0,1
Encurtido de pepino dulce (*Relish*)	1 cucharada	0,1
Mostaza amarilla	1 cucharada	0,3
Mostaza café	1 cucharada	1,0

GALLETAS

Obleas de centeno	1	0,0
Trigo integral, bajo sodio	1	0,0

(continúa)

UNA LETANÍA DE ALIMENTOS BAJOS EN GRASA —CONTINUADO

Alimento	Porción	Grasa (g.)
GALLETAS —CONTINUADO		
Bocadillos (meriendas o *snacks*) de centeno	1	0,4
Bocadillos de trigo	1	0,4
Graham	1	0,5
POSTRES		
Gelatina	1/2 taza	0,0
Torta blanca esponjosa	1 rebanada	0,1
Barra de higo	1	1,0
Yogur helado sabor a fruta	1/2 taza	1,0
Pudín (budín) de vainilla, sin azúcar, leche 2%	1/2 taza	1,2
Pudín de chocolate, sin azúcar, leche 2%	1/2 taza	1,9
Sorbete de naranja	1/2 taza	1,9
Galletita con pedacitos de chocolate	1	2,7
Vainilla, leche helada	1/2 taza	2,8
Magdalena (*cupcake*), sin glaseado	1	3,0
Bizcochuelo (*sponge cake*)	1 rebanada	3,1
Pudín de chocolate	1/2 taza	4,0
Pudín de tapioca	1/2 taza	4,0
Pudín de arroz con pasas	1/2 taza	4,1
Empanadilla de manzana	1 onza	4,7
Brownie, glaseado de chocolate	1	5,0
Magdalena, glaseado de chocolate	1	5,0
Donut sencilla	1	5,8
Vainilla, helado de crema	1/2 taza	7,2
Tarta de fresa	1	8,9
HUEVOS		
Clara solamente, cruda	1 grande	0,0
Entero, crudo	1 grande	5,0
PESCADO		
Anchoa, filete, enlatado	1	0,4
Atún, claro, enlatado en agua	3 1/2 onzas (99 g)	0,5

Alimento	Porción	Grasa (g.)
Bacalao, cocido	3½ onzas	0,9
Abadejo (*haddock*), cocido	3½ onzas	0,9
Platija (*flounder*), asado a la parrilla	3½ onzas	1,5
Lenguado, asado a la parrilla	3½ onzas	1,5
Hipogloso (halibut), asado a la parrilla	3½ onzas	2,9
Trucha arcoiris, cocida	3½ onzas	4,3
Pez espada, cocido	3½ onzas	5,1

FRUTAS

Alimento	Porción	Grasa (g.)
Ciruelos (*plums*)	2 pequeñas	0,0
Toronja	½ mediana	0,1
Melocotón (durazno)	1 mediano	0,1
Melón casaba, en cubos	1 taza	0,2
Melón *honeydew*, en cubos	1 taza	0,2
Naranja	1 mediana	0,2
Papaya (fruta bomba), rebanada	1 taza	0,2
Albaricoque	2 pequeños	0,3
Uvas	12	0,3
Kiwi	1 mediano	0,3
Cantaloup, en cubos	1 taza	0,4
Dátiles	½ taza	0,4
Ciruelas (*prunes*)	½ taza	0,4
Pasas	½ taza	0,4
Manzana, sin pelar	1 mediana	0,5
Plátano (guineo) amarillo	1 mediano	0,6
Arándanos (*blueberries*)	1 taza	0,6
Mango	1 mediano	0,6
Nectarina	1 mediana	0,6
Fresas	1 taza	0,6
Pera *Bartlett*	1 mediana	0,7
Piña, en trozos	1 taza	0,7
Sandía, en trozos	1 taza	0,7
Cerezas, dulces	12	0,8

SALSAS Y *GRAVIES* (JUGOS DE CARNE)

Alimento	Porción	Grasa (g.)
Salsa de chile	¼ taza	0,0
Salsa de tomate, enlatada	¼ taza	0,1

(continúa)

UNA LETANÍA DE ALIMENTOS BAJOS EN GRASA —CONTINUADO

Alimento	Porción	Grasa (g.)
SALSAS Y *GRAVIES* (JUGOS DE CARNE) —CONTINUADO		
Salsa de barbacoa	¼ taza	1,2
Gravy de res, enlatada	¼ taza	1,2
Gravy de pavo, enlatada	¼ taza	1,2
Salsa para tacos	¼ taza	1,4
Gravy de champiñones (hongos), enlatada	¼ taza	1,6
Salsa *Marinara*, enlatada	¼ taza	2,1
Salsa para espaguetis, enlatada	¼ taza	3,0
Gravy de pollo, enlatada	¼ taza	3,6
JUGOS		
Ciruela	1 taza	0,1
Arándano rojo (*Cranberry*)	1 taza	0,1
Uvas	1 taza	0,2
Manzana	1 taza	0,3
Naranja	1 taza	0,5
LEGUMBRES Y FRIJOLES (HABICHUELAS)		
Frijoles *Mung*, brotes	1 taza	0,2
Habas blancas (*Lima beans*)	1 taza	0,5
Lentejas, hervidas	1 taza	0,7
Frijoles *navy*, cocidos	1 taza	1,0
Frijoles colorados, enlatados	1 taza	1,0
Chícharos (guisantes) partidos, secos, cocidos	1 taza	1,0
Frijoles pintos, hervidos	1 taza	1,2
Frijoles blancos, hervidos	1 taza	1,2
Frijoles refritos	1 taza	2,7
Garbanzos, enlatados	1 taza	4,6
CARNES		
Tocino canadiense	1 rebanada	2,0
Lomo de puerco para asar, magro	3½ onzas (99 g)	4,8
Jamón, extra magro	3½ onzas	5,5
Ternera para asar, hombros y brazo, magros	3½ onzas	5,8

Alimento	Porción	Grasa (g.)
Chuleta de carnero, costilla, magra, asada a la parrilla	1	7,4
Pierna de carnero, magra, asada al horno	3$\frac{1}{2}$ onzas	7,7
Ternera, costilla, magra, dorada a fuego moderado (*braised*)	3$\frac{1}{2}$ onzas	7,8
Jamón, para asar, magro	3$\frac{1}{2}$ onzas	8,9
Rosbif, nalga, magro	3$\frac{1}{2}$ onzas	9,6
Res para estofado, brazo	3$\frac{1}{2}$ onzas	9,9

PRODUCTOS LACTEOS

Leche evaporada, descremada	$\frac{1}{2}$ taza	0,3
Leche descremada	1 taza	0,4
Sustituto de crema (*nondairy*)	1 cucharada	1,0
Sustituto de crema para batir, helada (*nondairy whipped topping*)	1 cucharada	1,2
Mitad crema y mitad leche (*half-and-half*)	1 cucharada	1,7
Suero de leche (*buttermilk*)	1 taza	2,2
Leche baja en grasa, 1%	1 taza	2,6
Crema agria, imitación	1 cucharada	2,6
Crema, baja en grasa	1 cucharada	2,9
Crema agria, cultivada	1 cucharada	3,0
Leche baja en grasa, 2%	1 taza	4,7
Crema, espesa, para batir	1 cucharada	5,5
Leche entera	1 taza	8,2

MUFFINS

Avena de salvado con pasas	1 pequeño	3,0
Arándano azul (*blueberry*)	1 pequeño	4,0
Maíz	1 pequeño	4,0
Salvado	1 pequeño	5,1

NUECES Y SEMILLAS

Castañas, asadas	$\frac{1}{2}$ taza	0,9
Semillas de sésamo, tostadas	1 cucharada	4,3
Semillas de calabaza *squash/pumpkin*, tostadas	$\frac{1}{2}$ taza	6,2

(continúa)

UNA LETANÍA DE ALIMENTOS BAJOS EN GRASA —CONTINUADO

Alimento	Porción	Grasa (g.)
ACEITES Y GRASAS		
Mayonesa baja en calorías	1 cucharadita	1,3
Margarina, de dieta, maíz	1 cucharadita	1,9
Mantequilla batida	1 cucharadita	2,4
Margarina batida	1 cucharadita	2,7
Mayonesa regular	1 cucharadita	3,7
Mantequilla regular	1 cucharadita	3,8
Margarina suave, maíz o cártamo	1 cucharadita	3,8
Margarina en barra, maíz	1 cucharadita	3,8
Aceite de oliva	1 cucharadita	4,5
Aceite vegetal	1 cucharadita	4,5
PASTAS Y GRANOS		
Arroz blanco, cocido	1 taza	0,0
Pasta *Bulgur*, cocida	1 taza	0,4
Macarrones, trigo integral, cocidos	1 taza	0,8
Espaguetis, cocidos	1 taza	1,0
Pasta de espinaca, cocida	1 taza	1,3
Arroz integral, cocido	1 taza	1,8
Fideos de huevo, cocidos	1 taza	2,0
Arroz español	1 taza	4,2
PANECILLOS Y *BISCUITS*		
Panecillos listos para hornear, *Brown 'n' serve*	1	2,0
Panecillos duros	1	2,0
Bollos para hamburguesas/ perros calientes	1	2,1
Biscuit	1 pequeño	5,1
MARISCOS		
Camarón, cocido	3½ onzas	1,1
Escalopes (vieiras), al vapor	3½ onzas	1,4
Almejas, cocidas	3½ onzas	5,8

Alimento	Porción	Grasa (g.)
PAVO		
Pechuga, sin piel, asada al horno	3½ onzas	0,7
Pastel de carne, de la pechuga	3½ onzas	1,6
Ahumado	3½ onzas	3,9
Jamón de pavo, del muslo	3½ onzas	5,0
Carne oscura, sin piel	3 onzas	7,2
Pastrami de pavo	3½ onzas	7,2
Rollo de pavo, carne blanca	3½ onzas	7,2
VERDURAS		
Zanahoria, cruda	1 mediana	0,1
Apio	1 tallo	0,1
Lechuga romana, cortada en tiras	1 taza	0,1
Sweet potato (camote, boniato), horneado	1 mediano	0,1
Acelga suiza, hervida	1 taza	0,1
Calabacín, hervido	1 taza	0,1
Butternut squash, horneada	1 taza	0,2
Coliflor, cruda	1 taza	0,2
Papa, asada, pelada	1 mediana	0,2
Espinaca, cruda, picada	1 taza	0,2
Acorn squash, horneada	1 taza	0,3
Champiñones (hongos), crudos	1 taza	0,3
Pimienta dulce, cruda	1 small	0,3
Tomate	1 medium	0,3
Brócoli, hervido	1 taza	0,4
Repollo, hervido	1 taza	0,4
Frijoles verdes o encerados, hervidos	1 taza	0,4
Espárragos, hervidos	1 taza	0,6
Summer squash, hervida	1 taza	0,6
Brussels sprouts, hervidos	1 taza	0,8
Maíz, fresco, hervido	1 mazorca pequeña	1,0
Anillo de cebolla, frito	1	2,7
Papas fritas, congeladas	10	4,4

La mayoría de los alimentos contienen algo de grasa en una cantidad u otra. Algunas veces es visible, como un trozo de bistec; otras veces está cuidadosamente escondida. Y la composición de la grasa puede variar de un alimento a otro. Cuando usted la ve bajo un microscopio, la grasa realmente consiste de compuestos llamados ácidos grasos. Los especialistas en nutrición han identificado tres ácidos grasos primarios basados en su composición química: saturados, monoinsaturados y poliinsaturados.

Cada alimento graso contiene estos tres ácidos grasos en distintas combinaciones. Por ejemplo, las grasas animales, la mantequilla y los aceites tropicales (como los aceites de palma o de coco) tienen concentraciones de grasas saturadas extremadamente altas. La margarina, el pescado y ciertos aceites para cocinar (como los aceites de cártamo y de maíz) contienen principalmente grasa poliinsaturada. Y los otros aceites (como los de *canola* y de oliva) así como los aguacates (paltas) y ciertas nueces, consisten principalmente de grasa monoinsaturada.

Cada uno de estos tres tipos engordan por igual nuestras cinturas, así que si usted está vigilando su consumo de grasa, lo mejor es cortar los tres. Pero los expertos piensan que deberíamos poner más énfasis en comer menos alimentos que son altos en grasas saturadas. "Las grasas saturadas tienden a elevar el nivel de colesterol en la sangre, lo cual aumenta el riesgo de la enfermedad del corazón", dice Grabowski.

Las grasas monoinsaturadas, por otro lado, parece que no producen este aumento en los niveles de colesterol de la sangre, mientras que los estudios muestran que las grasas poliinsaturadas en realidad pueden bajar su cuenta de colesterol. Esa es la razón por la cual si usted va a usar aceites en su cocina o va a comer alimentos que contienen grasa, sería mucho mejor para usted si esos alimentos o aceites contienen principalmente grasas monoinsaturadas o poliinsaturadas.

Los generales de la guerra contra la grasa

Cortar la grasa no debería ser una cuestión de todo o nada. De hecho, muchos de los alimentos que a usted le gustan ya son bajos en grasa. Y otros, no son tan malos —siempre y cuando usted no los coma todos los días. Aquí hay algunas opciones que Grabowski recomienda para que las incluya en su menú bajo en grasa.

Papas y sweet potatoes (camotes, *boniatos*). Las papas —del tipo para hornear— son una fuente de energía ligera y satisfaciente. Solamente no las cubra de mantequilla, crema agria o la salsa hecha de jugo de carne con harina.(*gravy*).

Legumbres. Los frijoles (habichuelas), los chícharos (guisantes) y las lentejas ofrecen las mismas vitaminas, minerales y proteínas esenciales que se encuentran en las carnes pero virtualmente sin nada de la grasa.

Frutas y verduras. Aunque hay un puñado de frutas y verduras altas en grasa (como los aguacates / paltas y los cocos), la mayoría contienen muy poca o nada de grasa. Y la poca que usted encuentra es por lo general monoinsaturada o poliinsaturada. Las frutas y las verduras también son excelentes fuentes de nutrientes tales como la fibra, las vitaminas, los minerales y los carbohidratos.

Panes y cereales de grano integral, pastas y arroz integral. Estos alimentos prácticamente no tienen grasa, a menos que los sobrecargue con mantequilla y salsas. También son nuestras mejores fuentes de carbohidratos complejos —los nutrientes que proporcionan a nuestros cuerpos la forma de energía más confiable y duradera— y fibra, la cual combate las enfermedades y ayuda en la digestión.

Pescado y aves. Una dieta baja en grasa no significa que debe pasársela sin carne. Si usted hace que el pescado, los mariscos y las aves sean sus principales fuentes de carne, obtendrá todas las proteínas y minerales de las carnes rojas, pero ni por cerca con tanta grasa.

Consejos para cortar la grasa

Usted no necesita parar en seco para reducir su consumo de grasa. Todo lo que se necesita son algunos cambios sencillos y graduales en sus hábitos de comer, para lograr algunas reducciones significativas. "Mire lo que usted ya está comiendo y cómo podría comer los mismos alimentos con menos grasa", aconseja Susan Kayman, R.D., Dr.P.H., una dietista y consultora con el Grupo Médico Kaiser Permanente, en Oakland, California. Aquí hay algunas sugerencias.

Evite ingredientes extras. Muchos de los alimentos que comemos son naturalmente bajos en grasa hasta que nosotras les agregamos esos extras como la mantequilla, los aliños (aderezos) y las cremas. Su programa de reducción de grasas puede comenzar al usar menos condimentos y adiciones grasosas. Por ejemplo, si usa sólo una cucharada de mermelada en su pan tostado de la mañana en lugar de mantequilla se ahorrará 100 calorías de grasa. O pruebe usar mostaza en sus sándwiches en lugar de mayonesa. "En el transcurso de un año, eso hará una gran diferencia", dice la doctora Kayman.

Póngale sazón. Añada hierbas, especias, o jugo de tomate o limón para reavivar a los alimentos que contienen poco sabor sin agregar grasa, dice Grabowski.

Opte por el queso bajo en grasa. El queso es uno de los estimulantes de la grasa más comunes en la dieta de una mujer, dice el investigador Wayne Miller, Ph.D., director de la Clínica de Pérdida de Peso en la Universidad de Indiana, en Bloomington. La mayoría de los quesos tienen un promedio de 66 por ciento de calorías de la grasa, pero algunos alcanzan incluso hasta el 80 por ciento. Generalmente usted puede distinguir las variedades altas y bajas en grasa por su color, dice el doctor Miller; los quesos blancos como el *mozarella*, el suizo, el *ricotta*, y el parmesano son más bajos en grasa que los quesos amarillos como el *cheddar* y el americano.

Redúzcala en la leche. Cambiar de leche entera a la de 1 por ciento puede reducir substancialmente su consumo de grasa: la leche de 1 por ciento obtiene el 23 por ciento de sus calorías de la grasa mientras que la leche entera obtiene el

48 por ciento. Para lograr los mejores resultados, opte por la leche descremada; prácticamente no tiene grasa. Si usted tiene problemas en acostumbrarse al sabor de la leche descremada o de la leche baja en grasa, el doctor Miller sugiere que haga la transición lentamente, combinándola con leche entera normal y aumentando gradualmente la cantidad de leche descremada o de 1 por ciento en la mezcla.

Pruebe las versiones bajas en grasa de sus favoritos. "Es más difícil resolverse a abandonar completamente la costumbre del helado de crema que simplemente cambiarlo por las variedades bajas en grasa o por el yogur helado bajo en grasa", dice la doctora Kayman. Hoy en día, con todos los productos especiales bajos en grasa y sin grasa disponibles, encontrar alternativas saludables a sus alimentos favoritos es más fácil de lo que jamás lo ha sido. Sólo tiene que buscar en su tienda de víveres los productos que dicen "*low fat*". Un estudio encontró que substituir los productos sin grasa en sólo siete categorías (queso crema, crema agria, aliño (aderezo) para ensaladas, postres congelados, queso procesado, dulces horneados y requesón) reduce el consumo diario de grasa en un 14 por ciento.

Consuma carnes más magras. Hay un lugar para la carne roja en una dieta baja en grasa si usted escoge correctamente y la come sólo dos o tres veces por semana, dice Dodd. Sus mejores opciones incluyen cortes como el *London broil* (bistec asado y cortado en lascas finas), *eye of round steak* (bistec de tapa) y sirloin tip (bistec de lomo), los cuales obtienen menos del 40 por ciento de sus calorías de la grasa. Mantenga sus porciones en aproximadamente 3 a 4 onzas (85 a 115 g) —el tamaño de un mazo de naipes. Recórteles la grasa visible antes de cocinarlas y prepárelas para asar a la parrilla o al horno.

Evite freír para reducir. Al consumir menos alimentos fritos va a cortar un montón de grasa de su dieta. Cocinar cualquier cosa en aceite, aun carne magra de aves, aumenta su contenido de grasa considerablemente, dice el doctor Miller. Según el Departamento de Agricultura de los Estados Unidos, el típico sándwich de pollo frito empanado tiene 15 gramos más de grasa que una hamburguesa de un cuarto de libra (113 g). En su lugar, opte por los alimentos asados u horneados, sugiere él.

Despelleje las aves. El pollo y el pavo ya son alternativas más magras a las carnes de res y de puerco, dice Grabowski, pero usted puede hacerlas aún más magras si les quita la piel antes de comerlas.

Refrigere y desnate. Grabowski recomienda una forma sencilla de hacer las salsas tipo *gravy* (hechas de jugo de carne con harina) y los caldos menos grasosos: después de cocinarlos, simplemente métalos en el refrigerador por varias horas. Mucha de la grasa se congelará y se elevará, entonces todo lo que tiene que hacer es quitar la capa de grasa con una cuchara o un colador. Cuando está lista para servirlos, simplemente recaliéntelos o métalos en el horno de microondas.

Llene su tanque cuando ataca el hambre. Si reemplaza la grasa por otros alimentos más satisfacientes y densos en nutrientes, en realidad usted puede comer más y todavía perder libras o mantener un peso saludable, dice Annette

Natow, R.D., Ph.D., de N.R.H. Nutrition Consultants, una compañía que asesora a las personas sobre temas de nutrición, en Valley Stream, Nueva York, y coautora de *The Fat Attack Plan* (El plan de ataque a la gordura). Dependa de los carbohidratos —pasta, cereales, panes, frijoles (habichuelas) y la mayoría de las verduras y frutas frescas— para llenarse sin la grasa. La mayoría de estos alimentos en su forma integral o sin procesar también están llenos de fibra, la cual se junta con la grasa y la hace salir con rapidez de su sistema.

Deje de ser golosa. Muchos alimentos azucarados también son altos en grasa. Una barra de chocolate, por ejemplo, obtiene la mayoría de sus calorías de la grasa, dice la doctora Natow. A menudo los antojos de dulces son realmente antojos de grasa disfrazados. Si usted quiere algo dulce, trate de comer alguna fruta fresca o un bol de cereal azucarado para desayunar con leche baja en grasa, dice ella. O cuando esté cocinando, use cocoa que tiene mucha menos grasa que el chocolate para cocinar.

Cómo controlar su consumo de grasa

Al seguir las normas anteriores, usted debería ser capaz de reducir su consumo de grasa a cerca del 30 por ciento del total de las calorías, que es la recomendación oficial del gobierno.

SUS METAS PERSONALES

Esta tabla le muestra el número máximo de gramos de grasa que debería consumir por día tanto para asegurarse de que no está consumiendo más del 20 por ciento de sus calorías totales de la grasa como para mantener su peso actual. Si usted está tratando de perder peso, concéntrese en el límite de grasa para su peso meta.

Su peso (lb.)/(kg)	Consumo de calorías	Límite de grasa (g)
110/50 kg.	1,300	29
120/55 kg.	1,400	31
130/59 kg.	1,600	35
140/64 kg.	1,700	38
150/68 kg.	1,800	40
160/73 kg.	1,900	42
170/77 kg.	2,000	44
180/82 kg.	2,200	48

Sin embargo, muchos expertos dicen que la meta del 30 por ciento no es suficiente. Por ejemplo, según Grabowski, el régimen para combatir la grasa del Centro Pritikin pide que se reduzca su consumo de grasa al 10 por ciento del total de las calorías.

Pero a menos que su médico recomiende específicamente que usted reduzca su consumo tanto así, una meta más realista es alrededor del 20 al 25 por ciento. Para lograr eso, usted necesita controlar muy de cerca la cantidad de grasa que come. "No es suficiente saber que las hojuelas de papa frita son malas", dice Ron Goor, Ph.D., ex coordinador del Programa Nacional de Educación sobre el Colesterol y coautor de *Choose to Lose Diet: a Food Lover's Guide to Permanent Weight Loss* (Dieta de optar por perder: una guía de pérdida permanente de peso para los amantes de la comida). "Necesita saber qué tan malas." Aquí está lo que usted debería hacer.

Haga un presupuesto de la grasa. Saber cuánta grasa puede comer por día es como recibir un salario, dice el doctor Goor. "Una vez que usted sabe cuánta grasa se puede permitir, si quiere usted puede despilfarrar su presupuesto en una doble hamburguesa con queso, siempre y cuando coma menos grasa por el resto del día." Su presupuesto está basado en su consumo total de calorías al día.

Lleve un diario de los alimentos. Consígase una guía para contar la grasa y las calorías (disponible en las librerías y supermercados) y lleve un registro de toda la comida que come durante unos tres días, dice el doctor Goor. Esto le dará una buena idea de cómo su dieta normal toma forma. Esto mejorará su conciencia más sobre lo que pone dentro de su boca, y aumentará la probabilidad de que piense en alternativas bajas en grasa. Y en unos meses, le dará una manera de medir su progreso.

Lea las etiquetas. La mayoría de los alimentos empaquetados enumeran sus contenidos de grasa por porción. A lo largo del día, usted necesita llevar una cuenta de estos números y mantener un ojo avizor en los tamaños de las porciones, que a menudo son tan pequeñas que no son realistas. Por ejemplo, la lista de grasa en una caja de *Oreos* es para una galletita. Si usted se come seis en una sentada, asegúrese de multiplicar por el número correspondiente.

AMISTADES

Son buenas para toda la vida

Linda estaba tan contenta de escaparse de la ciudad por una semana con su amiga Teresa que la abrazó cuando se encontró con ella en la parada del autobús. Empezaron a platicar durante el viaje de dos horas a la playa, y pareció que nunca pararon en todas las vacaciones.

Mientras que caminaban hacia el mercado de agricultores para comprar verduras, hablaron de sus matrimonios. Cuando salieron a correr, Linda habló acerca de cómo ella y Pedro habían hecho últimamente un esfuerzo para mejorar su vida sexual.

Acostada en la playa, Teresa le mencionó que ya no se sentía útil en su trabajo —y Linda sabía exactamente lo que ella quería decir. Los sentimientos fluían ininterrumpidamente de ambas. De alguna manera, cuando Linda y Teresa se reunían siempre existía esta fuente renovadora de emociones.

Pedro estaba en la casa cuando Linda regresó. Él acababa de pasar una semana con Roberto, el marido de Teresa pescando en un lago remoto.

"¿Cómo estuvo la pesca?", preguntó Linda.

"Maravillosa", dijo él. "Y tú y Teresa, ¿se divirtieron?"

"Cielos, hablamos por horas y horas. Parecía que nunca íbamos a parar. Le conté todos mis secretos. Ella es una amiga maravillosa. ¿Y qué tal tú y Roberto, hablaron de cosas personales?"

Pedro tuvo que detenerse a pensar por un momento. "No, realmente", dijo.

Esta historia refleja el hecho de que los hombres tienden a "hacer" cosas juntos mientras que las mujeres tienden a "compartir" cosas, notablemente sus sentimientos y necesidades. Pero aun cuando pueden tener distintas maneras de hacerlo, los hombres y las mujeres obtienen lo mismo de sus amistades: vidas más largas y saludables.

Hágase simpática

El ser simpática es un talento. Y como cualquier talento, usted puede cultivarlo, dice Arthur Wassmer, Ph.D., un sicólogo en práctica privada en Kirkland, Washington, y autor de *Making Contact* (Haga contacto). Aquí hay varios consejos para que usted le caiga simpática a todos, con la excepción de la gente más miserable, cuando los conozca.

- Rompa el hielo con preguntas como "¿De dónde es usted?" o "¿Está usted disfrutando de la fiesta?"
- Preste atención.
- Haga preguntas.
- Revele sus sentimientos y experiencias.
- Haga un cumplido.

Lo que hacen por usted

"La amistad tiene un profundo efecto en su bienestar físico", dice Eugene Kennedy, Ph.D., profesor de sicología en la Universidad de Loyola de Chicago. "Tener buenas relaciones mejora la salud y disipa las depresiones. Usted no necesita necesariamente de las drogas o de un tratamiento médico para lograr esto —solamente los amigos", dice el doctor Kennedy.

Y quizás uno de los beneficios más grandes para la salud que proviene de la amistad es el vigor juvenil de una vida prolongada, de años extras de goce y satisfacción.

Uno de los primeros estudios que vinculan las relaciones sociales con la longevidad se efectuó en el Condado de Alameda, California. Allí, los investigadores encontraron que durante un período de nueve años, las personas con los vínculos sociales y comunitarios más fuertes tenían las probabilidades de morir más bajas. No sorprendentemente, las personas más aisladas tenían el índice de muerte más alto.

Tres estudios más recientes duplicaron estas conclusiones: en cada estudio, las personas que estaban aisladas tenían probabilidades de tres a cinco veces mayores de morir que las personas que tenían relaciones íntimas.

El doctor Redford B. Williams, director del Centro de Investigación de Medicina de la Conducta y un profesor de siquiatría en el Centro Médico de la Universidad de Duke, en Durham, Carolina del Norte, observa una conexión definitiva entre la amistad y longevidad. Su equipo estudió a 1.368 pacientes de enfermedad del corazón por nueve años. Ellos descubrieron que el solo hecho de estar casado (aun cuando fuera un mal matrimonio) o tener un buen amigo era un pronóstico de quién vivía y quién moría después de un ataque al corazón.

"Lo que encontramos", dice el doctor Williams, "fue que aquellos pacientes sin un cónyuge o un amigo tenían una probabilidad tres veces mayor de morir que aquellos involucrados en una relación afectuosa."

Como mujer, usted tenderá a tener más amistades íntimas que los hombres. "Las mujeres son más emocionales y más dispuestas a expresar necesidades emocionales. Cuando sienten la necesidad de conocer nuevas personas o sólo platicar, es más probable que se acerquen a alguien. Esa es una buena cualidad", dice Michael Cunningham, Ph.D., profesor de sicología en la Universidad de Louisville, en Kentucky.

Pero el sólo hecho de estar dispuesto a expresar emociones no es siempre suficiente cuando se trata de formar amistades. Muchas mujeres tienen dificultad para desarrollar relaciones porque les faltan ciertas habilidades para formar relaciones. Afortunadamente, nunca es demasiado tarde para empezar a aprenderlas.

Cómo cultivar la amistad

Las amistades no surgen como si fueran flores silvestres. Tienen que ser cultivados como las rosas. Y, como las rosas, se mantendrán floreciendo y creciendo mientras que usted las alimente. Aquí hay algunos consejos para hacer crecer un jardín de amistades y cosechar los beneficios rejuvenecedores del amor y la amistad.

Sea una amiga de por vida. Las amistades no suceden de la noche a la mañana. Requieren de un intercambio de confianza y sinceridad que sólo se puede desarrollar con el paso del tiempo, dice el doctor Cunningham. Usted tiene que mantener y alimentar a sus amistades a través de una muestra de interés genuino y continuo en ellas. No diga tan sólo "¿cómo estás?". Dígalo pero realmente escuche la respuesta. Y entonces dígales cómo está usted.

Intente nuevas actividades. A menudo usted atrae amigos por estar haciendo cosas en que ellos están interesados, dice el doctor Cunningham. El mensaje es: "esté dispuesta a intentar actividades nuevas que la pongan en contacto con personas que podrían volverse buenos amigos", dice él.

Sea receptiva y sea real. "La amistad depende de compartir y responder el uno con el otro", dice el doctor Kennedy. "No hay una fórmula para formar amistades. El requisito real es ser uno mismo y mostrarle a la otra persona quién es usted."

Muchas mujeres tienen la idea de que revelarse tal como son es un riesgo tremendo, y que ellas pueden ser ridiculizadas, dice Arthur Wassmer, Ph.D., un sicólogo en práctica privada en Kirkland, Washington, y autor de *Making Contact* (Haga contacto). Este sentimiento viene por lo general de una baja autoestima y hace que las mujeres crean que no son merecedoras de compartir sus sentimientos con otra persona, dice él. En realidad, él agrega, usted casi nunca va a tener una mala respuesta de alguien cuando trata de ser genuina y abierta con algo personal.

Pida lo que usted necesita. Sólo porque le cuente a alguien sus problemas no quiere decir que va a tener el apoyo emocional que necesita, según el doctor Cunningham. Usted tiene que pedir el tipo de apoyo que necesita. Si quiere consejos, dígalo. Si quiere aceptación y compasión, también hágaselo saber a su amiga.

Encuentre un grupo de personas comprensivas. Es un círculo vicioso, pero las personas solitarias y necesitadas son las que tienen más dificultad para formar amistades. Sus estados de necesidad asustan a los demás. El doctor Cunningham dice que la gente desarrolla "alergias sociales" a las personas necesitadas y se cansa e irrita con ellas. Por eso es que ayuda buscar amistades entre las personas que entienden por lo que usted está atravesando. Si usted es una viuda acongojada o una adicta en recuperación, o si usted sufre de un número de problemas alienantes, busque los grupos de autoayuda o de 12 pasos en su área. Tiene que haber uno para usted. Estos grupos pueden ayudar a una persona aislada a enfrentarse con sus problemas y eventualmente a que sea menos necesitada y por consiguiente más atractiva para los demás.

Tenga amistades del sexo opuesto. Trate de tener una amistad platónica con los hombres que a usted le agraden. A veces las mujeres aprecian a sus amistades del sexo opuesto porque ellos proporcionan el punto de vista masculino, y puede ser útil escuchar el ángulo masculino una vez en cuando. El hombre puede ofrecer orientación fraternal que proporcione a la mujer una perspectiva diferente de la que podría obtener de sus amistades femeninas.

Manténgase en contacto. En estos días, las personas están tan ocupadas que puede ser difícil encontrar tiempo para los amigos. Pero siempre hay teléfonos, faxes y las cartas. Usted no tiene que tener contacto directo constante para mantener una buena amistad.

Cuente con varias. Puede ser peligroso depender de una sola persona para todo su apoyo emocional, sea que ésta sea una amiga o su esposo. ¿Qué pasa si su única amiga se cansa de escucharla hablar acerca de sus problemas? ¿O, qué pasa si usted enviuda súbitamente y se queda sin alguien a quien acudir? De repente usted estará sola y aislada, y probablemente se sentirá mucho más vieja en un período de tiempo corto. Es más prudente repartir sus necesidades emocionales entre varias personas.

ANTIOXIDANTES

La mejor defensa es un buen ataque

Usted compra una encantadora casa de dos pisos. La pinta, la decora y la hace especial. Pero justo abajo de sus narices, o más específicamente, abajo de la estructura de madera, se ha mudado una colonia de termitas.

Así que mientras usted está gozando de su dicha doméstica, estos invasores furtivos en forma lenta pero segura, están destruyendo su hogar feliz. Cuando usted finalmente se da cuenta, el daño ya está hecho. Las tablas del piso se están rajando, los cimientos se están desmoronando y su casa se está inclinando como la Torre de Pisa. Es hora de llamar a un exterminador —y a un contratista.

En la vida real, su cuerpo que está envejeciendo es asediado no por insectos voraces y repulsivos sino por moléculas dañinas y desequilibradas llamadas radicales libres. Estas substancias merodeadoras deambulan por su cuerpo buscando células saludables. Una vez que encuentran algo a lo que pueden adherirse y destruir, se multiplican, causando un efecto destructivo como fichas de dominó.

Así que, ¿dónde está el exterminador de su cuerpo? Podría estar en su refrigerador. O en su botiquín de medicinas. Ciertos nutrientes han mostrado su capacidad de parar en seco a estos radicales libres. A estos nutrientes rejuvenecedores —vitaminas C y E y betacaroteno— se les llama antioxidantes.

Oxígeno: la raíz del problema

Es una de las ironías más grandes. El oxígeno —ese elemento glorioso que llena nuestros pulmones y nos mantiene vivos— está involucrado en un proceso que nos puede perjudicar seriamente.

Para obtener la energía que necesitan, las células del cuerpo usan el oxígeno para quemar combustibles tales como la glucosa (azúcar en la sangre) y, en el proceso, algunas moléculas de oxígeno pueden perder un electrón. Tal molécula es ahora un radical libre, completamente decidido a reemplazar el electrón perdido al asaltar otras moléculas que forman la célula.

Al robarle un electrón, este radical libre ladrón transforma a la molécula desprevenida en un nuevo radical libre. "Pronto, una reacción en cadena de robo de electrones empieza, la cual puede producir un daño difundido a la composición química y función de la célula", dice el doctor Denham Harman, Ph.D., profesor emérito de medicina y bioquímica en el Colegio de Medicina de la Universidad de Nebraska, en Omaha. "Este proceso de oxidación bioquímica no es muy diferente al proceso por medio del cual una pieza de metal brillante se convierte en herrumbre."

La piel arrugada, los músculos escogidos y los huesos débiles —algunas de las señales de volverse vieja que una mujer más teme— podrían ser debido en parte a este proceso destructivo de oxidación, la suma de millones de reacciones continuas de los radicales libres. Pero aun de mayor preocupación para los investigadores es la idea que estos radicales libres están causando algunas de las enfermedades más insidiosas del envejecimiento.

Por ejemplo, la arteriosclerosis (endurecimiento de las arterias), la causa principal de las enfermedades del corazón y el derrame cerebral, está causada por la acumulación de colesterol tipo de lipoproteína de baja densidad (o *LDL*, por sus siglas en inglés), el así llamado colesterol malo. Pero probablemente no es sino hasta que los radicales libres oxidan el colesterol LDL que éste asume su forma potencialmente mortal, según Balz Frei, Ph.D., profesor asociado de medicina y bioquímica en el Centro Médico de la Universidad de Boston.

Si pudiéramos parar o hacer más lenta la reacción en cadena antes de que comience, entonces podría ser que el colesterol LDL nunca se volviera "malo" en primer lugar, dice el doctor Frei. O, podría ser que el ADN, el material genético dentro de nuestras células, nunca se transformara para llevar a la formación de cáncer. O, también podría ser que los tejidos en los ojos se volvieran más resistentes a las cataratas. En otras palabras, sería posible hacer más lento el proceso del envejecimiento, prolongar las expectativas de vida y mejorar la calidad de la vida.

Antioxidantes al rescate

Su cuerpo no está completamente indefenso cuando los radicales libres se ponen en pie de guerra. De hecho, su cuerpo empieza a producir ciertas enzimas para combatir a los invasores radicales libres. El problema es que simplemente no produce suficiente como para detenerlos a todos. Necesita ayuda exterior, rápidamente.

Entran los antioxidantes dietéticos, los "barrenderos" nutritivos que patrullan nuestros cuerpos buscando radicales libres, atacando a las partículas ofensivas. "Debido a sus estructuras moleculares únicas, los antioxidantes pueden ceder uno o más de sus electrones a los radicales libres sin volverse dañinos ellos mismos", dice el doctor Frei. "Estos, en realidad, vuelven indefensos a los

Una palabra acerca de la vitamina A

Además de ser un protector antioxidante, el betacaroteno es una gran fuente de otro nutriente importante, la vitamina A. El cuerpo convierte el betacaroteno en vitamina A a medida que la va necesitando.

Pero usted debe saber que el betacaroteno y la vitamina A no son la misma cosa. La vitamina A no le dará la misma protección antioxidante que el betacaroteno, y demasiada vitamina A puede ser altamente tóxica.

Por esta razón, los especialistas en nutrición recomiendan que usted no exceda la Asignación Dietética Recomendada (o *RDAs*, por sus siglas en inglés) para la vitamina A (800 microgramos equivalentes de retinol o 4.000 UI) y a menos que el doctor se los recete, evite los suplementos con sólo vitamina A o los suplementos que contienen más de 100 por ciento de la RDA para vitamina A. "Nosotros obtenemos toda la vitamina A que necesitamos de las carnes y verduras o de los alimentos que contienen betacaroteno", dice Jeffrey Blumberg, Ph.D., profesor de nutrición y director asociado del Centro de Nutrición Humana sobre el Envejecimiento, del Departamento de Agricultura de los Estados Unidos, en la Universidad Tufts, en Boston.

Las dosis excesivas de betacaroteno no son ni cerca tan peligrosas como las de vitamina A, dice el doctor Blumberg. Él dice que es casi imposible consumir niveles tóxicos de betacaroteno, pero demasiado puede producir un efecto secundario raro: puede hacer que su piel se vuelva anaranjada.

radicales libres y atajan la reacción en cadena destructiva antes de que el daño ocurra o se propague."

La mayoría de los investigadores han enfocado su atención en tres nutrientes antioxidantes: vitamina C, vitamina E y betacaroteno, una substancia que el cuerpo convierte en vitamina A. Estudio tras estudio ha mostrado que altas dosis de cada uno de estos nutrientes resulta en menos ocurrencias de muchas de las enfermedades crónicas.

En su investigación, el doctor Frei ha encontrado que las vitaminas C y E pueden proteger a los LDLs de daño por oxidación. "Estos estudios sugieren que los nutrientes antioxidantes, en particular la vitamina C, son capaces de prevenir las enfermedades del corazón o pueden hacer más lento su sucesión", dice él.

Los científicos también han notado una relación entre los antioxidantes y la incidencia de cataratas. Un estudio conducido por los investigadores canadienses sugiere que con la suplementación dietética de las vitaminas C y E se puede reducir el riesgo de cataratas por al menos un 50 por ciento.

Paul F. Jacques, Sc.D., un epidemiólogo en el Centro de Nutrición Humana sobre el Envejecimiento, del Departamento de Agricultura de los Estados Unidos (o *USDA*, por sus siglas en inglés), en la Universidad Tufts, en Boston, observó que el riesgo de desarrollar cataratas era cinco veces más alto en aquellos con "niveles bajos de todo tipo de caroteno, incluyendo el betacaroteno" en su sangre.

El doctor Jacques también ha estudiado el papel del antioxidante vitamina C en combatir la presión arterial alta. Según su investigación, los índices de presión arterial alta son aproximadamente dos veces más altos en aquellos con un consumo bajo de vitamina C en sus dietas (menos que la Asignación Dietética Recomendada, o *RDA*, por sus siglas en inglés, de 60 miligramos).

También existe evidencia creciente de que los antioxidantes pueden ser asimismo nuestra mejor fuente de protección contra el cáncer. Los investigadores en la Escuela de Medicina Dental de Harvard han demostrado en un experimento reciente con hámsters que una mezcla de betacaroteno, vitamina E y vitamina C produce una protección significante contra el cáncer oral.

Y la investigación no para ahí. La epidemióloga de cáncer Gladys Block, Ph.D., profesora de nutrición de la salud pública en la Universidad de California, Berkeley, ha revisado 180 estudios que comparan los efectos de frutas y verduras y sus nutrientes antioxidantes en varios cánceres. "Ciento cincuenta y seis de estos estudios han demostrado una reducción estadísticamente significante del riesgo de cáncer en virtualmente todos los lugares donde había cáncer", dice ella.

Entre las conclusiones de la doctora Block se incluye que un consumo bajo de vitamina C dobla su riesgo de desarrollar cáncer oral, del esófago y del estómago. La vitamina E y el betacaroteno pueden proteger contra los cánceres de los pulmones y del estómago. Ella también nota que la vitamina C dietética presente en frutas y verduras puede ser tan potente como factor de protección contra el cáncer de mama así como la grasa saturada es dañina, y que hay pruebas que las vitaminas C y E y betacaroteno pueden tener un efecto protector contra el cáncer cervical.

¿Cuánto necesita una mujer?

La junta de Alimento y Nutrición del Consejo Nacional de Investigación ha establecido los RDAs como normas para cuánto de cada nutriente necesitamos consumir diariamente para satisfacer nuestras necesidades básicas de salud, y para prevenir las enfermedades por deficiencia. Para las mujeres entre los 25 y los 50 años de edad, las cantidades diarias son 60 miligramos de vitamina C, 8 miligramos de equivalentes *alpha-tocopherol* (o 12 UI) de vitamina E, y 800 microgramos de equivalentes retinol (o 4.000 UI) de vitamina A o 4,8 miligramos de betacaroteno.

UN JARDÍN LLENO DE DELEITES

Mucha de la protección antioxidante puede venir de los alimentos que a usted ya le gustan y come. "Una buena regla basada en la experiencia es comer una variedad colorida de frutas y verduras", dice Diane Grabowski, R.D., educadora en nutrición en el Centro de Longevidad Pritikin, en Santa Mónica, California. "En general, las de color verde oscuro o frutas y verduras con colores más vibrantes tienen el contenido más alto de antioxidantes."

Aquí están algunas de las mejores fuentes disponibles.

Fuentes de vitamina C

Alimento	Porción	Vitamina C (mg.)
Jugo de naranja, fresco	1 taza	124
Brócoli, fresco, hervido	1 taza	116
Brussels sprouts, frescos, cocidos	1 taza	97
Pimientos (ajíes) rojos, crudos	½ taza	95
Cóctel de jugo de arándanos rojos (*cranberry*)	1 taza	90
Cantaloup, en cubitos	1 taza	68

Fuentes de vitamina E

Alimento	Porción	Vitamina E (UI)
Semillas de girasol, secas	¼ taza	26,8
Sweet potatoes, (camote, boniato), hervido	1 taza	22,3
Col rizada, fresca, hervida	1 taza	14,9
Ñame (*yam*), hervido o asado	1 taza	8,9
Espinaca, hervida	1 taza	5,9

Fuentes de betacaroteno

Alimento	Porción	Betacaroteno (mg.)
Sweet potato, (camote, boniato), asado	1	14,9
Zanahoria, cruda	1	12,2
Espinaca, hervida	½ taza	4,4
Butternut squash, asada	½ taza	4,3
Atún fresco, cocido, al calor seco	3 onzas (85 g)	3,9
Cantaloup, en cubos	1 taza	3,1
Hojas de la remolacha, hervida	½ taza	2,2

Una dieta balanceada que consista de una amplia variedad de frutas y verduras es la mejor forma de garantizar que usted satisfaga diariamente la RDA de antioxidantes. "Cuatro a cinco porciones de frutas y verduras por día deberían proporcionar fácilmente la mayoría, si no es que todos, los antioxidantes de la RDA así como otras vitaminas y minerales importantes", dice Diane Grabowski, R.D., educadora en nutrición en el Centro de Longevidad Pritikin, en Santa Mónica, California.

Eso está bien para la salud básica, pero para poder lograr el tipo de resultados para combatir enfermedades que se han visto en los estudios científicos, usted necesita sobrepasar las RDAs actuales. Aun la más saludable de las dietas no alcanza a proporcionar la misma cantidad de antioxidantes usados en los experimentos de laboratorio.

Allí es donde los suplementos vitamínicos pueden desempeñar un papel. Un suplemento puede asegurarle la máxima protección antioxidante así como corregir cualquier deficiencia en su dieta. Pero tragarse una tableta de vitaminas por sí sola no es la respuesta. "Estos nutrientes no son 'balas mágicas' y funcionan mejor en combinación con otras prácticas saludables nutritivas tales como comer alimentos bajos en grasa y altos en fibra", dice Jeffrey Blumberg, Ph.D., profesor de nutrición y director asociado del Centro de Nutrición Humana sobre el Envejecimiento del Departamento de Agricultura de los Estados Unidos (o *USDA* por sus siglas en inglés), en la Universidad Tufts.

Se está llevando a cabo más investigación para determinar la forma y cantidad exacta de los antioxidantes necesarios para la salud óptima y para protección contra las enfermedades. Por el momento, la mayoría de los investigadores creen que podemos protegernos mejor por nosotras mismas con una combinación de dieta y suplementos. El doctor Blumberg sugiere que usted trate de obtener todas o tantas como sea posible de las RDAs para cada antioxidante, en los alimentos que usted come. Para protección adicional, él sugiere tomar suplementos diarios que contengan entre 100 y 400 UI de vitamina E, entre 500 y 1.000 miligramos de vitamina C, y entre 6 y 30 miligramos de betacaroteno.

Cómo derrotar este ejército molecular

Aquí está la manera en que las mujeres pueden hacer que los antioxidantes funcionen mejor y prevengan los efectos dañinos de los radicales libres.

Coma menos calorías. La digestión requiere oxígeno, y mucho. Mientras más calorías consumimos, más oxígeno se requiere y mayores serán las oportunidades para la formación de radicales libres. Al reducir las cantidades que comemos podemos disminuir nuestro riesgo de daño por oxidación, dice el doctor Harman. Eso no quiere decir que usted debería pasar hambre o hacer algo para reducir su consumo de nutrientes esenciales, advierte él. En su lugar, concéntrese en reducir esas calorías no esenciales de su dieta, como postres, dulces y refrescos de *soda*.

Viva del aire. Los radicales libres también se generan en el medio ambiente por los químicos industriales, metales pesados, gases, escape de los carros, aire acondicionado y otros contaminantes del aire. Mientras que nosotros no podemos escaparnos de todos estos contaminantes producidos por el hombre, cualquier cosa que limite nuestra exposición a ellos es benéfica, dice el doctor Harman. Por ejemplo, si usted trabaja en una fábrica o en una oficina, puede salir a caminar a la hora del almuerzo para escapar brevemente de las impurezas que pueden estar circulando alrededor de su lugar de trabajo. Abra las ventanas. O use un dispositivo comercial para purificar el aire.

Ahogue al pitillo. El humo de los cigarrillos aporta cantidades enormes de radicales libres con cada fumada. Los antioxidantes pueden prevenir mucho del daño oxidante causado por fumar, dice el doctor Frei. Pero si usted evita el hábito en primer lugar, esos antioxidantes estarán disponibles para combatir los radicales libres en otros lugares del cuerpo.

Tranquila con los tragos. El cóctel ocasional no va a causar ningún daño y en realidad puede reducir su riesgo de enfermedad del corazón, pero el consumo frecuente de alcohol puede aumentar el número de radicales libres en el cuerpo, dice el doctor Frei. No solamente eso, sino que las personas con alcoholismo muestran niveles bajos de antioxidantes en sus sistemas. De acuerdo con un estudio de la Escuela de Medicina y Odontología del Colegio del Rey, en Londres, los pacientes alcohólicos mostraron niveles notablemente más bajos de vitamina E y betacaroteno, que coincidieron respectivamente con las incidencias más altas de cirrosis y daño al hígado.

Ejercítese sin exceso. Cuando se trata de ejercicio, acuérdese de que hay que "entrenarse sin lastimarse". Tan benéfico como es el ejercicio para nuestra salud, el oxígeno adicional que inhalamos siempre que hacemos ejercicio somete a los músculos y otros tejidos a un daño adicional de oxidación. El forzar al cuerpo más allá de sus límites puede llevar a una sobreproducción de radicales libres y eso puede tener un efecto devastador en la forma en que usted se ve y se siente. "Esa puede ser la razón por la cual los atletas que se sobreentrenan encuentran que su desempeño sufre o se enferman", dice Robert R. Jenkins, Ph.D., profesor de biología en el Colegio Ithaca en Nueva York.

¿Significa esto que usted no debería hacer ejercicio? ¡No! La mayoría de los médicos y científicos creen que cualquier daño oxidante causado por el ejercicio normal es mínimo y éste se compensa con los beneficios adicionales que el ejercicio proporciona. Según un estudio británico a corredores de resistencia, el ejercicio regular que no agota aumenta los niveles de algunas enzimas antioxidantes en la sangre. Y un estudio realizado en la Escuela de Medicina de la Universidad de Washington, en St. Louis encontró que las dosis altas de vitamina C, vitamina E y betacaroteno, aunque no evitan que el cuerpo sufra un estrés oxidante inducido por el ejercicio, sí parece que reducen las señales de daño por oxidación en el cuerpo.

Parece que el ejercicio regular y moderado consigue el equilibrio perfecto, dice el doctor Harman. Y no importa qué, siga con su consumo de vitaminas antioxidantes.

APRENDIZAJE

Sálgase con la suya

Seguro que usted se acuerda de su lucha con las matemáticas, o la historia, u otra materia que le costaba trabajo aprender en su infancia — pero ya usted es adulta, y todo eso ha "pasado a la historia". Ahora, usted puede escoger y estudiar la materia que quiera dondequiera, comoquiera, y además, sentirse realizada por lo que ha logrado mientras se entretiene.

"Es una de las mejores cosas acerca de ser adulto", dice Ronald Gross, presidente del Seminario Universitario sobre Innovación en la Educación, en la Universidad Columbia, en la Ciudad de Nueva York y autor de *Peak Learning: a Master Course in Learning How to Learn* (Aprendizaje máximo: un curso maestro en aprender cómo aprender). "Cuando usted estaba en la escuela realmente le imponían lo que debía aprender. Ahora, usted puede escoger sus propias materias y cambiar cuando se siente con ganas. Esto le proporciona una gran sensación de libertad."

Y una sensación de juventud, también. Cuando era una niña el mundo le parecía un lugar sin límites, lleno de potencial y esperanza. Aprender puede hacer que esa sensación vuelva. Por ello, lea a los grandes filósofos. Programe una computadora. Aprenda a arreglar su cortadora de césped. Es como ser una niña otra vez, descubriendo por qué llueve o qué hace que el cielo sea azul. Y su vida no está reglamentada por los exámenes finales, los pases para andar por los corredores o las pruebas repentinas.

Ejercite su cerebro

Vamos a empezar por demoler uno de los mitos más grandes del envejecimiento. Sí, en efecto, usted está perdiendo 50.000 a 100.000 células cerebrales irreemplazables por día. Pero eso no tiene el menor significado porque usted empezó con más de 100.000 mil millones. Para cuando llega a los 70 años de edad, todavía tiene el 99 por ciento de su total original.

De cualquier manera, los expertos dicen que no es el número de células lo que cuenta. Es lo que usted hace con ellas. "El refrán 'úselo o piérdalo' se refiere tanto a la mente como a los músculos", dice Marian Diamond, Ph.D., profesora de neurociencias en el Departamento de Biología Integrada de la Universidad de California, Berkeley. El ejercicio físico hace crecer los músculos y el ejercicio mental hace que las conexiones entre las células cerebrales crezcan.

"Los estudios muestran que el área en el cerebro dedicada a la comprensión de la palabra es significativamente mayor en el graduado típico de una universidad que en el graduado de una escuela secundaria", dice la doctora Diamond. "¿Por qué? Porque los graduados de universidad pasan más tiempo haciendo uso de las palabras."

Así que no hay razón por la cual los adultos no puedan aprender tan bien como los niños. De hecho, ser un adulto a menudo facilita el aprendizaje. "Usted puede poner las cosas en contexto", dice Gross. "Cuando está aprendiendo algo, como filosofía, usted cuenta con los años de experiencia para ayudarle a ver cómo las cosas encajan. Usted nunca tuvo esa ventaja cuando era joven", dice él.

Incluso los expertos dicen que las mujeres mayores pueden soportar los rigores de la vida universitaria mejor que las mujeres más jóvenes. Un estudio a 85 mujeres estudiantes en la Universidad Estatal de Pensilvania, en University Park encontró que aquellas de 26 años de edad en adelante sentían menos estrés en la escuela que las estudiantes en la edad típica para la universidad. La experiencia vivida al criar sus hijos y tener carreras puede amortiguarlas contra el estrés.

Un manual para las mujeres

La clave para aprender es superar la idea de que todo el proceso es aburrido, o temeroso. No tiene que ser ninguna de las dos cosas. "Aprender puede ser el placer más grande de la vida", dice Gross. "Es lo que hace humanos a los seres humanos". ¿Y con respecto al temor? "¿Para qué preocuparse si lo está haciendo por usted misma?", pregunta Gross. "Fracasar no es la cuestión. No va a haber una prueba. Aprenda por aprender y usted verá qué bien se siente."

¿Lista para empezar? Los expertos ofrecen estos consejos.

Siga a su corazón. ¿Qué quiso aprender usted siempre? ¿Jardinería? ¿Inglés? ¿Soldadura de arco? Gross dice que usted debería hacer una lista —y no se preocupe si los puntos parecen no ser lo suficientemente "importantes". Recuerde, usted está aprendiendo para usted misma.

Escoja uno o dos temas, guarde los otros para después y empiece a partir de allí.

Hágalo a su manera. En la escuela todo el mundo aprendía de la misma manera: estar callada, escuchar al maestro, ir a la casa y estudiar. Algunas personas tenían éxito y otras no.

(continúa en la página 428)

¿Usted generaliza o detalla?

¿Cuál es la mejor manera de aprender? A su manera. Si usted prefiere leer el final de un libro primero, magnífico. Si a usted le gusta hacer malabares con diez temas al mismo tiempo, fantástico. Los expertos están de acuerdo en que seguir su propio estilo es la clave para aprender.

Para ver cómo usted puede aprender mejor, haga esta prueba desarrollada por David Lewis y James Greene del Grupo de Estudio del Potencial de la Mente, en Londres. Haga un círculo alrededor de *a* o *b* después de cada pregunta.

1. Cuando estudia un tema poco familiar, usted:
   a. prefiere reunir información sobre temas variados.
   b. prefiere enfocarse en un tema.
2. Usted preferiría:
   a. saber un poco acerca de una gran cantidad de temas.
   b. volverse una experta en un solo tema.
3. Cuando estudia de un libro de texto, usted:
   a. salta hacia adelante y lee capítulos de interés especial fuera de secuencia.
   b. va sistemáticamente de un capítulo al siguiente, sin seguir hacia adelante hasta que ha entendido el material anterior.
4. Cuando le pide información a la gente acerca de algún tema de interés, usted:
   a. tiende a hacer preguntas amplias que piden respuestas mas bien generales.
   b. tiende a hacer preguntas precisas que exigen respuestas específicas.
5. Cuando está curioseando en una biblioteca o una librería, usted:
   a. da vueltas por todo el lugar mirando libros sobre muchos temas variados.
   b. permanece más o menos en un mismo lugar mirando libros sobre sólo un par de temas.
6. Usted recuerda mejor los:
   a. principios generales.
   b. hechos específicos.
7. Cuando está por desempeñar algunas tareas, a usted:
   a. le gusta tener antecedentes no relacionados estrictamente con el trabajo.
   b. prefiere concentrarse únicamente en la información estrictamente pertinente.

8. Usted piensa que los educadores deberían:

a. hacer que los estudiantes se expongan a una amplia gama de temas en la universidad.

b. asegurarse de que los estudiantes adquieran principalmente un conocimiento profundo relacionado con sus especialidades.

9. Cuando está de vacaciones, usted preferiría:

a. pasar un tiempo corto en varios lugares.

b. permanecer en un solo lugar todo el tiempo y llegar a conocerlo bien.

10. Cuando está aprendiendo algo, usted preferiría:

a. seguir las guías generales.

b. trabajar con un plan de acción detallado.

11. ¿Está de acuerdo en que, además del conocimiento especializado, una persona debería saber algo de matemáticas, arte, física, literatura, sicología, política, idiomas, biología, historia y medicina? Si usted piensa que las personas deberían estudiar cuatro o más de estas materias, anote una a en esta pregunta.

Sume las respuestas *a* y *b*. Si usted marcó seis o más de las preguntas con una *a*, usted es una "generalizadora". Si usted contestó seis o más con una *b*, usted es una "detallista".

¿Qué quiere decir esto? Las generalizadoras son personas de "cuadro completo" quienes necesitan aprender de una forma no estructurada, según Ronald Gross, presidente del Seminario Universitario sobre Innovación en la Educación, en la Universidad Columbia , en la Ciudad de Nueva York y autor de *Peak Learning: a Master Course in Learning How to Learn* (Aprendizaje máximo: un curso maestro en aprender cómo aprender). Usted debería escoger un tema al azar, leer manuales empezando por el final y terminando por el principio si así lo prefiere y nunca tener temor de emprender varias tareas al mismo tiempo. Y no se preocupe acerca de los detalles al principio. Usted los irá adquiriendo a medida que los necesite.

Las detallistas están más orientadas al detalle. A ellas les gusta seguir un plan, o estructura que las guiará lógicamente por un tema. Gross sugiere leer los índices en varios libros buenos en la materia de elección. Desarrolle un plan de ataque. Y asegúrese de haber absorbido el material antes de seguir adelante. Usted disfrutará más aprender si en el camino obtiene una sensación de maestría.

Eso es porque las personas aprenden de distintas maneras. Algunas lo hacen mejor en grupos grandes. Otras prefieren hacerlo por sí solas. A otras les gusta interactuar con una o dos amigas, para compartir las ideas.

¿Y a usted? ¿Le gustan los seminarios con mucha gente o las sesiones individuales? ¿Se siente usted más lucida por las mañanas o por las noches? ¿Se concentra mejor cuando hay música de fondo tocando suavemente?

"Cómo usted aprende es una parte importante de lo que usted aprende", dice Gross. "Encuentre su propio estilo y póngase cómoda."

Poco a poco. Una cosa es aprender a tocar las Chapanecas. Otra es tocar la Quinta Sinfonía de Beethoven. Y todavía otra es tocar la Quinta de Beethoven mientras que prepara un flan à la Chef Pepín y escribe una novela como Isabel Allende.

En otras palabras, tómese su tiempo. De lo contrario, usted puede agotarse al aprender. "Demasiado estímulo pierde su valor", dice la doctora Diamond. "Sin lugar a dudas, enriquezca su vida mental y mantenga a su cerebro activo pero dese el tiempo adecuado para asimilar la nueva información."

¡Abandone el barco! Así que usted siempre quiso aprender a navegar. Y allí está usted, navegando sola, orientando el foque y arriando la vela mayor. Pero no es tan divertido como usted se lo imaginaba.

Diríjase a los botes salvavidas e intente alguna otra cosa. "No tiene sentido continuar con algo que no es lo que usted realmente quiere hacer", dice Gross. "Y, ciertamente no hay nada de qué avergonzarse. Simplemente intente otra cosa en su lugar."

Hay una excepción. Antes de tirarlo todo por la borda, asegúrese de que sea por la razón correcta. ¿Está dejándolo porque no es interesante? ¿O tiene usted problemas con ello porque todavía está aprendiendo los fundamentos? Para llegar a dominar una tarea nueva se necesita navegar a través de aguas agitadas. Pero vencer el temporal tiene sus recompensas.

Desafíese a usted misma. ¿Le gustan a usted solamente los crucigramas que puede resolver? Entonces no se está desafiando a sí misma. Aunque poner demasiada presión inhibe el aprendizaje, no poner nada de presión también puede ser sofocante. Gross dice que usted siempre debería dejar un puente por cruzar. "Progrese a su propio paso, pero progrese siempre", dice él. Si usted logra una meta, deléitese con la victoria. Entonces establezca otra meta y trate de alcanzarla.

Pregunte sin temor. Si está tomando una clase de tejido y usted no sabe la diferencia entre un punto y un revés, suelte las agujas y levante la mano. Si usted no sabe cuánto debe ajustar un filtro de aceite, llame a un taller y pregúnteles. O consulte en la biblioteca más cercana (una tarjeta de biblioteca es una de las herramientas de aprendizaje más poderosas). "Parte de aprender es saber cuándo hacer preguntas", dice Gross. "Trate de solucionar las cosas usted sola. Pero no se está haciendo ningún beneficio si llega a un callejón sin salida y allí se queda."

ASPIRINA

*Está disponible,
es versátil y funciona*

Todas las semanas usted ve los mismos encabezados sensacionales de esos tabloides en los supermercados: "¡Asombrosa Nueva Píldora Restaura la Juventud y la Vitalidad!", "¡Droga Maravillosa Vence al Cáncer!", "¡Potente Pastilla Previene los Ataques al Corazón!"

Desafortunadamente, borrar las señales del envejecimiento no es tan fácil como tragarse una píldora. No importa lo que los periódicos digan, no hay un substituto para una dieta saludable, ejercicio moderado y una vida libre de estrés y libre de humo.

Pero si usted está buscando una droga en la vida real que pudiera ayudarla a mantenerse joven al actuar en la prevención de ataques al corazón, cáncer, cálculos biliares, migrañas y otros padecimientos, puede ser que ya la tenga en su botiquín de las medicinas.

Es la aspirina, la superpastilla más modesta del mundo.

Sus poderes de prevención

Los médicos han respaldado a la aspirina por casi 2.000 años. Hipócrates mismo les dijo a sus amistades griegas que mascaran la corteza de un árbol sauce cuando tuvieran dolor o fiebre. Resulta ser que la corteza contiene ácido salicílico, una forma sin refinar de la aspirina.

Usted probablemente ya sabe que la aspirina puede aliviar el dolor leve, el dolor de cabeza común, los síntomas de la artritis y las fiebres bajas. Ésta funciona al inhibir la producción del cuerpo de prostaglandinas, químicos que ayudan a llevar los mensajes de dolor desde el lugar de una lesión al cerebro.

Pero también hay un efecto secundario importante. Las prostaglandinas ayudan en la coagulación de la sangre, por lo tanto el uso de la aspirina reduce la coagulación. Y aunque eso puede ser un problema en algunos casos, las pruebas van aumentando con respecto a que esto puede ayudar a prevenir los ataques al corazón al reducir las obstrucciones en las arterias coronarias que alimentan al corazón.

Un Estudio de la Salud de Enfermeras de Harvard que observó a más de 121.000 enfermeras por 15 años, encontró que las mujeres que tomaron de una a seis pastillas de aspirina por semana redujeron su riesgo de ataque al corazón en un 30 por ciento.

La aspirina no es para todos, dice una de las investigadoras principales del componente cardiovascular del estudio, la doctora JoAnn E. Manson, profesora asociada de medicina en la Escuela de Medicina de Harvard, y directora adjunta de salud femenina en el Hospital Brigham y de Mujeres, ambos en Boston. "Puede ser que la aspirina beneficie a las mujeres postmenopáusicas con un riesgo alto de una enfermedad cardiovascular." Pero para el resto de nosotras, dice ella, la imagen no está tan clara.

"Bajo cualquier circunstancia, la terapia de aspirinas debería seguirse solamente bajo la supervisión médica", dice la doctora Manson.

Los poderes antienvejecedores de la aspirina pueden llegar aún más allá de su corazón. La aspirina podría ayudarla a protegerse contra algunas de las formas de derrame cerebral al reducir los coágulos de sangre. Sin embargo, los expertos advierten que la terapia con aspirinas podría ponerla a usted en un riesgo ligeramente más alto de derrames cerebrales hemorrágicos, los cuales son causados cuando se revientan los vasos sanguíneos. Vea a su doctor antes de empezar a tomar aspirina para prevenir el derrame cerebral. El histórico Estudio de la Salud de Médicos mostró que los hombres que tomaban aspirina un día sí y un día no, tenían una necesidad significativamente reducida de cirugía para reparar otros vasos sanguíneos bloqueados en el cuerpo.

Y la aspirina podría estimular sus posibilidades de evitar el cáncer de colon. En un estudio a más de 600.000 personas, aquellas que tomaron aspirina 16 o más veces por mes tenían un 50 por ciento menos de riesgo de desarrollar tal cáncer. El doctor Clark W. Heath, Jr., vicepresidente de epidemiología y estadísticas en la Sociedad del Cáncer de los Estados Unidos, dice que eso es debido a que aparentemente la aspirina hace más lento el desarrollo de los adenomas —pólipos que son probablemente los precursores del cáncer de colon.

Y con respecto a los dolores de cabeza: el Estudio de la Salud de Médicos, también encontró que aquellos que tomaron aspirina un día sí y un día no desarrollaron un 20 por ciento menos de migrañas. Ahora los investigadores están tratando de ver si los mismos resultados son válidos para las mujeres, según el doctor Seymour Diamond, director de la Clínica Diamond para Dolores de Cabeza, en Chicago, y director ejecutivo de la Fundación Nacional de Dolores

Analgésicos: escoja su arma prudentemente

La aspirina ya no es la única opción para los achaques y dolores leves, y puede ser que no sea la mejor. Otros medicamentos sin receta pueden manejar muchas de las tareas pequeñas de la aspirina sin causar los efectos secundarios como el estómago descompuesto o los oídos que zumban.

Todos los analgésicos sin receta se basan en una o más de tres drogas: aspirina; ibuprofen, el cual se encuentra en marcas como *Advil, Nuprin* y *Motrin*; y acetaminófeno, encontrado en *Tylenol, Panadol* y algunos productos *Anacin*. Escoger entre estos no es tan difícil cuando usted sabe qué es lo que cada uno hace mejor.

Dolores de cabeza. Para los dolores de cabeza por tensión cotidianos, cualquiera de los tres calmantes para el dolor puede funcionar, dice Frederick Freitag, D.O., un miembro del consejo de la Fundación Nacional para Dolores de Cabeza.

Achaques leves y fiebre. Cualquiera de los tres puede hacerse cargo de estos, pero puede que en este caso usted prefiriera el acetaminófeno ya que es más suave para el recubrimiento de su estómago que los otros.

Dolores de dientes. Aquí, su mejor opción es el ibuprofen. Éste sobrepasó en su desempeño a la aspirina y al acetaminófeno en un estudio reportado en *American Pharmacy* (Farmacia norteamericana).

Músculos doloridos. El ibuprofen y la aspirina llevan aquí la ventaja porque son agentes antiinflamatorios que ayudan a reducir la inflamación de los músculos doloridos o lastimados. El ibuprofen es menos irritante que la aspirina en los estómagos de la mayoría de las personas.

Torceduras y tendonitis. De nuevo, la aspirina y el ibuprofen llevan la ventaja porque ayudan a reducir el hinchazón.

Calambres menstruales. El ibuprofen es la droga a escoger. Obtendrá los mejores resultados si empieza tres días antes de la menstruación.

de Cabeza. Sin embargo, él también hace notar que la aspirina ayuda poco para suprimir las migrañas que ya están en camino.

Las personas con riesgo de desarrollar cálculos biliares también pueden beneficiarse de la aspirina. Un estudio británico a 75 pacientes predispuestos a la formación de cálculos encontró que los 12 usuarios regulares de aspirina en el grupo no tuvieron cálculos, mientras que 20 de los 63 que no la usaban, sí los tuvieron.

Útil, pero no inofensiva

Así que ¿dónde está la trampa? Bueno, la aspirina es una droga, y como la mayoría de las drogas, para algunas mujeres tiene efectos secundarios que pueden ser mayores que sus beneficios.

Para empezar, la aspirina puede irritar el recubrimiento del estómago. Si tal cosa sucede, usted puede sentir una sensación de ardor, aunque por lo general el daño no es serio. En casos poco comunes, el uso de la aspirina puede provocar dolor abdominal intenso, úlceras o aun hemorragia gastrointestinal.

También existe la posibilidad que la aspirina pudiera aumentar su riesgo de derrame cerebral provocado por una hemorragia dentro del cerebro, dice Julie Buring, Sc.D., investigadora principal del Estudio de Salud de Mujeres y profesora asociada de cuidado ambulatorio y prevención en la Escuela de Medicina de Harvard. Por otro lado, la aspirina puede reducir el riesgo a la forma más común de derrame cerebral, el cual es causado no por una hemorragia sino por coágulos de sangre en la cabeza.

La aspirina también puede causar tinnitus, o zumbido en los oídos. La condición por lo general es temporal, y la aspirina no causará ningún daño permanente a sus oídos. Si la aspirina hace zumbar sus oídos, los médicos sugieren usar un producto que contenga acetaminófeno.

Tips para la toma de tabletas

Si usted piensa que la aspirina podría estimular sus posibilidades de evitar la enfermedad del corazón u otros problemas, nada más recuerde:

Pregúnteselo al médico. La terapia de aspirinas tiene sus riesgos. Hable con su médico sobre si es apropiada o no para usted. "Usted debería consultar con su doctor antes de tomar aspirina por un período prolongado de tiempo", dice el doctor James E. Muller, director adjunto del Instituto para la Prevención de Enfermedades Cardiovasculares, en el Hospital Deaconess de Nueva Inglaterra, en Boston.

Dosifíquese con calma. Si una aspirina hace maravillas, ¿por qué no tomar muchas? Sencillo: los resultados de las pruebas muestran que tomar dosis enormes de aspirina no hace mejor que tomar dosis más pequeñas.

La mayor parte de la investigación se ha enfocado en aquellos que toman una pastilla de 325 miligramos —el tamaño de una aspirina de concentración normal— un día sí y un día no. El histórico Estudio de la Salud de Médicos encontró que una aspirina un día sí y un día no ayudaba a reducir el riesgo de un ataque al corazón.

Un estudio holandés mostró que las dosis más pequeñas —quizás un décimo del tamaño de una pastilla normal— pueden proporcionar básicamente los mismos resultados. "Este estudio agrega más peso al punto de vista que las dosis de aspirina actualmente usadas para prevención pueden ser más altas de lo necesario", dice el doctor Muller.

Su doctor debería ser capaz de determinar una dosis apropiada para usted, dice el doctor Muller. Él también advierte no disminuir la dosis si un doctor ya le ha recetado la aspirina.

Sírvala con acompañantes. Trate de tomar aspirina con la comida porque así tendrá menos probabilidades de sentir dolor de estómago o náusea. Si usted está entre comidas, pruebe tragar la aspirina con un vaso lleno de 8 onzas (24 ml) de agua.

Asegúrese de que le caiga bien. Algunas aspirinas de concentraciones regular o baja tienen un recubrimiento especial que les permiten pasar a través de su estómago y en vez ser digeridas en el intestino delgado, lo cual es un poco más fácil para su sistema digestivo. Busque marcas que están *buffered* (amortiguadas) o "*enteric-coated*" (con cubierta entérica).

Enfóquese en vivir saludablemente. No importa qué tan potente resulte ser la aspirina, no va a resolver todos sus problemas. Puede ser que ayude a prevenir los ataques al corazón, pero una dieta saludable y ejercicio regular también logran esto.

"Usted debería hacer todo lo que pueda para reducir los factores de riesgo tales como el colesterol alto, fumar, sobrepeso y falta de ejercicio", dice el doctor Alexander Leaf, fundador del Centro de Salud Cardiovascular en el Hospital General de Massachusetts, en Boston.

BEBIDAS ALCOHÓLICAS

*Una al día puede
mantenerla joven*

Usted rara vez se ha excedido, casi nunca ha sufrido una resaca (cruda) y nunca usó una pantalla de lámpara como sombrero. Pero usted sí bebe una relajante copa de vino al final de cada día, y a pesar de todo lo que ha escuchado acerca de los beneficios de beber con moderación, se pregunta si lo que está haciendo está bien.

Pues, brindémonos —con moderación, como recomiendan los doctores— porque una copa de alcohol al día puede ser justo el tónico para aliviar el estrés, ayudarle a pensar más claramente, prevenir las enfermedades del corazón y estimular la longevidad.

"Si usted observa los estudios sobre la mortalidad, las personas que viven más son las que beben una copa o dos de alcohol al día. Así que si una mujer puede controlar su consumo de alcohol, entonces una copa de vino, una lata de cerveza o una bebida mezclada al día puede prolongar su vida", dice Eric Rimm, Sc.D., un epidemiólogo en nutrición en la Escuela de Salubridad Pública de la Universidad de Harvard, en Boston.

De hecho, los índices de muerte para las mujeres que saborean un trago al día son un 16 por ciento más bajos que para aquellas mujeres que beben más o nada en absoluto, dice el doctor Rimm.

¡Salud!

La mayoría de nosotras hemos escuchado acerca de los estudios franceses que concluyeron que beber cantidades moderadas de vino tinto reduce el riesgo de una enfermedad del corazón. Pero otros estudios han mostrado que una cerveza de 12 onzas (35 ml), un cóctel hecho con 1,5 onzas (4 ml) o una medida de licor, o una copa de vino de 5 onzas (15 ml) protegen igualmente al corazón.

En Oakland, California, por ejemplo, los investigadores del Centro Médico Kaiser Permanente siguieron a 72.008 mujeres por siete años. Aunque concluyeron que los vinos blanco y tinto eran los que más protegían —redujeron la enfermedad del corazón en un 30 por ciento— los investigadores encontraron que la cerveza y el licor también protegían pero sólo un poco menos.

"No importa lo que usted bebe. Si usted ve los estudios, estos muestran que podría ser licor fuerte, vino o cerveza", dice el doctor William P. Castelli, director del Estudio Framingham del Corazón, en Massachusetts, el cual ha seguido a más de 5.200 personas desde 1948.

El efecto en la enfermedad del corazón

Por lo general, los estudios mundiales han encontrado consistentemente un 20 a 40 por ciento de disminución del riesgo de enfermedad del corazón entre los bebedores moderados. Esa es más o menos la misma reducción en riesgo que si baja el colesterol, la presión arterial o hace ejercicio aeróbico regular, dice el doctor Michael Criqui, profesor de epidemiología en la Escuela de Medicina de la Universidad de California, San Diego.

Las mujeres, por ejemplo, en un estudio a 87.526 enfermeras entre los 34 y los 59 años de edad realizado por la Escuela de Medicina de Harvard, en Boston, quienes bebieron tres a nueve tragos por semana tenían un 40 por ciento menos de probabilidades de desarrollar enfermedad del corazón que las no bebedoras.

Otro estudio grande del Centro Nacional de Estadísticas de la Salud siguió a 3.718 mujeres por 13 años. Las mujeres que reportaron beber hasta dos tragos diariamente tenían casi un 40 por ciento menos de probabilidades de desarrollar enfermedad del corazón.

Pequeñas cantidades de alcohol pueden combatir la enfermedad del corazón al aumentar las cantidades del colesterol tipo lipoproteína de alta densidad (o *HDL*, por sus siglas en inglés) en su torrente sanguíneo, dice el doctor Criqui. El colesterol bueno, o HDL, ayuda a arrastrar del torrente sanguíneo al colesterol tipo lipoproteína de baja densidad (o *LDL*, por sus siglas en inglés), el tipo malo que puede obstruir y dañar las arterias que van al corazón. El doctor Criqui también sospecha que el alcohol puede ayudar a prevenir los coágulos de sangre que pueden conducir a un ataque al corazón y a algunos tipos de derrames cerebrales.

En un estudio británico que comparó a 172 mujeres quienes habían sufrido derrames cerebrales con 172 mujeres que no lo habían sufrido, los investigadores encontraron que las mujeres que se abstuvieron del alcohol tenían casi 2,5 veces más probabilidades de sufrir un derrame cerebral que las bebedoras moderadas. Pero moderación es la clave. Otros estudios han encontrado que las personas que beben fuertemente tienen un riesgo mayor de tener un derrame cerebral.

El alcohol también puede elevar los niveles de estrógeno en las mujeres postmenopáusicas, dice Judith S. Gavaler, Ph.D., jefa de la investigación de mujeres en el Centro Médico Bautista y miembro de la Fundación de Investigación

Médica de Oklahoma, ambos en la Ciudad de Oklahoma. En un estudio a 128 mujeres, la doctora Gavaler encontró que aquellas que habían bebido tres a seis tragos en una semana tenían niveles de estrógeno que eran un 10 a 20 por ciento más altos que las mujeres que no habían bebido. Los niveles más altos de estrógeno pueden ayudar a prevenir las enfermedades del corazón y la osteoporosis en las mujeres que han pasado la menopausia.

En cantidades moderadas, el alcohol ayuda a disipar las inhibiciones y hacer que la tensión se esfume, dice Frederic C. Blow, Ph.D., director de investigación del Centro de Investigación del Alcohol en la Universidad de Michigan, en Ann Arbor. Al disminuir las inhibiciones sexuales, el alcohol puede ayudar a que las personas se relajen, logrando de esa manera que las relaciones sexuales sean más placenteras.

Lo que la bebida hace por su mente

Adicionalmente, un trago puede ayudar a mantener su mente aguda, dice el doctor Joe Christian, Ph.D., presidente del Departamento de Genéticas Médica y Molecular en la Escuela de Medicina de la Universidad de Indiana, en Indianápolis.

En un estudio de 20 años a 4.000 gemelos masculinos, el doctor Christian encontró que los hombres que continuaron bebiendo una o dos bebidas al día tenían mejores habilidades de aprendizaje y razonamiento en sus décadas de los 60 y 70 años de edad que aquellos que bebieron menos o más. Aunque este estudio no incluyó a mujeres, él sospecha que las cantidades moderadas de alcohol mejoran la circulación de la sangre al cerebro y probablemente tienen el mismo efecto en las mujeres.

Pero si un trago al día es bueno, ¿por qué cuatro al día no son mejores? "El alcohol es indudablemente algo muy polémico ya que tiene tantos pros y contras", dice el doctor Criqui. "Al tomar uno o dos tragos al día, no vemos la mayoría de las complicaciones del alcohol. Sin embargo, los problemas médicos así como los personales y sociales de beber en exceso son bien conocidos. Hay problemas familiares terribles, hogares destruidos y abuso a los cónyuges y a los niños. Todo esto está asociado con el uso excesivo del alcohol."

Además, el peligro de derrame cerebral, enfermedad del corazón, del hígado y alcoholismo todo aumenta con más de un par de tragos al día. Y el riesgo de cáncer de mama puede aumentar con más de uno. Un estudio a 34 mujeres entre los 21 y los 44 años de edad por el Instituto Nacional del Cáncer encontró que solamente dos bebidas al día entre los días 12 y 15 del ciclo menstrual de una mujer pueden elevar los niveles de estrógeno entre un 21 y 31 por ciento. Se piensa que los niveles elevados de estrógeno aumentan el riesgo de cáncer de mama. Los científicos no están seguros de cuánto estrógeno adicional es suficiente para provocar una enfermedad, así que prefieren errar hacia lo seguro: no beba más de uno al día.

Si usted bebe, aquí hay algunas formas de moderar su consumo del alcohol.

Tome poco a poco. Un trago al día quiere decir precisamente eso. "La mejor prueba es que el beber tiene que hacerse en pequeñas cantidades repartidas durante varios días", dice el doctor Criqui. "Beber siete tragos el viernes en la noche y siete más el sábado puede aumentar dramáticamente su presión arterial y en efecto aumentar la posibilidad de coágulos en la sangre."

Saque bien la cuenta. Si usted sabe cuánto va a beber antes de dar su primer sorbo, le será más fácil atenerse a ese límite, aun cuando las amistades la presionen para que beba más, dice William R. Miller, Ph.D., director de investigación en el Centro de Alcoholismo, Abuso de Substancias y Adicción de la Universidad de Nuevo México, en Albuquerque.

Las mujeres no deberían beber más de uno al día, aconseja la doctora Sheila Blume, directora médica de los programas sobre alcoholismo, dependencia química y jugar compulsivo en el Hospital South Oaks, en Amityville, Nueva York. Las mujeres se emborrachan con menos alcohol que los hombres porque pesan menos, tienen menos agua en el cuerpo para diluir el alcohol y tienen menos cantidad de un tipo de enzima en sus estómagos que ayuda a metabolizar las bebidas.

Hágalo durar. Si usted bebe lentamente, usted le dará a su hígado la oportunidad de metabolizar el alcohol para que no se acumule en su cuerpo. Haga que su trago diario dure más de una hora, dice la doctora Blume.

Cómase algo con la bebida. El comer hará más lento el paso al cual el alcohol se absorbe en su torrente sanguíneo. Pero evite los alimentos salados como los cacahuates (maníes) o *pretzels* que la harán más sedienta y la tentarán a beber más, dice el doctor Miller.

Haga algo. Baile, juegue al billar o juegos de vídeo o hable con alguien, sugiere el doctor Miller. Usted probablemente beberá menos si lo hace.

Diluya su bebida. Empiece con una bebida pura, pero cuando haya bebido la mitad agréguele agua o *club soda*. Cada vez que la mitad de su copa se vacíe, agregue más agua o agua tónica (*club soda*), dice la doctora Blume.

Tome agua. "Si usted tiene sed, su cuerpo quiere agua, no alcohol", dice el doctor Miller. "Todas esas tonterías de que el alcohol quita la sed no son verdad. En realidad, la hace más sedienta. Por ello, si usted toma un vaso grande de agua primero, es más probable que beba alcohol con moderación."

Pruebe jugo de uva. El jugo de uva, como los vinos tintos, contiene *resveratrol*, un químico que se produce en la piel de las uvas para combatir los hongos. Los investigadores sospechan que este químico reduce el riesgo de arteriosclerosis. Así que en lugar de sorber vino después de que su trago del día se acabó, pruebe beber jugo de uva.

Proteja a su bebé. Los defectos de nacimiento son más comunes si una mujer embarazada continúa bebiendo, dice la doctora Blume. "Un trago durante el transcurso de nueve meses no va a dañar al bebé, pero debido a que no sabemos cuál es un nivel seguro de consumo de alcohol para las mujeres embarazadas

—probablemente es diferente para cada individuo— el camino más seguro es no beber", dice ella.

Llame un taxi. El alcohol está involucrado en casi la mitad de todos los accidentes fatales automovilísticos en los Estados Unidos. Por ejemplo, si usted pesa 150 libras (68 kg) y toma cuatro tragos antes de colocarse detrás del volante, tiene 4 veces más probabilidades de estar envuelta en un accidente que si estuviera sobria, dice Steve Creel, un funcionario de Asuntos Públicos en la Patrulla de Carreteras de California. Si toma diez tragos, su riesgo es 65 veces mayor. Aun cuando usted no beba lo suficiente como para estar legalmente en estado de embriaguez, se le puede arrestar por conducir embriagada si la policía cree que está poniéndose en peligro o poniendo en peligro a otros automovilistas, dice Creel. Así que si bebe, designe a un conductor o pida un taxi para que la lleve a casa.

CALCIO

Un fortalecedor crucial de los huesos, y más

Muchas mujeres desafían a la edad invirtiendo tiempo y energía en formar sus cuerpos —rebajando una curva aquí, formando un músculo allá. ¿Pero qué pasa con los huesos debajo de esos músculos y curvas? Sus huesos le dan estatura y sostén. Son órganos vivientes llenos de vasos sanguíneos, que fabrican constantemente células nuevas para dar fuerza a su cuerpo.

Si usted quiere un cuerpo recto y robusto para los años venideros, es importante entender que sus huesos necesitan alimento. El nutriente que le da juventud y fuerza a sus huesos, y lo que es más importante, evita los efectos del desgaste de los huesos causados por la osteoporosis, es el calcio. Y si sus huesos pudieran hablar, probablemente pedirían más.

Si usted es como la mayoría de las mujeres, ya sabe que la forma más fácil de obtener su calcio es tomando leche y comiendo otros productos lácteos. Pero, si usted es como la mayoría de las mujeres, no está consumiendo lo suficiente. Puede ser que usted tome leche pero sólo una gotita en su café. O quizás resolvió abandonar los productos lácteos como el queso porque está controlando su consumo de grasa.

Si está dependiendo del calcio de las verduras, puede estar consumiendo menos de lo que cree. El calcio en las verduras frondosas oscuras como la espinaca y la col rizada no siempre encuentran el camino a sus huesos, dice el doctor Clifford Rosen, director del Centro de Maine para Investigación y Educación sobre la Osteoporosis, en Bangor. "Debido a que las personas absorben el calcio de las verduras en varias formas, usted no sabrá si lo está absorbiendo eficientemente, aunque lo esté tomando en cantidades generosas", dice él.

Algunas veces el estrés de las vidas ocupadas y una cultura que presiona a las mujeres a ser delgadas nos incita a comer esporádicamente o a hacer dieta repetidamente a lo largo de los años. Ese tipo de nutrición sobre la marcha puede dejarla con una deficiencia de calcio seria.

Usted no puede vivir sin él

El calcio es un mineral que usted necesita para sobrevivir. Cuando su cuerpo pide su dosis diaria de calcio y no puede encontrarla en el alimento, la arranca de sus huesos. A medida que usted envejece, esta manera de alimentar a los huesos finalmente causa que estos se vuelvan porosos y quebradizos. Desafortunadamente, sus huesos no se lo pueden hacer saber hasta que sea demasiado tarde —cuando se cae y se fractura uno. Esta pérdida de hueso se llama osteoporosis, y es especialmente cruel con las mujeres mayores.

La hormona femenina estrógeno ayuda en una buena medida a proteger sus huesos del robo de calcio. Pero una vez que llega a la menopausia y el estrógeno mengua, sus huesos se vuelven vulnerables. Combine esta pérdida con un consumo bajo de calcio, y la reducción de los huesos se acelera.

El calcio también ayuda a bajar su colesterol. En un estudio, los investigadores encontraron que cuando la gente con niveles de colesterol en el rango alto de 240 a 260 tomaron 1.800 miligramos adicionales de calcio por día, redujeron el total de su colesterol en un 6 por ciento, según informa quien condujo el estudio, la doctora Margo Denke, profesora asistente de medicina en el Centro para Nutrición Humana del Centro Médico de la Universidad de Texas Sudoeste, en Dallas, y miembro del comité de nutrición en la Asociación del Corazón de los Estados Unidos. Aún mejor, el colesterol tipo lipoproteína de baja densidad (o *LDL*, por sus siglas en inglés) —el colesterol malo que causa todo el daño a las arterias coronarias— se redujo en un 11 por ciento. Aunque el estudio se condujo en hombres, la doctora Denke piensa que el resultado sería similar en las mujeres.

Cómo consumir más

Debido a que el calcio es tan importante, nuestra necesidad de éste cambia a lo largo de la vida. Un niño con huesos en crecimiento tiene una Asignación Dietética Recomendada (o *RDA*, por sus siglas en inglés) de 1.200 miligramos. Después de los 24 años de edad, cuando el crecimiento de los huesos se ha detenido, la RDA es sólo de 800 miligramos.

Pero muchos doctores creen que las mujeres deberían consumir mucho más. Muchos investigadores dicen que 1.000 a 1.500 miligramos diariamente es el nivel seguro y óptimo para la protección de los huesos. Y algunos, incluyendo a la doctora Denke, dicen que se necesitan 2.000 miligramos diarios para lograr un efecto que reduzca el colesterol.

Los estudios muestran que el 85 por ciento de todas las mujeres ni siquiera consumen la RDA para el calcio. Se estima que el consumo promedio de calcio

SUS MEJORES FUENTES DE CALCIO

El calcio está disponible en muchos alimentos, pero los productos lácteos son los líderes del grupo. Aquí hay un resumen de algunas de las fuentes alimenticias excelentes.

Alimento	Porción	Calcio (mg.)
Yogur sin grasa	1 taza	452
Yogur bajo en grasa	1 taza	414
Leche descremada	8 onzas (24 ml)	351
Queso *ricotta* parcialmente descremado	½ taza	337
Yogur bajo en grasa con sabor de frutas	1 taza	314
Leche baja en grasa 1%	8 onzas	300
Leche baja en grasa 2%	8 onzas	296
Leche entera	8 onzas	290
Suero de leche	8 onzas	285
Leche de chocolate	8 onzas	280
Yogur con leche entera	1 taza	274
Queso suizo	1 onza (28 g)	269
Queso *ricotta* de leche entera	½ taza	256
Queso *Provolone*	1 onza	211
Queso *Monterey Jack*	1 onza	209
Brócoli, cocido	3½ onzas (99 g)	205
Queso *Cheddar*	1 onza	202
Queso *Muenster*	1 onza	200
Salmón rosado, enlatado, con espinas	3 onzas (85 g)	181
Sardinas, drenadas, con espinas	2 sardinas (aprox. 1 onza en total)	92

para las mujeres que viven en los Estados Unidos, entre los 35 y los 50 años de edad, es de 530 miligramos al día. Aquí está lo que usted puede hacer para aumentar ese número.

Vaya con la vaca. ¿Qué tan importante son los lácteos? "El calcio está más disponible para su cuerpo cuando proviene de la leche y sus productos derivados", dice Richard J. Wood, Ph.D., jefe del Laboratorio de Biodisponibilidad Mineral, en el Centro de Investigación de la Nutrición Humana sobre la Vejez del Departamento de Agricultura de los Estados Unidos en la Universidad de Tufts, en Boston.

Para evitar la grasa y las calorías, escoja sólo las opciones bajas en grasa. Su supermercado favorito ofrece versiones bajas en grasa de una selección amplia de productos lácteos: leche, quesos, crema agria, queso crema y yogur, para mencionar algunos. Y no haga muecas hasta que los haya probado.

Los productos lácteos también le dan a usted la mayor cantidad de calcio por cucharada. Una taza de 8 onzas (227 g) de yogur bajo en grasa sin sabor le ofrece 414 miligramos. La leche descremada se jacta de contener 351 miligramos por una porción de 8 onzas (24 ml). Una media taza de queso *ricotta* parcialmente descremado, que usted puede encontrar en una porción considerable de lasaña, tiene 337 miligramos.

Experimente con otras fuentes. Si usted tiene dificultad para digerir los productos lácteos o simplemente no los disfruta, el brócoli es una buena opción como fuente de calcio. Sólo 3,5 onzas (99 g) de brócoli cocido le darán 205 miligramos de calcio, mucho más que otras verduras.

Pruebe también tofu, un producto de soja ligero y versátil que usted encontrará en la sección de productos agrícolas de su tienda de comestibles. Está cargado de calcio. Pero algunas marcas de tofu tienen más calcio que otras, todo depende de los ingredientes usados para formar la cuajada. Una media taza de tofu hecha con *nigari* (cloruro de magnesio) contiene 258 miligramos de calcio. Pero la misma cantidad de tofu hecho con sulfato de calcio contiene en total unos 860 miligramos de calcio. Busque en la etiqueta el agente usado para cuajar.

Pesque lo que necesita. Ya que el calcio reside en sus huesos, tiene sentido pensar que los pescados con muchas espinas son una buena fuente de calcio. El salmón rosa enlatado, con huesos contiene 181 miligramos de calcio en una porción de 3 onzas (85 g), y dos sardinas (cerca de 1 onza / 28 g en total) contienen 92 miligramos.

Dele con la D. "No importa cuánto calcio usted incluye en su dieta, sus huesos no podrán recuperarlo sin la ayuda de la vitamina D", dice el doctor Michael F. Holick, Ph.D., director del Laboratorio de Investigación de Vitamina D, Piel y Hueso en el Centro Médico de la Universidad de Boston. Afortunadamente, para la mayoría de las mujeres, el obtener suficiente vitamina D no es un problema. La exposición casual diaria a la luz solar —15 minutos serán suficientes— satisfarán los requisitos diarios de vitamina D del cuerpo, dice el doctor Holick. ¿Cómo? La luz solar provoca la producción de vitamina D en su piel, dice él.

También, la vitamina D viene en un surtido de alimentos fortificados que comemos diariamente, como la leche, los cereales y panes. Sin embargo, los médicos no aconsejan tomar suplementos de vitamina D porque demasiada puede ser tóxica.

Deje la dieta de Popeye. La espinaca contiene bastante calcio pero también contiene compuestos llamados oxalatos, los cuales se unen con los minerales y hacen que la mayor parte de éste no esté disponible para su cuerpo. Aunque usted debería disfrutar la espinaca por los otros nutrientes que le ofrece, no se exceda, dice Paul R. Thomas, Ed.D., R.D., científico en el equipo del Consejo de Nutrición de la Academia Nacional de Ciencias, en Washington, D.C. "Comer ensalada de espinaca cuatro a cinco veces por semana está bien; solo que no dependa de esta como fuente importante de calcio", dice él.

Suplemente su dieta

La mayoría de los médicos le dirán que una dieta completa que consiste de carnes magras y pescado y bastantes frutas, granos integrales, verduras y productos lácteos bajos en grasa le proporcionarán a usted todas las vitaminas y minerales que necesita para mantener una buena salud. Pero ellos también pueden decirle que comer una dieta completa no es garantía de que usted está obteniendo todo el calcio que necesita, especialmente si usted es una mujer que tiene más de 30 años de edad. Así que su mejor protección pueden ser los suplementos de calcio.

"Si usted prefiere obtener su calcio de suplementos, escoja aquellos hechos con citrato de calcio", dice la doctora Denke. En algunas ocasiones, todas las formas de calcio pueden interferir con la absorción de hierro o causar cálculos renales. El citrato de calcio es el suplemento que tiene menos probabilidad de promover la formación de cálculos renales.

Si usted escoge carbonato de calcio, es mejor tomarlo con las comidas, dice el doctor Rosen. El ácido que su cuerpo produce cuando usted come descompondrá el carbonato de calcio y hará posible su absorción.

El carbonato de calcio se encuentra en las tabletas antiácidas, y muchas mujeres optan por masticarlas como una fuente de calcio. Pero usted debe tener cuidado. Algunas marcas de antiácidos, tales como *Gelusil*, *Maalox* y *Mylanta* no se recomiendan como fuentes de calcio porque también contienen aluminio, el cual puede evitar la mineralización adecuada en el hueso. Sus mejores opciones, dice el doctor Rosen, son *Tums* y *Rolaids* —ambos son libres de aluminio.

¿Cuánto debería usted tomar? "Si usted se toma tres vasos de 8 onzas (24 ml) de leche al día, entonces un suplemento de 500 miligramos de calcio debería ser suficiente", dice el doctor Rosen. "Si usted puede llegar a 1.500 miligramos ya sea a través de dieta o una combinación de dieta y suplementos, entonces usted está bien."

CONFIANZA EN SÍ MISMA Y AUTOESTIMA

Sea su mejor amiga

Cuando usted se imagina a usted misma, ¿qué es lo que ve? Quizás usted ve a una persona enérgica, inteligente y exitosa, alguien a quien usted quisiera como su mejor amiga. O a lo mejor ve a una mujer un poco maltratada por los años, una mujer cuyos atributos más notables son las arrugas pequeñas alrededor de sus ojos y los hoyuelos en sus muslos.

Es asombroso como unas cuantas arrugas o un poco de celulitis pueden hacer añicos la autoestima (el aprecio y aceptación de nuestro valor interior) de una mujer. Unas cuantas señales leves de envejecimiento también pueden destruir la confianza en sí misma de una mujer, y la fe que tiene en sus capacidades y talentos. "Nuestra cultura pone un precio extremadamente alto a la juventud", dice Bonnie Jacobson, Ph.D., directora del Instituto para Cambio Sicológico en la Ciudad de Nueva York. "Si usted ve la juventud como el único punto de referencia de cuán valiosa es, inevitablemente va a experimentar sentimientos de falta de valor y duda a medida que aparecen más señales de envejecimiento."

Pero esto no tiene que sucederle a usted. La confianza en sí misma y la autoestima no son realmente cuestiones de edad o de apariencia sino de actitud. Para algunas mujeres, la confianza en sí misma y la autoestima de hecho se vuelven más fuertes al envejecer, independientemente de unas cuantas arrugas, canas o una talla de vestidos que ha ido aumentando con los años. Y qué afortunadas son estas mujeres.

La confianza en sí misma y la autoestima producen algunos resultados engendrantes de juventud. Una mujer confiada y segura de sí misma —a pesar de cualquier señal de envejecimiento que pueda mostrar— se ve, se siente y se comporta como una mujer mucho más joven. Casi que ella irradia fuerza interna

444

y energía, dice Thomas Tutko, Ph.D., profesor de sicología en la Universidad Estatal de San José, en California. También, es más probable que la mujer segura de sí misma respete a su cuerpo comiendo bien, haciendo ejercicio y evitando cosas dañinas como los cigarrillos, las drogas y el alcohol.

¿Por qué odiamos las matemáticas?

Por años usted ha sentido que simplemente no es buena para las matemáticas. No vaya a pensar que usted es la única que se encuentra atacada por la aritmética y confundida por las cálculos, ya que muchas mujeres sienten lo mismo, dice Sylvia Beyer, Ph.D., profesora asistente de sicología en la Universidad de Wisconsin-Parkside, en Kenosha.

¿Son las mujeres genéticamente inferiores como matemáticas? No realmente, dice la doctora Beyer. Pero a lo largo de los años las mujeres han sido condicionadas, dice ella, a subestimar sus capacidades y a tener expectativas bajas para ellas mismas en matemáticas y otros campos tradicionalmente orientados a los hombres.

En su investigación, la doctora Beyer ha revisado los resultados en pruebas de matemáticas y las expectativas de desempeño tanto de los hombres como de las mujeres. Ella ha encontrado que al ir a presentar una prueba de matemáticas las mujeres tienden a tener expectativas más bajas que los hombres. Y después, las mujeres tienen más probabilidad de pensar que tuvieron resultados peores de los que realmente tuvieron.

Estas conclusiones pueden aclarar por qué pocas mujeres tratan de dedicarse a carreras o materias tradicionalmente dominadas por los hombres, aunque tengan las habilidades para triunfar. "Debido a que ellas han sido educadas para pensar que no deben ser buenas en materias como matemáticas, muchas mujeres reducirán al mínimo sus logros aunque tengan éxito en ellos", dice la doctora Beyer. "Dirán que su desempeño fue pura suerte o inventarán alguna otra excusa. El peligro de esta manera de pensar es que a algunas mujeres muy talentosas podría impedirles que se dediquen a un interés o una carrera en un área donde puede haber un gran potencial o donde podrían encontrar bastante felicidad."

¿La respuesta? Dese cuenta que todos estos años usted ha estado bajando sus expectativas innecesariamente y entérese que probablemente no hay razón para que usted no sobresalga en matemáticas, ingeniería, mecánica automotriz —o lo que sea que a usted le guste.

La confianza en sí misma y la autoestima también hacen maravillas en su mente. Le proporcionan un amortiguador contra la ansiedad. Alivian los sentimientos de culpa, desesperación e insuficiencia. Nos dan el valor de realizar nuestros sueños. Y nos dan una buena disposición para intentar cosas nuevas, enfrentar desafíos nuevos y ampliar nuestros mundos, dice el doctor Tutko.

Y lo mejor de todo es que la confianza en sí misma y la autoestima se autoperpetúan; los beneficios que obtenemos de éstas tienden a regresar a nosotras y reforzar lo que tenemos. Generalmente, mientras más fuertes son nuestros sentimientos de autoestima y confianza en nosotras mismas, más satisfechas estaremos con la vida. Y eso no solamente nos da la fuerza de sobrevivir sino también de aceptar a la vida.

Mensajes sutiles de nuestra niñez

Es difícil hablar de confianza en sí misma y autoestima a menos que sea como un conjunto. "Una persona con autoestima alta tiene una buena imagen de su persona, y eso invariablemente inspira confianza en sí misma", dice el doctor Tutko. "Asimismo, una fuerte creencia en su capacidad, y la actitud positiva que viene con ésta, van a estimular sus sentimientos de autoestima."

¿De dónde vienen estos sentimientos?

Según un estudio hecho por Robert A. Josephs, Ph.D., y sus asociados en la Universidad de Texas, en Austin, los hombres y las mujeres obtienen su autoestima y confianza en sí mismos de distintos lugares. Mientras que los sentimientos que un hombre tiene acerca de su valor están más vinculados con sus logros, los de una mujer probablemente están vinculados con los papeles interpersonales que desempeña, o sea cómo se ve a sí misma como esposa, madre, hija y amiga.

Todo se remonta a nuestros años de la niñez. A los niños se les alienta mucho más a adquirir aptitudes y saber cómo hacer cosas. A las niñas, por otro lado, se les anima por lo general a desarrollar personalidades agradables y a ser bonitas", dice el sicólogo Nathaniel Branden, Ph.D., presidente del Instituto Branden para Autoestima, en Beverly Hills, y autor de *Six Pillars of Self-Esteem* (Seis pilares de la autoestima). "El problema es que ni la belleza ni la personalidad sugieren alguna forma de competencia o proporcionan realización personal y por lo tanto no producen ningún sentido perdurable de confianza en sí misma o autoestima."

Mantenga la cabeza en alto

Si usted siente que su confianza en usted misma y autoestima podrían necesitar un estímulo, probablemente eso es una señal de que es así. Aquí está lo que los expertos recomiendan.

Póngase en forma. ¿El hacer ejercicio podría mejorar su autoestima? Sí, seguramente. En un estudio en la Universidad Estatal del Colegio de Nueva York, en Brockport, se dividió a 57 personas en dos grupos: un grupo levantó pesas por 16 semanas, mientras que el otro grupo completó un curso teórico en educación física. ¿Adivine cuál fue el grupo que terminó con los espíritus en alto?

Merrill J. Melnick, Ph.D., el sociólogo en deportes que condujo el estudio, explica por qué el grupo de ejercicio resultó tanto mejor: "Usted se puede ver como inferior si no está feliz con su propio físico". Al formar un poco de músculo y perder un poco de grasa, dice él, usted puede mejorar sus sentimientos acerca de su cuerpo y acerca de sí misma.

Amordace a su crítico interno. Las mujeres con autoestima baja tienden a oír una pequeña voz en sus cabezas que les dice: "no puedes", "eres débil" y "no vales nada". Cuando su voz crítica interna empieza a menospreciarla, hágala callar de inmediato, dice la doctora Jacobson. Esté consciente de los momentos en que hay más probabilidad de que aparezca, como por ejemplo cuando se siente deprimida. Reconozca que está tratando de herirla. Entonces contrarreste sus argumentos con afirmaciones en contra. Dígase a usted misma una y otra vez que usted es fuerte, capaz y valiosa hasta sentir que la voz desaparece. La misma regla también se aplica a los críticos externos. "Usted tiene que quitarle la fuerza a las otras personas al aprender a aceptarse a sí misma desde su punto de vista", dice ella.

Haga un inventario personal. "En lugar de pensar demasiado en sus deficiencias, necesitamos obtener satisfacción de las cosas que tenemos y podemos hacer bien", dice Stanley Teitelbaum, Ph.D., un sicólogo clínico en práctica privada en la Ciudad de Nueva York. Para hacer esto, enumere en un lado de un pedazo de papel sus logros, actividades, rasgos positivos y virtudes. Luego enumere en el otro lado sus debilidades, rasgos negativos y aspectos de su persona que usted desearía cambiar. Le sorprenderá darse cuenta de cuántas ventajas tiene a su favor. Y eso por sí solo puede lograr que se sienta extraordinariamente bien acerca de usted misma. Entonces, para confianza en sí misma y autoestima a largo plazo, acentúe lo positivo y elimine lo negativo.

Establezca una jerarquía de metas. Fijarse metas poco realistas seguramente conducirá al fracaso, lo cual puede afectar su autoestima. "Tratar de alcanzar una meta está muy bien, pero usted debe aprender a gatear antes de poder caminar", dice el doctor Tutko. Suponga que tiene una meta de alcanzar una puntuación de 300 en un juego de bolos. Una meta respetable, pero poco realista si su promedio es, digamos, 58. En lugar de aspirar desde el principio a su meta final, concéntrese en alcanzar diferentes etapas: 100, 150, 200, 250 y entonces 300. "Primero alcance el éxito en un nivel, luego trate de alcanzarlo en el siguiente", dice él.

Especialícese en algo. ¿Es usted una aprendiz de todo y oficial de nada? ¿Está usted envuelta en tantas tareas que no puede prestar la atención adecuada a ninguna? Tratar de abarcar demasiado sólo la preparará para una decepción, dice el doctor Tutko. Encuentre dos o tres cosas en la vida que realmente disfrute —sea tocar el clarinete, trabajar con una computadora o esquiar a campo traviesa— y concentre la mayor parte de sus energías en esto. Es mejor tener éxito en unas cuantas cosas que fallar en muchas.

¿Cuánta confianza tiene usted en sí misma?

¿Piensa usted muy favorablemente de su persona, o se ve a usted misma como que está en el ocaso y que le están pesando los años? Parece ser una pregunta sencilla, pero no lo es, dice Thomas Tutko, Ph.D., profesor de sicología en la Universidad Estatal de San José, en California. Muchas mujeres están vagamente conscientes de que tienen un cierto tipo de problema en sus vidas, pero no saben realmente de qué se trata.

Aquí hay algunas señales que le dirán si usted tiene un problema de autoestima.

- Está obsesionada con sus defectos, flaquezas y errores y se critica por estos.
- Usted permite a menudo que otros la menosprecien.
- Frecuentemente prueba nuevos peinados, ropa, dietas o artimañas para verse más atractiva o ser aceptada por los demás.
- Usted valora las decisiones y opiniones de otros más que las propias.
- Frecuentemente se compara usted misma y sus logros con otros.
- Se siente destrozada por la crítica negativa.
- Se desilusiona fácilmente.

Aquí están las señales de advertencia para una confianza baja en usted misma.

- Su rutina diaria raramente cambia.
- Usted escapa de los desafíos nuevos y de las situaciones incómodas.
- Rara vez intenta las cosas más de una vez.
- Siempre escoge lo seguro a lo riesgoso.
- Usted mide el éxito solamente en relación a ganar o adquirir.
- No puede expresar sus necesidades y deseos íntimos.
- Inventa excusas para no hacer cosas o para razonar por qué las cosas son de la forma que son.

Persevere en lo que a usted le gusta. La forma más fácil de perder la fe en usted misma es quedar atrapada en hacer algo que a usted le disgusta o que otros le dicen que tiene que hacer, dice el doctor Tutko. Antes de sumirse en una carrera o actividad que la hace sentirse miserable o que usted hace con poco entusiasmo, busque esas cosas que realmente la atraen y dedíquese a ellas con gusto. Tendrá una mayor probabilidad de hacerlas bien, lo cual ocasionará un efecto positivo en su psiquis.

Sea servicial. El brindar su tiempo y talentos para ayudar a su comunidad o a las personas que necesitan ayuda, estimula su autoestima y confianza en usted misma de varias formas, dice la doctora Jacobson. Sobre todo, le proporciona un sentimiento maravilloso de logro y refuerza la convicción de ser útil y valiosa.

Busque personas positivas. Lo menos que usted necesita en su vida cuando su confianza en usted misma está flaqueando son personas que la critican o encuentran fallas en usted. En su lugar, debería rodearse de personas que buscan lo bueno en usted. Invariablemente, estas son personas que disfrutan de niveles altos de confianza en sí mismas y autoestima. "Las personas con alta autoestima y confianza en sí mismas no se apresuran a juzgar o rebajar a otras", dice la doctora Jacobson. "Tienen mucho amor y aliento para brindar, y sus actitudes con respecto a la vida pueden contagiársele a usted."

Recompénsese a usted misma. Aumente su confianza en usted misma y autoestima haciendo algo agradable por usted misma cada vez que haga algo bien, dice el doctor Tutko. Felicítese a usted misma o regálese algo. Esto refuerza su fe en sí misma y pone más énfasis en el valor de su logro.

Actúe según su edad. "Algunas personas erróneamente creen que si compran todos los adornos externos de la juventud, esto mejorará la forma en que se sienten acerca de sí mismas", dice el doctor Teitelbaum. La verdad es que usted no se convertirá otra vez en una jovencita por meterse a presión en un bikini del tamaño de una servilleta. Lo más probable es que se vea ridícula.

Sea *lo* mejor, no *la* mejor. Los deportes competitivos son una gran forma de mejorar su confianza en usted misma y su autoestima. Pero si usted considera que vencer a los oponentes y ganar trofeos es la única forma de medir el éxito, su confianza en sí misma y autoestima ya están en terreno inseguro. "Practicar deportes puede ser fantástico, pero sólo si lo hace porque le gustan y por averiguar qué tan buena puede ser en ellos", dice el doctor Tutko.

Sepa que puede fracasar. Vea al fracaso no como un mal sino como una oportunidad para un éxito nuevo, dice Daniel Wegner, Ph.D., profesor de sicología en la Universidad de Virginia, en Charlottesville. "La vida es un proceso a base de tanteos, y no progresamos si no nos arriesgamos ante la posibilidad de fracasar", dice él. "En el orden del universo, muchos de los 'fracasos' reales que vamos a experimentar no son ni tan perjudiciales como el daño que nos hacemos cuando nos obsesionamos y preocupamos acerca de los fracasos que todavía están por venir."

Prográmese para preocuparse. Hacer callar a su crítica interna no siempre es tan fácil. Algunas veces usted puede simplemente cerrarle la puerta en las narices; en otras ocasiones ella se va a defender. Algunas veces, mientras más trata usted de suprimir los pensamientos y las ansiedades no deseados, más probable es que se obsesione con ellos, dice el doctor Wegner. En lugar de gastar energía suprimiendo los pensamientos poco felices, trate de ceder ante ellos un poco. Programe 30 minutos diarios para "sesiones de preocupación" para desahogarse; entonces siga hacia adelante y disfrute de la vida.

Patalee un poco. ¿Alguna vez consideró usted aprender un arte marcial? Como profesor de sicología y director del programa de artes marciales de la Universidad de Wake Forest, en Winston-Salem, Carolina del Norte, Charles L. Richman, Ph.D., apoya enfáticamente los efectos de mejora en actitud por parte de las artes marciales. Como otros deportes, la harán más fuerte y acrecentarán la imagen de su cuerpo, lo cual por sí solo puede mejorar su autoestima, dice él. Las artes marciales también tienden a enfatizar la disciplina y el control. "Cuando usted combina este pensamiento disciplinado con la maestría de nuevas habilidades y la realización de que se puede defender por usted misma de un ataque físico, experimenta una transformación asombrosa en ambas, confianza en sí misma y autoestima", dice el doctor Richman. Busque en las páginas amarillas de su directorio telefónico o en su periódico las escuelas en su área.

CREATIVIDAD

Mantiene la mente y el cuerpo en armonía

Pintar a la acuarela es creativo. También lo es componer una sinfonía, dirigir una obra de teatro o esculpir una fuente.

Pero la creatividad no está limitada a las artes. Plantar un jardín es creativo, como también lo es diseñar un programa de computación, crear una receta nueva, planear una comida, mapear genes o construir una casa de pan de jengibre con un montón de niños.

En otras palabras, la creatividad se define como el acto de hacer, inventar o producir. Y eso es algo que todas hacemos.

"Yo le llamo conciencia de creatividad diaria —cuando nos enfocamos en el proceso de inventar en lugar de en el resultado. Esta creatividad diaria o tener conciencia de algo, es en realidad bueno para la salud y el bienestar de uno", explica Ellen J. Langer, Ph.D., profesora de sicología de la Universidad de Harvard, en Cambridge, Massachusetts, y autora de *Mindfulness* (Conciencia).

Es tan esencial para nuestra existencia que la novedad, sorpresa y variedad proporcionada por nuestra creatividad realmente le proporciona combustible a nuestras ganas de vivir. La investigación con los ancianos de la doctora Langer ha mostrado que cuando se les alienta a ser creativos o conscientes, como ella dice, ellos realmente viven vidas más largas y felices. "Cuando no mantenemos activas a nuestras mentes, la mente y el cuerpo gradualmente se van apagando por sí solos", dice la doctora Langer.

En otras palabras, cuando dejamos de crear, dejamos de vivir.

Afortunadamente, la capacidad de crear permanece intacta en nuestras vidas, aunque el número real de ciertos productos que podemos crear —las pinturas, los jardines o las esculturas— pueda declinar al hacernos mayores.

"La productividad creativa para la matemáticas, la ciencia, la poesía y cualquier cosa que requiere del pensamiento abstracto generalmente llega a su

451

Los asesinos del espíritu creativo

Algunos días la creatividad fluye a través de nuestro cuerpo y sale hacia el mundo sin esfuerzo. Otros días es como si el flujo estuviera bloqueado por una pared impenetrable.

"La creatividad es un producto frágil que puede ser suprimido o afectado mucho más fácilmente de lo que puede ser encendido", dice Teresa Amabile, Ph.D., profesora de sicología de la Universidad Brandeis, en Waltham, Massachusetts.

Pero, dice ella, usted puede prevenir la interferencia de su flujo al evitar a estos asesinos de la creatividad.

- Los que dicen que no. Los críticos y los escépticos pueden limitar su ámbito de pensamiento y despedazar su progreso creativo.
- Motivación material. La mayor parte de la motivación creativa viene de adentro, pero los motivadores extrínsecos —como el dinero, la fama, los premios y la aceptación— pueden disminuir severamente sus poderes creativos.
- Llevar la cuenta. La presión de tener que ganar puntos, cumplir con ciertas normas o satisfacer las expectativas de otros pueden reprimir seriamente su capacidad creativa.
- Crear con muchos a su alrededor. ¿Qué tan creativa podría usted ser si supiera que su maestro, jefe o el mundo entero están mirando por encima de sus hombros cada minuto? La investigación de la doctora Amabile ha mostrado que tales entornos pueden reprimir sus habilidades creativas. Trate de trabajar en un lugar que ponga alguna distancia entre usted y un par de ojos penetrantes.
- Muy poco tiempo. Los relojes, programas y plazos pueden dificultar la evolución de una gran idea. Trate de trabajar a un paso cómodo y regular.
- Drogas y alcohol. No hay ninguna buena prueba científica de que la creatividad pueda mejorarse químicamente. A la larga, estas substancias tienen el potencial de destruir su capacidad creativa mucho más de lo que pueden mejorarla.

ápice a los 30 años de edad", dice Carolyn Adams-Price, Ph.D., profesora asistente de sicología de la Universidad Estatal de Misisipí, en Starkville. "En el caso de la historia, la filosofía, el escribir y cualquier cosa que requiera mucho conocimiento, generalmente llega a su ápice a los 60 años de edad."

Pero lo que declina es solamente el número de productos creativos, no la capacidad de crear o la calidad de lo que se produce, enfatiza la doctora Adams-Price.

Una historia de supresión

Hasta la última mitad del siglo veinte, la educación y el entrenamiento que permitiría a las mujeres expresar su creatividad era a menudo desalentado por los estereotipos culturales que definían y limitaban el papel de una mujer en el mundo.

La escritora Virginia Woolf, por ejemplo, imaginaba que William Shakespeare había tenido una hermana igualmente creativa, Judith, a quien se le mandó a remendar medias o preparar la comida mientras que a William se le envió a la escuela a estudiar literatura y drama.

Históricamente, los hombres han tenido una ventaja notoria sobre las mujeres cuando se trata de obtener ayuda para desarrollar su creatividad.

Los estudios muestran que, la mayoría de las veces, la sociedad se ha apresurado a proporcionar a los hombres posibilidades de educación y admisión a sociedades profesionales y otro entrenamiento especializado para estimular su creatividad. Los estudios muestran también, que los maestros tendían a reforzar la conducta creativa en los muchachos al mismo tiempo que esperaban que las muchachas se comportaran bien y estuvieran listas a seguir las reglas. Los expertos también han sugerido que el estímulo que nuestra sociedad brinda a los muchachos en cuanto a la agresividad natural, el dominio, el ego y la voluntad de tomar riesgos —en todo, desde el fútbol hasta la física— ayuda a los hombres jóvenes a desarrollar el empuje, la determinación y la persistencia necesarios para seguir sus propias visiones creativas en una cultura a veces hostil a la creatividad.

Dele rienda suelta

Hoy en día, las mujeres están bien representadas en las galerías de arte, los teatros, los conjuntos de danza, las escuelas médicas, los negocios y otras instituciones. De hecho, el número de mujeres en las escuelas de arte y ballet ahora excede el número de hombres.

¿Cómo puede liberar la creatividad escondida dentro de usted? Ya sea que esté decidida a crear una obra de arte pública o una expresión privada de su yo interno, todo lo que necesita para empezar es una idea y un deseo de explorarla. Aquí está cómo empezar.

Identifique un problema. Pregúntese a usted misma: "¿Qué podría usar realmente el mundo ahora?" "¿Alternativas creativas a los asilos para ancianos?" "¿Formas de aprovechar el talento de individuos jubilados?" A menudo, el primer paso solamente requiere identificar un problema, dice la doctora Langer. De allí, sus ideas pueden bifurcarse en cientos de direcciones diferentes.

La creatividad y la locura

Isadora Duncan bailó a la luz de la luna con hadas. Vincent van Gogh se amputó su propia oreja. Sylvia Plath se suicidó. ¿Significa esto que las personas sumamente creativas tienen más probabilidad de enloquecer que el resto de nosotras? Es una pregunta intrigante. Pero a pesar de los mejores esfuerzos de la ciencia, la respuesta todavía no es clara.

En un estudio a más de 1.000 hombres y mujeres realizado en la Universidad de Kentucky, en Lexington, el investigador doctor Arnold M. Ludwig, encontró que los poetas, los escritores, los artistas, los músicos y otros en profesiones creativas acusaban una mayor probabilidad de exhibir una tendencia hacia la locura que otros en profesiones supuestamente menos creativas —personas que eran funcionarios públicos, en negocios y oficiales militares.

Aquellos en el teatro demostraron índices más altos de abuso de alcohol y drogas, episodios maníacos, trastornos de ansiedad e intentos de suicidio. Los escritores se inclinaban más hacia la depresión y el alcohol. Los artistas tenían más problemas relacionados con el alcohol, la depresión, la ansiedad y las dificultades de adaptación. Los músicos y los compositores tenían más probabilidad de deprimirse. Los poetas eran más propensos al abuso del alcohol y las drogas, la depresión, las manías, el suicidio y la sicosis en general.

La tendencia hacia la locura en las personas creativas parece clara hasta que usted considera un par de puntos, como el doctor Ludwig lo hace en su estudio. Primero, las exigencias de aquellos en las profesiones más creativas pueden tener mayor probabilidad de agravar los problemas ya existentes. Si por ejemplo usted estuviera predispuesta genéticamente a la depresión, una carrera en el teatro podría empujarla completamente hacia la depresión, mientras que una carrera como banquera podría no hacerlo.

Un segundo punto es que ya que nuestra cultura espera que sus escritores y artistas sean extraños y sus oficiales militares y banqueros sean estables, las profesiones tales como la música y el arte simplemente pueden atraer a las personas que están predispuestas al exceso, mientras que las profesiones como la banca y la milicia atraen a las personas que tienen más probabilidad de ser estables.

Una forma excelente de hacer que se le ocurran a uno buenas ideas es tener muchas y no juzgarlas. Luego simplemente escoja las mejores, dice la doctora Langer.

Anote ideas en una hoja de papel. Entonces, usando la inspiración de la primera idea, escriba tantas ideas relacionadas con ésta como sea posible. Recopile una lista de ideas, estúdiela cuidadosamente y saque las que le gusten más. Deseche las otras.

"Algunas veces una gran idea es sencillamente tomar una idea antigua y darle vuelta", dice Gabriele Rico, Ph.D., profesora de inglés y artes creativos de la Universidad Estatal de San José, en California, y autora de *Pain and Possibility* (Dolor y posibilidad). Por ejemplo, en una ocasión se sirvió un helado de crema sobre un *waffle* plano. Entonces algún pensador innovador decidió doblar ese *waffle* en forma de embudo, y ¡*voilà*! El mundo tuvo su primer cono de *waffle*.

Anote sus ideas y sueños. Las grandes ideas pueden materializarse y desvanecerse en un instante, por lo cual muchas mujeres creativas llevan un diario para anotar las ideas que se les ocurren a lo largo del día, dice la doctora Rico. Todo lo que usted necesita es un pequeño cuaderno que quepa en su bolsillo o cartera o aun debajo de su almohada, ya que los sueños también pueden ser abundantes en creatividad.

"La mente hace algunas de sus conexiones y asociaciones más originales mientras que usted duerme", dice la doctora Rico. Así que empiece el día escribiendo en un cuaderno de notas lo que usted recuerda de sus sueños.

Recapacite sobre los fracasos. Los errores y los resultados inesperados pueden resultar en las mayores recompensas, dice la doctora Langer. Por ejemplo, se pensó que una nueva goma de pegar desarrollada por la compañía 3M se creía que era un fracaso porque no era lo suficientemente pegajosa. Pero cuando esa goma de pegar se aplicó a una hoja de papel, se convirtió en uno de los productos para oficina más innovadores de todos los tiempos: los pequeños papelitos adhesivos *Post-it Notes*. Así que la próxima vez que usted tenga un "fracaso" aparente en sus manos, no se apresure a condenarlo. En su lugar, dele la vuelta y estúdiela desde otra perspectiva.

Desafíe el pensamiento ortodoxo. "Una de las desventajas de nuestra sociedad es que alienta la inhibición y la conformidad ciega", dice la doctora Langer. "Nos volvemos temerosas de mirar al mundo desde perspectivas diferentes para desafiar las ideas establecidas." Para aumentar nuestra creatividad, debemos estar dispuestas a desaprender muchas de las convenciones que nos pasamos aprendiendo toda la vida.

Una persona creativa no debería tener temor a desafiar ideas o a pensar en direcciones que para otros podrían considerarse poco ortodoxas.

Aprenda. Si usted ha decidido expresar su creatividad en un medio específico como la pintura o el canto, aprenda tanto como sea posible acerca de ese medio, dice la doctora Rico. Empiece despacio, practique en su medio regularmente e identifique sus puntos fuertes y débiles. A medida que su familiaridad y habilidad aumenten, su capacidad de manipular el medio escogido para expresar su creatividad va a ampliarse.

Encuentre un modelo de conducta. Usted puede obtener una gran cantidad de inspiración emulando el trabajo y la técnica de algunos de los gigantes creativos en su área de interés, dice la doctora Rico. Pero no sea una copiona. La imitación no es creatividad. En lugar de eso, observe a su modelo de conducta para que la haga pensar en formas que usted nunca había considerado. O, tome temas que ellos han explorado y enfóquelos desde otro ángulo.

Explórese usted misma. La mujer creativa debe estar dispuesta a explorar una amplia gama de emociones, experiencias y memorias profundamente arraigadas. "Las personas mayores a menudo usan sus experiencias personales como una fuente de creatividad", dice la doctora Adams-Price.

Explore el mundo. La mayoría de nosotras obtenemos la inspiración y la energía creativa de las cosas a nuestro alrededor: la vista de una puesta de sol, el aroma de una flor, el sonido de un silbato de tren, el tacto del musgo. "Mientras más cosas sabemos, sentimos y experimentamos acerca de nuestro mundo, mas creativas seremos", dice la doctora Rico.

CUIDADO DEL CUTIS

Pautas para piel perfectamente joven

Su vida está tan ocupada que usted apenas tiene tiempo de dormir o comer o ir al supermercado. Usted definitivamente no tiene tiempo para cuidarse el cutis, ¿o sí lo tiene?

La verdad es, que proteger su cutis no necesita llevarle tanto tiempo. Y, a pesar de todo el bombo y platillo que rodea a los productos de renombre y a las rutinas confusas de pasos múltiples, en realidad no tiene que ser complicado o caro.

Solamente tiene que limpiar, humectar y proteger su cutis del fotoenvejecimiento —las arrugas, los surcos y las manchas por pasar demasiado tiempo en el sol.

Si usted usa una protección contra el sol diariamente, los médicos dicen que después de un tiempo usted encontrará que su cutis reparará por sí solo algo del daño, haciendo que usted se vea más joven y fresca y se sienta bien como consecuencia.

Algunos productos, tal como la *Neutrogena Moisturizer*, que combinan los humectantes con las lociones antisolares y los tintes le ahorrarán tiempo.

Por lo tanto consideremos una rutina realista que va a dejar a su cutis en su mejor apariencia juvenil, sin echar a perder su programa diario.

Trátelo con ternura

No importa si su cutis es normal, grasoso, seco o está dañado por el sol, la consigna para su limpieza es "suave", dicen los dermatólogos. Los limpiadores suaves y el manejo suave. ¿Por qué? Cada vez que usted frota, jala, refriega o de alguna manera tira de su cutis, puede aflojar las fibras minúsculas abajo de la superficie las cuales promueven la firmeza y el aspecto juvenil.

"Cualquier cosa que le haga a su cara agrega algo de daño de edad", dice el doctor Albert M. Kligman, un profesor de dermatología en la Escuela de Medicina de la Universidad de Pensilvania, en Filadelfia.

Escoja productos suaves. Olvídese de los astringentes y limpiadores ásperos, aconseja el doctor Seth L. Matarasso, profesor asistente de dermatología en la Escuela de Medicina de la Universidad de California, San Francisco. Todo lo que usted necesita son jabones suaves baratos como Purpose, *Basis*, *Neutrogena* y *Dove*.

Si su cutis está muy seco, aun un enjuague completo por la mañana con un substituto de jabón como *Cetaphil* o nada de jabón está bien, dice el doctor Matarasso. Simplemente experimente para ver cuál es el mejor para usted.

Evite la erupción. Lavarse con esas friegas de nueces molidas y esponjas abrasivas es como usar limpiadores de la cocina para su cutis, dice Carole Walderman, una cosmetóloga y esteticista y presidenta de la Von Lee International School of Aesthetics and Makeup, una escuela de maquillaje y belleza, en Baltimore. Los pequeños rasguños que estos dejan inflaman su cutis y juntan bacterias, por lo tanto pueden promover una erupción cuando usted pensaba que había dejado el acné atrás para siempre.

Mantenga el agua a una temperatura moderada. Use agua tibia, no caliente, para enjuagar su limpiador, dice Leila Cohoon, una cosmetóloga y esteticista y dueña de Leila's Skin Care, una compañía que se especializa en el cuidado del cutis, en Independence, Misuri. Y no se moleste en darse una salpicada de agua fría después para "cerrar los poros". Los poros no se abren y cierran como se piensa comúnmente.

Séquese con palmaditas. Dese palmaditas en la cara no completamente seca con una toalla tan suavemente como si fuera el toque de un bebé, dice el doctor Matarasso. "Deje solamente una telilla húmeda en el cutis, como un rocío."

Pruebe tónicos suaves. Para una optativa sensación de estar extra limpia, use un agua de flores calmante, tal como *Rosewater*, y tónico después de que se limpia y se enjuaga, dice Walderman. "Cuando llegamos a la década de los 30 años de edad nuestros poros pueden empezar a verse más grandes, porque la gravedad empieza a jalar hacia abajo alrededor de los folículos de los vellos, haciendo que se vean más profundos", dice ella. "Los tónicos cerrarán temporalmente los poros, posiblemente por cerca de 45 minutos, dejando una buena base para aplicar el maquillaje". Apliquese el tónico con una almohadilla de algodón que primeramente haya sido saturada con agua y luego exprimida, dando pasadas suaves hacia arriba.

Adelante con los humectantes

Los humectantes no agregan humedad al cutis, no importa lo que los redactores de publicidad dicen. No obstante, sí ayudan a retener el agua que usted dejó sobre la cara y el cuerpo después de lavarse, lo cual esponja las arrugas finas y hace más tersa la superficie, dice el doctor Matarasso. Si usted usa la

Faciales rápidos en la casa

Si usted tiene un paquete de frijoles (habichuelas) rojos secos, un procesador de alimentos y unos cuantos ingredientes sencillos, fácilmente puede darse el gusto de un facial casero de lujo de vez en cuando. Marina Valmy, una cosmetóloga en la Christine Valmy Skin Care School, una escuela que se especializa en el cuidado del cutis, en la Ciudad de Nueva York, ofrece estas recetas para refrescar su cutis para usar dos veces por semana.

Para cutis normal a seco:

Empiece con una máscara limpiadora. Ponga 2 tazas de frijoles rojos secos en su procesador de alimentos y muélalos hasta hacerlos polvo. Mezcle entonces ½ taza con un poco de agua para formar una pasta y distribúyala por todo su rostro (excepto en el área de los ojos), como una máscara. Deje la máscara por unos cinco minutos, entonces enjuáguela completamente con agua. Guarde el resto del polvo de frijoles en un frasco cerrado herméticamente para otra ocasión.

Siga con una máscara para hidratar. Mezcle 1 cucharadita de miel, 1 yema de huevo, ½ cucharadita de aceite de oliva y ½ cucharadita de mitad crema y mitad leche (*half and half*) o crema pesada. Aplique a su rostro, incluyendo el área de sus ojos, y déjela por 15 a 20 minutos mientras descansa. Enjuague después con agua.

Para cutis grasoso:

Límpiese con la máscara de frijoles rojos secos (arriba), después siga con la máscara tonificante. Mezcle 1 cucharadita de yogur bajo en grasa simple, ½ clara de huevo, ¼ de cucharadita de aceite de aguacate (palta) y 1 cucharadita de perejil fresco molido. Déjela puesta por 15 a 20 minutos y enjuague después con agua.

---

toalla hasta que está seca como un hueso, cualquier humectante —no importa qué tan caro sea— permanecerá solamente en la superficie y se sentirá grasoso. Pero si usted deja una telilla húmeda después de enjuagarse, el humectante ayudará al agua a meterse dentro de los poros y a hundirse más profundamente dentro del cutis. Si su cutis es graso, posiblemente no necesite un humectante, el cual podría agravar el acné.

Aquí está lo que debe saber acerca de los humectantes.

Pregunte acerca de los AHAs. Los ácidos alfahidróxidos (o *AHAs*, por sus siglas en inglés) se derivan de las fuentes alimenticias tales como el vino tinto, la leche agria y la fruta. Algunos estudios muestran que estos ácidos pueden aumentar la renovación de las células del cutis quemadas por el sol, al hacer tersa y firme su textura. Aunque son temas actuales en las revistas de belleza, los investigadores difieren en si los AHAs en muchos humectantes pueden en realidad reducir las arrugas finas.

Las concentraciones bajas que se encuentran en los productos comerciales pueden ser el problema, dice el doctor Matarasso. La mayoría de los humectantes cosméticos usan muy pequeñas cantidades de AHAs, dice él. Si usted quisiera ver lo que los AHAs pueden hacer por usted, su mejor opción es hablar con su dermatólogo acerca de los humectantes con alta concentración de AHAs.

Escoja las lociones que no tapen. Si usted solamente quiere un buen humectante para todos los días, pero tiene la tendencia a tener erupción de vez en cuando, escoja un humectante que diga en la etiqueta *"noncomedogenic"* (no comedogénico), dice el doctor Thomas Griffin, un dermatólogo con el Hospital de Graduados y profesor asistente clínico de dermatología en la Escuela de Medicina de la Universidad de Pensilvania, ambos en Filadelfia. Estos productos no taparán los poros.

Chequee el pH. Si su cutis es sensible, use un producto que tenga la misma proporción ácida (pH) del cutis normal, la cual se encuentra en un pH de 4,5 a 5,5, dice Cohoon. Muchas etiquetas dicen *'pH-balanced'* (pH balanceado) pero eso no significa nada", dice ella. "Podría significar ácido con pH balanceado o alcalino con pH balanceado, el cual no es bueno para su cutis. Lo que usted quiere es que sea ácido con pH balanceado para el cuidado del cutis."

¿Cómo estar segura? "Compre papeles pH (tales como *pHydrion*) en su salón de cuidado del cutis y sumérjalos en el producto", dice Cohoon. "El papel cambiará de color y usted lo compara a la tabla adjunta, la cual le mostrará qué pH tiene el humectante."

Vaya con cuidado en el área de los ojos. Durante el día use solamente una crema para los ojos liviana en el área de los ojos, dice Walderman. Algunas mujeres usan cremas espesas para los ojos las cuales tienden a hacer que el maquillaje se vea grueso y pastoso.

Cómo conservar su cara y cuerpo

De cualquier forma que usted la use, la loción antisolar es el paso rejuvenecedor más importante para el cuidado del cutis. Aun si en el pasado usted no lo haya hecho muy fielmente, el empezar a usar una loción antisolar ahora mismo le pagará dividendos de juventud en las décadas venideras.

Simplifique el proceso. A menos que usted disfrute aplicándose capa tras capa de pociones y lociones, la forma más fácil de agregar la loción antisolar a su rutina es usar una loción antisolar con base de crema como su humectante, dice el doctor Matarasso.

Asegúrese de que sea una protección real. Escoja una loción antisolar o una combinación humectante-loción antisolar con un factor de protección solar (o *SPF*, por sus siglas en inglés) de por lo menos 15, dice el doctor Kligman. Y las lociones antisolares (a menudo llamadas lociones antisolares de espectro completo) las cuales bloquean los dos tipos de rayos ultravioletas, *UVA* y *UVB* (por sus siglas en inglés) le ofrecerán a usted la mejor protección contra la quemadura superficial y contra el daño más profundo a los tejidos que causan las arrugas y bolsas, dice él. Muchos humectantes cosméticos pregonan a los cuatro vientos sus capacidades de protección solar, pero la mayoría contienen lociones antisolares con SPF muy bajos.

Cómo mejorar su cutis mientras duerme

En la noche usted se limpia otra vez. Si su cutis tiende hacia la sequedad, agregue un humectante para pasar la noche o a lo mejor *tretinoin* (*Retin-A*) si usted quiere combatir el daño del sol activamente. Y entonces, a dormir, lo cual de por sí le da un aspecto juvenil a su cutis al borrarle el estrés de su tez.

Trate de agregar estos consejos a su rutina de limpieza nocturna.

Quítese el maquillaje. Es verdad lo que dicen: nunca debería irse a dormir con éste puesto. Para una limpieza a fondo, use un limpiador con petrolado para quitar el maquillaje, dice Marina Valmy, una cosmetóloga en la Christine Valmy Skin Care School, una escuela que se especializa en el cuidado del cutis, en la Ciudad de Nueva York. Pero solamente por la noche —el petrolado es muy pesado para limpiarse o humectarse durante el día, dice ella. Otra opción es su jabón suave favorito; solamente limpie y enjuague por completo.

Pruebe un limpiador profundo de poros. Tres veces a la semana, use un limpiador profundo de poros y un cepillo facial suave para una limpieza más a fondo de su cutis, dice Walderman.

Duerma con un combatiente de arrugas. Si el daño del sol ha grabado su cutis con líneas finas, pídale a su doctor una receta para la crema *Retin-A*, dice el doctor Jonathan Weiss, profesor clínico asistente de dermatología en la Escuela de Medicina de la Universidad de Emory, en Atlanta. "La *Retin-A* es un producto maravilloso para el daño causado por el sol", dice él. "Puede mejorar la apariencia amarillenta del cutis y hacerla más rosada. Pero su mejoría más notable es en las arrugas y las manchas de edad." El doctor Weiss hace notar que la Administración de Alimentos y Drogas todavía no aprueba la *Retin-A* para el tratamiento del cutis dañado por el sol y arrugado, aunque la crema parece ser efectiva.

Con la ayuda de su dermatólogo, usted puede adaptar a la concentración de *Retin-A* según las necesidades de su cutis. "Después de limpiarse con un jabón suave, deje secar su cutis completamente por unos 10 a 20 minutos", dice el doctor Matarasso. "Luego aplíquese una cantidad del tamaño de un chícharo (guisante) por todos lados, alrededor de sus ojos (dejando sin crema aproximadamente 0,5 pulgada/1,25 cm abajo de los ojos), la boca, el pecho, los antebrazos y el dorso de las manos. Si usted usa *Retin-A*, no necesitará un humectante por la noche a menos que la *Retin-A* cause un poco de enrojecimiento y escamado. Si eso sucede, use un humectante esa noche y altérnelo con *Retin-A*". Usted también puede usar vaselina alrededor del área de los ojos. (Para mayor información sobre la *Retin-A*, vea Arrugas en la página 32)

Use humectante si lo desea. Si a usted le gusta la sensación del humectante por la noche y su cutis se ha secado un poco con el tiempo, aplique una crema nocturna sustanciosa, sugiere Walderman. Y este es el momento de usar cremas para los ojos más pesadas sobre todo en el cutis alrededor de los ojos. Estos productos muy pesados para el uso durante el día o bajo el maquillaje, son buenos para conservar la humedad natural mientras usted duerme, dice ella.

Cuídese los labios. En la noche, póngase vaselina en los labios, dice Valmy. Debido a que la piel de los labios es muy delgada, la circulación de la sangre está muy cerca de la superficie y puede hacer que los labios se sequen. La vaselina no permitirá que la humedad se evapore, y evita que usted se despierte con los labios agrietados.

CUIDADO DE LOS SENOS

Conserve sus senos firmes y saludables

Usted se voltea hacia la derecha y mira sus senos de lado en el espejo. Después se voltea otra vez hacia el frente, levanta los brazos sobre la cabeza y los observa de nuevo. Entonces se voltea hacia la izquierda y mira otra vez.

¿Qué está buscando?

Dos cosas: lo caído y las estrías que sugieren que usted está empezando a envejecer —y lo cual usted tiene la intención de combatir con cada truco imaginable— y cualquier bulto, protuberancia, hoyuelo, secreción, caída, arruga o diferencia en tamaño, forma o color que pudieran señalar la presencia de cáncer.

Aunque ninguna de nosotras queremos ver las señales del envejecimiento, lo que más tememos es el cáncer de mama. Y con buena razón —es el tipo de cáncer más común que sufren las mujeres.

La mayoría de los cánceres de mama son descubiertos por las mujeres mismas, no por el médico o un mamograma. Ellas notan que algo no se ve o se siente bien. Y a pesar de ello, el 80 por ciento de las mujeres dicen que ellas no se hacen autoexámenes de los senos (o *BSEs*, por sus siglas en inglés) en forma regular. Algunas dicen que se sienten incómodas tocándose a sí mismas y otras simplemente no pueden encarar la posibilidad de que el cáncer de mama pudiera pasarles a ellas.

Estos sentimientos reflejan el hecho de que nuestros senos actúan como marcadores físicos para nuestra transición de una etapa de la vida a la otra: los senos emergen cuando empezamos a menstruar, florecen al comenzar nuestra vida sexual activa, llegan a su plenitud cuando nos preparamos a dar a luz, y eventualmente se marchitan o se caen.

Sin embargo las mismas razones que nos hacen renuentes a examinarnos los senos también son las más convincentes de que deberíamos hacerlo.

El cáncer de mama es una amenaza importante a la salud de cualquier mujer que haya pasado su trigésimo cumpleaños, dice la doctora Sondra Lynne Carter, una ginecóloga en práctica privada en la ciudad de Nueva York quien trata a pacientes con problemas en los senos. Y la amenaza aumenta con cada año que pasa.

A los 25 años de edad, usted tenía 1 en 21.441 probabilidades de tener cáncer de mama, a los 30 años es 1 en 2.426. A los 35 años es 1 en 622. A los 45 años es 1 en 96, y a los 80 años es 1 en 10.

Ya que la mayoría de los cánceres de mama realmente ocurren después de los 45 años de edad, muchas mujeres tienden a pensar en el cáncer de mama y en los senos caídos de la misma forma: "es algo de qué preocuparme cuando esté vieja". Eso es incorrecto. Ambas cosas tienen más probabilidad de ocurrir después de los 45 años de edad, asienten los expertos. Pero para prevenir ambos se necesita empezar con un buen cuidado de los senos en las décadas anteriores.

El autoexamen de los senos

El buen cuidado de los senos empieza con el aprendizaje de cuándo y cómo hacerse un autoexamen de los senos.

Los médicos están de acuerdo en que el autoexamen debería hacerse la primera semana después de su período todos los meses. Su meta se divide en dos: una, familiarizarse con los contornos normales, los bultos y las protuberancias en sus senos que cualquier cosa fuera de lo común será muy aparente y, dos, detectar cualquier bulto (de 0,5 pulgada /1,3 cm, por ejemplo) que aparezca súbitamente, esté en el mismo lugar y dure por uno o dos ciclos.

¿Cuál es la mejor manera de hacerse un autoexamen? De cualquier manera que usted se sienta cómoda, dicen los doctores. Algunas mujeres prefieren hacérselo paradas en la ducha cuando sus senos están resbalosos por el jabón. Otras prefieren hacérselos paradas enfrente de un espejo. Mientras que otras prefieren hacérselo acostadas boca arriba.

Aquí está cómo los médicos sugieren examinarse los senos de la manera más correcta posible.

Estírese primero. Es importante que antes de empezar, usted estire los brazos por encima de la cabeza y se mire en el espejo para ver si nota algún cambio obvio en sus senos. Busque algo importante: un hoyuelo en la piel que no había notado antes, o un pezón que de repente se ha invertido, ha desarrollado eczema o tiene una secreción que no es resultado de habérselo apretado. Ponga las manos sobre las caderas, empuje los hombros hacia atrás y busque cambios de nuevo. Luego empuje sus hombros hacia adelante, mientras contrae sus músculos pectorales. Cualquier hoyuelo debería ser obvio en esta posición.

Escoja una estrategia de búsqueda. Hay diferentes maneras de hacer el mismo autoexamen: puede usar el pezón como punto focal y ver si siente bultos a lo largo de las líneas imaginarias que salen de su pezón hasta llegar a la clavícula y hacia abajo hasta la línea del sostén; usted puede usar el pezón como el

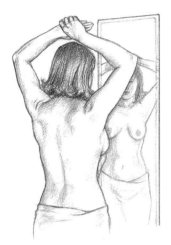

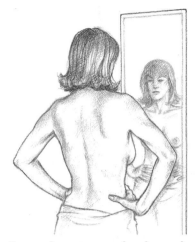

Ponga los brazos por encima de su cabeza y busque algún hoyuelo en la piel, secreción (de fluido) del pezón u otros cambios en apariencia.

Ponga las manos sobre las caderas, primero empuje sus hombros hacia atrás, después hacia adelante, y busque algún cambio en sus senos que haya ocurrido desde su último autoexamen.

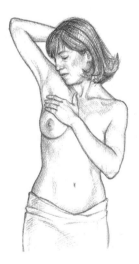

Coloque su mano derecha detrás de la cabeza. Con las yemas de los dedos de su mano izquierda, examine su seno derecho completamente desde la clavícula hasta la línea del sostén y dentro de su axila. Repita el proceso en su seno izquierdo con la mano izquierda detrás de la cabeza. Vea en la página opuesta la descripción de las diferentes estrategias para la búsqueda.

centro y seguir haciendo círculos alrededor con sus dedos en círculos cada vez más amplios; o simplemente puede imaginarse una cuadrícula colocada sobre su seno y examinarlo en franjas que vayan desde arriba hacia abajo entre la clavícula y la parte de abajo de la línea del sostén.

Cualquiera sea el método que escoja, ponga la mano del lado que usted quiere examinar detrás de la cabeza antes de empezar. Esto traslada cualquier tejido del seno que está abajo de su axila hacia arriba de la pared torácica donde usted lo puede examinar detenidamente.

El estilo de vida anticáncer

El buen cuidado de los senos también significa adoptar un estilo de vida que reduzca su riesgo de cáncer. Nadie ha descubierto exactamente por qué, pero las mujeres que adoptan estilos de vida que reducen la cantidad de estrógeno que circula a través de sus cuerpos, pueden reducir significativamente su riesgo de desarrollar cáncer de mama. Y eso incluye a las mujeres que tienen una historia familiar de la enfermedad.

¿Cuáles son las mejores estrategias? Aquí está lo que los médicos sugieren.

Reduzca la grasa. Un estudio de la Escuela de Medicina en la Universidad de Tufts, en Boston, comparó los niveles de estrógeno en un grupo de mujeres que siguió una dieta que obtenía el 40 por ciento de sus calorías de la grasa, con un grupo de mujeres que obtenían sólo el 21 por ciento de sus calorías de la grasa.

¿El resultado? Las mujeres premenopáusicas en el grupo de alta grasa tenían niveles de estrógeno en la sangre que eran un 30 a 75 por ciento más altos que sus hermanas que comían menos grasa. En el grupo postmenopáusico, las mujeres que comían la dieta más alta en grasa tenían niveles de estrógeno que eran un 300 por ciento más altos.

Coma fibra de plantas. Los estudios a animales indican que las substancias en las plantas —fitoestrógenos— pueden ser capaces de evitar que el estrógeno que circula en su cuerpo cause cáncer de mama. Las buenas fuentes de fitoestrógeno incluyen los productos de soja, los brotes de alfalfa, las manzanas, la cebada, la avena y los chícharos (guisantes).

Sea una comilona de verduras. En un Estudio de la Salud de Enfermeras de Harvard, el cual estudió a cerca de 90.000 mujeres en Boston, los investigadores encontraron que aquellas que reportaban comer dos o tres porciones de verduras al día tenían un 17 por ciento de reducción en el riesgo de cáncer de mama en comparación con aquellas que comían menos de una porción completa por día.

Nadie está dispuesto a apostar mucho en una explicación, pero muchos científicos sospechan que podría tener algo que ver con la presencia de las vitaminas A y C, antioxidantes que se creen bloquean a las substancias causantes del cáncer producidas por el proceso metabólico normal del cuerpo.

Evite el brindis en el medio del ciclo. Un estudio del Instituto Nacional del Cáncer encontró que solamente dos bebidas mezcladas al día entre los días 12 y 15 del ciclo menstrual de una mujer elevarán los niveles de estrógeno entre el 21 y 31 por ciento.

Cómo contrarrestar la caída

Aunque el buen cuidado de los senos primordialmente significa mantener a sus senos sanos, para algunas mujeres también significa mantener a sus senos tersos y firmes.

Cómo desafiar a la gravedad

Usted se para derecha y echa los hombros hacia atrás, y se caen. Usted se para derecha, echa sus hombros hacia atrás y mete la barriga, y todavía se caen.

Lo que se está cayendo son sus senos. El resultado es: mujer 1, gravedad 2.

¿Pero significa eso que está lista para tener un levantamiento de senos? Sólo usted puede contestar esa pregunta basada en discusiones con su médico. Pero aquí hay algo de información sobre sus opciones.

"Básicamente hay dos tipos de procedimientos de levantamiento que hacemos en este país", dice el doctor Robert L. Cucin, instructor clínico de cirugía plástica en el Colegio de Medicina de la Universidad de Cornell, en la Ciudad de Nueva York.

"Para grados menores de caída, podemos hacer lo que se llama *mastopexy* (mastopexía) de *donut*. Se quita un poco de piel de alrededor de la aréola del pezón, luego se mete esa piel abajo donde le da un grado modesto de levantamiento y ajuste."

Cuando la caída es más severa, los cirujanos estadounidenses tienden a usar la *mastopexy* (mastopexía) con forma de T invertida o de ancla, dice el doctor Cucin. El cirujano corta alrededor del pezón, en forma recta hacia abajo del pezón hasta la línea del sostén, luego a lo largo de la línea del sostén en ambas direcciones por varias pulgadas. Se quita la piel en exceso y la grasa, el pezón se vuelve a colocar y la piel restante se tensa apretadamente para sostener el seno. Las cicatrices serán de unas 9 pulgadas (23 cm) de largo, y cuánta sensación quede en su pezón depende de cuánto se le mueve durante el procedimiento.

Hay dos formas en que se pueden caer cuando pasamos nuestra década de los 30 años de edad, dicen los doctores: cuando los senos grandes se caen, los pezones se van de cabeza hacia su cintura; cuando los senos pequeños se caen, los pezones se hunden elegantemente hacia su pecho.

De una manera usted se ve como una vaca que necesita ser ordeñada. De la otra manera usted se ve como un muchacho. Eso tal vez no sea lo que Dios, la naturaleza y *Victoria's Secret* tenían pensado, pero la caída puede ser la realidad de los senos pasando los 30 años de edad.

"En algún momento entre los 30 y los 40 años de edad, el tejido elástico en el seno empieza a degenerarse", explica el doctor Albert M. Kligman, profesor de dermatología en la Escuela de Medicina de la Universidad de Pensilvania, en Filadelfia. Las fibras de los senos, que actúan como ligas elásticas y proporcionan ese rebote flexible cuando usted camina, todavía se estirarán. Pero ya no se repercutan tan bien como antes. El resultado es senos caídos, con algunas estrías como para complementar.

Como si eso fuera poco, los cambios hormonales —tanto durante el embarazo como cuando usted llega a la menopausia— hacen que los senos se caigan todavía más.

Durante el embarazo, las hormonas estrógeno y progesterona, que los ovarios y la placenta secretan, estimulan el desarrollo de los 15 a 20 lóbulos de glándulas secretantes de leche incrustadas en el tejido grasoso de los senos. Estos cambios son permanentes. Y aunque las glándulas pueden estar vacías después de que no necesitan producir más leche, todavía añaden bulto y firmeza al seno.

Una vez que la menopausia llega, sin embargo, la reducción en el estrógeno y la progesterona indica al seno que sus conductos y lóbulos de leche se pueden jubilar. Como resultado, el seno se encoge, añade grasa y empieza a caerse más allá de lo que demanda la gravedad.

Afortunadamente hay formas de prevenir, y algunas veces invertir, tanto la caída como las estrías.

Considere levantar pesas. "No hay forma que yo conozca de fortalecer el tejido grasoso del seno", dice la doctora Carter. "Pero usted sí puede fortalecer los músculos pectorales bajo los tejidos grasosos para obtener el mismo efecto."

Para prevenir o reducir la caída, consígase un par de pesas de 2 libras (900 g) cada una —no más pesadas— y haga trabajar a esos músculos cinco veces a la semana, dice la doctora Carter.

Con una pesa en cada mano, extienda sus brazos hacia los lados y haga 15 círculos pequeños hacia atrás de aproximadamente 1 pie (30 cm) de diámetro. Ensanche los círculos ligeramente y haga otros 15; ensanche de nuevo otra vez y repita. Vaya aumentando lentamente hasta hacer 50 círculos para cada repetición.

Gire sus hombros. Deje las pesas de lado y con sus brazos colgando a los lados, haga girar sus hombros hacia atrás, hacia abajo y hacia adelante en un movimiento circular 15 a 20 veces, dice la doctora Carter. Haga esto cinco días por semana.

Tírese al piso. "Empiece tratando de hacer 10 planchas (lagartijas) y vaya aumentando hasta llegar a las 20", dice la doctora Carter. Esto le puede llevar hasta seis meses, agrega ella. Pero usted tendrá más probabilidad de hacerlas regularmente si agrega una plancha por vez. Simplemente póngase sobre sus manos y rodillas, levante los pies 6 pulgadas (15 cm) del piso, y baje la parte superior de su cuerpo hasta 1 pulgada (2,5 cm) del piso. También haga esto cinco días por semana.

Sosténgase. Usar un sostén es una buena forma de prevenir la caída, dice el doctor Kligman. De hecho, él sugiere que cualquier mujer mayor de 15 años de edad use uno.

Adquiera un estilo que proporcione mucho soporte y permita un rebote mínimo, dice el doctor Kligman. Y úselo todo el día, no solamente cuando está haciendo ejercicio.

Encoja las estrías. Si usted acaba de tener un bebé y las estrías en la parte de arriba y a los lados de sus senos están rojas e inflamadas, puede tratarlas con aplicaciones diarias de *tretinoin* (*Retin-A*), dice el doctor Kligman. Hable con su doctor acerca de obtener una receta para la droga. La *Retin-A* no sólo tensa la piel estirada pero existen algunas pruebas de que también forma una superestructura nueva debajo de la piel para ayudar a afirmarla.

Hable con su médico acerca de *HRT*. La terapia de reposición hormonal o *HRT* (por sus siglas en inglés), puede detener la caída de los senos que ocurre después de la menopausia, al ayudar a evitar que las fibras de los senos sigan degenerándose, dicen los médicos. No podrá atrasar el tiempo para volver a su década de los 20 años, pero evitará que sus senos se caigan aún más.

DESAYUNO

Nos beneficia por dentro y por fuera

Quién le hubiera dicho a Ponce de León que La Fuente de la Juventud no estaba en la Florida, sino en su cocina. ¿Qué no? Claro que sí, a lo menos en parte —si usted desayuna. Aparentemente el desayuno sirve como "despertador" para su metabolismo, y la estimula para que queme más calorías.

En un estudio que condujo el doctor Wayne Callaway, profesor asociado de medicina en la Universidad George Washington, en Washington, D.C., encontró que los que se desayunan tienen índices metabólicos de un 3 a 4 por ciento arriba del promedio, mientras que los que omiten el desayuno tienen índices lentos, un 4 a 5 por ciento abajo del promedio. Eso significa que en el transcurso de un año, los que omiten el desayuno van a "conservar" 10 a 15 libras (4,5 a 7 kg) de grasa en el cuerpo, explica el doctor Callaway.

Desayunar también puede ayudarla a controlar el hambre, y cuando sí sienten hambre, le ayuda a escoger los alimentos correctos bajos en grasa. Un estudio de la Universidad Vanderbilt, en Nashville, dirigido por David Schlundt, Ph.D., sicólogo clínico y profesor asistente de sicología, encontró que los que se desayunaban escogieron menos alimentos altos en grasa y alimentos más saludables altos en carbohidratos, además de que combatieron con más éxito su antojo al final del día de bocadillos poco saludables, en comparación con los que no se desayunaban.

Los cambios en la composición química del cerebro a través del día hacen más probable que tengamos antojo de grasas al hacerse más tarde en el día, explica el doctor Callaway. La mayoría de nosotros nos despertamos deseando carbohidratos más que grasas. "Es como si estuviéramos biológicamente programados para tomar un desayuno saludable", dice él.

Un desayuno saludable, alto en carbohidratos y bajo en grasa va a tratar algo más que su lucha contra la gordura. También puede tratar otro asunto relacionado con el peso: la enfermedad circulatoria —la epidemia nacional de arterias obstruidas que lleva a´millones de personas a ataques al corazón y derrames cerebrales, los cuales matan o las dejan incapacitadas.

Los coágulos de sangre son una causa de la enfermedad circulatoria; estos son tapones pegajosos que bloquean las arterias. Los coágulos están formados de plaquetas, las diminutas partes de la sangre en forma de discos que son responsables de la coagulación normal (como cuando usted se corta) pero pueden ponerse más bien como ColaLoca que como cinta *Scotch.*

Los investigadores en la Universidad Memorial de Newfoundland, en St. John observaron los efectos del desayuno en las plaquetas. Ellos encontraron que los niveles en la mañana del factor que hace pegajosas a las plaquetas eran mucho más altos en las personas que no se desayunaban. Los científicos ya saben que la mayoría de los ataques al corazón y derrames cerebrales ocurren en la mañana. ¿Significa esto que si usted salta el desayuno puede hacer que su corazón se salte algo más que un latido?

"Es definitivamente prudente e importante desayunarse todas las mañanas", dice el doctor George Fodor quien guió el estudio, un profesor de epidemiología clínica en la Universidad Memorial.

El desayuno también podría ayudar a su corazón a reducir el colesterol. Los investigadores en la Universidad de St. Joseph, en Filadelfia estudiaron los hábitos de desayuno de 12.000 personas y encontraron que aquellas que comían cereal —cualquier cereal— en el desayuno tenían los niveles más bajos de colesterol. Adivine quién tenía los más altos. Aquellos que no desayunaban.

"Nosotros sabemos que una de las peores cosas que usted puede hacer para un consumo apropiado de nutrientes es omitir el desayuno. Pero ahora tenemos nueva evidencia que las personas que desayunan incluyendo cereal tienen un colesterol más bajo", dice John Stanton, Ph.D., el autor del estudio y director del Instituto de Investigación de Alimento, Nutrición y Salud, en St. Joseph.

El desayuno también puede protegerla a usted contra el desarrollo cálculos biliares, dice el doctor James E. Everhart, un investigador con la División de Enfermedades Digestivas y Nutrición en el Instituto Nacional de Diabetes y Enfermedades Digestivas y del Riñón. Las personas que no se desayunan en esencia están haciendo un ayuno a corto plazo, y se ha comprobado que los ayunos aumentan el riesgo de la enfermedad de la vesícula biliar.

Acostúmbrese a desayunar

Muy bien, usted ya está convencida: desayunar puede tonificar su cuerpo, por dentro y por fuera. A lo mejor usted simplemente no se puede acostumbrar a la idea de una comida abundante tan temprano en el día. O, a lo mejor, a usted le gusta el desayuno... la versión de huevos y tocino que convierten a sus arterias en un depósito de chatarra de colesterol. Bueno, aquí tiene algunas formas fáciles y saludables para decirse buenos días.

Simplemente hágalo. Usted puede acostumbrar a su cuerpo a tomar un desayuno saludable aunque no lo hubiera comido nunca antes en su vida, dice John Foreyt, Ph.D., director de la Clínica de Investigación de Nutrición del

CÓMO ESCOGER EL CEREAL CORRECTO

No es tan difícil escoger el cereal más nutritivo. Usted quiere un cereal con bastantes vitaminas, minerales y fibra, pero sin tanta grasa, calorías, azúcar o sodio. Busque las selecciones para adultos en el estante superior de la mayoría de los pasillos de cereales en los supermercados y estudie las opciones saludables abajo. Los niveles de nutrientes son para porciones sencillas. Vea al lado de la caja cuánto cereal constituye una porción.

Cereales	Fibra (g.)	Calorías	Grasa (g.)	Azúcar (g.)	Sodio (mg.)
All-Bran (original)	10	80	1	5	280
Cheerios (original)	3	110	2	1	280
Common Sense Oat Bran	4	110	1	6	270
Cracklin' Oat Bran	6	230	8	18	180
Fiber One	14	60	1	0	140
Frosted Mini-Wheats	6	190	1	12	0
Grape-Nuts	5	200	0	7	350
Healthy Valley Organic Amaranth Flakes	4	100	0	8	10

Colegio de Medicina Baylor, en Houston. "Desayune, almuerce y cene por una semana aunque no tenga apetito", dice él. Dentro de una semana o algo así usted empezará a sentir como si fuera un hábito antiguo.

Olvídese de los bocadillos por las noches. Comer bocadillos (meriendas o *snacks*) por la noche la hará sentirse con menos hambre en la mañana, dice Robert Klesges, Ph.D., profesor de sicología y medicina preventiva en la Universidad Estatal de Memphis. Y eso, dice él, empieza un círculo vicioso: usted no tiene apetito para desayunar, lo cual la hace tener más hambre por la noche, lo cual a su vez la hace comer más bocadillos por las noches.

Haga del cereal un hábito. No importa lo que usted coma en el desayuno, haga que el cereal sea parte de esa comida, dice el doctor Stanton. Escoja una marca que sea baja en grasa y alta en fibra y agregue algo de fruta rebanada para sabor y nutriente adicionales.

Cereales	Fibra (g.)	Calorías	Grasa (g.)	Azúcar (g.)	Sodio (mg.)
Kellogg's Complete Bran Flakes	5	100	0,5	6	230
Kellogg's Corn Flakes	1	110	0	2	330
Kenmei Rice Bran	1	110	1	4	250
Multi Bran Chex	7	220	2	11	320
Nabisco 100% Bran	8	80	0,5	7	120
Nut & Honey Crunch	0	120	2	10	200
Oat Bran O's	3	110	0	7	10
Product 19	1	110	0	3	330
Quaker Oat Bran High Oat Fiber	6	150	3	1	0
Raisin Nut Bran	5	210	4,5	15	260
Rice Chex	0	120	0	2	230
Rice Krispies	1	110	0	3	360
Special K	1	110	0	3	250
Total (original)	3	100	0,5	5	200
100% Whole Grain Wheat Chex	5	190	1	5	390
Wheaties	3	110	1	4	210

Coma queques en el desayuno. Es decir, coma panqueques (*pancakes*). "Los panqueques tienen un alto contenido de carbohidratos que estimulan la energía y son bajos en grasa si usted los prepara sin mucho aceite", dice el doctor Schlundt.

Usted puede hacer suficientes para una semana y congelar una capa singular en una bandeja recubierta con papel de aluminio. Luego apílelos y envuélvalos apretadamente con papel encerado o de plástico. En una de esas mañanas apresuradas durante la semana, simplemente meta dos en un horno tostador; eso es todo lo que se necesita para un gran desayuno.

Empiece con un licuado en la mañana. Los licuados (batidos, *smoothies*) son bebidas deliciosas y supernutritivas para el desayuno que se preparan en minutos. Tome un pedazo ya cortado de alguna fruta, una taza de yogur sin grasa (cualquier sabor), un cuarto de taza de jugo de naranja y unos cuantos cubos de hielo. Eche todo eso en una licuadora, bátalo y viértalo en un vaso —o en su taza de café para el carro.

Guarde la carne para más tarde. "Nadie necesita comer carne en el desayuno", dice el doctor Schlundt. "Coma pan, cereal, jugo o fruta, más leche descremada o yogur bajo en grasa", sugiere él. "Con estos alimentos, es realmente fácil sentirse satisfecho en la mañana, y sus carbohidratos son una gran fuente de energía."

ENTRENAMIENTO DE RESISTENCIA

Sea más joven a la fuerza

Usted ha visto a su abuela luchar para hacer las tareas más sencillas. Simplemente levantarse de la silla, requiere de toda la energía que puede reunir. Y caminar por el pasillo le toma una eternidad. Está logrando hacer todo por sí sola, pero sólo apenas.

Usted se jura que nunca llegará a estar así.

Por eso, usted hace muchos ejercicios aeróbicos, come bien y trata de dormir lo suficiente. Hace directamente lo que dice la receta de la publicidad de *Geritol*.

Pero, ¿no se está olvidando de algo?

Se llama entrenamiento de resistencia, conocido de otra manera como levantar pesas. Y puede ayudarle a mantener, sino a mejorar, su calidad de vida.

El entrenamiento de resistencia mejora la fuerza muscular y el aguante, cualidades que la capacitarán para hacer las actividades que le gustan bien hasta una edad bien avanzada. También puede mejorar su nivel de colesterol, aumentar la fuerza de sus huesos, mantener o perder peso y mejorar la imagen de su cuerpo y su autoestima.

"Si las personas perseveran con esto, siguen siendo activas y hacen actividades que ponen presión en los músculos, pueden combatir algunos de los efectos de la vejez", dice Alan Mikesky, Ph.D., un fisiólogo de ejercicios y profesor en la Escuela de Educación Física de la Universidad de Indiana, en Indianápolis. "Las personas pueden continuar haciendo las cosas que disfrutan en la vida por más tiempo. Y no sólo eso, sino también pueden mantener su índice de rendimiento en lo que están haciendo", dice el doctor Mikesky.

Apodérese de las pesas

Uno de los beneficios más importantes —y más obvios— del entrenamiento de resistencia es su efecto en la fuerza de los músculos. Mantener y aumentar la fuerza muscular es crucial para mantener nuestra independencia al envejecer, dice Miriam E. Nelson, Ph.D., una científica de investigación y fisióloga de ejercicio en el Centro de Investigación de la Nutrición Humana Sobre la Vejez del Departamento de Agricultura de los Estados Unidos en la Universidad de Tufts, en Boston. La fuerza muscular adecuada es lo que la hace capaz de hacer cosas como llevar su propio equipaje, subir escaleras y entrar y salir de la cama.

El entrenamiento de resistencia aumenta la fuerza muscular al poner más presión en un músculo de lo que éste está acostumbrado. Esta carga aumentada estimula el crecimiento de proteínas pequeñas dentro de las células de cada músculo que desempeñan un papel central en la capacidad de generar fuerza. "Cuando usted levanta pesas, pone presión o desafía a las células musculares, y éstas se adaptan al producir más proteínas generadoras de fuerza", dice el doctor Mikesky.

El entrenamiento de pesas también ayuda a mejorar el aguante de los músculos, dice el doctor Mikesky. Así que además de darle a usted la fuerza para levantar una maleta, le da el aguante necesario para cargar esa maleta por más tiempo.

No se necesita mucho tiempo para mejorar su fuerza muscular, dice el doctor Mikesky. "Usted puede aumentar la fuerza muy rápidamente, en tan poco como dos a tres semanas", dice él. Los aumentos notables en el tamaño de los músculos toman más tiempo, aproximadamente de seis a ocho semanas. Algunos estudios han mostrado aumentos de fuerza del 100 por ciento o más en 12 semanas, dice él. La mala noticia es que usted puede perder los aumentos de fuerza igual de rápido. "Si se pierde una semana de sesiones de ejercicio y regresa y pone las mismas pesas, le va a costar más trabajo levantarlas", explica el doctor Mikesky.

Hay varios distintos métodos para el entrenamiento de resistencia incluyendo pesas libres, máquinas con pesas, calistenia y entubado (*tubing*) de resistencia. Las pesas libres incluyen el uso de pesas de mano (mancuernas, *dumbells*) y barras con discos de pesas apilados; el que levanta es responsable tanto de levantar el peso como de determinar y controlar la posición del cuerpo a través de todo el ámbito del movimiento. Las máquinas de pesas, por otro lado, le permiten a usted levantar placas, pero la máquina impone el movimiento que usted efectúa. La calistenia, como en el caso de alzar el cuerpo con las manos hasta la barbilla, las planchas (lagartijas) y los abdominales, utiliza el peso de su propio cuerpo como la fuerza de resistencia. El entubado de resistencia involucra el uso de una banda elástica que proporciona resistencia a los músculos activos. En un estudio en la Universidad de Indiana-Universidad de Purdue, en Indianápolis, 62 adultos mayores fueron puestos en un programa de entrenamiento de 12 semanas con entubado elástico. Los participantes mostraron un aumento de fuerza en un promedio de 82 por ciento, según se midió por el aumento del nivel de resistencia en el entubado.

"La diferencia entre las pesas libres y las máquinas es que las máquinas son más fáciles de usar", dice Mark Taranta, un terapeuta físico y director de *The Physical Therapy Practice* (La práctica de terapia física), en Filadelfia. Entrenar con máquinas no requiere mucha habilidad o coordinación. "Con pesas libres, se requiere más equilibrio y se necesitan también más técnicas de aprendizaje", dice él.

Hay diferentes teorías sobre cuál es el mejor tipo de programa de entrenamiento de resistencia para seguir. Mucho depende de sus metas individuales. En general, levantar una pesa pesada en tres series de 8 a 12 repeticiones es la mejor forma de desarrollar fuerza. Y levantar una pesa más liviana para hacer más repeticiones ayuda a desarrollar el aguante y el tono.

Puede llegarle al corazón

El entrenamiento con pesas también puede mejorar su salud cardiovascular, dicen los expertos. Los estudios sobre el efecto de entrenar con pesas en los perfiles del colesterol son discutibles, dice el doctor Mikesky, pero algunos estudios sugieren una mejoría en los niveles de colesterol similar a la del entrenamiento de resistencia, dice él.

En un estudio, seis hombres y ocho mujeres usaron entrenamiento de resistencia tres días a la semana por 45 a 60 minutos cada sesión. Como resultado mostraron cambios significativos en sus niveles de colesterol. Para las mujeres, la relación del colesterol total al bueno, o colesterol tipo lipoproteína de alta densidad (o *HDL*, por sus siglas en inglés) cayó en un 14,3 por ciento. Esta medida es el mejor pronosticador de enfermedad del corazón debido a que ayuda a estimar cuánto colesterol malo tipo lipoproteína de baja densidad (o *LDL*, por sus siglas en inglés) tiene usted.

En los hombres, la relación de colesterol total a HDL se redujo en un 21,6 por ciento. Idealmente, usted quiere que su relación de colesterol total a HDL sea baja; una relación de menos de 3,5 es lo deseable. Una relación entre 3,5 y 6,9 indica riesgo moderado y arriba de 7,0 indica riesgo alto.

En otro estudio a 88 mujeres saludables, de ascendencia europea y premenopáusicas, 46 de ellas fueron puestas en un programa de entrenamiento de resistencia que incluía ejercicios de levantar pesas para los grupos de músculos más importantes en los brazos, las piernas, el tronco y la parte baja de la espalda, y las mujeres restantes formaron un grupo de control. El grupo de entrenamiento de resistencia levantó un 70 por ciento de su peso máximo en tres series de ocho repeticiones tres días por semana. Cinco meses de entrenamiento de resistencia llevó a reducciones significantes en el colesterol total y en el colesterol LDL. No se observó ningún efecto significativo en el HDL o los triglicéridos.

Existe algún indicio de que el entrenamiento con pesas en gran cantidad —el que involucra levantar pesas más livianas para hacer más repeticiones—

puede tener un mayor efecto en los niveles de colesterol que el entrenamiento con pesas que involucra levantar pesas más pesadas para hacer menos repeticiones, según Janet Walberg-Rankin, Ph.D., profesora asociada en el Programa de la Ciencia del Ejercicio en la División de Salud y Educación Física en el Instituto Politécnico de Virginia y Universidad Estatal, en Blacksburg.

Mientras que los investigadores no entienden completamente cómo el levantar pesas disminuye el colesterol, un instrumento podría ser su efecto en la composición y peso del cuerpo, dice la doctora Walberg-Rankin. El entrenamiento con pesas algunas veces lleva a la pérdida de peso y a la reducción de grasa en el cuerpo, lo cual puede causar que el colesterol disminuya, dice ella.

Peso para los huesos

El entrenamiento de resistencia con seguridad puede tener un efecto en la composición de su cuerpo. Los músculos queman más calorías que grasa, así que al aumentar la masa muscular, usted aumenta su ritmo metabólico y puede quemar las calorías y reducir el tejido grasoso.

Un estudio de mujeres cuyo consumo de calorías se restringió modestamente encontró que cuando las mujeres usan entrenamiento con pesas además de hacer dieta, hubo un aumento en la masa cenceña del cuerpo aunque estaban perdiendo peso.

El entrenamiento de resistencia pone presión en los huesos así como en los músculos y de esa manera ayuda a aumentar la masa mineral de los huesos y a prevenir la osteoporosis, dicen los expertos. Mientras que el ejercicio aeróbico de cargar el propio peso, como caminar y correr, ayuda a mantener la fuerza de los huesos en las piernas y caderas, es menos efectivo para la columna vertebral y la parte superior del cuerpo. El entrenamiento de resistencia ayuda a mantener la fuerza de los huesos en esas áreas, dice la doctora Walberg-Rankin.

Un estudio a 40 mujeres entre los 17 y los 38 años de edad quienes todavía menstruaban realizado en la Universidad de Arizona, en Tucson, encontró que levantar pesas proporcionó un mayor estímulo para aumentar la densidad de los huesos que los ejercicios de aguante. Las mujeres que levantaron pesas tenían una mayor densidad de hueso en sus muñecas, columna vertebral y caderas.

Véase mejor

El entrenamiento de resistencia es una buena manera de sentirse mejor con respecto a la forma en que se ve. Un estudio a 60 mujeres sedentarias entre los 35 y los 59 años de edad llevado a cabo en la Universidad Brigham Young, en Provo, Utah, encontró que las mujeres que entrenaron para resistencia mejoraron las imágenes que tenían de su cuerpo 2,4 veces más que las mujeres que participaron en un programa de caminar. Los investigadores encontraron que la imagen del cuerpo mejoró más en las mujeres que entrenaron fuerte y consistentemente.

Una razón por la cual el entrenamiento con pesas puede ser tan efectivo en estimular la autoestima es que la reacción es inmediata. Además de poder ver el crecimiento de los músculos y el mejor tono muscular, es fácil detectar el progreso. "Uno sabrá dentro de dos semanas cuándo podrá levantar más peso en una máquina", dice la doctora Walberg-Rankin. Eso es un poco más fácil de detectar que una mejoría en su buena forma aeróbica, dice ella.

Cómo comenzar a entrenarse con pesas

¿Por qué esperar si ya podría estar levantando pesas? Aquí hay algunos consejos para empezar.

Examínela. Nos referimos a su salud. Si usted va a empezar un programa de entrenamiento de resistencia, debería ver a su doctor primero para un examen general, dice la doctora Walberg-Rankin. Su doctor le hará un examen físico y obtendrá una historia de su salud. Si usted tiene una historia de osteoporosis, enfermedad del corazón o presión arterial alta, esté segura de mencionárselo.

Obtenga instrucción. Si usted va a comenzar un entrenamiento de resistencia, debe recibir instrucciones de una persona experimentada, dice la doctora Walberg-Rankin. Si usted pertenece a un club de gimnasia, haga que un instructor calificado la ayude. Vea si el instructor tiene una certificación del Colegio de medicina deportiva de los Estados Unidos o de la Asociación Nacional de Fuerza y Acondicionamiento. Su instructor puede ayudarle a decidir cuál es el mejor método de entrenamiento de resistencia para usted y empezarla en un programa. Si está haciendo un programa en la casa con una máquina de gimnasia o pesas de mano (mancuernas, *dumbells*), consulte un video para aprender las técnicas apropiadas de levantar pesas, dice ella. Si está interesada en usar entubado (*tubing*) de resistencia, consulte con un terapeuta físico o con un fisiólogo de ejercicio.

Asegúrese de respirar. Mientras está levantando pesas, no aguante la respiración, dice la doctora Walberg-Rankin. Respire hacia afuera o hacia adentro mientras que las levanta, dice ella. Realmente no importa cuándo respira hacia adentro o hacia afuera, dice ella; sólo asegúrese de hacerlo durante todo el ejercicio. Si aguanta la respiración puede hacer que su presión arterial suba como un cohete lo cual puede ser muy peligroso.

Empiece livianito. "Empiece con poco peso y progrese lentamente", dice el doctor Mikesky. Eso significa empezar con un peso que usted pueda levantar entre 10 a 15 veces y entonces progrese despacio durante las próximas semanas para levantar pesas más pesadas.

Sea persistente. Si usted es persistente y consistente acerca de levantar pesas, su fuerza debería aumentar gradualmente en un número de meses. Usted puede llegar a un punto, donde se quede, dice Taranta, pero es importante seguir levantando pesas aun a ese nivel donde se quedó para mantener la fuerza.

Levante como a usted le gusta. Hay muchos distintos ejercicios para cada grupo de músculos. "Si a usted no le gusta algún ejercicio, no lo siga haciendo. Encuentre uno que le agrade", dice el doctor Mikesky.

Baje lentamente. Concéntrese en bajar las pesas despacio. Esa mitad del movimiento, llamada contracción negativa o excéntrica, en realidad estimula el crecimiento de los músculos, dice la doctora Nelson. Un método es tomar más tiempo al bajar la pesa que al levantarla. Pruebe levantar la pesa a la cuenta de tres y bajarla a la cuenta de cuatro.

Empiece. Nunca es demasiado tarde para empezar con el entrenamiento de pesas, dice el doctor Mikesky. El músculo puede adaptarse y aumentar en fuerza hasta bien avanzada en sus años de vejez, dice él. La investigación en la Universidad de Tufts ha mostrado aumentos de fuerza entre el 100 y 200 por ciento en individuos bien avanzados en su década de los noventa años de edad.

EXÁMENES MÉDICOS GENERALES

Una visita que bien vale la pena

Nadie se siente muy entusiasmada con la idea de tener que acostarse medio desnuda en una mesa fría para que casi un desconocido le examine su cuerpo. Sin embargo lo hacemos, porque sabemos que los exámenes médicos generales son buenos para nosotras.

De hecho, cada año las mujeres que viven en los Estados Unidos hacen aproximadamente 130 millones más de visitas al consultorio del doctor que los hombres. Y nosotras también vivimos en promedio siete años más que los hombres. Algunos expertos dicen que estas dos estadísticas de ninguna manera están desconectadas. Al recibir un examen médico general regularmente, usted y su médico pueden observar los problemas que empiezan a desarrollarse y tal vez detenerlos. Igual de importante, reunirse con su médico puede darles a ambos la oportunidad de discutir ciertos factores de estilo de vida que pueden ser la diferencia entre una vida larga y vigorosa y una vida corta plagada de problemas que usted no debería de tener antes de los 85 años de edad.

Cómo escoger al doctor adecuado

Tener un examen médico general parece ser algo muy sencillo, sin embargo puede transformarse rápidamente en la búsqueda del Santo Grial cuando usted empieza a buscar un doctor. ¿Quién está capacitado? ¿Qué debería usted, como consumidora inteligente, buscar?

"Básicamente, cualquiera que se presenta por su entrenamiento y práctica como un médico de cuidado primario del paciente debe estar capacitado completamente para hacerse cargo de un examen médico general a adultos

¿Qué tan a menudo debería ir usted?

El examen físico anual. Cuando la mayoría de la gente piensa en un examen médico general, tienden a imaginarse en un aluvión anual de metidas, aguijonazos y pinchazos de agujas que se aplican en forma sistemática sean o no necesarios. Eso tiene mucho que ver con la tradición.

Por el año 1922, la Asociación Médica de los Estados Unidos (o *AMA*, por sus siglas en inglés), patrocinó por primera vez el examen anual de las personas saludables, y por muchos años después fue una práctica estándar. "Fue solo en 1983 que la AMA retiró su apoyo a este concepto", dice Douglas Kamerow, director del Equipo de Servicios Preventivos Clínicos para la Oficina de Prevención de Enfermedades y Fomento de la Salud en el Servicio de Salubridad Pública de los Estados Unidos.

Actualmente, la opinión médica ortodoxa es que un programa de servicios preventivos adaptado a nuestras necesidades personales puede ser efectivo. En términos laicos, esto significa que menos exámenes médicos generales serán tan útiles como el examen físico anual consagrado por la tradición.

Si usted no tiene padecimientos serios que requieran observación, la mayoría de los expertos aconsejan que se ponga en contacto con su médico de cuidado primario cada tres a cinco años desde los 30 a los 39 años de edad, cada dos años de los 40 a los 49 años de edad y, anualmente pasados los 50 años de edad.

Pero, agrega el doctor Kamerow, una prueba de Papanicolau (*Pap smear*) todavía se recomienda anualmente sin tomar en cuenta su edad si usted ha mostrado alguna señal potencial de problemas en la cérvix o si usted tiene compañeros múltiples en sus relaciones sexuales.

normales y saludables", dice el doctor Douglas Kamerow, director del Equipo de Servicios Preventivos Clínicos para la Oficina de Prevención de Enfermedades y Fomento de la Salud en el Servicio de Salubridad Pública de los Estados Unidos. "Pero, en mi opinión, realmente hay sólo dos grupos capacitados por su entrenamiento para hacerlo: los internistas generales y los médicos familiares."

Algunos expertos en la salud de las mujeres, sin embargo, harían la lista aún más corta y añadirían unas cuantas condiciones. "Mi opción número uno sería un internista general", dice la doctora Lila Wallis, profesora clínica del Colegio Médico de la Universidad de Cornell, ex presidenta de la Asociación Médica de Mujeres de los Estados Unidos y fundadora del Consejo Nacional de Salud de las Mujeres, en la Ciudad de Nueva York. "Y no sólo cualquier internista general, sino uno que haya tenido entrenamiento especial en ginecología de consultorio y en las necesidades sicológicas de las pacientes femeninas."

Según la doctora Wallis, un médico familiar podría llenar los requisitos si no hay un internista disponible. "La única razón por la cual él o ella no sería mi primera opción es que el médico familiar tiene que aprender tanto más acerca de los niños que ello podría reducir la cantidad de tiempo necesario para mantenerse al corriente de los desarrollos de la salud femenina."

Y los ginecólogos, a quienes muchas mujeres escogen en primer lugar, de hecho vienen en tercer lugar. "Mientras que los internistas y médicos familiares ya tienen un firme conocimiento del resto del cuerpo, los ginecólogos se especializan específicamente en los órganos sexuales de las mujeres y en el tracto reproductivo", señala la doctora Wallis. "Esto hace que tengan mucho más para aprender que los otros dos para convertirse en un médico de cuidado primario del paciente."

La especialización no es algo que usted quiera pasar por alto, agrega la doctora Wallis. "Muchos internistas tienen áreas de especialización tales como la cardiología o hematología. Pero usted debe tener cuidado de que ellos no estén descuidando los cursos de educación continua en temas de la salud femenina en favor de sus otros intereses."

Cómo prepararse para su examen médico general

El detective ficticio Sherlock Holmes pudo haber sido capaz de llegar a la verdad basándose en las pistas más insignificantes, pero en la vida real, su médico necesita información más sólida. Usted puede proporcionar esa información mejor si se prepara un poco antes de su visita al médico.

Lleve un diario de alimentos. Cuando se trata de hábitos de salud, la información más turbia tiende a rodear a la dieta. ¿Qué tan a menudo usted realmente presta atención a lo que come durante del día? Tal vez a media mañana usted disfruta una barra de chocolate, luego una bolsa de chicharrones por la tarde y finalmente un sándwich tipo medianoche al ver el noticiero de las once. Todo esto la va afectando a través del tiempo, pero usted se olvida fácilmente de estos pecados veniales de la nutrición en el momento de informar al doctor acerca de sus hábitos de comer. Por consiguiente, lo que en realidad no son hábitos de comer de los más saludables de repente se pueden volver perfectos en el consultorio del doctor.

"Si usted sabe que va a un examen médico general y planea discutir la dieta, no es una mala idea llevar un diario de alimentos durante una semana antes del examen médico general", sugiere el doctor Kamerow. "No cambie sus hábitos de comer, simplemente sígalas con atención. Son las pequeñas cosas que se olvidan tales como los bocadillos (meriendas o *snacks*) los que suman una gran cantidad de grasa dietética, y éstas son las cosas en que usted necesitará concentrarse cuando hable con su doctor."

Trépese al árbol genealógico. Producir una historia familiar de enfermedades completa también va a requerir un poco de atención y, según sea lo que usted descubra, puede afectar el tipo de pruebas que va a necesitar. "Las personas con una historia familiar de ciertos problemas de salud pueden estar en un mayor riesgo de desarrollarlos, y es razonable examinar a estas personas más regular o prematuramente por estas enfermedades", dice el doctor Kamerow.

Aunque muy bien puede haber cientos de enfermedades que pueden transmitirse genéticamente, en realidad, sólo hay unas cuantas de las que usted debe preocuparse.

"El cáncer de mama es una preocupación principal", dice el doctor Kamerow. "El Equipo de Trabajo de Servicios Preventivos de los Estados Unidos no recomienda mamogramas antes de cumplir los 50 años de edad. Pero tal vez se pueda hacer una excepción con las mujeres que están en mayor riesgo debido a la evidencia de que su madre o su hermana lo tuvo, especialmente si el cáncer fue anterior a la menopausia."

La osteoporosis es otra preocupación para las mujeres. "Una historia familiar de osteoporosis podría predisponerme para sugerir un estudio de densidad mineral de los huesos en la menopausia, el cual normalmente yo no usaría rutinariamente", dice la doctora Wallis. Una historia familiar de enfermedad del corazón o cualquier cáncer incluyendo el de los ovarios, del colon, de mama, uterino y pancreático también debería platicarse con su doctor.

Prepare sus expedientes. Usted querrá asegurarse de que su médico tenga los antecedentes de otros médicos a los que usted haya visitado. También querrá informarle a ella acerca de los medicamentos que está tomando y de cualquier problema que usted siente que está experimentando debido a estos. También sería conveniente preparar una lista de todas las dolencias actuales completa con los síntomas y las fechas si es posible.

Cómo sacarle la mayor ventaja

Usted ha escogido al doctor, preparó su información sobre su alimentación, historia familiar y medicamentos, y ahora está aguardando en la sala de espera mientras que escucha música por el altavoz del consultorio. ¿Qué le espera a usted detrás de la sonrisa de la enfermera? O más específicamente, ¿qué debería ocurrir en el cuarto de exámenes para que éste sea un examen médico general perfecto?

"Uno de los componentes más importantes del examen médico general es el examen de los senos", dice la doctora JoAnn E. Manson, una de las investigadoras principales del componente cardiovascular del Estudio a la Salud de Enfermeras, profesora asociada de medicina en la Escuela Médica de Harvard y directora adjunta de salud femenina en el Hospital Brigham y de Mujeres, ambos en Boston. "Después de eso y, por supuesto, un examen pélvico y una prueba de Papanicolau (*Pap smear*), hay una lista completa de opciones que pueden llevarse a cabo, algunas más importantes que otras."

La doctora Manson sugiere enfáticamente que su doctor haga lo siguiente:

• Medir su presión arterial, peso y altura.
• Revisar su lengua y encías por cualquier señal de cáncer bucal o necesidad de cuidado dental.
• Revisar el pulso de la arteria en su cuello y escuchar si hay rumoreos — sonidos anormales que pueden indicar una arteria obstruida.
• Inspeccionar el área del cuello para ver el tamaño de la tiroides y los nódulos por si existe la posibilidad de cáncer.
• Examinar su piel, especialmente en las áreas expuestas al sol, por cualquier señal de cáncer de la piel.
• Escuchar los sonidos del corazón y la congestión pulmonar, las crepitaciones o la respiración jadeante en su pecho.

"En algunas personas, especialmente en aquellas que son jóvenes y saludables, puede ser menos importante revisar el hígado, los riñones, el bazo y los reflejos, y hacer pruebas para ver si hay señales de daños a los nervios", dice la doctora Manson. "La necesidad para muchas de estas pruebas depende de la edad, historia médica previa y factores de riesgo. Así que no todas las mujeres deben esperar que se les hagan todas estas pruebas en cada examen médico general." ¿Qué más podría esperar usted?

"También no es una mala idea que le hagan una revisión total sin ayuno del colesterol en la sangre, y eso es especialmente importante si hay una historia de enfermedad del corazón en la familia", dice el doctor Kamerow.

Las pruebas de Papanicolau (*Pap smear*) también son tema estándar. La mayoría de los expertos recomiendan una prueba de Papanicolau anual. Las pruebas de Papanicolau regulares son especialmente importantes para las mujeres activas sexualmente fuera de las relaciones monógamas, porque muchos médicos piensan que el virus humano de la papiloma —una enfermedad transmitida sexualmente— es un causante principal del cáncer cérvico. Si su actividad sexual no se dirige hacia una sola persona, el doctor Kamerow sugiere que usted también se haga revisiones rutinarias para otras enfermedades transmitidas sexualmente, como la *chlamydia*.

Cuando se trata de las pruebas más exóticas de sangre y de orina, electrocardiogramas y radiografías, el Equipo de Trabajo de Servicios Preventivos de los Estados Unidos no las recomienda rutinariamente para las pacientes saludables.

Después de la menopausia

Cuando llegamos a la menopausia, se puede agregar una prueba más a su examen médico general rutinario. "No hay mejor forma de determinar cómo le irá a los huesos de una mujer más adelante que con un estudio de densidad mineral de los huesos en la menopausia", dice la doctora Wallis. "Si la paciente muestra cualquier factor de riesgo, tal como una historia familiar de osteoporosis, tez pálida, cabello rojo o rubio, origen del norte de Europa, poca exposición al sol, falta de ejercicio o de consumo de calcio, yo definitivamente sugeriría que la recibiera."

Tardándose entre cinco minutos a media hora (según sea la tecnología que se use), un estudio de la densidad mineral de los huesos es un escán indoloro, no invasivo, realizado por máquinas que usan una radiación de baja dosis para medir la masa ósea.

El otro cambio en la rutina del examen médico general ocurre a los 40 años de edad. A esa edad la mayoría de los doctores recomiendan mamogramas regulares para las mujeres. "Algunos también recomendarían una prueba de sangre oculta en la materia fecal y una sigmoidoscopía para revisar si hay cáncer colorrectal", dice el doctor Kamerow.

De las tres pruebas, la prueba de sangre oculta en la materia fecal ofrece la menor incomodidad para la paciente, requiriendo solamente una muestra de la defecación que se trae de la casa para que el médico pueda verificar si hay sangre como un síntoma posible de cáncer colorrectal. Los mamogramas, aunque simplemente son una radiografía baja en dosis de los senos, pueden causar molestias cuando el seno se comprime firmemente entre dos placas. Finalmente, la sigmoidoscopía. No es agradable. Un tubo delgado, hueco y con luz se inserta en el recto y parte inferior del colon para buscar pólipos precancerosos.

Llevarse el consejo del doctor a la casa

Bueno, ya se puede relajar un poco. Las metidas de cosas ajenas y los aguijonazos se han quedado atrás. Ahora es tiempo de enfocar la poderosa luz de la ciencia sobre su estilo de vida. "Fuera de unas cuantas pruebas e inyecciones que usted debería recibir, lo más importante que se puede hacer en un examen médico general es unirse con su doctor y evaluar la situación de sus hábitos de salud", declara el doctor Kamerow. Los cuatro grandes temas de discusión deberían ser el ejercicio, la dieta, las prácticas sexuales y los vicios tales como fumar y beber, dice él. "Los hábitos malos en esas áreas contribuyen tremendamente a las causas principales de enfermedad y muerte en este país, y sin embargo esas son precisamente las cosas que no podemos examinar o arreglar con la medicina."

Si usted fuma, hable con su doctor acerca de las formas para dejarlo. Lo mismo es aplicable a las drogas "recreativas", al uso excesivo de medicamentos tales como los sedantes, las píldoras para dietas, y al abuso de alcohol. Si usted es propensa a las relaciones sexuales arriesgadas, tenga una conversación seria sobre las relaciones sexuales seguras así como también sobre los peligros potenciales involucrados en acostarse con uno y con otro. ¿Dieta? Saque ese diario de alimentos y revíselo en detalle. Y en lo que a ejercicio se refiere, pídale consejos a su doctor para incorporar más actividad física en su vida. No se preocupe por estar tomando mucho tiempo de su doctor. "Lo más importante que sucede en un examen médico general es la orientación y lo que la paciente hace luego debido a esa orientación", dice el doctor Kamerow. "Los doctores están empezando a darse cuenta de que lo más curativo que ellos pueden hacer es proporcionar información y motivación."

Fibra

Integral para nuestro interior y exterior

Cuando usted era jovencita, posiblemente le caían mal los consejos de Mamá. Por ejemplo, ella siempre la obligaba a ponerse los vestidos más fuera de moda del mundo entero, o no la dejaba maquillarse para las fiestas. Sin embargo, en algunas cosas ella estaba clara. Por ejemplo, si la obligaba a comer cereal de salvado o insistía en que comiera un pedazo de fruta en vez de flan, hacía bien. Hoy en día la ciencia ha confirmado lo que decía Mamá: hay algo especial acerca de las frutas, las verduras y los granos que realmente le hace bien al cuerpo de las mujeres. Los especialistas en nutrición le llaman fibra dietética, y es una de las armas más sencillas y potentes que tenemos en nuestro arsenal de rejuvenecedores.

La fibra es un guerrero de primera línea en la batalla contra la enfermedad del corazón, cáncer de mama y otros cánceres, arteriosclerosis, colesterol alto, presión arterial alta, estreñimiento, problemas digestivos, diabetes e incluso sobrepeso. Consuma suficiente fibra y su cuerpo será más saludable y funcionará como una máquina bien aceitada.

Pero la mayoría de las mujeres no consumen suficiente fibra. El consumo recomendado es de 25 gramos de fibra por día. "Sin embargo, la mayoría de las personas que viven en los Estados Unidos solamente consumen aproximadamente un tercio de ese total", dice Diane Grabowski, R.D., educadora de nutrición en el Centro de Longevidad Pritikin, en Santa Mónica, California.

La cura natural

La fibra es una mezcla compleja de substancias indigeribles que forman el material estructural de las plantas. Tiene muy pocas calorías y proporciona poca energía alimenticia al cuerpo. Cuando la consumimos, pasa a través de nuestro sistema sin descomponerse.

La fibra ejerce su magia al llevarse los elementos malos —como el colesterol, los ácidos biliares y otras toxinas— fuera de nuestro sistema. Y viene en dos formas básicas: soluble, que se disuelve en agua, e insoluble, que no se disuelve. La mayoría de los alimentos de las plantas contienen ambos tipos de fibra, aunque algunos alimentos son más ricos en una que en la otra.

Las fibras insolubles, más gruesas, "literalmente la depuran", dice el doctor David Jenkins, Ph.D., director de la Clínica de Nutrición y Centro de Modificación del Factor de Riesgo, en el Hospital St. Michael de la Universidad de Toronto. "Una vez dentro del cuerpo, éstas absorben agua, haciendo la defecación más suave, con más cuerpo y más fácil de pasar. Esto mantiene al alimento moviéndose a través del tracto intestinal."

También sirven como un remedio natural para tales padecimientos como el estreñimiento, el síndrome de intestino irritable, la diverticulosis y los hemorroides.

Las fibras solubles actúan en forma diferente. Dentro del cuerpo se vuelven gomosas y pegajosas. Al moverse a través del tracto intestinal, recogen ácidos biliares y otras toxinas y entonces las arrastran fuera del cuerpo.

Al rescate

La fibra desempeña un papel vital en la ofensiva contra la enfermedad del corazón y la arteriosclerosis. Los estudios han mostrado que una dieta alta en fibra soluble reduce los niveles del colesterol lipoproteína de baja densidad (o *LDL*, por sus siglas en inglés) en la sangre, conocido como el colesterol malo. Un estudio hecho por el doctor Jenkins encontró que los consumos altos de fibra soluble continuaron bajando el colesterol aun después de que se habían logrado las reducciones dietéticas de grasa y colesterol.

"El colesterol se acumula en nuestra sangre y obstruye las arterias si no se excreta de nuestro tracto digestivo en forma de ácidos biliares", dice el doctor Jenkins. "Cuando la fibra soluble lleva estas substancias fuera del cuerpo, extrae colesterol fuera de nuestro torrente sanguíneo para ser convertido en más bilis, la cual nosotros continuamos sacando fuera del cuerpo, siempre y cuando consumamos fibra soluble regularmente."

Otros estudios han mostrado que la fibra es efectiva en reducir la presión arterial, de esa forma disminuyendo su riesgo a un ataque al corazón o derrame cerebral.

Y eso no es todo lo que la fibra puede hacer. Los médicos creen que la fibra insoluble es la clave para la prevención del cáncer de mama, el cáncer más común entre las mujeres. ¿Cómo? Reduciendo los niveles de estrógeno. Los niveles altos de estrógeno aumentan su riesgo de cáncer de mama.

Una dieta alta en fibra parece que también reduce su riesgo de cáncer del colon y del recto. Logra esto al diluir la concentración de ácidos biliares y otros carcinógenos y al hacer que la defecación se mueva rápidamente a través de los intestinos, disminuyendo el tiempo que las paredes del colon están en contacto con los carcinógenos. Asimismo, la fibra aumenta la acidez del colon, haciéndolo menos hospitalario con las toxinas causantes de cáncer.

La fibra también puede ayudarle a manejar mejor la diabetes al controlar el azúcar en la sangre reduciendo así la necesidad de insulina. La fibra retrasa el vaciamiento del estómago, permitiendo que el azúcar en sus alimentos se absorba más gradualmente.

Una dieta llena de fibra también facilita la pérdida de peso debido a que la hace sentir llena —lo cual significa que va a comer mucho menos de esos alimentos cargados de grasa que la aumentan de peso. Los alimentos fibrosos proporcionan bocados fuertes que deben masticarse completamente, haciendo más lento su tiempo de comida. Y estos también tienden a tener menos calorías en cada bocado.

Estar a salvo por el salvado

Un método infalible de agregar a un montón de fibra en su dieta es comiendo salvado, el recubrimiento áspero de las avenas, el trigo, el arroz y el maíz los cuales contienen la concentración de fibra más alta.

Considere el salvado de avena, el salvado que ha recibido la mayor atención del público en los últimos años. "Lo que distingue al salvado de avena de los otros salvados es que es extremadamente alto en una fibra llamada *beta-glucan*", dice el investigador de salvado doctor Michael H. Davidson, director médico del Centro de Chicago de Investigación Clínica en el Hospital Rush Presbyterian-St. Luke. "La *beta-glucan* parece ser bastante más efectiva en reducir los niveles de colesterol en la sangre que otras fibras solubles."

¿Qué tan efectiva? Sólo 2 onzas (57 g) de salvado de avena por día (un bol mediano) son suficientes para disminuir su colesterol LDL de 10 a 15 por ciento. La trampa está en que usted tiene que comer el salvado de avena diariamente; de lo contrario sus niveles de colesterol subirán otra vez.

El salvado de trigo está atiborrado de fibra insoluble, por lo tanto es el salvado que escogen las personas con problemas digestivos. Éste es probablemente el salvado más común, y se encuentra en la mayoría de los cereales de salvado para el desayuno y en todos los productos de grano integral.

Los salvados de arroz, avena y maíz son altos tanto en fibra soluble como insoluble.

A menos que su médico le indique otra cosa, el mejor plan de salvado para la mayoría de las mujeres es consumir una cantidad pequeña de cada uno. De esta manera usted tendrá una dosis saludable de fibras soluble e insoluble, por no mencionar algo de variedad en su dieta.

Para saciarse de salvado sólo necesita comer en el desayuno un cereal de salvado, un *muffin* de salvado o un pan de grano integral. Pero asegúrese de obtener lo bueno del salvado. "A los productos refinados de grano como el arroz

(continúa en la página 492)

OBTENER LO SUFICIENTE: ES MÁS FÁCIL DE LO QUE USTED CREE

¿Le parece que consumir 25 gramos de fibra al día es imposible? No si usted sabe dónde obtenerla. Aquí hay alguna ayuda.

Alimento	Porción	Fibra (g.)
PANES Y PRODUCTOS DE PAN		
Trigo integral	1 rebanada	2,1
Pan negro de centeno	1 rebanada	1,9
Muffin inglés	1	1,6
Centeno	1 rebanada	1,6
Bagel	1	1,2
Blanco	1 rebanada	0,5
FRUTAS		
Fresas, frescas	1 taza	3,9
Dátiles	5 medianos	3,5
Naranja	1	3,1
Manzana, sin pelar	1	3,0
Salsa de manzana	½ taza	1,9
Piña, enlatada	1 taza	1,9
Plátano (guineo) amarillo	1	1,8
Ciruelas	3 medianas	1,8
Cantaloup, cortado en cubos	1 taza	1,3
Uvas	1 taza	1,1
Jugo de naranja	½ taza	0,1
VERDURAS		
Brussels sprouts, cocidas	½ taza	3,4
Chícharos (guisantes), congelados	½ taza	2,4
Zanahoria, cruda, 7½-pulgada (19 cm)	1	2,3
Brócoli, cocido	½ taza	2,0
Habichuelas verdes (ejotes, *green beans*), congeladas	½ taza	1,8
Champiñones (hongos), cocinados	½ taza	1,7
Tomate	1 mediano	1,6
Remolacha (betarraga), enlatada	½ taza	1,4

Alimento	Porción	Fibra (g.)
Lechuga con repollo, cortada en tiras	1 taza	1,4
Maíz, enlatado	½ taza	1,2
Apio, picado	½ taza	1,0

FRIJOLES (HABICHUELAS) Y LEGUMBRES

Frijoles de caritas, hervidos	½ taza	8,3
Frijoles colorados, enlatados	½ taza	7,9
Garbanzos, enlatados	½ taza	7,0
Frijoles con puerco, enlatados	½ taza	6,9
Lentejas, secas, cocidas	½ taza	5,2
Frijoles pintos, hervidos	½ taza	3,4

CEREALES PARA DESAYUNAR

All-Bran with Extra Fiber	½ taza	15,0
Fiber One	½ taza	14,0
Bran Buds	⅓ taza	11,0
All-Bran (original)	½ taza	10,0
Raisin Bran	1 taza	7,0
Fiberwise	⅔ taza	5,0
Grape-Nuts	½ taza	5,0
Common Sense Oat Bran	¾ taza	4,0
Cheerios (original)	1 taza	3,0
Frosted Bran	⅔ taza	3,0
Nutri-Grain Wheat	⅔ taza	3,0
Spoon Size Shredded Wheat	⅔ taza	3,0
Total (original)	¾ taza	3,0
Wheaties	1 taza	3,0
Puffed Rice	1 taza	1,2
Product 19	1 taza	1,0
Special K	1 taza	1,0
Rice Krispies	1¼ taza	1,0

blanco, el pan blanco y la mayoría de las harinas se les quitó el salvado rico en fibra durante el proceso de molienda", dice Grabowski. "La avena instantánea, por ejemplo, tiene mucha menos fibra que las avenas integrales o el salvado de avena puro."

Cómo agregar fibra a su dieta

Comprometerse a seguir una dieta alta en fibra es relativamente fácil. Aquí hay algunos consejos.

Hágalo lentamente. A pesar de lo buena que es la fibra, mucha cantidad muy rápido puede ocasionar efectos secundarios desagradables incluyendo gas, hinchazón, diarrea y calambres, dice el doctor Jenkins. Comience su primera semana aumentando su consumo en unos cinco gramos al día. Tómese entonces cerca de un mes para llegar al nivel recomendado. De ahí en más, si su médico lo aprueba y usted no siente efectos molestos, puede aumentar su consumo aun más.

Agua que *has* de beber —déjela correr. Todas sabemos que una dieta alta en fibra ayuda al estreñimiento, pero si usted no toma bastante agua, de hecho puede tener el efecto contrario y taparla, dice el doctor Jenkins. Beba de ocho a diez vasos de agua al día para prevenir el estreñimiento.

Varíe sus fuentes. Los doctores no saben con exactitud qué relación de soluble a insoluble usted debería usar cuando escoge sus 25 gramos de fibra diarios, dice el doctor Jenkins, así que probablemente lo más prudente es consumir dosis iguales de ambas. La mejor forma de hacer esto es comer una amplia variedad de alimentos ricos en fibra a lo largo del día.

Póngase verde. Los salvados y los granos no son sus únicas fuentes de fibra. "No se olvide de sus frutas y verduras frescas", aconseja Grabowski. Las legumbres, los frijoles (habichuelas), los chícharos (guisantes), las ensaladas y las frutas pueden agregar a su dieta una gran cantidad de la tan necesaria fibra. Para algo de fibra adicional, escoja las frutas que tienen semillas comestibles, como las fresas y los *kiwis*, sugiere Grabowski.

Espolvoree algo encima. "Es fácil obtener la fibra para su dieta si usted incluye alimentos integrales como son el pan de trigo integral, los frijoles, los chícharos y las frutas y verduras frescas", dice Grabowski. Pero para tener algo de fibra adicional, compre una caja de salvado de avena en su tienda de comestibles y espolvoréelo sobre yogur, helado de crema, fruta, cereal para el desayuno y ensaladas. Úselo en lugar del pan rallado en la comida empanizada o en rellenos o como espesante para sopas, guisos y salsas. O substituya la harina blanca por salvado de avena en los productos horneados.

Lea las etiquetas cuidadosamente. No asuma que los productos con las palabras "*fiber*" (fibra), "*bran*" (salvado), o "*oat*" (avena) en el título necesariamente tienen el contenido de fibra que usted está buscando. Siempre verifique la información nutritiva en la caja o bolsa para ver exactamente cuánta fibra contiene cada porción. "Fíjese si está la palabra '*whole*' (integral) antecediendo a la palabra '*grain*' (grano) en la lista de ingredientes", sugiere Grabowski. "De esa manera usted sabe que no se ha quitado nada y está segura de que obtendrá el beneficio completo del salvado."

Evite las píldoras de fibra. Las píldoras de fibra y las mezclas para beber son una forma rápida de obtener más fibra, pero la mayoría de los profesionales no las recomiendan, dice Grabowski. Son caras y necesita tomar muchas píldoras y bebidas para igualar la fibra contenida en una fruta. Su mejor opción es satisfacer sus requisitos de fibra comiendo alimentos que son naturalmente ricos en ésta.

Integre lo integral. Los cambios mínimos en la manera de comer pueden llenar de fibra a su dieta, dice Grabowski. En lugar de su vaso de jugo de naranja en la mañana, pruebe comer una fruta entera ya que casi toda la fibra de la naranja se pierde en el proceso de hacer el jugo. Sirva arroz integral en lugar de arroz blanco. Y si a usted le gustan la carne y las papas, substituya el puré de papas por una papa asada con la cáscara.

Siga comiendo saludablemente. Usted podría pensar que comer fibra significa que puede comer más grasa ya que la fibra se llevará los materiales malos fuera de su cuerpo. No es así. "Una dieta alta en fibra no neutraliza de manera alguna o compensa otros hábitos de comida poco saludables", dice el doctor Davidson. "Si come una barra de confitura o hamburguesa de más solo le hace más difícil a la fibra hacer su trabajo. La fibra sólo funcionará cuando se usa en combinación con una dieta baja en grasas y en colesterol, y bastante ejercicio."

HUMOR

Bromas aparte
—el humor es saludable

"Si nunca quiere volver a ver a un hombre, dígale: "Te amo. Quiero casarme contigo. Quiero tener niños. Se van tan rápido que rompen la barrera del sonido."
—Rita Rudner

Hay un viejo refrán que dice: el que ríe último ríe mejor. Pero según los estudios, parece también que la mujer que se ríe vive mejor, y además, al reír, se mantiene joven. Esto sucede porque el humor relaja su cuerpo y su mente, alivia el estrés, y aumenta su creatividad.

"Un sentido del humor no es algo que todo lo cura o que acaba con todo para vivir saludablemente", dice Joel Goodman, Ed.D., director del Proyecto Humor, en Saratoga Springs, Nueva York. "Pero es una gran forma de vencer el estrés y la preocupación, además que realmente puede hacerla sentir mejor acerca de la vida. Y la mejor parte de todo es que usted lo puede hacer por usted misma."

Mente feliz, cuerpo feliz

Cuando algo le parece chistoso, usted se ríe. Y cuando usted se ríe, su cuerpo reacciona, dice el doctor siquiatra William F. Fry, profesor clínico asociado emérito en la Escuela de Medicina de la Universidad de Stanford, en Palo Alto, California. Usted flexiona, y luego relaja los 15 músculos faciales más docenas de otros por todo su cuerpo. Su pulso y su respiración aumentan brevemente, oxigenando su sangre. Y su cerebro experimenta una disminución en la percepción del dolor, posiblemente asociada con la producción de las endorfinas que matan el dolor y le ocasionan placer.

Hay pruebas de que la risa puede estimular a su sistema inmune, al aumentar la actividad de los linfocitos y otros "asesinos de células" (anticuerpos) y posiblemente al aumentar los niveles de la inmunoglobulina A conocida como la

494

combatiente de las enfermedades en su torrente sanguíneo, según Kathleen Dillon, Ph.D., una sicóloga y profesora en el Colegio de Nueva Inglaterra del Oeste, en Springfield, Massachusetts. Incluso un estudio mostró que la inmunoglobulina A puede pasar a través de la leche materna a los niños y que las mamás graciosas y los bebés felices sufren menos infecciones respiratorias.

Para cuando ha dejado de reírse, su cuerpo está más relajado, su cerebro más claro y hasta puede darse cuenta de que su dolor de cabeza o cuello tieso ha desaparecido. La investigación muestra que usted podría ser más capaz de resolver problemas, los cuales parecían imposibles unos cuantos malhumorados minutos antes. No está mal para medio minuto de trabajo —si se le puede llamar trabajo al reírse.

Tómeselo a broma

"Mis antepasados judíos deambularon perdidos en el desierto durante 40 años porque aun en los tiempos bíblicos, los hombres no se detenían para pedir direcciones."

—Elayne Boosler

Los efectos del humor a largo plazo son difíciles de medir. El autor ya fallecido Norman Cousins le daba crédito a la risa por haberle ayudado a vencer una enfermedad potencialmente mortal del tejido conectivo. Después de su diagnóstico, Cousins se mudó a un cuarto de hotel, vio videocintas y películas chistosas, leyó libros y revistas chistosos —y se rehabilitó en forma espectacular.

A pesar de la historia del éxito de Cousins, los expertos dicen que el humor por sí solo no cura enfermedades o hace que usted viva más tiempo. Sin embargo, muchos doctores han empezado a incluir el humor en los tratamientos para todos, desde pacientes de cáncer hasta personas que reciben sicoterapia. "Cuando se usa sensatamente, yo creo que sí puede ayudar con la recuperación", dice el doctor Fry. "Aunque no logre otra cosa, hace que el paciente se sienta mejor por períodos cortos de tiempo."

Aun cuando usted esté perfectamente sana, un sentido del humor afinado propiciamente puede elevar su autoestima, y quizás puede hacerla más popular. "El humor puede ayudarla a enfrentarse a circunstancias desagradables o difíciles", dice el doctor Goodman. "Si es capaz de reírse de usted misma o de una situación difícil, probablemente va a poder sobrellevarla mejor y a la larga también sentirse mejor."

Ah, y otra cosa: no se preocupe acerca de que se le hagan líneas por reírse en su rostro. Le van a salir arrugas no importa lo que haga, sea fruncir el entrecejo, entrecerrar los ojos o reír. Y los especialistas como la doctora Karen Burke, Ph.D., una dermatóloga en práctica privada en la Ciudad de Nueva York, dice que las arrugas "positivas" como las líneas por reírse le dan a su cara algo de personalidad —así como las mujeres que fruncen el entrecejo pueden desarrollar arrugas que hacen que se vean perpetuamente tristes.

Cómo afinar su sentido del humor

"Las mujeres deberían tratar de aumentar su talla en lugar de reducirla, porque yo creo que mientras más volumen tengamos, más espacio ocuparemos y más se nos tomará en cuenta. Yo creo que todas las mujeres deberían ser gordas como yo."
—Roseanne Arnold

La querida Señorita Enojosa. Usted se acuerda de ella, la maestra de cuarto grado cuya idea de lo gracioso era pasarse media hora después de la clase sacudiendo los borradores. Bueno, el doctor Goodman dice que aun ella podría haber desarrollado un sentido del humor funcional.

"Todos se pueden reír, aunque usted piense que eso es difícil de creer", dice el doctor Goodman. "El 'chiste' es trabajar sobre su sentido del humor, afinarlo propiciamente, para que usted pueda usarlo para su propio beneficio."

Así que, ¿cómo puede usted hacer su vida un poco más divertida? Los expertos ofrecen estos consejos.

Enfóquese en las cosas graciosas. Trate de buscar el humor en la vida cotidiana. Podría ayudar, dice el doctor Goodman, si usted hace cuenta que es uno de los presentadores de *Lente Loco* por unos cuantos minutos todos los días. "Actúe como si tuviera con usted una cámara de vídeo", dice él. "Busque personas que están haciendo cosas graciosas, o animales o niños o cualquier cosa que pudiera hacerla reír. Mientras más busque usted el humor, más lo encontrará."

Tome el punto de vista de un niño. ¿Está enterrada bajo una montaña de papeleo? Si a usted le parece alta, piense qué tan elevada le parecería a un niño de siete años. El doctor Goodman dice que usted debería tratar de imaginarse cómo las situaciones más estresantes para un adulto le parecerían a un niño. ¿El jefe gruñón? ¿El vendedor fanfarrón? ¿La fastidiosa tía Lola? Todos ellos son menos amenazadores cuando se les ve desde la perspectiva de un niño.

Tómese su pulso de humor. Cuando se trata de la risa, se necesitan chistes diferentes para personas diferentes. El doctor Fry sugiere que se tome una semana o algo así para medir su propio sentido del humor. ¿Qué tiras cómicas la hacen reír?, ¿cuáles películas?, ¿cuáles amigos o compañeros de trabajo? ¿Se encuentra a sí misma riéndose de las payasadas de su hijo? Una vez que descubra la respuesta a esto, empiece una biblioteca de bromas. Recorte tiras cómicas y péguelas en la puerta de su refrigerador. Alquile o compre películas cómicas o rutinas de comediantes. Filme videocintas en su casa de su perro chiflado o de Roberto, su vecino torpe.

"Es algo sencillo de hacer, dice el doctor Fry. "Sin embargo, muchas mujeres aún no piensan en agregar un poco de risa a sus vidas, y es bastante triste, porque realmente la puede hacer que se sienta mejor."

Cumpla con su cuota de risas. El doctor Goodman sugiere tratar de reírse 15 veces al día, aun cuando usted tenga que buscar el humor. "No hay nada mágico en el número", dice él. "Sencillamente me pareció como un número adecuado. Si usted logra alcanzar su cuota de humor, probablemente se siente bastante bien con respecto a la vida."

Aun cuando no se sienta necesariamente con ganas de reírse, de todas maneras trate de hacerlo de vez en cuando. Los reflejos, la sonrisa y los cambios fisiológicos por los que atraviesa su cuerpo, simplemente pueden hacer que se sienta mejor. Usted hasta puede encontrarse introduciendo humor en las situaciones tensas —una gran herramienta en todas partes desde el salón de juntas hasta la recámara.

Escoja prudentemente. La risa puede ser contagiosa, pero también lo puede ser la peste. Si usted empieza a hacer chistes racistas o acerca de las minorías étnicas, la gente va a empezar a evitarla. "Escoja temas en los que las personas se sientan unidas por el buen humor", dice el doctor Fry. "Y nunca señale a alguien en particular. Eso hará que esa persona se retire —y puede darle el incentivo para desquitarse cuando usted sea más vulnerable", dice él.

Ponga un límite. No todo es gracioso. Y el humor no va a resolver todos los problemas. "Hay ocasiones en que usted debe tomar las cosas en serio", dice el doctor Goodman. "Reírse de todo puede ser una forma de eludir. Sí le ayuda a tener una buena actitud, pero hay ciertos momentos en que necesitamos ser sensatos —como en los funerales o en la corte o en las reuniones importantes de negocios— y necesitamos considerar si el humor va a funcionar en nuestro favor o en nuestra contra.

INMUNIDAD

Una defensa poderosa contra el envejecimiento

En alguna parte de su cuerpo, en este mismo momento, su sistema inmune está bailando un vals mortal con los virus, las bacterias, los hongos y otros intrusos indeseados.

Al igual que un grupo profesional de baile, un sistema inmune saludable parece tener un ritmo y una sincronización perfecta. En su mejor momento, es un combatiente agresivo de la edad que la mantiene sintiéndose y viéndose bien, y rebosante de energía, dice Terry Phillips, Ph.D., director de los laboratorios de inmunogenética e inmunoquímica del Centro Médico de la Universidad George Washington, en Washington, D.C.

"Si el sistema inmune está haciendo su trabajo y usted goza de buena salud, ni siquiera piensa acerca de esto", dice el doctor Phillips. "La mejor manera de conservarlo así es hacer todas las cosas que la van a mantener naturalmente fuerte tales como hacer ejercicio, comer bien y sobrellevar el estrés como mejor pueda."

Pero al envejecer, nuestro sistema inmune, como un bailarín que envejece, pierde algo de su destreza. Este sistema defensivo extremadamente complejo gradualmente se debilita y es menos capaz de abalanzarse sobre los organismos invasores y destruirlos.

"El sistema inmune se envejece ciertamente y es claro que funciona menos óptimamente al envejecer. Nosotros creemos que la pérdida de la función del sistema inmune está relacionada con la aparición de cáncer, enfermedades autoinmunes como la artritis reumatoidea, y la frecuencia y gravedad de las enfermedades infecciosas. A los 27 años de edad, por ejemplo, la pulmonía es una molestia, pero a los 70 puede poner en peligro su vida", dice el doctor Michael Osband, profesor adjunto en la Escuela de Medicina de la Universidad de Boston.

Una mirada al elenco de las estrellas

El sistema inmune en realidad consiste de millones de células que tienen una variedad de papeles especializados. Algunas desempeñan papeles estelares, mientras que a las otras se las estimula a actuar sólo en situaciones específicas. Entre los actores claves están las células B y las células T que son tipos de glóbulos blancos de la sangre. Las células B se alojan en el bazo y los ganglios linfáticos esperando la llegada de los invasores específicos, también conocidos como antígenos. Una vez que una célula B identifica a un invasor, emite anticuerpos en el torrente sanguíneo. Estas proteínas en forma de Y se agarran del antígeno y lo marcan para que varias células lo destruyan.

Las células T maduran en el timo —una glándula pequeña en la garganta— y son unas de las partes del sistema inmune más importantes. Son unas de las pocas células en el cuerpo que pueden distinguir entre las células normales y las enemigas como las células del cáncer, virus, hongos y bacterias, dice John Marchalonis, Ph.D., profesor y presidente del Departamento de Microbiología e Inmunología en el Colegio de Medicina de la Universidad de Arizona, en Tucson. Cómo aprenden las células T a hacer eso es algo complicado. Pero básicamente, en la superficie de cada célula T hay un receptor, una molécula química que reconoce uno de los diez millones de antígenos conocidos. Entonces, cuando una célula T detecta a un antígeno, no solamente busca y trata de destruir a ese intruso, sino que también manda señales a las otras partes del sistema inmune que determinan qué tan agresivamente el cuerpo va a atacar al invasor.

Las células T, por ejemplo, pueden activar macrófagos, células tipo amebas que literalmente se devoran al intruso o indican a las células B para que activen su producción de anticuerpos.

Una disminución lenta

El sistema inmune alcanza su apogeo justamente cuando usted entra a la pubertad. El timo entonces empieza a marchitarse, y su producción y función de células T decaen considerablemente. Aunque usted continúe produciendo células T por el resto de su vida, estas células no identifican a los invasores ni hacen la coreografía del esfuerzo defensivo del sistema inmune tan bien como las producidas cuando el timo estaba en su apogeo, dice el doctor Osband. Por qué el timo se encoge sigue siendo un misterio, pero algunos investigadores sospechan que las hormonas que provocan la pubertad también pueden interrumpir el funcionamiento del timo.

"Por lo general usted no produce muchas células T después de que el timo deja de funcionar. El timo es importante porque es allí donde las células T aprenden a reconocer a los antígenos", dice el doctor Osband. "Es obvio que ese proceso de aprendizaje no se detiene cuando el timo deja de funcionar, pero a partir de allí sus células T se ven obligadas a aprender por sí solas. Es como si

Cómo ganarle a la gripa

Su sistema inmune es resistente, pero cada año usted parece que atrae la atención de la última versión del virus de la gripa. Sin embargo, todo lo que se necesita para proteger a la gente contra la enfermedad es una inyección. De hecho, una vacuna anual contra la gripa es probablemente una de las mejores gangas para su salud que usted podrá conseguir, dice el doctor William H. Adler, jefe de inmunología clínica en el Instituto Nacional sobre el Envejecimiento, en Baltimore.

No se espere a inmunizarse hasta que todos a su alrededor estén estornudando y tosiendo. Eso puede ser demasiado tarde, ya que toma por lo menos dos semanas para que la inyección haga efecto completamente. Si es posible, hágase inyectar a principios de octubre. Cerca de un tercio de las personas que fueron vacunadas de todas maneras contraerán la gripa, aunque, por lo general, en una forma mucho más ligera que si no se hubieran protegido en lo absoluto. Espere pagar entre $10 y $15. En los consultorios de algunos médicos ni siquiera necesita usted una cita previa; usted puede nada más entrar y una enfermera le pondrá la vacuna enseguida.

---

usted tratara de educarse leyendo una enciclopedia en lugar de ir a la universidad."

La genética y los radicales libres —moléculas de oxígeno químicamente inestables que causan estragos a través del cuerpo— también contribuyen al decaimiento del sistema inmune, dice la doctora Marguerite Kay, profesora de microbiología e inmunología en el Colegio de Medicina de la Universidad de Arizona.

Además, algunos invasores como el VIH (virus de inmunodeficiencia humano), el virus que causa el SIDA, atacan directamente al sistema inmune y lo destruyen.

Cómo mantener fuerte a su inmunidad

Mientras que algunas de las disminuciones en la fuerza inmune pueden ser una parte natural de envejecer, los investigadores incluyendo al doctor Phillips dicen que hacer solamente unos cuantos cambios en el estilo de vida usted puede mantener su inmunidad alerta hasta bien avanzada en su vida. "Al final", dice el doctor Phillips, "qué tan bien nuestro sistema inmune cuidará de nosotras depende de qué tan bien cuidamos de nosotras mismas". Aquí hay algunas formas de estimular las defensas naturales de su cuerpo.

Elimine el estrés. Los investigadores han sospechado desde hace mucho tiempo que el estrés reprime al sistema inmune, y la evidencia emergente apoya esa teoría.

Los investigadores en la Universidad Carnegie Mellon, en Pittsburgh, por ejemplo, dieron virus de resfriado (catarro) en forma de gotas nasales a 400 voluntarios. Se les dieron gotas de placebo a 26 sujetos. Los investigadores entonces identificaron los niveles de estrés en ambos grupos y observaron si había nuevas infecciones. Los voluntarios altamente estresados terminaron teniendo el doble de probabilidad de desarrollar resfriados que los voluntarios con estrés bajo. Ninguna de las 26 personas que recibieron el placebo tuvo un resfriado.

Los científicos creen que los esteroides producidos por las glándulas adrenales se liberan durante el estrés y reprimen la actividad de las células del sistema inmune, dice el doctor Phillips.

Cómo reduce usted el estrés es una opción individual, pero para empezar usted podría jugar con sus niños o una mascota, practicar un pasatiempo como la jardinería o carpintería, meditar o practicar yoga, ver una película cómica o un programa de televisión, o simplemente leer un libro agradable.

Váyase a dormir. "Dormir es el taller de reparación para el sistema inmune", dice el doctor Phillips. Durante el sueño, su cerebro y su cuerpo descansan pero su sistema inmune no. Por ello, cuando usted está haciendo una siesta, su sistema inmune tiene menos competencia en cuanto a los nutrientes que se necesitan para reforzar sus mecanismos que combaten las enfermedades. Sin suficiente descanso, su sistema inmune va a sufrir. En un estudio a 23 personas, por ejemplo, los investigadores de la Escuela de Medicina de la Universidad de California en San Diego encontraron una disminución del 30 por ciento en la reacción inmune después que a estas personas les faltaron tres o más horas de sueño en una noche.

Trate de dormir de seis a ocho horas por noche, sugiere el doctor Phillips.

Deshágase del humo. El humo del tabaco contiene formaldehído, un químico que puede paralizar los macrófagos en los pulmones y hacerla a usted más susceptible a los padecimientos respiratorios, incluyendo los resfriados y las gripas, dice el doctor Phillips. Así que si usted fuma, déjelo.

Salga y sude. El ejercicio moderado ayuda a impedir que las bacterias se acumulen en los pulmones y refuerza la vigilancia del sistema inmune al aumentar la circulación de los anticuerpos en la sangre, dice el doctor William H. Adler, jefe de inmunología clínica en el Instituto Nacional sobre el Envejecimiento, en Baltimore.

Después de un estudio de 15 semanas a 18 mujeres en su década de los 30 años de edad, a quienes se les pidió caminar 45 minutos al día, cinco días a la semana, los investigadores en la Universidad Estatal Appalachian, en Boon, Carolina del Norte, encontraron que las caminantes tuvieron la mitad de los resfriados y las gripas que un grupo de mujeres sedentarias.

Para mantener a su sistema inmune en forma óptima, haga ejercicio aeróbico como caminar, trotar, nadar o andar en bicicleta por lo menos 20 minutos al día tan seguido como sea posible.

Vitaminas que aumentan la inmunidad

"El papel de la dieta en la inmunidad es muy directo", dice Jeffrey Blumberg, Ph.D., director asociado en el Centro de Investigación sobre el Envejecimiento del Departamento de Agricultura de los Estados Unidos, en la Universidad de Tufts, en Boston. "Nutrientes específicos desempeñan papeles específicos en empujar la inmunidad para arriba y para abajo."

Aquí hay una guía para algunas vitaminas y minerales que podrían ayudar a mantener su inmunidad en condición óptima.

Vaya "A" la batalla. La vitamina A fortifica la capa superior de la piel contra las grietas a través de las cuales los invasores pueden entrar, y combate los tumores de cáncer, posiblemente al estimular la actividad de los glóbulos blancos de la sangre. Pero ya que demasiada vitamina A puede ser tóxica, probablemente es una buena idea obtener sus requerimientos diarios de los alimentos en lugar de los suplementos con dosis altas, dice el doctor Ranjit Chandra, profesor investigador en la Universidad Memorial de Newfoundland, en St. John y director del Centro de Inmunología Nutritiva de la Organización Mundial de la Salud. La Asignación Dietética Recomendada (o *RDA*, por sus siglas en inglés) es de 800 microgramos de equivalentes de retinol (o 4.000 UI). Un *sweet potato* (camote, boniato) mediano tiene más del doble de su requerimiento diario de vitamina A. Otros alimentos ricos en vitamina A son el hígado, las zanahorias, la espinaca, el brócoli, la lechuga, los albaricoques y la sandía.

Además, batalle con betacaroteno. Un antioxidante, el betacaroteno, el cual se convierte en vitamina A en el cuerpo, también combate los radicales libres y puede reforzar la capacidad del sistema inmune para prevenir el cáncer. Como la vitamina A, el betacaroteno se encuentra en alimentos como las zanahorias, la espinaca, el brócoli y la lechuga. Pero, a diferencia de la vitamina A, el betacaroteno no es tóxico y puede tomarse con poco peligro como suplemento. El doctor Osband sugiere tomar de seis a nueve miligramos por día.

Acuérdese de la B_6. "Cuando las personas mayores recibieron dietas deficientes en vitamina B_6, su inmunidad se redujo substancialmente", dice el doctor Blumberg. "Cuando su consumo se aumentó de a poco, la inmunidad regresó gradualmente a la normalidad —pero sólo después de que se les proporcionó una dosis de más de 1,6 miligramos (la RDA)."

Usted puede obtener la RDA de 1,6 miligramos de vitamina B_6 comiendo dos plátanos (guineos) amarillos grandes. Otras buenas fuentes dietéticas son el pollo, el pescado, el hígado, el arroz, los aguacates (paltas), las nueces, el germen de trigo y las semillas de girasol. La vitamina B_6 puede ser tóxica en dosis muy altas (1.000 a 2.000 miligramos por día), dice el doctor Blumberg.

Cargue su sistema con la C. Desde evitar que los virus se multipliquen hasta estimular las células que atacan a los tumores, la vitamina C proporciona un estímulo a casi todas las partes del sistema inmune, dice el doctor Blumberg. Las frutas y verduras como las naranjas, las fresas, el brócoli y los pimientos rojos son buenas fuentes de este nutriente. Aparentemente, las dosis óptimas van de 500 a 1.000 miligramos por día, dice el doctor Blumberg.

Dese sólo un poco de la D. Aunque algunos científicos saben que la vitamina D es un estímulo para la inmunidad, están desconcertados con su papel. Ellos saben que la vitamina D es necesaria para los huesos fuertes, lo cual es significante porque las células del sistema inmune se forman en la médula ósea. Afortunadamente, la mayoría de las personas obtienen la parte que les corresponde de vitamina D. (La RDA para la vitamina D es 5 microgramos o 200 UI al día). Un vaso de 8 onzas (24 ml) de leche fortificada tiene cerca de 100 UI. También es abundante en los quesos y pescados aceitosos como el arenque, atún y salmón. También puede obtener vitamina D de la luz del sol, ya que la radiación ultravioleta produce una substancia productora de vitamina D en la piel. En el verano, aproximadamente 10 a 15 minutos de sol al día le darán toda la vitamina D que usted necesita. La vitamina D es tóxica en cantidades grandes, por eso los médicos dicen que nunca se debe tomar en suplementos.

Estimúlelo con la E. Una verdadera fuente de fuerza, la vitamina E puede fomentar su inmunidad en general. En particular, impide el daño de los radicales libres a las células, mejora la actividad de los glóbulos blancos de la sangre y aumenta la *interleukin-2*, una substancia que fomenta el crecimiento de las células T. También interrumpe el funcionamiento de la prostaglandina E2, una substancia que ocurre naturalmente la cual reprime el sistema inmune.

La vitamina E — también considerada un antioxidante— puede encontrarse en los aceites, las nueces y las semillas, pero es difícil obtener una dosis fomentadora de la salud o estimulante de la inmunidad a través de los alimentos solamente, dice el doctor Blumberg. Generalmente las dietas saludables proporcionan sólo 20 UI diarias. Las dosis óptimas parecen estar entre las 100 y 400 UI por día, dice él.

Recorte la grasa. En estudios a animales, la dieta que derivaba el 40 por ciento de sus calorías de la grasa —la dieta típica de los Estados Unidos— tenía una influencia perjudicial en el sistema inmune, dice el doctor Chandra. Así que trate de reducir su consumo de grasa para que usted sólo derive el 25 por ciento de sus calorías diarias de la grasa.

Para hacerlo, use productos lácteos bajos en grasa o sin grasa, recorte la piel o la grasa visible de las carnes y no coma más de una porción de 3 onzas (85 g) — aproximadamente el tamaño de un mazo de naipes— de aves, pescado o carne roja al día. Asegúrese de consumir diariamente por lo menos seis porciones de productos de grano como los panes, los frijoles (habichuelas) y el arroz, y por lo menos cinco porciones de frutas y verduras como las manzanas, las peras, el brócoli y la espinaca.

Sea una mujer de hierro. El hierro es un catalizador vital que ayuda a su sistema inmune a atrapar a los intrusos y a acorralar a las células renegadas como las del cáncer. La mayoría de las mujeres necesitan cerca de 15 miligramos de hierro al día. Una comida que incluya un bistec magro asado de 3 onzas, una papa asada de tamaño mediano y media taza de chícharos (guisantes) proporciona más de siete miligramos. Otros alimentos ricos en hierro son las almejas y las ostras, el puerco, la carne oscura de pollo, los albaricoques secos y los vegetales verdes frondosos. Pero no dependa de los suplementos de hierro a menos que el médico se los recete. Demasiado hierro puede causar problemas en su salud como estreñimiento, decoloración de la piel, cirrosis del hígado y diabetes.

Mejórelo con magnesio. Algunos estudios sugieren que la deficiencia de magnesio puede hacer que el sistema inmune se comporte como enajenado, ataque las células normales en el cuerpo y provoque enfermedades autoinmunes tales como la artritis reumatoidea, dice el doctor Phillips. Tomar un suplemento de magnesio puede ser una buena idea para las mujeres que toman píldoras de agua (diuréticos) o drogas para la presión arterial alta. Ambas hacen que usted pierda este mineral, al igual que lo hace el beber cantidades excesivas de alcohol. El resto de nosotras puede tomar la RDA de 280 miligramos sin suplementos al comer regularmente vegetales frondosos, papas, granos enteros, leche y mariscos.

Suminístrese suficiente selenio. Este nutriente, un antioxidante conocido como un combatiente del cáncer, puede ser necesario para infundirle entusiasmo al equipo de su sistema inmune que lucha contra las enfermedades. Usted debería obtener suficiente selenio en su dieta normal. La RDA de selenio para las mujeres es de 55 microgramos, y usted obtendrá 138 microgramos sólo en un sandwich de atún. Todos los pescados, los mariscos y los cereales y panes de grano integral son ricos en selenio. Sin embargo las dosis muy altas, pueden perjudicar las respuestas inmunes así que los suplementos no deben exceder los 200 microgramos por día, dice el doctor Chandra.

Zámpese el cinc. "De todos los minerales, el cinc es probablemente el más importante para mantener la inmunidad", dice el doctor Phillips. La escasez puede causar una caída en la producción de los glóbulos blancos de la sangre que rodean y destruyen a los invasores microscópicos. El cinc también ayuda al cuerpo a procesar la vitamina D, otro nutriente importante para estimular la inmunidad. Para obtener de su dieta la RDA de 12 miligramos, coma carne magra roja, ostras, leche, avenas, granos enteros, huevos y aves. Evite los suplementos que proporcionan más de 40 miligramos, advierte el doctor Blumberg. Por encima de esos niveles, el cinc puede en realidad hacer más lento al sistema inmune.

LÍQUIDOS

Sígales la corriente

Allí están. Una cena íntima para dos a la luz de las velas. La voz de Luis Miguel sirve de fondo para esta noche romántica. Él mete la mano en el balde del hielo, saca una garrafa y vierte en su copa de pie largo. . . agua.

¿Qué es esto? Sólo un líquido incoloro, sin calorías con una fuerza poderosa para rejuvenecer. El agua es una parte nuestra. Presente en todas las células y los tejidos, desempeña un papel vital en casi todos los procesos biológicos incluyendo la digestión, respiración y circulación. Transporta los nutrientes a través del cuerpo, y se lleva las toxinas perjudiciales y los productos de desperdicio fuera de nuestro cuerpo. Regula la temperatura del cuerpo. Y lubrica nuestras articulaciones y órganos.

Debido a que el agua hace tanto, el cuerpo necesita un abastecimiento fresco y constante. "El agua necesita fluir continuamente, dentro, a través y fuera del cuerpo", dice Diane Grabowski, R.D., una educadora de nutrición en el Centro de Longevidad Pritikin, en Santa Mónica, California. "Eliminamos un mínimo de dos a tres cuartos de galón (aproximadamente dos a tres litros) diarios en nuestra orina, sudor y respiración, todo lo cual debe reponerse."

Y eso es solamente para satisfacer nuestras necesidades mínimas de salud. Tomar bastante agua es esencial para una mujer a fin de mantener todo desde la piel juvenil hasta los músculos fuertes. "Al satisfacer consistentemente sus necesidades de líquido diarias logra que todos los órganos en su cuerpo funcionen mejor", dice Grabowski. "Es un ingrediente clave si usted quiere verse, sentirse y desempeñarse en su nivel óptimo."

A secas sin saberlo

A menos que usted sea un camello, su cuerpo sólo puede aguantar cerca de tres días sin agua antes de abandonar la partida. Pero no crea que la deshidratación ocurre sólo cuando está tan seca como un hueso. Técnicamente usted

505

puede estar deshidratada aun cuando sus niveles internos de líquido sólo bajan un poco más de lo normal.

Ordinariamente, esto no es un problema porque su sentido de sed va a gritar, "¡yo necesito algo de agua . . . AHORA!". Pero a veces sus poderes detectores de sed no pueden seguirle el ritmo a los otros factores, tales como el clima cálido, la gran altitud, el ejercicio, o la edad. Y sí, nuestra sensibilidad a la sed empieza a disminuir al envejecer.

Cuando usted se deshidrata, pierde agua y electrolitos valiosos —minerales esenciales en el agua como el potasio y el sodio. Esto la puede hacer sentirse sumamente vacía. "Cuando empiezan a faltarle los líquidos a nuestro cuerpo, el rendimiento físico y la fuerza cerebral empiezan a irse cuesta abajo", dice Miriam E. Nelson, Ph.D., una científica investigadora y fisióloga de ejercicio en el Laboratorio de Fisiología Humana, en el Centro de Nutrición Humana sobre Envejecimiento, del Departamento de Agricultura de los Estados Unidos, en la Universidad de Tufts, en Boston. "Mucho antes de que usted experimente la sensación de sed, su cuerpo puede presentar síntomas tales como la fatiga, el

---

Aviso de alerta para la deshidratación

La deshidratación puede aparecer de repente. Usted podría estar con un nivel de líquidos peligrosamente bajo y ni siquiera saberlo. Vigile estas señales de peligro.

Señales tempranas

- Mareo, fatiga
- Debilidad, dolor de cabeza
- Piel enrojecida
- Boca seca
- Pérdida de apetito

Señales avanzadas

- Vista borrosa, pérdida de la audición
- Dificultad para tragar
- Piel seca, caliente
- Pulso rápido, respiración corta
- Andar inestable
- Urinación extremadamente frecuente (especialmente si usted no ha estado tomando líquidos y la orina es turbia y de color amarillo intenso)

mareo, el dolor de cabeza y la piel enrojecida. Todas estas condiciones son causadas por un aumento en la temperatura del cuerpo."

La deshidratación frecuente o a largo plazo puede darle una sensación general de sequedad, causando un latido irregular del corazón, andar inestable, dificultad para tragar y respiración entrecortada. Los casos extremos de deshidratación pueden causar que la piel y los labios se arruguen.

Llene el tanque

La llave del agua no es su única fuente de agua. Los expertos recomiendan que necesitamos consumir de seis a ocho vasos de 8 onzas (24 ml) de líquido al día. Eso quiere decir seis a ocho vasos de agua, jugo, caldo u otras bebidas.

"Las personas con más peso requieren más, así que una buena regla es tratar de beber aproximadamente media onza (1,5 ml) por cada libra (454 g) de peso en el cuerpo", dice Grabowski. Si usted pesa 160 libras (73 kilos), eso quiere decir que debería tomar diez vasos de 8 onzas por día. Usted también necesitará más si está a dieta, si vive en un clima cálido o seco, o está enferma con fiebre, vomitando o con diarrea, todo lo cual puede robarle líquidos a su cuerpo.

El agua está por todos lados, así que es relativamente fácil mantener su consumo adecuado de líquidos. Aquí hay algunos consejos para que empiece.

Amanezca con un vaso. Mientras usted dormía, su pobre cuerpo estuvo por horas sin agua. Así que al despertar sírvase un vaso, dice Grabowski. No dependa de su café de la mañana. Aunque éste estimula, puede deshidratarla ya que es un diurético.

Bébalo poco a poco. No trate de tragar todo su consumo diario de una sola vez. Se va a sentir como que va a reventar y, debido a que su cuerpo no puede soportar esa sobrecarga de líquido, usted excretará más, dice Grabowski. En lugar de eso, tome agua varias veces durante el día —aproximadamente un vaso cada una o dos horas— para que esté constantemente hidratada. Tome más si hace calor o está húmedo o si sus ojos, boca o piel se sienten secos.

Coma regularmente. Gran parte de nuestro consumo diario de líquido proviene de las comidas. Consuma muchos alimentos ricos en agua como las frutas y verduras y siempre tome agua u otra bebida con su comida, dice Grabowski.

Descarte el alcohol y la cafeína. Los tragos, la cerveza, el café, el té y las colas son diuréticos —en otras palabras, estimulan la excreción de líquido. Estas bebidas pueden apagar su sed al principio, pero a la larga extraen líquidos de su cuerpo, dice Grabowski.

Evite los alimentos que la vacían. Los alimentos salados pueden secarla, dice Grabowski. Si tiene que comerlos, limite al mínimo su consumo y asegúrese de tomar bastante líquido.

Vigile esos laxantes. Usar laxantes frecuentemente puede extraer una cantidad enorme de agua de su cuerpo e interrumpir las funciones normales de su sistema digestivo y de eliminación. Los laxantes no deben tomarse regularmente a menos que se encuentre bajo cuidado médico, dice Grabowski.

Póngale pulpa. Los aparatos hogareños para hacer jugo proporcionan un excelente medio para obtener sus líquidos diarios, dice Grabowski. Pero algunos de estos dispositivos separan completamente el jugo de la pulpa de las frutas o verduras, la parte que contiene la concentración de fibra más alta así como los nutrientes adicionales y agua. Ponga algo de esa pulpa dentro de su vaso.

Cómo controlar el ejercicio y los líquidos

Una mujer puede sudar dos cuartos de galón (dos litros) por hora cuando está haciendo ejercicio o practicando algún deporte, especialmente si hay mucho calor y humedad, dice la doctora Nelson. Por eso es que las mujeres activas necesitan prestar atención a sus necesidades de líquido. Tenga estos consejos en mente.

Beba antes, durante y después. Tome 8 a 20 onzas (24 a 60 ml) de agua una hora antes de empezar a hacer ejercicio, dice la doctora Nelson. "El tamaño del cuerpo y la temperatura en donde va a hacer ejercicio afectan la cantidad de agua que usted debería tomar. Mientras más grande sea su cuerpo y más calor haga, más agua necesitará", dice la doctora Nelson. Sin embargo no se sobrepase con el agua; esto resultará en un rendimiento pobre, advierte la doctora Nelson. Los síntomas de tomar demasiada agua incluyen una sensación incomoda de estómago hinchado y retortijones en el estómago. Mientras que esté haciendo ejercicio trate de tomar de media taza a tres cuartos de taza de agua cada diez minutos. Después, beba tanto como necesite para calmar su sed.

Pésese. ¿Cuánto debería tomar después del ejercicio? Si usted se pesa antes y después del ejercicio, podrá descubrir cuánta agua pierde. Por cada media libra (227 g) que usted pierda, beba 8 onzas (24 ml), dice la doctora Nelson.

Vaya más allá de la sed. Aunque su sed inmediata se sienta calmada, sus reservas de líquido en el cuerpo pueden no estar adecuadamente repuestas, dice la doctora Nelson. Vaya a lo seguro y tome unos cuantos sorbos más. Unos cuantos minutos más tarde tome otro poco más, y así sucesivamente hasta cerca de una hora después.

Quédese fría. El agua fría bajará la temperatura de su cuerpo más rápidamente que el agua templada. También se dispersa mucho más rápidamente a los tejidos resecos del cuerpo, dice la doctora Nelson.

Adáptese a su medio ambiente. Si usted sale de un edificio con aire acondicionado en un día cálido e inmediatamente trata de trotar cinco millas (ocho km), el choque a su sistema sacará más agua de su cuerpo que si usted se acostumbra despacio al calor de afuera, dice la doctora Nelson.

Bloquee el sol. La luz solar directa en un día cálido de verano la secará como una ciruela pasa, dice la doctora Nelson. Si hace ejercicio en el calor bajo el sol, use un sombrero y ropa liviana y holgada que respira y deja entrar el aire fresco. "Si se siente mareada o desorientada, suspenda el ejercicio inmediatamente", advierte la doctora Nelson. Encuentre algo de sombra y líquidos para ayudarle a enfriar la temperatura de su cuerpo.

Empiece con prudencia. Si no ha estado haciendo ejercicio, no trate de empezar con un programa avanzado de ejercicio. Debido a que usted va a hacer un mayor esfuerzo, va a sudar más que alguien que está en mejor forma. Para evitar el riesgo de la deshidratación, comience su programa de ejercicios lentamente, acostúmbrese a hacer ejercicio y gradualmente aumente la intensidad. Esto contribuirá bastante en ayudar a su cuerpo a regular sus líquidos y temperatura, dice la doctora Nelson.

Use las bebidas para deportistas con moderación. Las bebidas para deportistas, las cuales son ricas en los electrolitos que perdemos cuando hacemos ejercicio, a menudo se promocionan por sus capacidades de reabastecimiento, y muchas de ellas realmente son excelentes fuentes de líquido. Pero usted realmente no necesita bebidas para deportistas en cada sesión de ejercicio. "Después de una sesión de ejercicio o si usted necesita un estímulo durante el juego, pueden ser de gran ayuda, pero no son más efectivas que el agua, y es ésta la que su cuerpo realmente está pidiendo", dice la doctora Nelson. La única ocasión en que estas bebidas tienen una ventaja sobre el agua es cuando usted acaba de salir de una sesión de ejercicio extremadamente agotadora, como una maratón o dos horas de tenis bajo el sol quemante. Entonces usted puede necesitar un estímulo inmediato de electrolitos.

MAQUILLAJE

Aproveche su poder para rejuvenecer

¿Recuerda aquellos viejos tiempos en el mostrador de maquillaje de la botica? ¿La vez que usted y sus amigas compraron lápiz de labios de color anaranjado brillante, rímel verde y sombra iridiscente para los ojos en cuatro tonos pastel, por no mencionar el rubor destellante, el esmalte negro para las uñas y las estrellas pequeñas para pegarse en la cara y las orejas?

¡Madre mía! ¿De veras hicimos eso?

Claro que sí. Pero ya no más.

Para verse joven, fresca y llena de vida —en vez de como un letrero de neón muy gastado— use el maquillaje a su favor. Aquí está cómo, empezando por el principio con su base.

Use una base más oscura. Una de las primeras señales de que el tiempo está avanzando son las líneas finas que aparecen en nuestros rostros. Para suavizarlas, pruebe usar una base ligeramente más oscura que la que ha estado usando, dice Marina Valmy, una cosmetóloga en la Christine Valmy Skin Care School, una escuela para el cuidado de la piel en la Ciudad de Nueva York.

"Si su cabello se está volviendo canoso o le gusta usar ropa negra, escoja una base con un tono ligeramente rosado o póngase una pequeña cantidad de rubor rosado sobre las mejillas, la frente, la nariz y el mentón", dice Carole Walderman, una cosmetóloga, esteticista y presidenta de la Von Lee International School of Aesthetics and Makeup, una escuela de maquillaje y belleza, en Baltimore.

La base correcta también equilibrará el tono de su cutis.

Barra con la bacteria. En lugar de usar sus dedos, use un depresor de madera para la lengua o un palito de naranjo, disponibles en su farmacia, para sacar base de la botella, dice Leila Cohoon, una cosmetóloga, esteticista y propietaria de Leila's Skin Care (Cuidado de la piel de Leila), en Independence,

Misuri. Esto evitará que la bacteria entre en su maquillaje y destruya su potencia o cause un sarpullido en su cutis.

"Ponga un poco de la base con un aplicador limpio sobre una esponja para maquillaje que haya sido humedecida con agua limpia", dice Walderman.

Aplique suavemente. "Aplique la base muy gentilmente, sin frotarla", dice Walderman. Frotarla con fuerza puede rasgar los tejidos delicados debajo del cutis. Cerca de sus ojos, use solamente su dedo anular, el cual ejerce menos presión que una esponja, y aplique desde el ángulo exterior del ojo hacia la nariz con pasadas cortas y suaves, dice ella.

Esconda y realce. Destaque sus mejores rasgos, como esos pómulos fantásticos, y oculte los defectos insignificantes, como esas pequeñas bolsas bajo los ojos, con un toque de disimulador (*concealer*) bien untado, dice Walderman. El disimulador se encuentra disponible en una amplia variedad de tonos, y uno ligeramente más claro que su base es el mejor para usted, añade ella.

Para disimular las ojeras, aplique el disimulador solamente sobre la parte oscura con un cepillo pequeño. Si usted cubre el área por completo, a la luz del día puede hacer que los círculos se vean hinchados, dice Walderman.

Si tiene un área problemática grande que ocultar, como por ejemplo una mancha oscura de pigmentación, pruebe con un maquillaje especial, sugiere Cohoon. "Es pigmento puro, no está hecho con aceites pesados o una base de cera, y cubre muy naturalmente", dice ella.

Use polvo sólo si lo necesita. Use un polvo translúcido para dar un terminado "muy suave, sólo para quitar el brillo en las áreas grasosas como la nariz, la frente y el mentón, pero no lo amontone sobre la cara", dice Walderman. "Eso sólo acentuará cualquier línea o arruga."

Y evite los colores de polvo llamados "*pearlized*" (aperlados) o "*frosted*" (iridiscentes). ¿Por qué? Estos contienen partículas de reflexión de luz que actúan como un realzador. Si usted realza las colinas (la superficie de su cutis), los valles (las arrugas o los poros grandes) se ven más profundos, dice Walderman.

Úntesela bien. No debería notarse dónde termina su cara y empieza su cuello, así que asegúrese de que su base no termina en una línea a través de su mandíbula.

Termine con un rocío. Si a usted le gusta tener una apariencia fresca, después de su base y polvo rocíese ligeramente con un tónico o agua destilada, dice Walderman. Éste humedece y fija su maquillaje sin que se vea terroso o pastoso.

Ponga sonrojo a sus mejillas

Usted tal vez no se ruborice tanto como cuando era una niña, pero aún es agradable dar una apariencia cálida a su cutis con un toque de color en las mejillas.

Aplíquelo sutilmente. Tenga como objetivo un sonrojo natural que apenas se note y no aplique el rubor muy cerca de la nariz, lo cual haría aparecer su

Siete trampas que evitar

Algunas de las técnicas de maquillaje que usted ha estado usando por años pueden hacer que se vea más vieja de lo que es. Para conservar su apariencia joven y natural, tenga cuidado con estos hábitos.

Sombras azules escandalosas. La sombra para ojos color turquesa, o cualquier azul brillante, ha seguido el mismo camino que el de la moda del delineador de charol, dice Leila Cohoon, una cosmetóloga, esteticista y propietaria de Leila's Skin Care, una compañía que se especializa en el cuidado del cutis, en Independence, Misuri.

Bases enceradas. El maquillaje anticuado a base de cera es algo que usan las presentadoras de televisión sobre la cara pero que podría perjudicar su cutis, dice Cohoon.

Perfil tenebroso. El polvo oscuro para perfilar usado a lo largo de las mejillas para fingir que están hundidas es demasiado obvio, dice Carole Walderman, una cosmetóloga, esteticista y presidenta de la Von Lee International School of Aesthetics and Makeup, una escuela de maquillaje y belleza, en Baltimore.

Mejillas de payasa. De vez en cuando usted todavía verá mujeres con pequeñas manchas rojizas de rubor en las mejillas. Eso ni es sutil ni le favorece, dice Cohoon.

Mandíbulas rojas. El rubor se debe poner en la parte de arriba y a lo largo de los pómulos, no hacia abajo y a lo largo de la línea de la mandíbula, lo cual le da una apariencia de tener una cara larga, dice Cohoon.

Cejas oscuras y pobladas. Usted no querrá sobreenfatizar las cejas cuando envejece, dice Walderman. Puede verse chillón y duro.

La máscara mate. Los expertos dicen, ¡manténgalo ligero, ligero, ligero! Un toque ligero de maquillaje puede darle un cutis natural de aspecto juvenil. Al recargarlose agregan años.

nariz más ancha, dice Walderman. Aplique apenas una pizca de rubor en un ángulo de 45 grados sobre la mejilla a fin de "destacar" la cara para un aspecto más juvenil, dice ella. Nunca aplique el rubor más abajo de la base de su nariz o más arriba del ángulo exterior de sus ojos.

Hágalo desaparecer. Haga que el rubor se combine con el color de las mejillas completamente con un cepillo suave para maquillaje, haciéndolo desaparecer levemente apenas pase el ángulo exterior de sus ojos hacia las sienes, dice Walderman.

Consulte con un profesional. Si usted no puede decidir qué tono de rubor es el que mejor le va, pida ayuda en el mostrador de maquillaje. Por lo general las especialistas en maquillaje pueden decirle qué colores de rubor le quedan bien, dice Valmy. Las consultoras profesionales de color son otra opción, pero usted tendrá que pagar por sus servicios.

Los secretos de la sombra para ojos

Nuestros ojos todavía pueden ser las ventanas de nuestras almas, pero las sombras pueden empezar a verse un poco arrugadas con surcos y líneas. El maquillaje puede ocultar el cambio.

Úsela apenitas. Use menos sombra que la que estaba acostumbrada, dice Valmy. Las dosis cargadas de sombra para los ojos pueden hacer que los pliegues y las líneas se noten más.

Corrija con color. Si sus ojos se ven demasiado juntos, demasiado separados o les falta profundidad, o usted empieza a notar los párpados caídos, la sombra viene al rescate, dice Cohoon. "Si sus ojos están demasiado juntos, ponga sombra más oscura en la parte exterior del párpado superior", dice ella. "Si están demasiado separados, aplique la sombra oscura más hacia el centro."

Los ojos muy hundidos darán la impresión de venirse hacia adelante con los tonos más claros de sombra y usted puede darle más profundidad a sus ojos con maquillaje más oscuro de ojos. Sin embargo, recuerde usar un toque suave, agrega ella.

Si los párpados caídos son un problema, la mejor solución es una combinación suave de tres colores que estén relacionados, usando el más pálido bajo el hueso de la ceja. Eso disminuye el aspecto de piel en exceso, dice Cohoon. Pero no use sombra iridiscente, brillante o muy oscura.

Coordine las combinaciones. Si usted tiene ojos oscuros, use una sombra para ojos de un color café suave con una base rojiza, no verdosa, dice Valmy. Si sus ojos son claros, use una sombra café o gris con una base verdosa en lugar de azulada. La base verdosa toma los reflejos de los ojos claros, explica ella.

Evite ver doble. Si usted encuentra que a menudo tiene círculos oscuros bajo los ojos, evite sombras con un tinte ciruela o café. Estas acentuarán los círculos, dice Walderman.

Aproveche los ángulos. Contrarreste la tendencia de sus ojos a caer en los ángulos al aplicar sutilmente sombra en un ángulo de 45 grados para arriba hacia la ceja en el ángulo exterior del ojo, dice Walderman.

El arte del delineador

Usted no tiene que abandonar el delineador, pero sí quiere una definición de los ojos más suave y sutil, dice Cohoon.

Cuidado con el color. A menos que usted tenga el tono de tez muy moreno, si usa un delineador negro se verá muy chillón. Las demás deberían escoger cafés suaves, marrón topo y grises en lugar de ése, sugiere Walderman.

Maquíllese con mesura. Use delineador con moderación y tan cerca de sus pestañas como sea posible para darle más cuerpo a las pestañas ralas, dice Valmy.

Suavecito, suavecito. Afile sus lápices delineadores antes de cada uso, dice Walderman. ¿La razón? La punta más afilada facilita hacer la línea sin jalar la piel delicada de sus párpados. Si usted usa un delineador líquido, nunca lo aplique en una línea recta y plana. Siempre tizne su delineador para que tenga un aspecto más suave, ahumado, dice ella. Sumerja un aplicador limpio de algodón bajo el agua corriente y exprímalo primero antes de hacer que la línea se tizne.

Mantenga las líneas a raya. No deje que las líneas del delineador en los párpados superior e inferior se junten en el ángulo de sus ojos. Si hace eso sus ojos se verán más pequeños, explica Walderman.

Cómo cuidar las pestañas y las cejas

Sus pestañas y cejas se hacen más ralas con la edad, pero hay diferentes maneras de aumentar la ilusión de estar más llenas y sedosas.

Revitalícese con el rímel. El rímel todavía es el mejor amigo de las pestañas. Para evitar esos irritantes manchones y círculos de mapache bajo sus ojos, después de aplicarse el rímel dese un toquecito de polvo para la cara, con un cepillo pequeño, justamente debajo de sus pestañas inferiores, dice Valmy.

Haga la prueba con las postizas. En la actualidad, hay disponibles pestañas artificiales de aspecto muy natural tanto en tiras como en grupos individuales, dice Walderman. Usted se aplica las tiras justo en la base de sus propias pestañas adhiriéndolas en su lugar sobre el párpado. Con la práctica, parecerá como si las pestañas crecieran de su propio párpado, dice ella.

Sin embargo, si usted usa las tiras de pestañas postizas, aplique primero el rímel solamente a sus propias pestañas y déjelo secar, o de lo contrario va a perder pestañas cuando desprenda la tira, dice Valmy.

Colocar un juego completo de pestañas individuales puede tomar hasta 45 minutos, dice Walderman. Pero estas pueden permanecer en su lugar durante seis semanas hasta que sus propias pestañas completen su ciclo de crecimiento. Y permanecerán en su lugar cuando se duche y nade porque se adhieren con un pegamento permanente. Las pestañas individuales vienen en juegos de unas cuatro pestañas por raíz, y usted se coloca cada juego sobre una de sus propias pestañas. Evite los limpiadores a base de aceite alrededor de los ojos cuando las tenga puestas, porque estos desprenderán las pestañas, dice Walderman.

Acicale sus cejas. Una buena guía de color para las cejas es que una tonalidad más clara que su cabello hace que se vean más naturales, dice Walderman. Si su cabello es castaño claro, canoso o blanco, el marrón topo es el que más la favorece, dice ella.

Si sus cejas son muy claras, puede usar un lápiz de grafito para escribir N° 2 —ya no se hacen de plomo, así que no existe riesgo para su salud, dice Valmy. "Usted puede rellenar los lugares ralos, y se verá muy bien y natural, dice ella.

Cómo hacer lucir a sus labios

Sus labios también son parte de su cutis y a medida que envejece, pueden contribuir dando un toque encantador de color a su rostro.

Busque los corales. Los tonos coral son los mejores para los labios más mayores, dice Walderman. Si los tonos de su cutis son frescos, busque un coral rosado. Si son cálidos, un tono anaranjado le quedaría bien. Pero asegúrese de no abusar del anaranjado, ya que puede acentuar lo amarillento natural de sus dientes conforme envejece.

Pare el aspecto sangriento. Cuando el lápiz labial se corre en forma desagradable por las líneas delgadas de su labio superior le da un aspecto sangriento a los labios. Un lápiz delineador para labios parará esto en seco, dice Valmy. Para hacer que el color de los labios se adhiera mejor y dure más, aplique el delineador de los labios alrededor de las orillas de sus labios. Aplique entonces el lápiz labial, empañe el exceso y póngase otra capa, dice ella.

Evite el encerado. Si las arrugas labiales y el lápiz labial sangriento son unos verdaderos problemas y usted normalmente se pone cera sobre el bozo en el labio superior, en lugar de eso pruebe la decoloración, dice Walderman. "El bozo sobre el labio absorbe la humedad que de otro modo haría que el lápiz labial se derritiera y promoviera que se metiera en las arrugas", dice ella.

Equilibre la forma de su boca. Algunas veces el labio superior se adelgaza un poco al envejecer, dice Cohoon. Si éste es el caso, dibuje la línea de su labio ligeramente fuera del borde de su labio superior y rellene con el lápiz labial.

MASAJE

¡Qué alivio!

Usted ha estado esperando esta hora de éxtasis durante toda la semana. Ansiedad en el trabajo —frotar, frotar. Tensión en la casa —friccionar, friccionar. Esos músculos y articulaciones que duelen —tápiti, tápiti, tap. Todo esto va desapareciendo gracias a cada pasada que recibe de las manos de su masajista.

Después de 45 minutos esa magia rejuvenecedora funcionó otra vez. Nada de espalda dolorida. Nada de cuello tieso. Usted se levanta refrescada y relajada, dejando allí en la mesa de masaje lo que se siente como 20 años de dolores y preocupaciones.

"No hay nada que la haga sentir tan rejuvenecida como un masaje", dice Madeline P. Rudy, una terapeuta licenciada en masaje con Massage Therapy, un centro de terapia de masaje, en West Reading, Pensilvania. "Si usted está buscando una forma de sentirse otra vez en sincronía y más joven, no hay nada mejor."

Estudios sobre el relajamiento

Cualquier mujer le dirá que un masaje viene de maravillas. Sin embargo la ciencia médica todavía no sabe exactamente por qué.

"No existe mucha investigación todavía", dice Tiffany Field, Ph.D., directora del Instituto de Investigación sobre el Toque en la Escuela de Medicina de la Universidad de Miami. Este instituto es la primera organización en el país dedicada a estudiar los beneficios médicos del masaje.

La doctora Field dice que sin embargo hemos obtenido algunas ideas sobre cómo funciona el masaje. Por un lado, parece que restringe la secreción de cortisol por parte del cuerpo, una hormona que desempeña un papel importante en provocar reacciones de estrés. Mientras menos cortisol usted produce, menos estrés puede sentir, dice la doctora Field. El masaje también ha mostrado mejorar la etapa profunda y tranquilizante del sueño. Y puede impulsar su producción de serotonina, una hormona vinculada con los cambios positivos del estado de ánimo y una inmunidad mejorada, dice la doctora Field.

En un estudio realizado al cuerpo docente y personal médico del Instituto de Investigación sobre el Toque, parece que 15 minutos de masaje diario logran disminuir la ansiedad, hacen a las personas más alertas y aumentan la velocidad a la cual pueden completar los problemas de matemáticas. "La clave para una mejor mano de obra", dice la doctora Field, "podría ser un masaje regular".

El instituto está trabajando en una serie de 34 estudios, con cientos de participantes, para observar los efectos de la terapia de masaje en todo desde la depresión y el embarazo hasta la presión arterial alta y las migrañas. Los estudios también observaron cómo la terapia de masajes podría ayudar a los hombres que tienen resultados positivos de VIH (el virus de inmunodeficiencia humano que causa el SIDA) a mejorar su funcionamiento de inmunidad.

Por ahora, algunos médicos dicen que necesitan saber más acerca de lo que el masaje puede hacer antes de empezar a recetarlo como terapia.

"Nadie está dispuesto a aceptar una explicación confusa que involucre las metáforas de energía, toxinas, buenas vibraciones o cualquier otro verso poético", dice el doctor Larry Dossey, presidente adjunto en el panel sobre Intervenciones Mente/Cuerpo, Oficina de Medicina Alternativa en los Institutos Nacionales de Salud, en Bethesda, Maryland, y ex jefe del personal en el Hospital Ciudad Médica Dallas.

Pero esa actitud puede estar cambiando. Muchas compañías de seguros cubren ahora el masaje si el médico lo ordena. Y algunos terapeutas de masaje señalan que algunos de sus mejores y más leales clientes son médicos.

Algunos consejos prácticos

Si usted está pensando en probar la terapia de masaje, Rudy dice que debe estar preparada para gastar entre $25 y $65 por sesión; la duración típica de una sesión es de aproximadamente 50 a 55 minutos. Vaya tan a menudo como quiera o como lo pueda afrontar económicamente. Para estar mejor asesorada, pruebe estos consejos.

Escoja cuidadosamente. El último lugar al que usted quiere ir es a un "salón" de masaje, con su clientela grimosa y algunas veces prácticas dudosas. Para encontrar un terapeuta de masaje respetable y calificado, haga preguntas antes de ir. "Busque en el directorio telefónico", dice Rudy. "Asegúrese de que son miembros de la Asociación de Terapia de Masaje de los Estados Unidos (o *AMTA*, por sus siglas en inglés). Pregúnteles si fueron a escuelas reconocidas para aprender masaje. Y siempre evite lugares que ofrecen 'facturación discreta'. Eso es señal de que no son de fiar."

(continúa en la página 520)

Lo puede hacer usted misma

Algunas veces, ese masaje de los viernes en la tarde se ve como si estuviera a semanas de distancia. Usted sabe que se va a sentir bien cuando vaya, ¿pero mientras tanto qué?

Pruebe el automasaje. Estos pequeños estimulantes pueden hacer maravillas por usted. Y no requieren nada más que un par de pelotas de tenis, un rincón tranquilo y sus dos manos.

Cabeza

Los puntos de presión en su cráneo pueden relajar todo su cuerpo.

"Hay dos puntos de digitopuntura muy significantes en la base de su cráneo en lo que se llama el borde occipital", dice Robert DeIulio, Ed.D., un sicólogo licenciado y terapeuta de músculos, en práctica privada en Wellesley Hills, Massachusetts. "Si usted aplica presión constante sobre estos, puede lograr un relajamiento total."

¿Cómo lo hace? Ponga dos pelotas de tenis en un calcetín y amarre el extremo. Recuéstese sobre la espalda en el suelo y coloque el calcetín detrás de la parte superior del cuello, para que las dos pelotas toquen el borde del cráneo justo arriba del lugar hueco. Permanezca así por 20 minutos. Escuche música sedante, si lo desea. "Esos puntos de digito puntura mandan mensajes hacia abajo por la columna vertebral para relajar todos los músculos", dice el doctor DeIulio.

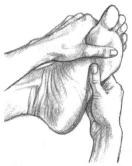

Siéntese en una silla y coloque un pie sobre el muslo opuesto. Frote un aceite para masaje o loción sobre su pie si así lo desea. Aplique presión con sus pulgares sobre la planta del pie, vaya desde el fondo del arco hacia la parte de arriba cerca de su dedo gordo. Repita cinco veces.

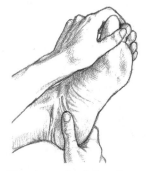

Masajee cada dedo mientras que lo sostiene firmemente y lo mueve de un lado al otro. Extienda cada dedo suavemente hacia afuera y lejos de la parte anterior de la planta del pie. Entonces aplique presión a las áreas entre sus dedos.

Cara

Solamente tóquese la cara. No hay necesidad de masajearla. En forma muy ligera, toque sus mejillas y sienes con las manos ahuecadas no usando más presión que el peso de una moneda de cinco centavos. Mantenga sus manos allí por un minuto. "El calor de las manos relaja los músculos y el tejido conectivo, ocasionando una sensación de alivio total", dice el doctor DeIulio.

Mandíbula

Jale suavemente los lados de sus orejas derecho hacia afuera, luego derecho hacia arriba y después derecho hacia abajo. O, usando el dedo índice presione el lugar sensible junto a su lóbulo donde se junta con la cabeza. Oprima y suelte, alternando las orejas, de 10 a 15 veces.

Torso

Obtenga un estímulo rápido al frotar el área arriba de sus riñones. Eso está al nivel de la cintura donde el tejido aún es suave. Frote vigorosamente con sus puños en un movimiento circular. "Es una forma agradable de vigorizar el cuerpo", dice el doctor DeIulio.

Pies

Pocas cosas en el mundo son tan ricas como un masaje en los pies. Aquí hay algunas técnicas efectivas. Después de que usted las prueba en un pie, cambie de pie y repítalas.

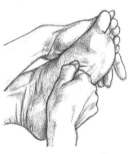

Haga un puño y presione a la planta de su pie con sus nudillos, moviéndose del talón a los dedos. Repita cinco veces.

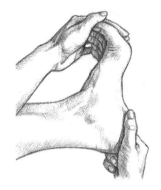

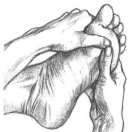

Presione y haga girar sus pulgares entre los huesos de la parte anterior de la planta del pie.

Sostenga los dedos del pie con una mano y dóblelos hacia atrás, sosténgalos así por cinco a diez segundos. Entonces dóblelos en la dirección opuesta y sosténgalos así por cinco a diez segundos. Repita tres veces.

Escoja lo que le gusta. Cuando se trata de masajes, realmente hay diferentes tipos para diferentes personas. El masaje sueco —con su masajear, frotar y uso de aceites— es el método en que la mayoría de las personas piensan. Pero también está el *shiatsu* o masaje oriental, en el cual una terapeuta trabaja sobre los puntos de presión a lo largo de los senderos de nervios para aliviar el dolor y el estrés (Rudy dice que algunas personas pueden sentirse incómodas con este método). Existe el masaje deportivo especializado que se concentra en aliviar los músculos y las articulaciones demasiado trabajadas. Y hay una cantidad de técnicas y subtécnicas como *Rolfing*, Feldenkrais, *Trager*, *Alexander* y *Astos-Patterning*, que promueven todo desde el alargamiento del cuerpo hasta el realineamiento de la columna vertebral y el mejoramiento de la postura.

"La clave es hablar con los terapeutas primero", dice Rudy. "Usted tiene que buscar a alguien cuya especialidad coincida con sus necesidades. Y usted necesita estar segura de que son legítimos."

Respete sus límites. El masaje es relajamiento. Y seamos francas: algunas mujeres no se sienten cómodas desnudándose para un masaje sueco. "Sólo vaya tan lejos como sus sentimientos le permitan", dice Rudy. "Tal vez necesite más tiempo hasta llegar a ese punto. Este es su tiempo especial. Disfrútelo."

Los terapeutas deben estar conscientes de sus sentimientos. Deben cubrir las partes de su cuerpo en las que no están trabajando y no deben tocar sus senos o las áreas genitales. No deben preguntarle detalles íntimos de su vida o darle detalles de las de las suyas. Se supone que deben respetar sus deseos. Si no lo hacen, encuentre a otro terapeuta de masaje.

"Lo importante", dice Rudy, "es su salud y bienestar y el sentirse mejor. Si hay tensión o presión en una relación, vaya a otra parte."

Sepa cuándo decir que no. El masaje no es para todos. Las normas de AMTA dicen que las personas con flebitis u otros padecimientos circulatorios, algunas formas de cáncer o enfermedad del corazón, infecciones o fiebres no deberían usar la terapia de masaje. En la mayoría de los casos, evite el masaje por unos tres días después de sufrir una fractura o una torcedura seria. Si tiene alguna duda, consulte con su médico.

MATRIMONIO

Mejora la salud y mantiene la juventud

Casarse puede ser una de las cosas que inspire más miedo que usted jamás vaya a hacer en su vida. Pero lo que la lleva a caminar por ese pasillo es la esperanza de que la vida será mejor cuando esté casada de lo que era cuando estaba soltera. ¿Será? Probablemente.

Si usted está felizmente casada, probablemente bebe menos, come menos comida basura y hace ejercicio más regularmente. Parecerá más relajada y optimista y se enfermará menos.

"Por supuesto que un matrimonio satisfactorio puede ayudarla a sentirse más joven y más llena de vida. Es bueno para su salud, y puede ayudarla a vivir una vida más productiva y feliz", dice Howard Markman, Ph.D., un sicólogo de la Universidad de Denver y coautor de *We Can Work It Out: Making Sense of Marital Conflict* (Podemos resolverlo: encuentre el sentido en el conflicto matrimonial).

¿Qué tiene de bueno?

Si usted le pregunta a una docena de científicos si estar casada la va a ayudar a vivir más tiempo, podría recibir doce respuestas diferentes. Los investigadores en el Centro Nacional de Estadísticas de la Salud, por ejemplo, estiman que las mujeres casadas viven cerca de diez años más que las mujeres solteras. Muchos estudios muestran que las mujeres solteras o divorciadas son más propensas a enfermedades, lesiones y suicidio que las mujeres felizmente casadas.

En una encuesta a 47.000 hogares, el Centro Nacional de Estadísticas de la Salud encontró que las mujeres casadas tenían más probabilidad de decir que su salud era buena o excelente que las mujeres solteras, divorciadas o viudas. Las mujeres casadas también tenían menos probabilidad de sufrir enfermedades crónicas, reportaron seis días menos de enfermedad por año que las mujeres divorciadas, y se recuperaron más rápidamente de los resfriados (catarros), las gripas y las lesiones que las mujeres solteras o divorciadas. Y las mujeres divorciadas reportaron el doble de lesiones.

Otros estudios indican que la duración de la vida de las mujeres solteras y casadas es aproximadamente la misma. Pero también existe investigación que sugiere que las mujeres solteras sobreviven a sus amigas casadas, dice Estelle Ramey, Ph.D., fisióloga y profesora emérita en el Centro Médico de la Universidad de Georgetown, en Washington, D.C.

¿Por qué estas estadísticas contradictorias? Porque, dicen los expertos, no es el matrimonio en sí sino la felicidad en el matrimonio lo que contribuye a la longevidad de una mujer.

"La salud de una mujer parece que sigue al bienestar de una relación", dice Robert W. Levenson, Ph.D., un sicólogo en la Universidad de California, Berkeley. "Si el matrimonio es satisfactorio, entonces su salud parece ser buena. Si su matrimonio no es satisfactorio, su salud sufre."

Sin embargo no es lo mismo para los hombres, quienes se benefician de cualquier tipo de matrimonio. Para los hombres, la calidad de la vida de casado no parece importar. Su salud parece mejorar aun cuando están en un matrimonio desdichado.

Los investigadores están desconcertados por esta diferencia. Algunos sospechan que las mujeres solteras comen mejor, hacen más ejercicio y en general cuidan más de su persona que los hombres solteros. Así que cuando una pareja se casa —y por lo general un hombre casado adopta el estilo de vida de su esposa— hay pocos cambios que podrían tener una influencia positiva en la salud de una mujer. Al mismo tiempo, ella por lo regular pasa más tiempo haciendo los quehaceres del hogar y en la cocina.

Otros, como el doctor Levenson, especulan que cuando los hombres tienen matrimonios infelices tratan de alejarse de la relación, las mujeres trabajan más y más duro para curar las heridas. Ese esfuerzo afecta la salud de una mujer.

"En un matrimonio infeliz, hay mucha ira, recriminación y otras emociones en el ambiente, pero por alguna razón no afecta a los hombres como afecta a las mujeres. Los hombres se desentienden de esto", dice el doctor Levenson. "Hay menos probabilidad de que las mujeres se alejen. A menudo se quedan allí tratando de resolver los problemas hasta el último momento amargo. Eso produce una gran cantidad de estrés que es potencialmente malo para su salud", dice él.

Puede ayudar en una crisis

Aun cuando una mujer casada contraiga una enfermedad que ponga en peligro su vida, es más probable que ella busque tratamiento antes y tenga una mejor oportunidad de sobrevivencia que su hermana soltera. De hecho, después de estudiar 27.779 casos de cáncer, el doctor James Goodwin, director del Centro

Parece que están felices

Cuando usted mira a su esposo hoy en día, ¿parece como si estuviera viéndose en el espejo? Es una buena posibilidad, especialmente si ustedes han tenido una relación larga y duradera.

Después de examinar las fotografías de 12 parejas que habían estado casadas por lo menos 25 años, un panel de observadores de la Universidad de Michigan en Ann Arbor concluyó que los rasgos faciales de las parejas se vuelven más similares después de años de vivir juntos.

¿Por qué? Las parejas tienden a imitarse inconscientemente las expresiones faciales entre sí, dice Robert Zajonc, Ph.D., profesor de sicología en la Universidad de Michigan en Ann Arbor. Al pasar el tiempo, esta imitación reforma los músculos faciales y las arrugas de tal forma que sus rostros adquieren muchos de los mismos rasgos. Las parejas también tienden a adoptar los mismos gestos con las manos, la postura del cuerpo y la forma de andar, dice el doctor Zajonc.

sobre el Envejecimiento en la División Médica de la Universidad de Texas, en Galveston, concluyó que las mujeres casadas tenían índices de sobrevivencia comparables a los de las mujeres solteras diez años más jóvenes.

"Esa fue una conclusión bastante asombrosa", dice el doctor Goodwin. "Los tratamientos para el cáncer —quimioterapia y radiación— pueden hacerlas sentir muy enfermas. Por lo tanto tiene sentido que al tener un compañero que las apoye sea más fácil para las pacientes sobrellevar la situación."

Un matrimonio feliz también puede ayudarla a restablecerse de otras enfermedades serias. En un pequeño estudio preliminar, las mujeres que sufrieron ataques al corazón y que fueron capaces de hablar con sus esposos abierta y honestamente acerca de eso, reportaron una mejor salud y fueron menos propensas a tener dolores en el pecho o a volver a ser internadas en un hospital dentro del lapso de un año después de sufrir el ataque, según Vicki Helgeson, Ph.D., una sicóloga en la Universidad de Carnegie Mellon, en Pittsburgh.

Las mujeres satisfechas con sus matrimonios también tienen menos probabilidad de sufrir de depresión fuerte que las mujeres quienes están en uniones problemáticas, dice James Coyne, Ph.D., profesor de sicología en el Departamento de Práctica Familiar y Siquiatría de la Escuela de Medicina en la Universidad de Michigan, en Ann Arbor.

Además, los investigadores en la Universidad Estatal de Ohio encontraron que mientras más desaires, sarcasmo y otras palabras y gestos hostiles usaron las parejas de recién casados cuando discutían los conflictos matrimoniales, más

Darse por vencida

Su relación está más fría que un cubo de hielo. Su pasión ha faltado por tanto tiempo que usted ha pensado en llamar al equipo de búsqueda y rescate. Pero, ¿es tiempo de separarse?

"Terminar un matrimonio es el equivalente sicológico a cortarse su propio brazo o pierna. Va a doler", dice John Mirowsky, Ph.D., profesor de sociología en la Universidad Estatal de Ohio, en Columbus.

Pero hay algunas indicaciones claras de que puede ser tiempo de terminar a su matrimonio. Y estas varían entre problemas de alcohol o drogas, hasta abuso emocional o físico o la simple incapacidad de comunicarse más.

"Mis pacientes siempre me preguntan cuándo deberían irse. Yo les digo 'usted sabrá cuándo es el momento' ", dice Sherelynn Lehman, una terapeuta licenciada en familia, matrimonio y relaciones sexuales en práctica privada en Cleveland. "Es cuando su alma muere, cuando su espíritu es pisoteado. Yo digo que 'hasta que la muerte nos separe' significa la muerte del espíritu. Si usted se está muriendo por dentro, entonces quizás es el momento de tomar otro camino."

---

probable era que tuvieran presión arterial alta y sistemas inmunes debilitados. No, una discusión matrimonial el martes no quiere decir que usted va a tener un resfriado el miércoles. Pero los investigadores concluyeron que las parejas que a menudo tienen discusiones desagradables pueden ser más susceptibles a la infección y la enfermedad.

Cómo mantener la chispa encendida

Usted tiene sus disputas, su pasión flaquea y algunas veces la sofoca el aburrimiento. A pesar de todo eso, valora mucho al hombre de su vida. Pero aun las mejores relaciones necesitan afinaciones ocasionales. Aquí hay algunas sugerencias para mantener a su matrimonio funcionando.

Haga que el momento ocurra. Si ustedes no programan tiempo juntos, puede ser que nunca suceda. Traten de pasar por lo menos 20 minutos al día conversando. "Usted hace ejercicio diariamente por ese tiempo para mantener su cuerpo en forma; usted también necesita pasar por lo menos el mismo tiempo para mantener su matrimonio en forma", dice Sherelynn Lehman, una terapeuta licenciada en familia, matrimonio y sexo, en práctica privada en Cleveland.

Escuche hasta que lo oiga. Si su esposo le dice que se siente frustrado porque le parece que usted lo está ignorando, deténgase, reconozca que él puede tener razón y tome su tiempo para realmente escucharlo, dice el doctor Dennis Gersten, un siquiatra en práctica privada en San Diego. Hágale saber que usted oyó lo que dijo repitiéndole lo que le preocupaba: "Sé que debes estar disgustado porque trabajé hasta tarde y no te hablé por teléfono para avisarte". Si esa no es la razón por la que él está molesto, pídale entonces que lo repita hasta que usted entienda. "Diga 'estoy tratando de entender tu preocupación, pero parece

Volver a casarse

Más de la mitad de todos los matrimonios terminan en divorcio. Usted se sintió devastada cuando su unión se desbarató. Pero aquí está, pensando en encaminarse otra vez al altar.

En cierta forma eso es bueno, porque las mujeres divorciadas que se vuelven a casar probablemente recuperan muchas de las ventajas de salud de las mujeres felizmente casadas, dice Patrick McKenry, Ph.D., un profesor de Relaciones Familiares y Desarrollo Humano en la Universidad Estatal de Ohio, en Columbus.

Pero antes de que usted entre a la capilla del amor, debería reflexionar sobre algunas cosas que pueden aumentar sus probabilidades de tener en esta ocasión un matrimonio feliz y perdurable.

Primero, no se apresure a un matrimonio nuevo. "La forma en que algunas mujeres tratan de adaptarse al divorcio es volviéndose a casar, dice el doctor McKenry. Él dice que una mujer necesita uno a dos años antes de continuar con otra relación seria.

Pregúntese a sí misma qué espera del matrimonio, sugiere el doctor Joel Kahan, un siquiatra en el Colegio Médico de la Escuela de Medicina de Georgia, en Augusta quien ha estudiado los matrimonios múltiples. "Si una mujer no quiere o espera una relación fuerte e íntima, entonces quizás no debería casarse", dice el doctor Kahan. "Ella tendrá que resolver ese asunto antes de sumergirse en otra relación."

Piense detenidamente qué no funcionó en su último matrimonio y pregúntese si problemas similares se avecinan en su nueva relación. "Un número enorme de mujeres se vuelven a casar con hombres que se parecen mucho a sus esposos anteriores. Esa es una de las cosas más importantes que hay que evitar", dice Sol Gordon, Ph.D., sicólogo, profesor emérito en la Universidad de Syracuse, en Nueva York, y autor de *Why Love Is Not Enough* (Por qué el amor no es suficiente). Si su nuevo amor tiene características molestas que le recuerdan a su exesposo, pregúntese si va a poder sobrellevarlas mejor esta vez. Si no, no se case.

que no lo logro. ¿Podrías decirlo en forma diferente para que pueda ser más claro para mi?' ", sugiere el doctor Gersten.

Sorpréndalo. "Para mantener la chispa viva en su matrimonio, usted necesita ser creativa", dice Ruth Rice, Ph.D., una sicóloga en práctica privada en Dallas. Organice sorpresas ocasionales como un fin de semana en uno de esos hoteles que incluyen el desayuno o una caminata a la luz de la luna alrededor de un lago o simplemente ponga una tarjeta romántica debajo de su almohada.

En la diversión está la unión. Los intereses y los pasatiempos comunes alivian el aburrimiento y son el pegamento que mantiene juntos a muchos buenos matrimonios. "La pareja que realmente disfruta haciendo cosas juntos como viajar, jugar al golf o al tenis va a tener una ventaja al entrar en sus últimos años de matrimonio cuando tienen más tiempo disponible", dice el doctor Martin Goldberg, un siquiatra y director del Consejo de Matrimonio de Filadelfia, un servicio de orientación.

Ríanse juntos. "Tener la capacidad de ser infantiles y reírse juntos es importante porque eso significa que ustedes se sienten lo suficientemente

---

Cómo sobrellevar una infidelidad

Su mejor amiga es el tema de conversación en la oficina ahora que su aventura amorosa destruyó su matrimonio. Afortunadamente, nada de eso puede suceder en su relación, ¿correcto?

"Usted nunca puede estar 100 por ciento segura de que su matrimonio estará inmune de aventuras", dice Sherelynn Lehman, una terapeuta licenciada en familia, matrimonio y relaciones sexuales en práctica privada en Cleveland y autora de *Love Me, Love Me Not: How to Survive Infidelity* (Ámame, no me ames: cómo sobrevivir la infidelidad). "Usted debe cortejar a su compañero todos los días. Nunca puede bajar la guardia." Allá afuera, dice ella, hay alguien que piensa que su esposo es un buen partido.

Las mujeres y los hombres a menudo se ven atraídos a las aventuras por aburrimiento o soledad, dice Lehman. El mantener una buena comunicación y conservar el entusiasmo en su vida sexual están entre los factores claves para evitar una aventura. Pero una aventura no quiere decir que todo está perdido.

"Un matrimonio sacudido por una aventura es como un huevo que se casca. Aunque la cascadura estará siempre allí, usted puede seguir adelante. El matrimonio no necesita destrozarse, pero el buscar orientación es esencial", dice Lehman.

cómodos para permitirse ser vulnerables el uno con el otro", dice Arlene Goldman, Ph.D., una sicóloga y terapeuta en relaciones sexuales de la facultad del Instituto Familiar, en Filadelfia.

Enfóquese en sus sentimientos. La manera más segura de empezar una pelea, según la doctora Goldman, es decir cosas como "tú estás equivocado" o "yo creo que estás portándote como un tonto". Ella agrega, "las declaraciones que empiezan con 'tú' son siempre pensamientos y por lo regular son hirientes". En lugar de eso trate de decir, "yo me preocupo cuando no sé dónde estás. Una manera en que me puedes ayudar a sobrellevar esa sensación es mandándome a decir para que yo sepa dónde me puedo comunicar contigo". Eso es menos provocativo que decir "tú siempre llegas tarde".

Mírese primero a usted misma. Enfóquese en sus propios defectos en vez de las de su compañero, sugiere el doctor Markman. Usted tiene más control sobre su propio comportamiento que sobre las acciones de su compañero, y a menudo, cuando una persona en una relación empieza a hacer cambios, la otra la seguirá.

Haga cambios pequeños. "Hacer cambios grandes en una relación es realmente el resultado de hacer una serie de cambios pequeños", dice el doctor Markman. "Si usted puede decir aunque sea una cosa crítica menos a su esposo todos los días, puede estar en camino a un cambio significante."

Muérdase la lengua. Decir algo sarcástico en el medio de una discusión puede hacer que se sienta bien, pero lo hiriente de esa frase puede borrar sus últimos 20 actos de amabilidad de la memoria de su esposo, dice el doctor Markman. Es mejor morderse la lengua que abrir innecesariamente una nueva herida.

Reconozca su culpabilidad también. Culpar a su esposo en lugar de reconocer que usted comparte algo de la responsabilidad de un problema en el matrimonio aumenta la probabilidad de que ustedes acaben en una corte de divorcio, dice el doctor Markman. Para salir de ese patrón, trate diciéndole a su esposo "sé que últimamente hemos estado atrapados en este patrón de criticarnos el uno al otro por la menor causa, así que yo voy a tratar de criticarte menos y de verte desde una perspectiva más positiva".

Dividan los quehaceres más justamente. Si usted o su esposo está haciendo más de lo que le corresponde de los quehaceres, eso puede causar resentimiento, dice la doctora Rice. Haga una lista de todo lo que necesita hacer: limpiar, lavar, hacer las compras, trabajar en el jardín, pagar las cuentas, reparar la casa. Negocien entonces una división justa que incluya un número igual de cosas que cada uno de ustedes disfruten hacer y cosas que ustedes consideren fastidiosas. Si su presupuesto se los permite, consideren contratar personas para que los ayuden.

Déjelo en manos de los aparatos. Si la televisión es importante para uno de ustedes pero no para el otro, verla puede quitarles tiempo valioso juntos, dice la doctora Rice. Hágase de una videograbadora, grabe el programa y véalo después. Si el teléfono está sonando todo el tiempo, compre una máquina contestadora y filtre sus mensajes para poder pasar más tiempo con su esposo.

METAS

Un mapa del camino a la vitalidad

Después de su primer paso, usted quería correr. Después de su primera voltereta, usted quería dar un salto mortal hacia atrás. Después de haber conseguido su primer empleo, usted quería uno mejor.

Usted ha tenido metas toda su vida. Cada vez que logra una tarea significativa usted siente una oleada de orgullo y exuberancia. Como para la mayoría de las mujeres, las metas son una parte esencial de su vida. Le dan vitalidad y energía; la mantienen en movimiento.

"Las metas hacen suponer que existe un futuro que vale la pena vivir", dice Marilee C. Goldberg, Ph.D., una sicoterapeuta en práctica privada, en Lambertville, New Jersey, quien se especializa en terapia cognitiva y de conducta. "Éstas la pueden alentar a seguir adelante, lo cual la mantiene optimista, y tener algo que esperar puede hacerla sentir más joven."

"Las metas sustentan en una mujer la sensación de bienestar y propósito. Simplemente es natural sentirse mejor con usted misma y valiosa si está siendo productiva de alguna manera", dice el doctor Barry Rovner, un siquiatra geriátrico en el Centro Médico Thomas Jefferson, en Filadelfia. "Es así de simple: así como su corazón necesita sangre, su mente necesita tener un punto central o una meta", dice él. "Las personas sin metas se sienten perdidas y a la deriva."

Le hacen bien al cuerpo

Todas nosotras tenemos metas, incluyendo las mundanas como es pagar las cuentas a tiempo. De hecho, durante cualquier semana la mujer típica satisface docenas de metas que pueden incluir alcanzar una cuota de ventas en el trabajo, llegar a la casa a tiempo para ver el partido de fútbol de su hija, o dar un paseo por la tarde con su esposo, dice Phil Karoly, Ph.D., profesor de sicología en la Universidad Estatal de Arizona, en Tempe.

"Todos tenemos el mismo deseo general en la vida, y éste es ir del punto 'A' al punto 'B' ", dice el doctor Karoly. "En esencia, eso significa tener metas y aprender a navegar hacia ellas. Los estudios indican que las personas que tienen metas razonables están más satisfechas de la vida y se sienten mejor acerca de sí mismas."

Las metas también pueden ayudarla a mantener su mente y su cuerpo en condición óptima, dice el doctor Dennis Gersten, un siquiatra en práctica privada en San Diego y editor de *Atlantis: the Imagery Newsletter* (Atlántida: el boletín informativo de imaginería). "Si usted no tiene metas, ¿qué pasa? No tendrá motivación para conservar su salud y mantener su cuerpo", dice él. "Su vida no tendrá sentido y no se sentirá completa. Por lo tanto, tener metas la hace sentir completa en lo espiritual, lo físico y lo emocional. Y el estar completa puede hacerla sentir más saludable y aliviar el estrés."

Las metas impiden el aburrimiento, y eso es importante porque el aburrimiento puede ponerla en un riesgo más alto de enfermedades, dice Howard Friedman, Ph.D., profesor de sicología y medicina comunitaria en la Universidad de California, Riverside, y autor de *The Self-Healing Personality* (La personalidad autocurativa).

"Algo está ocurriendo por ahí, pero realmente no sabemos cómo todo encaja en su lugar", dice el doctor Friedman. "Puede ser que cuando usted se siente desafiada por una meta, ocasiona un proceso sicofisiológico en el cuerpo. O podría ser que las personas que tienen metas hacen otras cosas positivas como comer bien y hacer más ejercicio."

Además, las metas difíciles pero alcanzables pueden ser más vigorizadoras que las metas que se perciben como fáciles o imposibles, especula el doctor Karoly.

"Si usted ve la tarea como fácil o imposible, entonces no tiene motivación", dice el doctor Karoly. "Si usted la ve como razonablemente posible, entonces vale la pena tratar. Cuando lo hace, el ritmo de su corazón puede aumentar y usted puede sentirse más energética."

¿Es su meta realmente un sueño?

Imagine que usted quiere conducir de Nueva York a Los Ángeles. Pero cuando se sube al carro, no hay un mapa de caminos y la carretera no tiene señales. Usted no tendría forma de saber qué tan lejos ha viajado o si está yendo en la dirección correcta. Eso es como tener un sueño o una visión sin metas.

Las metas son mapas de caminos, las señales en la carretera, que le ayudan a seguir en su curso para que pueda realizar sus sueños, dice la doctora Goldberg. A menudo los sueños o las visiones son difíciles de cumplir simplemente porque son vagas. Las metas son específicas.

"Las personas se confunden acerca de la distinción entre metas y visiones, y eso las prepara para el fracaso", dice la doctora Goldberg. "Decir 'yo quiero ser popular' es una visión, no una meta. Esa declaración no tiene criterios que puedan medir si usted está progresando y es imposible de cumplir. Una meta sería 'voy a hablar por teléfono con diez personas y las voy a invitar a tomar un café conmigo, y no voy a parar hasta que una de ellas me diga que sí'. Usted puede medir eso. Usted definitivamente sabrá si hizo las llamadas y si alguien dijo que sí."

Cómo planear su estrategia

Sus metas no necesitan ser grandiosas o espectaculares para vigorizarla, dice el doctor Gersten. Pero ya sea que usted esté tratando de pasar más tiempo con su familia, organizar una venta en el jardín de su casa, o recaudar un millón de dólares para construir un nuevo centro comunitario, mientras más cuidadosamente usted defina sus metas, más probable será que sus sueños se conviertan en realidad. Aquí está cómo.

Escríbalas. Poner sus metas por escrito en un papel hará que sean más tangibles para usted, dice el doctor Friedman. Conserve su lista en un lugar conspicuo y marque las metas a medida que las realice. Asegúrese de incluir una mezcla de metas sencillas que la estimulen, tal como leer el periódico diariamente, y varias más difíciles que la desafíen, como aumentar su productividad en el trabajo en un 10 por ciento.

Logre las más importantes primero. Después de enumerar sus metas, decida cuáles son las más importantes para usted y empiece a trabajar sobre éstas. "A menudo las personas hacen las metas menos importantes primero, y las cosas que son realmente importantes para ellas nunca se realizan", dice el doctor Friedman.

Sea selectiva. Como dice el refrán, quien mucho abarca poco aprieta. Si tiene más metas de las que usted puede lograr de manera realista, agotará su energía y se sentirá desanimada y deprimida. Es mejor tener una o dos metas bien definidas que sean significativas para usted que una docena de metas menos importantes, dice el doctor Friedman.

Enamórese de ellas. Escoja metas que la apasionen, y habrá más probabilidad de que continúe con éstas, dice el doctor Gersten. Así que si usted empieza a coleccionar cucharas de plata, pero su corazón no está realmente en eso, lo más probable es que no vaya a continuar. Pero si usted es una admiradora del tenis, las probabilidades son que usted va a tener más éxito si colecciona autógrafos u otros objetos de interés relacionados con el tenis.

Vaya por lo positivo. "En lugar de concentrarse en lo que no quiere, invente una meta que exprese lo que usted sí quiere", dice el doctor Gersten. Las metas positivas son más placenteras y más efectivas que las negativas. Si dice por ejemplo "no voy a comer pasteles de crema", está enfocando su atención en una meta negativa. Eso puede hacer más tentadores a los pasteles de crema. Una meta mejor sería "voy a comer una dieta más balanceada que incluya más verduras, frutas y granos. Entonces, si quiero un pastel de crema ocasional para darme un gusto, puedo comerlo sin sentirme culpable."

Sea realista. Las metas no sólo necesitan ser específicas, deben ser realistas, dice la doctora Goldberg. Si usted dice que nunca más va a ver la televisión, eso probablemente no es realista porque las metas que incluyen las palabras absolutas "siempre" o "nunca" rara vez son realizables. Una meta más específica y razonable podría ser limitar el tiempo a no más de dos horas cada noche para ver la televisión.

Hágalo por su bien. Una meta que es un tormento alcanzarla o pone en peligro su salud no vale la pena. "Algunas mujeres dirán 'me mataré para hacer esto' ", dice la doctora Goldberg. "Usted tiene que tomar en cuenta su bienestar sin importar cuál es su meta. Así que si quiere plantar un jardín pero le duele la espalda, el forzarse a arrodillarse y hacerlo es una mala idea. Si realmente es tan importante para usted, pídale a una amistad o páguele a alguien para que lo haga."

Establezca plazos. Sin fechas límites para empujarnos un poquito, muchas de nosotras nunca alcanzaríamos nuestras metas. "Establecer un plazo no quiere decir que si no lo logra algo anda mal con usted", dice la doctora Goldberg. "Pero un límite de tiempo marca un punto de referencia para tener como objetivo. Entonces, si no ha logrado hacer todo lo que había planeado cuando el plazo se cumple, perdónese, vuelva a evaluar su plan y ponga un plazo nuevo."

Divida y conquiste. Si divide su meta en varias etapas intermedias su meta parecerá menos abrumadora y más realizable, dice la doctora Goldberg. Si usted quiere separar $2.500 durante los próximos dos años para un viaje a Inglaterra, probablemente le será más difícil ahorrar el dinero si trata de reunir la cantidad entera en vez de encontrar la forma de separar $3.50 diarios o $24 por semana.

Incluya a sus amistades. Si le cuenta a una amiga acerca de su meta, o mejor aun, hace que la ayude en alcanzarla, tendrá más motivación para continuar con esto, dice el doctor Friedman.

Inspírese por alguien. Si alguien a quien usted admira ha alcanzado una meta similar a la suya, use a esa persona como inspiración, dice el doctor Gersten. Ponga su fotografía o sus citas en un lugar tal como su escritorio o el refrigerador. Aparte un momento todos los días para imaginarse la emoción de alcanzar lo que ella logró.

Aprenda de los demás. Usted debería aprender del éxito de los otros, pero no debería tratar de superarlos. Si escribe canciones por ejemplo, debería estudiar el trabajo de los grandes artistas populares, pero no debería sentir que necesita vender más discos que Ana Gabriel para ser exitosa. "Se estresará menos y será más creativa si trata de ser lo mejor que pueda, en lugar de tratar de ser la mejor del mundo", dice el doctor Gersten.

Despréndase de su ego. Prepárese para el rechazo y la crítica. De hecho, debería darle la bienvenida ya que la crítica puede ayudarla a enfocar su meta. "Cuando empieza a trabajar en una meta que es importante para usted, debería poner a su ego a un lado y dejar que la gente haga pedazos su trabajo", dice el doctor Gersten. "Por ejemplo, yo estoy escribiendo un libro, por consiguiente se lo di a seis amistades y les pedí que lo despedazaran. Luego pagué a un editor para que hiciera lo mismo. Como resultado, tuve que reorganizar completamente el manuscrito. Pero si usted quiere alcanzar su meta con éxito, tiene que estar dispuesta a recibir crítica como esa."

Olvídese de la perfección. Si cree que tiene que hacer algo perfectamente, probablemente nunca va a alcanzar sus metas. Recuerde, no tiene que hacer algo perfectamente. "Usted quiere hacer lo mejor posible, pero su meta no debe ser la perfección", dice el doctor Gersten.

Conserve su perspectiva. Las metas están bien, pero si interfieren con su familia o su vida social, usted puede estar buscándose un problema, según Brian Little, Ph.D., un profesor de sicología en la Universidad de Carleton, en Ottawa, Ontario. "Su meta podría ser perder 20 libras (9 kilos), por lo tanto empieza a trotar una hora todas las mañanas", dice él. "Pero a menos que hable con su esposo, podría ser que no se dé cuenta de que a él le gusta platicar con usted durante esa hora porque es la única hora en el día cuando pueden estar juntos a solas antes de que los niños se levanten. Así que sus metas no sólo tienen que acomodarse a sus necesidades, también tienen que ser oportunas, justas y tomar en cuenta las necesidades sociales de las otras personas por las que usted siente afecto." En este caso, en lugar de trotar por una hora, quizás podría llegar a un arreglo y hacerlo por 30 minutos dos veces al día.

Visualice el éxito. Imagine que ya logró su meta y la gente está alabando su esfuerzo. Esto puede motivarla a alcanzar la meta y a hacerlo bien. "Yo imagino que el libro que estoy escribiendo está a la cabeza de la lista de bestséllers del periódico *New York Times*, y eso me hace sentir con ganas de crear el mejor libro que pueda", dice el doctor Gersten.

Dispárese un gusto. Recompénsese a usted misma, por ejemplo con un cassette nuevo de su artista favorita, una manicura o un yogur helado sin grasa cuando complete una meta, no importa que tan pequeña, sugiere la doctora Goldberg. Esto sirve como un incentivo para establecer y lograr nuevas tareas. Y no se olvide de darse una palmadita en la espalda.

Actualice sus metas. "Es importante volver a evaluar sus metas cada seis meses ya que las circunstancias pueden haber cambiado, y algunas metas quizás ya no se acomoden a sus necesidades actuales", dice la doctora Goldberg. Si tal es el caso, no se aferre a esto. Deje que se desvanezca y entonces escoja alguna otra cosa que sea importante para usted *ahora*.

Optimismo

El poder
del pensamiento positivo

A veces piensa si a la vecina alegre y jovial de enfrente le falta un tornillo. Aun cuando ella atraviesa épocas difíciles, parece que siempre le encuentra el lado positivo a las cosas. Y usted se pregunta, "¿no se siente deprimida a veces, como el resto de nosotras?, ¿es que las optimistas hacen caso omiso del lado oscuro de la vida?"

Absolutamente no. El optimismo no se trata de ignorar lo que es real, sino de estar consciente de sus pensamientos acerca de por qué pasan las cosas, dice Martin Seligman, Ph.D., profesor de sicología y director de entrenamiento clínico en la Universidad de Pensilvania, en Filadelfia, y autor de *Learned Optimism* (Optimismo aprendido). "Y hay una buena posibilidad de que el optimismo pueda ayudarla a conservarse más saludable a lo largo de la edad madura y la edad avanzada."

Lo que realmente está en el centro del optimismo, dice el doctor Seligman, es cómo usted se explica a sí misma las experiencias negativas. Cuando algo malo le ocurre a una pesimista, es probable que entre en un rezongo mental sombrío y desesperado que le hace pensar cosas como "todo es mi culpa, es permanente y todo se ha arruinado."

¿La explicación del optimista? Fue mala suerte, pasará y la próxima vez lo haré en forma diferente porque yo aprendo de mis experiencias. Con este tipo de razonamiento, una optimista tiene una sensación de mayor control sobre su futuro, y su salud.

El poder del retorno

El optimismo puede darle una resiliencia real a medida que envejece. "La investigación ha mostrado que las actitudes y creencias optimistas están asociadas con menos enfermedades y más rápida recuperación de ellas", dice

Christopher Peterson, Ph.D., profesor de sicología en la Universidad de Michigan, en Ann Arbor y autor de *Health and Optimism* (Salud y optimismo).

"Usted no va a encontrar a alguien de 85 años de edad con un botón puesto que tiene un dibujo de una carita sonriente que se vea como si tuviera 20 años", dice el doctor Peterson. Pero debido a que es más probable que las optimistas sientan que ellas pueden hacerse cargo de su salud y no sólo deslizarse pasivamente hacia la vejez, tienden a cuidarse mejor de ellas mismas. "Duermen mejor, no beben o fuman tanto, hacen ejercicio regularmente y están más libres de depresión", dice él.

Entonces, ¿quién tiene probabilidad de vivir más y de envejecer despacio? Si usted es fatalista y cree que no hay nada que pueda hacer para hacer más lento el proceso del envejecimiento, puede estar menos motivada para alejarse de los hábitos aceleradores de la edad, dice el doctor Peterson. Las optimistas, en cambio, tienden a tomar decisiones más saludables.

"Y cuando las optimistas realmente se enferman", dice el doctor Peterson, "ellas van al doctor, paran y descansan, convencidas de que eso dará resultado. Se quedan en casa, toman líquidos y siguen las indicaciones del doctor. Se dan la oportunidad de sanar."

Pesimismo peligroso

El hermano negativo del optimismo, el pesimismo, puede reducir su resistencia a las enfermedades, aumentar las probabilidades de enfermedad del corazón e incluso acortar su vida, dicen los investigadores.

El pesimismo puede debilitar al sistema inmune. Esa es la conclusión de los investigadores de la Universidad de Yale, la Universidad de Pensilvania y el Hospital Príncipe de Gales, en Sydney, Australia. Ellos entrevistaron a 26 mujeres y hombres para averiguar qué tipo de explicaciones daban ellos para sus problemas de salud y luego examinaron su actividad de células inmunes. Los investigadores encontraron que los pesimistas tenían niveles más altos de células supresoras T, las cuales interfieren con la actividad de las células que estimulan la inmunidad. Los investigadores no conocen la mecánica exacta de cómo el pesimismo inhibe la inmunidad, pero sí piensan que podría ser un factor de riesgo importante en las enfermedades relacionadas con ésta.

Su sistema inmune no es la única parte de su cuerpo que se reprime por el pesimismo. El doctor Seligman describió al pesimismo como un tipo de depresión, y un estudio muestra que un corazón abatido hace que tenga una mayor tendencia a las enfermedades del corazón, al menos en los hombres. Los investigadores en los Centros para el Control y la Prevención de Enfermedades, en Atlanta, siguieron la salud y actitudes de 2.832 adultos por 12 años. Encontraron que aquellos con las actitudes más negativas y desesperadas estaban en mayor riesgo de desarrollar enfermedades del corazón. Aunque el estudio incluía sólo a los hombres, puede ser que las mujeres deprimidas también sean vulnerables, dice el doctor Seligman.

Muchos estudios han indicado que a las mujeres se les diagnostica con depresión más a menudo que a los hombres. Las razones ofrecidas varían mucho

—desde diferencias genéticas, niveles de estrés y salarios desiguales, hasta el hecho que las mujeres tienen una mayor disposición para reconocer su depresión y buscar ayuda.

Pero la sicóloga Susan Nolen-Hoeksema, Ph.D., de la Universidad de Stanford, en California ha revisado cientos de estudios sobre la depresión y el sexo y concluye que la mayoría de estas razones no están apoyadas por evidencia convincente. En lugar de eso, ella ofrece otra explicación de por qué hay más mujeres deprimidas que hombres.

Una clave importante puede estar en las distintas formas en que las mujeres y los hombres responden a los pensamientos y las situaciones depresivas, sugiere la doctora Nolen-Hoeksema. Los estudios también han mostrado que los hombres tienden a tomar medidas para distraerse cuando están deprimidos. Pero las mujeres más a menudo analizan y le dan vueltas al asunto —un proceso rumiante que puede hacer más profundos los sentimientos pesimistas.

Y existen muchas razones para cultivar las actitudes optimistas ahora, antes de que tengamos que enfrentarnos con los retos de la vejez. Algunos investigadores especulan que el pesimismo empieza a tener un efecto negativo sobre la salud al llegar a la edad madura, alrededor de los 35 a los 50 años de edad. Y otros estudios muestran que si usted se siente desconsolada, incluso podría esperar la visita temprana y fatal de la Parca.

Los investigadores en el Centro para Gerontología e Investigación del Cuidado de la Salud, en la Universidad Brown, en Providence, Rhode Island, estudiaron las respuestas de 1.390 mujeres y hombres mayores a preguntas sobre sus vidas cotidianas y los problemas de la edad. Aquellos que creyeron que sus problemas eran el inevitable resultado del envejecimiento tenían un índice de muerte del 16 por ciento más alto en los próximos cuatro años que aquellos que creían que sus problemas eran debidos a condiciones específicas y tratables.

"Las personas que dicen que sus problemas se deben a la edad están diciendo 'yo tengo algo que realmente no es tratable' ", dice William Rakowski, Ph.D., el gerontólogo que es uno de los autores del estudio en Brown. "Mientras que los optimistas —las personas que dicen que se trata de una condición específica y tratable— están diciendo 'yo puedo hacer algo al respecto.' "

Cómo aprender a tener esperanza

¿Qué sucede si escarbar en el jardín de la negatividad ha sido su hábito de toda la vida? Usted puede aprender a cultivar una actitud más optimista, y nunca es demasiado tarde para empezar, dice el doctor Seligman. "Yo nací pesimista, así que he tenido que aprender estas técnicas y las uso todos los días", dice él.

Observe cómo se sienten sus amigas. Vea la actitud de sus amigas, dice el doctor Peterson. "El optimismo y el pesimismo son ambos estados contagiosos", dice él. "Así que para 'contraer' optimismo, asóciese tanto como le sea posible con personas positivas."

A veces el pesimismo vale la pena

Aunque el pesimismo extremo nunca le hace bien a nadie, algunos trabajos demandan una dosis constante de realismo. Y en estos campos el pesimismo moderado puede significar éxito, dice Martin Seligman, Ph.D., profesor de sicología y director de entrenamiento clínico en la Universidad de Pensilvania, en Filadelfia, y autor de *Learned Optimism* (Optimismo aprendido).

Según el doctor Seligman, las pesimistas moderadas tienen éxito en estas áreas:

- Ingeniería de diseño y seguridad
- Estimación de técnica y costo
- Negociación de contratos
- Control financiero y contabilidad
- Leyes (pero no litigio)
- Administración de negocios
- Estadística
- Redacción técnica
- Control de calidad
- Administración de personal y relaciones industriales

¿Cuándo necesita usted ser una optimista acérrima? Un punto de vista optimista es una necesidad en ventas, corretaje, relaciones públicas, actuación, recaudación de fondos, trabajos creativos, trabajos altamente competitivos y trabajos de alto agotamiento, dice él.

Negocie con los negativos. De la misma forma, usted no puede ser la única optimista en una familia de pesimistas, dice el doctor Peterson. Usted tiene la probabilidad de caer, quedar entumecida por la embestida y volverse usted misma una pesimista. Por lo tanto, si es uno de los miembros de la familia el que suelta negatividad todo el día, trate de decirle: "realmente me vuelvo loca cuando tú hablas así, ¿en su lugar, no podemos ser negativos solamente una vez a la semana?"

Saboree sus éxitos. Estamos entrenados para ser modestos, dice el doctor Peterson, pero no hay necesidad de menospreciar sus propios triunfos diciendo "fue suerte nada más". En lugar de eso puede decirse a sí misma "yo realmente hice un esfuerzo, hice un buen trabajo y estoy muy orgullosa de mi misma", dice él. Esa es la forma de pensar del optimista acerca de los sucesos buenos que usted consiguió por sus propios méritos.

Sea realista sin ser pesimista. El optimismo no quiere decir que usted no está consciente de los hechos concretos, dice el doctor Rakowski. "Sea realista acerca de lo que ha sucedido en su vida: 'sí, ha sido duro'; 'yo fui una víctima de las circunstancias en esa ocasión'; 'esa fue mi culpa'; 'esa no fue'; 'yo hice eso bien' ". Y entonces use el optimismo para resolver eso, a pesar de todo. Dígase: "con esfuerzo, iniciativa y buena suerte, yo todavía tengo cosas buenas que esperar", dice él.

Si del cielo le caen limones, aprenda cómo hacer limonada. Algunas personas se enfrentan a una serie de adversidades y todavía se llaman optimistas, dice el doctor Rakowski. ¿Por qué? "Cuando usted es optimista, usted también cree: 'yo puedo sacar el mejor partido de lo que tengo' ", dice él. "Algunas veces necesita redefinir sus objetivos y dejar ir una expectativa inicial. Entonces, su objetivo básico todavía es sacar el mejor partido de lo que tiene."

Aléjese de sus creencias. Es esencial darse cuenta de que sus creencias son sólo eso, creencias, no hechos, dice el doctor Seligman. Si una rival envidiosa en el trabajo le dice a usted: "tú eres una administradora muy mala y nunca vas a llegar a nada en este negocio", usted sabe que debería ignorar sus insultos. ¿Pero qué pasa con las cosas maliciosas que nos decimos a nosotras mismas? ("No puedo reconciliar la libreta de cheques. Soy tan estúpida.") Estas pueden ser justamente tan infundadas como los insultos de envidia, pero solamente es una manera de pensar equivocada—un reflejo mental que usted no tiene que encontrar convincente. "Verifique la exactitud de sus creencias reflexivas y discuta con usted misma", dice él.

Cambie las consecuencias. Cuando usted se enfrenta a una situación difícil, suceden tres cosas. El doctor Seligman dice que estas cosas siguen este patrón: usted le responde a una *adversidad* con una *creencia*, la cual determina la *consecuencia*. Por ejemplo, supongamos que mañana usted empiece un programa de ejercicios por primera vez en su vida. Ya que es novata, seguro que se cansará fácilmente. Ese cansancio es la adversidad, y si usted responde a éste con una creencia optimista —"Bueno, con el tiempo seguro que me pondré en mejor forma"— la consecuencia es que se sentirá mejor, podrá continuar con los ejercicios y con el tiempo, estará en mejor forma. Pero si hubiera reaccionado ante esa adversidad con una creencia negativa —"Para que seguir con esto, me va a tomar una eternidad para ponerme en forma"—, esto hubiera producido la consecuencia igualmente negativa de que usted piense que está condenada a ser fofa y nunca hará más ejercicios.

Pare en seco los pensamientos negativos. Cuando usted está consciente de sus pensamientos negativos, puede aprender a detener el pensamiento pesimista. Cuando un pensamiento negativo persistente pasa repetidamente por su mente, intente técnicas como estas: dé una palmada fuerte sobre el escritorio y diga, en voz alta: "¡Alto!". O póngase una liga elástica alrededor de su muñeca y cada vez que tenga el pensamiento jálela y suéltela. (Esto le ayudará despabilarse). O escriba el pensamiento y separe un tiempo para después pensar en él. Estas técnicas pueden detener una racha de pesimismo antes de que empiece.

Haga el bien sin mirar a quién. Si circunstancias penosas la han hecho infeliz, hacer lo que pueda para ayudar a otros puede darle a usted un punto de vista más optimista, dice el doctor Rakowski. Ya sea que haga trabajo voluntario o simplemente ofrezca a una amiga escuchar sus problemas, usted puede encontrar una manera de dar, dice él. Hay una verdadera sensación de realización al dar que puede sacarla de su pena, dice él.

Pida ayuda para la depresión. "Si usted es una pesimista de verdad, las probabilidades son que está bastante deprimida", dice el doctor Peterson. "Hay una buena probabilidad de que si usted recibe una terapia para la depresión la hará sentirse más saludable y mejorará su vida." La terapia de conducta cognitiva, durante la cual usted aprende a desafiar las formas derrotistas de pensar, es particularmente útil para lograr que la depresión dé una vuelta, dice él. Las personas crónicamente infelices hacen un comentario negativo continuo sobre sus vidas de lo cual, a menudo, no están conscientes, dice él. Un terapeuta puede enseñarle maneras de distraerse cuando usted está en ese estado de ánimo. Estas técnicas no reducirán la frecuencia de los episodios de depresión que usted tenga, pero sí los hará más cortos, dice él. Y en algunos casos, una receta para medicamentos antidepresivos puede ayudar.

PERDÓN

Buena terapia para el cuerpo y el alma

Todas hemos sido víctimas de las injusticias de la vida. Por ejemplo, está el novio quien destroza su corazón. El jefe que la despide. El ladrón que le roba su bolso. Usted se enoja, y la mayoría de las veces, se repone.

Pero cuando usted no se puede deshacer del rencor, es posible que pierda más que la compostura. Su dolor e ira pueden atormentarla, echando a perder su productividad y desempeño en el trabajo, sus relaciones e incluso su felicidad. Si no tiene cuidado, puede causarse un daño serio.

"No hay duda que el aferrarse a agravios y a pensamientos implacables puede envejecerla", dice el doctor Gerald G. Jampolsky, fundador del Centro de Curación de la Actitud, en Tiburón, California, y autor de nueve libros sobre relaciones incluyendo *Love is Letting Go of Fear* (Amor es dejar ir el temor) y *Good-Bye to Guilt: Releasing Fear through Forgiveness* (Adiós a la culpa: liberando el temor a través del perdón). "Además de la depresión y la ansiedad que causa, también puede conducir a arrugas, enfermedad del corazón, depresión y una cantidad de otros problemas físicos que se llevan la vitalidad y el entusiasmo de su vida. La buena noticia es que cuando usted perdona puede empezar de nuevo, y algunas veces hasta invertir algo del daño hecho."

Usted no tiene que poner la otra mejilla

Pero para hacer eso, tiene que darse cuenta de lo que el perdón no es. No es volverse un felpudo para que la pisoteen, o poner la otra mejilla para que le den una cachetada. Usted no tiene que aparentar ser amable con la persona que causó su furia o aun dejar que la gente que la hizo enojar forme parte de su vida nuevamente.

"Perdonar no significa fingir que la situación no sucedió", dice Robert Enright, Ph.D., sicólogo educacional y profesor de desarrollo humano en la Universidad de Wisconsin-Madison. "Significa que usted está aceptando lo que sucedió, al tratar de aceptar al que la hirió y al reconocer su dolor, pero tomando la decisión de *no* permitir que eso destruya su vida."

El doctor Redford B. Williams, director del Centro de Investigación de Medicina de la Conducta y un profesor de siquiatría en el Centro Médico de la Universidad de Duke, en Durham, Carolina del Norte agrega: "No quiere decir que usted debe perdonar y olvidar. Está bien recordar; solamente que ello no debe controlar sus pensamientos. Una vez que usted abandona la idea de venganza, toma una decisión consciente de evitar pensar acerca de su dolor todo el tiempo. Y cuando usted hace eso, se sentirá mejor emocional y físicamente."

El riesgo de guardar rencor

En una investigación con S.T. Tina Huang, Ph.D., profesor asociado de sicología en la Universidad Nacional Chung-Cheng, en Chia-i, Taiwan, el doctor Enright encontró que cuanto más tiempo las personas se aferran a sus resentimientos, más tiende a afectar sus lecturas de presión arterial. "Encontramos en las personas que estudiamos, que cuando recordaban historias de dolor profundo aquellas que no tenían esa efusión de perdón, mostraban aumentos notables en la presión arterial", dice el doctor Enright.

Pero aquellas otras que sí aprendieron a perdonar, mostraron un descenso en su presión arterial. Y eso es significativo, ya que los expertos creen que un rencor a largo plazo puede causar el mismo daño en el corazón de una mujer que el que causa en el de un hombre. Los hombres, por cierto, tienen índices más altos de enfermedad del corazón y, por coincidencia, tienen mayor dificultad para aprender a perdonar.

"Todo lo malo que el enojo sin resolver causa en los hombres, también lo causa en las mujeres", dice el doctor Williams, autor de *Anger Kills* (La ira mata). "Y lo 'malo' ocurre en las mujeres en la misma proporción que en los hombres. Pero el daño no es solamente a su corazón. Las personas propensas a características asociadas con una falta de voluntad para perdonar están en un riesgo más alto de muerte por todas las causas."

Incluyendo el cáncer. La investigación muestra que una tendencia a aferrarse al resentimiento y una incapacidad marcada para perdonar se han vinculado con un mayor riesgo de cáncer, dice el doctor O. Carl Simonton, director del Centro Simon de Orientación sobre Cáncer, en Pacific Palisades, California, y uno de los autores de *Getting Well Again* (Mejorarse de nuevo). Otros investigadores dicen que el estrés asociado con guardar un rencor también está vinculado con los índices altos de dolor de cabeza, dolor de espalda, úlceras y arrugas, e incluso resfriados (catarros), gripa y otras enfermedades infecciosas.

Las consecuencias emocionales que produce el dejar de perdonar también pueden envejecerla. "Encontramos que aquellos con la tolerancia al perdón más baja también tenían los niveles más bajos de autoestima y los más altos de ansiedad y depresión", dice el doctor Enright. "Pero cuando aprenden a perdonar, su autoestima aumenta mientras que su depresión y ansiedad disminuyen. Y yo me imagino que podría decir que las personas con autoestima alta tienden a cuidar más de ellas mismas, por lo tanto se sienten mejor", dice él. Es aun posible que usted se vea y actúe más joven.

Cómo fomentar el perdón

Así que, ¿cómo aprende usted a perdonar? Después de todo, ¿no es cómo mandar un mensaje que usted ya se repuso de su dolor o, aun, que está aprobando la conducta? ¿No está diciendo al perdonar que usted es una imbécil?

"No, si usted se da cuenta de que hay una diferencia entre el perdón y la reconciliación", dice el doctor Enright. "Digamos que cuando estaba creciendo, uno de sus padres estaba un poco distanciado de usted emocionalmente. Quizás su padre estaba trabajando todo el tiempo o no pasaba mucho tiempo con usted. Con el perdón, usted trata de comprender la situación desde el punto de vista de su padre: quizás él trabajaba tan duro para ser un buen proveedor. En el perdón, *usted* hace lo que puede para fomentar esa relación. En la reconciliación, ustedes, *ambos*, tratan de construir esa relación. Incluso, usted puede no hablar de sus sentimientos sino que en su lugar trata de reparar la relación y construir ahora de ahí en más."

Y afortunadamente, ambos se vuelven más fáciles a medida que maduramos. "En un estudio, los estudiantes universitarios en particular tenían menos probabilidades de perdonar que sus padres y sufrían de más ansiedad relativa a su problema que sus padres", dice el doctor Enright. En la edad adulta, estadísticamente estamos más dispuestas a perdonar. Los expertos dicen que si usted ahora practica a perdonar independientemente de su edad, podría mantener su salud y punto de vista juvenil hasta bien entrada en sus años dorados. Y aquí está cómo.

Piense en hoy. Los niños viven el presente, no viven en el pasado ni se preocupan del futuro. Y eso es un buen consejo para las mujeres que están tratando de enfrentarse con su dolor. "Cuando usted tiene cuatro años de edad y un amigo le quita su juguete usted jura que va a odiar a ese niño para siempre y nunca volverá a jugar con él. Sin embargo, diez minutos más tarde, están jugando juntos como si nada hubiera pasado", dice el doctor Jampolsky.

"Es importante tener a la tranquilidad de espíritu como nuestra única meta y reconocer que obstinarse con el enojo realmente no aporta paz", dice el doctor Jampolsky. "Las personas que se sienten menos preocupadas por la edad son aquellas que se encuentran en sus décadas de los 80 y los 90 años de edad pasando por lo que yo llamo amnesia celestial; viven el presente."

Escoja ser feliz, no tener la razón. Es importante preguntarnos si queremos ser felices o tener la razón, y es importante no hacer que otros estén equivocados y nosotras en lo cierto. "El primer paso para el perdón es nuestra buena disposición a perdonar", dice el doctor Jampolsky. "Cuando nosotras reconocemos que aferrarnos a pensamientos implacables es realmente estar decidida a sufrir, es más fácil sentir el deseo de perdonar, dejar pasar y cicatrizar el pasado. Cuando nosotras perdonamos, la otra persona no tiene que cambiar en lo absoluto. Es sólo una cuestión de cambiar nuestra forma de pensar y actitud. Perdonar no significa tener que estar de acuerdo con la conducta", dice él.

Guárdelo para usted. ¿Se avergüenza usted o se siente tonta diciendo "te perdono"? Entonces guárdeselo para usted. No tiene que ofrecer perdón directamente a las personas que la han herido, dice Sidney B. Simon, Ed.D., un consejero y profesor emérito de educación sicológica en la Universidad de Massachusetts-Amherts, quien con su esposa, Suzanne Simon, escribió un libro llamado *Forgiveness: How to Make Peace with Your Past and Get On with Your Life* (Perdón: cómo estar en paz con su pasado y continuar con su vida). Usted puede simplemente tratar de ver las cosas desde la perspectiva de ellos.

Pregúntese qué es lo que realmente la molesta. Algunas veces el origen de su resentimiento puede estar en la profundidad de su fuente emocional, escondida aun de usted —hasta que se rompe las pantimedias con el filo de una mesa y la bomba estalla. "Cuando nos ponemos tensas acerca de las cosas pequeñas que pasan diariamente, realmente nos sentimos molestas acerca de algo más profundo que posiblemente nunca hemos perdonado", dice el doctor Simon. Así que pregúntese cuál es la raíz de su ira y trate de abordarla. Si no puede hacer eso por sí sola, probablemente una terapeuta puede ayudarla.

No sea una víctima otra vez. A menudo el resentimiento resulta a veces de haber sido una víctima —de un crimen, corazón destrozado o alguna otra situación donde usted se sintió indefensa. Muchas veces la incapacidad de perdonarnos proviene del sentimiento de que no hicimos lo suficiente para evitar el terrible hecho. Pero al hacer algo después del suceso, muchas mujeres encuentran más fácil perdonarse. Tome medidas con respecto al tratamiento injusto: si su mecánico de carros la trata en forma condescendiente, dígale que no lo haga o va a perder el negocio que usted le trae. Si su esposo le está siendo infiel, hágale saber cómo se siente. Si ha sido víctima de un crimen, entable una acusación.

Póngalo por escrito. Probablemente usted siente ira y resentimiento pero no sabe por qué. O, a lo mejor sí sabe por qué pero no puede hacerse a la idea de perdonar al canalla. De cualquier manera, póngalo por escrito, dice James Pennebaker, Ph.D., profesor de sicología en la Universidad Metodista del Sur, en Dallas y autor de *Opening Up: the Healing Power of Confiding in Others* (Abriéndose: el poder curativo de confiar en otros). Simplemente escriba sus sentimientos —*cómo* se siente en lugar de sólo informar que se siente mal. Al hacer esto diariamente, por cerca de 20 minutos al día, llevando un diario de "lamentos" puede ayudarle a desahogar sus sentimientos mientras que enfoca su resentimiento, por lo tanto será más capaz de perdonar.

RELAJAMIENTO

El secreto natural de la juventud

En sus sueños, usted está recostada en una silla reclinable en una playa tranquila y agradable junto a un mar sereno color turquesa. En la realidad, no puede recordar cuándo fue la última vez que estuvo en la playa o que simplemente tuvo un momento en que no necesitaba ir a algún lado o hacer algo.

Pero el relajamiento es algo de lo que usted no se puede privar hasta sus próximas vacaciones, cuando quiera que estas vayan a ser. De hecho, tomar unos cuantos minutos cada día para relajarse y dejar que las tensiones de la vida pasen de largo no es un lujo; es una necesidad si usted quiere permanecer vigorosa, productiva y saludable.

"Hay tres cosas principales que usted puede hacer para prolongar su vida. Una es hacer ejercicio, otra es mantener una nutrición correcta y la última es relajarse. El relajamiento definitivamente puede ayudarla a envejecer mejor. Es importante para prevenir una amplia variedad de trastornos y para aumentar su efectividad y eficiencia en la vida", dice Frank J. McGuigan, Ph.D., director del Instituto de Manejo de Estrés en la Universidad Internacional de los Estados Unidos, en San Diego. "Yo no creo que haya duda alguna de que el relajamiento puede tener un efecto positivo en las fobias, la depresión, la ansiedad, la presión arterial alta, las úlceras, la colitis, los dolores de cabeza y el dolor en la parte baja de la espalda."

Un requisito para relajarse

Para muchas de nosotras, relajarse significa ir de compras, hablar con una amiga o ver nuestra telenovela favorita.

Pero aunque estas actividades pueden aliviar el estrés, también pueden provocar competencia y frustración, dos cosas que en realidad hacen más difícil relajarse, dice Richard Friedman, Ph.D., profesor asociado de sicología en la Universidad Estatal de Nueva York, en Stony Brook.

"Sabemos a través de los experimentos conducidos cuidadosamente que la mayoría de las personas realmente no entran en un estado fisiológico relajado cuando están haciendo cosas que por lo general la sociedad considera relajantes, como leer un periódico, practicar algún deporte o ver televisión", dice el doctor Friedman. "La forma verdadera de entrar en un estado fisiológico relajado es esencialmente dejar que su mente se ponga en punto neutral."

Poniendo a su mente en neutral la libera momentáneamente, por lo tanto no está juzgando a nada o reflexionando sobre decisiones importantes. Por unos cuantos segundos o minutos, usted no está pensando en lo que hubiera podido hacer ayer o lo que podría pasar mañana. El tomar varias de estas paradas de descanso mental cada día reduce la ansiedad y la ayuda a deshacerse del estrés y la tensión, dice el doctor Friedman. Este estado fisiológico, llamado la reacción al relajamiento, ha mostrado disminuir el ritmo del corazón, el metabolismo, la presión arterial y el ritmo de respiración, hacer más lentas las ondas del cerebro y provocar sensaciones de paz y tranquilidad, dice el doctor Herbert Benson, profesor asociado de medicina en la Escuela Médica de Harvard, jefe de la División de Medicina de la Conducta, en el Hospital Deaconess de Nueva Inglaterra, ambos en Boston, y autor de *The Relaxation Response* (La reacción al relajamiento).

Algunas veces el relajamiento o un sentimiento de alivio y bienestar surgen naturalmente, como por ejemplo después de una carrera larga y agradable o una conversación íntima con una buena amiga cercana. Pero si alguna vez alguien le ha dicho que se "relaje" cuando estaba estresada, además de hacerla sentir más frustrada o molesta, usted sabe lo difícil que es permitirse conscientemente recuperar una sensación de estabilidad y calma.

"Para relajarse usted realmente no debe esforzarse demasiado. Esto es similar a tratar de dormirse. A menudo el esfuerzo involucrado en tratar de dormirse probablemente la va a tener despierta toda la noche", dice Saki Santorelli, Ed.D., director asociado de la Clínica de Reducción de Estrés en el Centro Médico de la Universidad de Massachusetts, en Worcester.

Para realmente relajarse, dice el doctor Santorelli, usted en efecto necesita concentrarse o enfocar su atención en su respiración o alguna otra sensación que le permita a su mente colocarse en una sensación inherente de quietud. Hay muchas maneras de relajarse, pero antes de que hablemos de estas, vamos a averiguar un poco más acerca de los beneficios físicos y sicológicos del relajamiento.

El relajamiento y la salud

Cuando está atascada en el tráfico, luchando para cumplir con un plazo o enfrentándose a cualquier otra situación estresante, sus músculos se tensan, usted respira más rápida y profundamente, su corazón late más rápidamente, los vasos sanguíneos se contraen y la presión arterial se eleva, el tracto digestivo se cierra y el sudor aumenta. Al pasar el tiempo, el estrés constante eleva la presión arterial, los recuentos totales del colesterol y de las plaquetas en la sangre, todo esto puede conducir a la arteriosclerosis (el endurecimiento de las arterias) y los ataques al corazón. Agregue a esto los otros riesgos del estilo de vida moderno, tales como una dieta alta en grasa y muy poco ejercicio, y usted es una bomba a punto de estallar.

En un estudio de monos, cuyos sistemas cardiovasculares son similares a los nuestros, los investigadores en la Escuela de Medicina Bowman Gray, de la Universidad de Wake Forest, en Winston-Salem, Carolina del Norte, encontraron que el estrés emocional (causado por la interrupción de los vínculos sociales de los animales) aumentó significativamente las obstrucciones coronarias. Y estas obstrucciones ocurrieron a pesar de la dieta o los niveles de colesterol en la sangre, dos de los factores de riesgo más importantes para la enfermedad del corazón. Cuando a los monos se les alimentó con una dieta típica alta en grasa, el estrés emocional magnificó el proceso de la arteriosclerosis 30 veces.

El estrés también está vinculado con las úlceras y la colitis y puede provocar dolores de espalda, dolores de cabeza, dolores de piernas, fatiga crónica, depresión, ansiedad e insomnio. También puede agravar la artritis y la diabetes, dice el doctor McGuigan.

De hecho, ocho de diez personas examinadas por los doctores de cuidado primario tienen síntomas relacionados con el estrés, dice el doctor Robert S. Eliot, director del Instituto de Medicina de Estrés, en Jackson Hole, Wyoming, y autor de From *Stress to Strength: How to Lighten Your Load and Save Your Life* (Del estrés a la fortaleza: cómo aliviar su carga y salvar su vida).

Afortunadamente, el practicar las técnicas de relajamiento puede aliviar o prevenir casi todos los efectos dañinos del estrés crónico, dice el doctor Benson.

El entrenamiento para relajamiento, por ejemplo, es un elemento esencial en un programa exitoso para abrir las arterias tapadas y revertir la enfermedad del corazón sin cirugía, aplicado por primera vez por el doctor Dean Ornish, presidente y director del Instituto de Investigación de Medicina Preventiva, en Sausalito, California. Aunque el doctor Ornish cree que todos los componentes de su programa son importantes —incluyendo el ejercicio regular y una dieta vegetariana casi libre de grasa— él dice que el entrenamiento de relajamiento es probablemente uno de sus componentes más poderosos.

"Hemos mostrado, con el uso de escáners *PET* (por sus siglas en inglés) y angiogramas, que las personas quienes practican alguna forma de relajamiento como yoga o meditación y quienes se reúnen regularmente con un grupo de apoyo experimentan un grado de cambio mayor en la dirección contraria a las enfermedades del corazón que si estos sólo atacaran el problema a nivel físico, digamos nada más con una dieta o drogas para bajar el colesterol", dice el doctor Ornish. Un escán PET es una *positron emission tomography* (tomografía con emisión de positrón), una técnica de imágenes tridimensionales que mide el flujo de la sangre al corazón.

Los estudios realizados por el doctor Benson y otros investigadores también han mostrado consistentemente que las técnicas de relajamiento alivian significativamente la presión arterial alta, otro factor de riesgo para la enfermedad del corazón.

Además, las técnicas de relajamiento pueden aliviar hasta los síntomas más severos del síndrome premenstrual (o *PMS*, por sus siglas en inglés), según los investigadores de la Escuela Médica de Harvard. En un estudio de cinco meses a 46 mujeres, los investigadores encontraron, que las mujeres que meditaban por 15 a 20 minutos dos veces al día redujeron sus síntomas de PMS en un 58 por ciento. Eso es más del doble de la mejoría percibida por mujeres que leían dos veces al día y casi 3 veces y media mejor que las mujeres que simplemente llevaban un diario de sus síntomas.

El relajamiento también puede hacer que los dolores de la parte baja de la espalda y de la cabeza hagan un corto. El relajamiento de los músculos, por ejemplo, ayudó a 21 personas cuyos fuertes dolores de cabeza por tensión crónica no fueron aliviados con las drogas, a reducir el número y la intensidad de sus dolores de cabeza en un 42 por ciento, según los investigadores del Centro para Trastornos de Estrés y Ansiedad, en la Universidad Estatal de Nueva York, en Albany. Otro grupo de personas quienes simplemente siguieron con atención la actividad de sus dolores de cabeza no mostraron ninguna mejoría en absoluto.

Fundamentos del relajamiento

Usted probablemente experimentó por primera vez las sensaciones de luchar o huir, las dos reacciones básicas al estrés, en su juventud—especialmente si la pescaron usando el vestido favorito de su hermana sin su permiso. Pero el doctor Eliot sugiere que estaríamos mejor si aprendiéramos otro enfoque.

"Si usted no puede luchar y no puede huir, entonces déjese llevar por la corriente", dice él.

Aunque aprender a estar más relajada y calmada requiere de tiempo y atención, sí se puede hacer. "Yo veo el relajamiento como estar cómodo dentro de su propia piel", dice el doctor Santorelli. "A veces eso es difícil para todos nosotros, pero es posible empezar a cultivar esa habilidad a cualquier edad."

Aquí hay algunas prácticas fundamentales para ayudarle a calmase.

Despachurre los cigarrillos. "Nuestros estudios muestran que fumar causa que los vasos sanguíneos se cierren y restrinjan el flujo de sangre", dice el doctor Eliot. "Eso es como tratar de conducir mientras que aprieta el pedal del freno con el pie. Si hay una sola cosa que las personas pueden hacer para sentirse menos estresadas y más relajadas, esta es librarse del hábito."

Quítese unos kilos. "Es difícil sentirse relajada si está cargando peso de más por todas partes", dice el doctor Eliot. "Su ropa no se siente cómoda y la imagen de su cuerpo sufre." Tener sobrepeso también contribuye a la presión arterial alta, la enfermedad del corazón y la diabetes. Pregunte a su doctor si perder peso podría ayudarla.

Cálmese con los carbohidratos. "Parece que la proteína aumenta los niveles de energía y la mantiene alerta", dice el doctor Eliot. "Por lo tanto si come una hamburguesa tarde a la noche, usted probablemente seguirá pensando en la junta de ventas de ayer hasta el amanecer." Los carbohidratos, por otro lado, provocan la emisión de las hormonas que la van a relajar. Así que si usted quiere relajarse por la noche, coma un plato de espaguetis, frijoles (habichuelas) asados u otros carbohidratos complejos en la cena.

Apúntelos. Más de una docena de estudios han mostrado que si usted escribe acerca de sus problemas puede aliviar el estrés, mejorar su inmunidad, hacer menos visitas al doctor y tener una perspectiva más optimista de la vida, dice James Pennebaker, Ph.D., profesor de sicología en la Universidad Metodista del Sur, en Dallas. Cada día pase 20 minutos todos los días escribiendo acerca de sus pensamientos y sentimientos más profundos, sugiere el doctor Pennebaker. No se preocupe acerca de la gramática y el estilo; simplemente escriba cómo se siente acerca de las cosas que realmente la molestan. Entonces, cuando haya terminado, tire el papel a la basura. Usted puede sentir una sensación de alivio cuando haya terminado.

Ponga al tiempo a su favor. "Después de cada vez que mira el reloj durante el día, respire profundamente mientras que conscientemente levanta y baja los hombros o baja la mandíbula", dice el doctor Santorelli. "Eso probablemente le llevará diez segundos y servirá como un recordatorio de que usted puede estar tranquila mientras lleva a cabo su rutina diaria."

Relájese riéndose. El humor es una técnica potente de relajamiento, dice el doctor Eliot. La risa dispara endorfinas, químicos en el cerebro que producen los sentimientos de euforia. También restringe la producción de cortisol, una hormona emitida cuando usted está bajo estrés que indirectamente eleva la presión arterial al causar que el cuerpo retenga sal. Así que ríase con una amiga o mantenga a la mano un archivo de anécdotas humorosas y dibujos en un cajón que usted pueda sacar rápidamente.

Haga tiempo para los demás. "Tómese un momento para practicar la amabilidad básica", dice el doctor Santorelli. "Sonría y salude a una compañera de trabajo, juegue con una mascota o hable con una buena amiga cercana. Si lo hace, podría sentirse mejor y más relajada y posiblemente ser más productiva."

Duerma a pata ancha. Obtenga suficiente sueño ininterrumpido, aconseja el doctor Eliot. Si usted duerme menos de lo que necesita, podría despertar sintiéndose tensa e incapaz de enfrentarse a las complicaciones básicas de la vida. Trate de conseguir por lo menos de seis a ocho horas de sueño todas las noches. Evite el alcohol o las píldoras para dormir. Aunque estos pueden ayudarla a dormirse, también pueden interferir con sus patrones naturales de sueño y de hecho causarle tener una noche menos descansada, dice el doctor Eliot.

Tips para tranquilizarse

Bien. Usted no fuma, se ríe bastante, duerme bien y hace todas las demás cosas mencionadas en la sección anterior. No obstante, todavía le cuesta trabajo relajarse. Bueno, tranquila —hay muchos métodos disponibles para la estabilidad y el desarrollo de la calma. No hay un método único que sea apropiado para todos. La clave es encontrar uno con el cual usted se sienta cómoda. "Yo siento que es importante separar un poco de tiempo cada día para practicar estos métodos y después incorporarlos en su vida cotidiana. A menudo estos pueden ser tan discretos que la mayoría de las personas no sabrán que usted está haciendo algo especial", dice el doctor Santorelli. Aquí hay algunas ideas.

Hágale caso. Prestar atención a su propia respiración es una forma sencilla de meditación que puede ser muy relajante, dice el doctor Santorelli. Siéntese en una silla cómoda o en el piso para que su espalda, cuello y cabeza estén derechos pero no rígidos. Exhalando profundamente, permita que la inhalación ocurra naturalmente. Simplemente preste atención a la elevación y caída ligera de su abdomen, el movimiento de sus costillas o la sensación de su respiración al pasar a través de sus fosas nasales. No hay necesidad de tratar de "relajarse". Enfoque su mente sólo en la respiración. Si su mente empieza a vagar, condúzcala despacio para que se enfoque nuevamente en su respiración.

Como una alternativa, acuéstese en el piso, ponga un libro sobre su abdomen y respire varias veces en forma lenta y profunda, sugiere el doctor Eliot. Concéntrese en el libro moviéndose para arriba y para abajo sobre su barriga. Al inhalar, piense dentro de sí misma "mente fresca, clara". Entonces, al exhalar, piense "cuerpo calmado, relajado."

Concéntrese en la comida. Otra forma de cultivar la consciencia de momento a momento es al enfocar su atención en un alimento, dice el doctor Santorelli. Tome una tajada sencilla de naranja o manzana, o una almendra o una pasa o cualquier otro alimento que quiera. Mírelo cuidadosamente. Pase sus dedos por la superficie. Concentre la mente en su color, textura o fragancia. Luego, después de unos minutos, decida conscientemente darle una pequeña mordida. Mastíquela lentamente, poniendo atención en su sabor y lo que pasa con esta en su boca. Sienta como su lengua la rodea. Entonces lenta y conscientemente tráguesela.

Como una alternativa, trate de concentrarse intensamente en una actividad diaria como ducharse o lavar los platos. "Algunas personas dicen que se sienten mucho más cómodas después de practicarlo de esta manera", dice el doctor Santorelli.

Escale una montaña mentalmente. Las visualizaciones y las imágenes pueden alentar el bienestar y el desarrollo de la calma, dice el doctor Santorelli. Con los ojos cerrados, una vez mas tome consciencia de su respiración y recuerde una montaña favorita en su vida. Puede ser una que usted haya escalado o que anhela visitar. Permita que su cuerpo se vuelva el fundamento sólido, los lados inclinados y la cima. Siéntase usted estable, sólida, cimentada. Al aumentar su sensación de estabilidad y firmeza, permita que el clima varíe: algunos días la montaña estará bañada por la luz del sol, otros días por la lluvia, la nieve, el aguanieve o el granizo. Aunque el clima cambia, note que la montaña permanece firme y solemne. "Esta imagen la ayuda a darse cuenta de que se puede sentir estable y segura y puede soportar cualquier tormenta que la vida le depare, como verse atascada en un embotellamiento de tráfico, enfrentarse a un plazo o vivir con la muerte de un ser querido" dice el doctor Santorelli.

¡**Muévalo!** El ejercicio dispara endorfinas, pero ejercitar la mente y el cuerpo simultáneamente podría producir aún mejores resultados, según los investigadores en el Centro Médico de la Universidad de Massachusetts, en Worcester. Ellos les pidieron a 40 personas sedentarias que empezaran a caminar 35 a 40 minutos cada día, tres veces a la semana mientras escuchaban cintas de relajación. Las cintas guiaron a los caminantes a través de la meditación que los ayudó a seguir el ritmo de "uno-dos" con sus pasos. Los investigadores concluyeron que esta rutina provocó más sensaciones de euforia y redujo más la ansiedad en comparación con un grupo similar que hizo ejercicio en la misma intensidad pero no escuchó las cintas.

"Si usted enfoca su mente en un ritmo invariable y repetitivo como el ejercicio, la mente tiende a quedarse en blanco. Esa condición es la que usted está buscando", dice el doctor Friedman. "Le da al cerebro la oportunidad de restaurarse y calmarse."

Para intentar esto, escoja un ejercicio (tal como caminar, correr, nadar, subir escaleras o saltar la cuerda) que tenga un ritmo natural. Enfoque su atención en ese ritmo, hasta el punto de repetir las palabras "uno, dos" en su cabeza en cadencia con el ejercicio. Trate de mantenerse en ese ritmo. Al igual que con la respiración u otro tipo de meditación, su mente puede empezar a vagar después de un par de minutos. Si eso pasa, vuelva a enfocar su atención en los movimientos repetitivos del ejercicio, dice el doctor Benson.

Trate de hacer esto 20 minutos al día, tres veces por semana, siguiere el doctor Benson.

Muestre sus músculos. Hay cerca de 1.030 músculos esqueléticos en el cuerpo. Cuando usted se siente estresada, estos músculos se contraen naturalmente y crean tensión, dice el doctor McGuigan. Una forma de contrarrestar eso es el relajamiento progresivo. Al flexionar y descansar los músculos sistemáticamente, el relajamiento progresivo puede sacudir esa tensión fuera de su cuerpo.

"Es una buena técnica para los principiantes porque es práctica y no depende de la imaginación", dice Martha Davis, Ph.D., una sicóloga en el Centro Médico Kaiser Permanente, en Santa Clara, California, y coautora de *The Relaxation and Stress Reduction Workbook* (El libro de trabajo para el relajamiento y la reducción del estrés). "Funciona porque exagera la tensión en el músculo para que usted se vuelva más consciente de cómo se siente la tensión. En segundo término, usted fatiga al músculo para que cuando lo suelte, el músculo esté más que listo para relajarse", dice ella.

Aunque hay muchas variaciones, la doctora Davis sugiere este enfoque: haga un puño con su mano derecha tan apretado como pueda. Manténgalo apretado por cerca de diez segundos y entonces afloje. Sienta la flojedad en su mano derecha y note cuánto más relajado se siente ahora que cuando la tenía apretada. Haga lo mismo con la mano izquierda, después haga los dos puños al mismo tiempo. Flexione los codos y tense los brazos. Afloje y deje que los brazos cuelguen a los lados. Continúe este proceso al tensar y relajar sus hombros y cuello, arrugar y después descansar su frente y entrecejo. Luego, cierre los ojos y apriete la mandíbula antes de pasar a tensar y después relajar su estómago, parte baja de la espalda, muslos, asentaderas, pantorrillas y pies. Debería tomar cerca de diez minutos para completar toda la secuencia. Trate de hacer estos ejercicios dos veces al día.

Estírelos también. A diferencia del relajamiento progresivo, el cual contrae los músculos, el estiramiento suave permite a los músculos estirarse y relajarse. Eso es mejor para algunas personas, especialmente aquellas con dolor crónico muscular, dice Charles Carlson, Ph.D., profesor de sicología en la Universidad de Kentucky, en Lexington.

"Si usted tensa un músculo que ya le duele, lo más probable es que se ocasione más dolor. Eso no le ayuda a usted a relajarse", dice el doctor Carlson. "El estiramiento suave hace dos cosas. Primero, si usted estira suavemente un músculo y lo descansa, por lo general se relajará. Pero, segundo, cuando usted enfoca su atención en el estiramiento, también ayuda a la mente a descansar. El estiramiento de los músculos siempre debería hacerse despacio y sin dolor. No debería haber estiramiento de más o rebote de los músculos."

Como un ejemplo del relajamiento basado en el estiramiento, empiece por empujar sus cejas hacia arriba usando los dedos índices y empujar las mejillas hacia abajo con los pulgares. (Mientras está haciendo cualquiera de estos ejercicios de estiramiento, note cómo se siente la tensión para que usted aprenda a controlar su tensión muscular, aconseja el doctor Carlson). Mantenga esa posición por unos diez segundos, entonces suelte y deje que los músculos alrededor de sus ojos se relajen. Después de un minuto de relajar sus músculos, deje colgar la cabeza lentamente hacia su hombro derecho por unos diez segundos, entonces lentamente deje colgar la cabeza hacia el hombro izquierdo por otros diez segundos.

A continuación, a la altura del pecho, coloque sus manos juntas como si estuviera rezando. Entonces, mantenga las puntas de los dedos y las palmas juntas, extienda los dedos como si estuviera creando un abanico. Mueva sus pulgares para abajo a lo largo de la línea media de su cuerpo hasta que sienta un estiramiento ligero en la parte baja de los brazos. Mantenga esta posición por diez segundos. Entonces descanse.

A continuación, entrelace los dedos y levante las manos sobre la cabeza. Enderece los codos y haga girar las palmas hacia afuera. Deje que sus brazos caigan sobre su cabeza hasta que sienta resistencia. Mantenga esta posición por diez segundos, entonces suelte rápidamente y deje que sus brazos descansen a sus lados por un minuto.

Haga estos ejercicios por lo menos una vez al día o cada vez que se sienta tensa.

RELIGIÓN
Y ESPIRITUALIDAD

La fuerza de un alma
eternamente joven

Cuando el espíritu susurra, todas oímos distintas cosas.

Muchas mujeres oyen el sonido de lo sagrado en un libro santo o un himno favorito. Otras encuentran la elevación de sus espíritus en la meditación. Algunas encuentran su espiritualidad en comunión con el mundo natural. Algunas, en una teología nueva que evita exclusivamente los términos masculinos. Las fuentes de nuestra fe y creencia —y las formas de manifestarlas— son tan variadas como nosotras mismas. Pero los beneficios son los mismos, dice Mark Gerzon, autor de *Coming Into Our Own: Understanding the Adult Metamorphosis* (Comprensión propia: entender la metamórfosis adulta).

Las expresiones de la espiritualidad privadas y públicas —desde meditar y orar hasta asistir a servicios religiosos— aumentan la realización emocional al mismo tiempo de que ayudan a aliviar el estrés y la depresión. También reducen su riesgo a la enfermedad del corazón y el cáncer. Los investigadores dicen que incluso pueden ayudar a evitar el alcoholismo, el uso de las drogas y el suicidio.

Lo más importante al obtener estos beneficios es experimentar su propia espiritualidad a su manera, dice Gerzon. "El aspecto clave acerca de la espiritualidad en la segunda mitad de la vida es que hemos vivido bastante y visto a bastante gente irse de este mundo como para sentir una urgencia", dice él. "Empezamos a escuchar a nuestras voces internas. Y cuando lo hacemos, es imprevisible saber adonde nos llevan. Nos pueden llevar de regreso a la iglesia de nuestra niñez, pero también pueden llevarnos a lugares nunca esperados", dice él.

"Por ello es necesario ampliar nuestro punto de vista respecto al significado de lo espiritual. Para algunas podría ser ocuparse de las flores en el jardín y para otras rezar Avemarías en la misa de la mañana", dice Gerzon.

Quizás su sentido de lo sagrado tiene más que ver con caminatas en la naturaleza o con relaciones afectuosas que participar públicamente en los ritos religiosos. Muchas personas encuentran sentido y fortaleza en tal espiritualidad privada, dice Gerzon.

Una forma de buscar el sentido del todo es a través de la meditación o la oración, las cuales han mostrado disminuir el ritmo del corazón y la presión arterial, y ayudarle a sobrellevar mejor el estrés.

El poder curativo de la comunidad

La mayoría de las conclusiones científicas acerca de la religión y la salud se han sacado de la religión organizada porque las organizaciones religiosas proporcionan a los investigadores grupos medibles de sujetos involucrados en conductas específicas, tales como asistir a las ceremonias religiosas o participar juntos en los servicios de la comunidad. Pero quizás hay algo acerca de la comunidad religiosa en sí —además de ser un sistema de creencia compartida— que la hace más saludable para usted.

Cuando usted se une a la vida social de una comunidad religiosa, se vuelve parte de una red humanitaria con la que puede contar en las situaciones difíciles, dice el doctor Dave Larson, profesor asociado adjunto de siquiatría en el Centro Médico de la Universidad de Duke, en Durham, Carolina del Norte, presidente del Instituto Nacional para Investigación del Cuidado de la Salud, en Rockville, Maryland y ex siquiatra sénior de investigación en la Oficina de los Institutos Nacionales de Salubridad de Medicina Alternativa.

Y las mujeres son especialmente efectivas para crear estas redes de amistad y apoyo, dice el doctor Larson, ya que han crecido valorando la comunicación, la educación y el trabajo en conjunto.

Otros investigadores también han reconocido los beneficios curativos de una comunidad espiritual. "Cuando las personas se enferman se visitan y traen comida entre sí, le avisan a los familiares y se llevan una a la otra al doctor", dice Lawrence Calhoun, Ph.D., un sicólogo en la Universidad de Carolina del Norte, en Charlotte. "Cuando usted es parte importante de una comunidad como esa, se puede suavizar el golpe de envejecer."

Desde hace años los expertos en salud saben que el estrés contribuye a muchos problemas físicos que incluyen la náusea, la diarrea, el estreñimiento, la presión arterial alta y las anormalidades en el ritmo del corazón.

Los estudios han mostrado que las creencias religiosas profundas son muy eficaces para curar el estrés, aun cuando usted mantenga esas creencias privadas. Pero los efectos curativos de la fe para el estrés son los más poderosos, dicen los expertos, cuando usted está involucrada regularmente en una comunidad religiosa.

La forma fácil de meditación

Para las mujeres ocupadas y estresadas, los momentos de tranquilidad y quietud son preciosos y raros. Pero hay una manera de elevar al máximo los beneficios de la oración y contemplación, dice Herbert Benson, profesor asociado de medicina en la Escuela Médica de Harvard, jefe de la División de Medicina de la Conducta, en el Hospital Deaconess de Nueva Inglaterra, ambos en Boston, y autor de *The Relaxation Response* (La reacción al relajamiento).

El doctor Benson condujo algunos de los primeros estudios científicos sobre los efectos de la oración y la fe en la reducción del estrés. Para ayudar a los pacientes a aprender a relajarse, él enseñó el método más sencillo de meditación: siéntese callada en una posición cómoda y repita una palabra o una frase en silencio mientras ignora pasivamente otros pensamientos.

Cuando a los pacientes se les ofreció que eligieran una palabra, sonido o frase para repetir, el 80 por ciento de ellos escogió una palabra u oración de su fe. Y eso llevó a un descubrimiento, dice el doctor Benson. Las personas que usaron palabras de su propia religión en lugar de palabras neutrales (como "uno" o "ten calma") se mantuvieron mejor en el programa. Y su salud mejoró como resultado de la "reacción al relajamiento", que se caracteriza por un ritmo reducido del corazón y sentimientos de tranquilidad.

Las palabras pueden variar, dice el doctor Benson, pero no los beneficios. "En todos los distintos contextos religiosos, parece haber un potencial similar para mejorar la salud", dice él. Aquí está cómo traer estos beneficios a su vida cada día.

Escoja una palabra o frase corta que sea fácil de pronunciar y suficientemente corta para decirla en silencio al exhalar. Cuando los pensamientos surjan, como seguramente sucederá, regrese despacio a la palabra en que se está enfocando. Practique esta clase de meditación por 20 minutos dos veces al día.

Los investigadores en la Universidad Ben Gurion del Negev y el Centro Médico Soroka, en Beersheba, Israel, estudiaron cómo 230 miembros de una comunidad religiosa en un kibutz se enfrentaron a los sucesos estresantes de la vida. Las personas dentro de la comunidad encontraron cómo su fe individual y sus habilidades para sobrellevar fueron reforzadas por el apoyo que la comunidad ofrecía. Y eso resultó en una recuperación más rápida del estrés, incluyendo el estrés asociado con envejecer.

Una vida más larga y completa

Otro estudio destaca la amplia gama de beneficios para la salud provenientes de asistir a los servicios religiosos y de la participación activa en la vida social de la congregación. Los sicólogos Stanislav Kasl, de la Universidad de Yale y Ellen Idler, de la Universidad de Rutgers estudiaron a 2.812 mujeres y hombres ancianos en New Haven, Connecticut. Ellos encontraron que los católicos, protestantes y judíos aparentemente religiosos tenían menos probabilidad de volverse médicamente incapacitados que aquellos que consideraban poco importante asistir a una iglesia o sinagoga. Estas personas también permanecieron físicamente más independientes al hacerse más viejos, debido mayormente a su entorno religioso público.

Hanukkah, Pascua, Navidad y otras fiestas religiosas pueden tener aún más significado para usted con el pasar de los años. El estudio de New Haven también encontró que las personas muy religiosas tenían menos probabilidad de morir durante los meses antes y después de las fiestas religiosas significativas. Pero una conclusión en particular puede inspirarla a desempeñar un papel más activo en las celebraciones importantes de su fe. Aunque los índices de muerte tanto para los hombres como para las mujeres judíos disminuyeron durante la Pascua judía, las mujeres estaban menos protegidas. Los investigadores creen que eso probablemente se debe a que las mujeres están excluidas de cualquier papel en los aspectos más importantes de los rituales de la Pascua judía.

La religión en su vida también puede ser una protección poderosa contra el cáncer. Eso puede ser porque algunos grupos de creyentes tales como los mormones y los testigos de Jehová alientan estilos saludables de vida, como comer una dieta vegetariana o evitar fumar. Los analistas del Centro para la Investigación de la Política de Salud de la Universidad de Florida, en Gainesville revisaron la información sobre los fallecimientos por cáncer en los Estados Unidos y encontraron que los condados con el mayor número de personas religiosas también tenían los índices más bajos de cáncer.

Aun las fes que no recomiendan hábitos dietéticos o de salud específicos de todas maneras tienen un efecto protector, los investigadores creen, simplemente porque fomentan la moderación, al advertir a sus miembros sobre los excesos nocivos de cualquier tipo.

A veces le llega al corazón

La espiritualidad ofrece una protección particularmente fuerte contra un asesino mayor: la enfermedad del corazón, dice el doctor Larson.

Un estudio a 85 mujeres y 454 hombres en Jerusalén encontró que las personas que se definen como "seculares" (no religiosas) tienen un mayor riesgo de enfermedad del corazón que aquellas que siguen el camino del judaísmo ortodoxo. Aún después de que los investigadores tomaron en cuenta sus hábitos de fumar y sus niveles de colesterol y de presión arterial, se mantuvo una asociación fuerte entre un riesgo menor de enfermedad del corazón y las prácticas religiosas para ambos sexos.

Aunque los investigadores no están seguros qué aspectos de la creencia son los responsables, especulan que el fuerte sistema de apoyo social de las comunidades tradicionales ortodoxas, como aquellos presentes en muchos otros tipos de congregaciones, desempeña un papel protector del corazón, probablemente al reducir el aislamiento y el estrés.

En otro estudio de la religión y del corazón, el doctor Larson y sus colegas estudiaron los datos sobre presión arterial en más de 400 hombres en el Condado de Evans, Georgia. Ellos encontraron que una creencia personal en Dios o asistir a los servicios religiosos (aun sin creer) tendían a disminuir la presión arterial, aunque las personas que asistían además de ser creyentes tenían las lecturas más bajas.

Sus beneficios emocionales

Una vida espiritual o religiosa activa no sólo mantiene muchas de las formas de estrés y enfermedad a raya, sino que también ayuda a protegerla a usted de las enfermedades mentales y emocionales.

El doctor Larson y su equipo de investigadores revisaron más de 200 estudios sobre los compromisos religiosos y la salud mental. Ellos encontraron que las personas religiosas tienen índices más bajos de depresión, alcoholismo, suicidio y uso de drogas que las personas menos religiosas. Las personas jóvenes que son religiosas se desempeñan mejor en la escuela y tienen menos probabilidad de ser delincuentes o sexualmente activas. Las personas casadas que asisten a la iglesia regularmente reportan una mayor felicidad matrimonial, están más satisfechas con sus vidas sexuales y experimentan índices más bajos de divorcio.

Los estudios también muestran que la fe religiosa está conectada directamente con una sensación de satisfacción superior con la vida en general y con una mayor capacidad para sobrellevar las situaciones estresantes y los problemas de la vida, dice el doctor Larson. Los investigadores examinaron las conductas específicas de "la vida real", como asistir a los servicios religiosos, en lugar de intentar medir las actitudes o creencias.

Tácticas para el desarrollo espiritual

Usted puede sentir un anhelo creciente de encontrar un sentido más profundo del significado en su vida. Aquí está cómo volverse a conectar con su lado espiritual.

Empiece por el principio. Antes de volver a comprometerse con la religión de su niñez o adoptar otra fe, examínela, dice Alan Berger, Ph.D., director de estudios judíos en el Departamento de Religión de la Universidad de Syracuse, en Nueva York. "Pregúntese '¿qué enseña mi religión?' ", dice él. "No sienta que tiene que aceptarla, pero sí sépala."

Vaya más allá de los 'no se debe hacer'. Si la religión parecer ser solamente una serie de reglas o 'tú no debes', dice el doctor Berger, "usted necesita reenfocar su punto de vista. Búsquese un mejor maestro, una nueva comunidad. Lea los textos usted misma o con un compañero y descubra los varios niveles de significado. Entienda que la vida es una experiencia fluida y dinámica con la cual la gente necesita ayuda. La religión es un intento de buscar el significado en un universo por lo demás caótico."

Acéptese a usted misma. "Está muy bien decir 'yo realmente no sé lo que soy espiritualmente' ", dice el Hermano Guerric Plante, un monje en la Abadía de Gethsemane, en New Haven, Connecticut. "La honestidad tiene todo que ver con el desarrollo espiritual." Cuando usted es sincera con usted misma respecto a cualquier confusión que experimenta, el camino se volverá más claro.

Busque con otros. Lea los anuncios de religión y grupos de apoyo en su periódico para encontrar un grupo u organización que pueda ofrecer ayuda en su búsqueda espiritual, dice el Hermano Plante. "La fe puede venir a través de otros, sus ejemplos, sus pláticas, su interés en los demás. La terapia de grupo, los servicios religiosos o aun los grupos de 12 pasos para la adicción pueden reavivar una vida espiritual si usted sinceramente la está buscando."

Medite o rece. Separe algo de tiempo de su programa para sentarse en contemplación callada y trate de ponerse en contacto con la calma interior que todos tenemos, dice Gerzon. "Si nosotros obtenemos significado y propósito en la vida solamente de las cosas que logramos, estamos en problema", dice él. Necesitamos encontrarlo también en nuestro existir, y la meditación es una buena forma de empezar a aprender cómo, simplemente, existir.

Amplíe su perspectiva. Algunas veces el sólo hecho de alentar a su sentido de la curiosidad y especulación acerca de la vida lo conducirá a usted a la verdad espiritual. Cuando reflexiona sobre las antiquísimas preguntas tales como "¿Por qué estoy aquí?" o "¿Cuál es el significado de la vida?" usted alienta a su perspicacia espiritual a desplegarse, dice Gerzon. "Es posible encontrar la dimensión espiritual en las respuestas, pero hay más probabilidad de que la encontremos en las preguntas mismas", dice él. "Cuando realmente estamos movidos por el espíritu de la vida, es porque estamos tocando lo que no sabemos y no lo que sabemos."

Vaya en contra de su naturaleza. Es más probable que usted crezca espiritualmente si busca actividades diferentes de las que suele hacer durante todo el día, dice John Buehrens, un ministro por más de 20 años y presidente de la Asociación Unitaria Universalista, en Boston. Si usted se pasa el día separada de los demás en una oficina corporativa, entonces, servir una comida a personas necesitadas podría ser justo lo que necesita. Pero si usted es una abogada en una clínica gratis o una trabajadora social, puede beneficiarse más de un grupo de discusión religioso, dice él.

¿Cuál es la disciplina espiritual de Buehrens? Ya que confiesa que es un intelectual que tiene "un cuerpo con forma de pera", él dice que "una de mis disciplinas espirituales es hacer más ejercicio regularmente. Ese es para mí realmente un tiempo de meditación y oración."

Preocúpese de los demás. Usted necesita salir de usted misma para sentirse espiritualmente saludable, dice Buehrens. "Esa es la razón por la cual la comunidad es tan importante para el crecimiento espiritual real, porque tenemos que salir de nuestro caparazón. Nunca encontraremos la paz a través de las líneas religiosas, raciales o étnicas a menos que hagamos eso." ¿Su consejo para los buscadores aislados? "Vaya a ayudar en un comedor de beneficencia, vaya a visitar un hogar de ancianos y en general, vaya a meter su cuchara", dice él.

Lleve un diario espiritual. Escribir en un diario acerca de sus preguntas espirituales, dudas, creencias y experiencias puede iluminar el significado y valor en su vida, dice Buehrens. "Puede encontrar que su subconsciente está tratando de llegar a usted con más métodos responsablemente creativos para mejorar la vida."

Pregunte sin tener temor. "Todas las tradiciones espirituales tratan de enseñar una conciencia mejorada de ser alguien, mayor vitalidad espiritual y compasión más profunda por otras personas", dice Buehrens. Pero cualquier comunidad espiritual que no respeta el preguntar o la importancia de su conciencia individual puede ser una comunidad poco saludable, dice él. ¿Su consejo? Siga su propia conciencia hacia el camino espiritual que es el correcto para usted.

SEXO

Parte integral de nuestro bienestar

Por años, usted y sus amigas se han preguntado acerca de la "luminosidad" que una mujer supuestamente adquiere después de tener buen sexo. ¿Pero, cuántas de ustedes realmente la han visto?

La próxima vez que usted se sienta bien después de tener sexo, levántese y mírese en el espejo: usted es bonita, segura de sí misma, vigorosa y viva, ¿lo ve? Realmente hay una luminosidad.

Usted sabe por qué se siente tan bien. Pero esa luminosidad es más que una sensación. Los científicos la atribuyen a las endorfinas, químicos que se secretan en el cerebro después de tener sexo. Estos químicos crean una sensación de euforia y alivian su estrés, dice la doctora Helen S. Kaplan, Ph.D., directora del Programa de Enseñanza de la Sexualidad Humana, en el Centro Médico Cornell del Hospital de Nueva York, en la Ciudad de Nueva York.

Los investigadores médicos dicen que las dosis regulares de sexo también pueden aliviar los achaques y dolores, estimular la creatividad, revolucionar su energía y hacer que se sienta joven.

"Cualquier cosa que la haga sentirse bien, viva y excitada físicamente la hará sentirse joven. Todas esas cosas están asociadas con el sexo", dice Lonnie Barbach, Ph.D., una terapeuta sexual y sicóloga en San Francisco y escritora del vídeo *Sex after Fifty* (El sexo después de los cincuenta). La intimidad también puede estimular su sistema inmune y protegerla contra las enfermedades, dice la doctora Kaplan.

Por ejemplo, el sexo ha ayudado a las mujeres a sobrellevar el dolor de las enfermedades crónicas tales como la artritis, dice el doctor Sanford Roth, un reumatólogo y director del Centro para la Artritis, en Phoenix. Las endorfinas alivian el dolor, pero el doctor Roth cree que el sexo también tiene un impacto sicológico vital. "Muchas veces, cuando los pacientes vienen a verme, el dolor no es el tema número uno. Ellos están más preocupados acerca de cómo la enfermedad está afectando la calidad de sus vidas, y la sexualidad es una parte importante de eso", dice el doctor Roth. "Por ello, mantener la función sexual ante la presencia de la enfermedad ayuda a las personas a sentirse mejor acerca de ellas mismas y sus vidas."

El sexo también podría poner fin al dolor que dio origen a la vieja excusa "esta noche no, querido, me duele la cabeza". Aunque el sexo no es una cura segura, los investigadores han encontrado que realmente puede ayudar a aliviar algunos dolores de cabeza. En un estudio pequeño, el 47 por ciento de las personas con migrañas dijeron que el sexo había aliviado su dolor, según el doctor George H. Sands, profesor asistente de neurología en la Escuela de Medicina Monte Sinaí, en la Ciudad de Nueva York. Una posible razón es que los orgasmos provocan un corto circuito en la actividad del sistema nervioso que es causante del dolor. (Por otro lado, a veces el sexo puede *causar* dolores de cabeza. Si eso sucede, discútalo con su doctor.)

El sexo puede ser para siempre

Usted probablemente fue estimulada sexualmente en el vientre antes de nacer, y puede permanecer sexualmente activa hasta que se muera, dice el doctor William Masters, del Instituto Masters y Johnson, en St. Louis. De hecho, siete de cada diez mujeres mayores de 70 años de edad quienes tienen compañeros, practican el sexo por lo menos una vez a la semana.

"Las relaciones sexuales son una función natural a lo largo de su vida si usted tiene un compañero interesante y se mantiene saludable. No va a desaparecer", dice la doctora Kaplan. "Es anormal que el sexo desaparezca. La persona normal tiene relaciones sexuales hasta el fin de su vida."

El sexo también puede ser autoafirmante. "El sexo puede ayudarla a que se sienta más competente. Es una forma de conectarse con alguna otra persona. Puede ayudar a que se sienta en control de su propio destino", dice Marty Klein, Ph.D., un consejero matrimonial licenciado, terapeuta sexual en Palo Alto, California, y autor de *Ask Me Anything: A Sex Therapist Answers the Most Important Questions for the '90s* (Pregúnteme cualquier cosa: un terapeuta sexual contesta las preguntas más importantes para los años 90). "El sexo es un lugar donde usted puede ir sin encontrarse limitada por las reglas comunes de la vida."

"El sexo se hace más —no menos— importante a medida que envejecemos", dice la doctora Kaplan. "Es uno de los últimos procesos que se ven afectados por el envejecimiento. Primero se van la piel y la vista, luego usted adquiere artritis y enfermedad del corazón. Pero usted todavía puede tener relaciones sexuales. Es uno de los placeres perdurables de la vida."

Cómo hacer una buena relación aún mejor

Para las buenas relaciones sexuales, mantenga su cuerpo saludable al evitar los cigarrillos y los alimentos grasosos que pueden obstruir los vasos sanguíneos

Cómo elegir el mejor anticonceptivo para usted

Aunque ningún control de la natalidad tiene un éxito del 100 por ciento, un anticonceptivo puede ser una protección poderosa contra el embarazo y las enfermedades transmitidas sexualmente (o *STD*, por sus siglas en inglés) si se usa correctamente, dice el doctor Michael Brodman, profesor de obstetricia y ginecología en la Escuela de Medicina Monte Sinaí de la Universidad de la Ciudad de Nueva York.

Hay muchas clases de control de la natalidad disponibles para las mujeres que incluyen la píldora anticonceptiva, los dispositivos intrauterinos (o *IUDs*, por sus siglas en inglés), los diafragmas, los condones femeninos, las esponjas, los espermicidas, las inyecciones hormonales y una varilla conceptiva para implantarse quirúrgicamente que funciona por cinco años.

Escoger el método de control de la natalidad correcto para usted podría requerir el consejo de su doctor. Pero unas cuantas guías generales podrán ayudarla a hacer su elección, dice el doctor Brodman.

Primero, si está usando el método anticonceptivo para evitar las STD, use un anticonceptivo de barrera como un condón femenino, esponja o diafragma o haga que su compañero use un condón. Tanto con el diafragma como con el condón masculino se debe usar un espermicida que contenga *nonoxynol 9* porque éste es efectivo contra el virus que causa el SIDA.

Si está usando anticonceptivos para el control de la natalidad y usted no puede correr absolutamente ningún riesgo use la píldora anticonceptiva, un implante o inyecciones hormonales debido a que estos tienen los índices más altos de éxito, sugiere el doctor Brodman.

Si su elección es el condón masculino, debe usar espermicida ya que los condones son solamente un 80 por ciento efectivos en evitar el embarazo cuando se usan solos. También se deben usar los espermicidas con los diafragmas, ya que estos pueden moverse fuera de lugar durante el coito lo cual permitir que el semen entre en el útero, aumentando la posibilidad de embarazo.

y hacer la excitación y el orgasmo difíciles. Aquí hay algunos consejos para agregarle chispa a su vida sexual.

Estimule el esqueleto. Los ejercicios aeróbicos tres veces por semana, 20 a 30 minutos por sesión, pueden mejorar su apetito y desempeño sexuales, dice el

Lo que quieren de nosotras

Usted quiere platicar, él quiere tener sexo. Usted quiere acurrucarse, él quiere tener sexo. Usted quiere un compromiso más serio, él dice ay, ay, ay, me tengo que ir. ¿Perpleja? Usted no es la única.

"Muchas veces, los hombres son más capaces de separar las relaciones sexuales de las relaciones emocionales. A diferencia de la mayoría de las mujeres, ellos pueden tener relaciones puramente físicas", dice Lonnie Barbach, Ph.D., una terapeuta sexual y sicóloga en San Francisco. "Muchos hombres tienen dificultad para conseguir la intimidad. El sexo es para ellos una forma de hacerlo. Así que a menudo empiezan sus relaciones con el sexo y agregan los sentimientos después."

"Los hombres son tóxicos a demasiada proximidad", asiente el doctor Anthony Pietropinto, un siquiatra en la Ciudad de Nueva York y autor de *Not Tonight Dear: How to Reawaken Your Sexual Desire* (Esta noche no, querido: cómo volver a despertar su deseo sexual). "A muchos hombres no les gustan las mujeres que quieren que ellos hablen acerca de sus emociones más profundas."

A los hombres les gusta la novedad en su vida sexual, dice el doctor Pietropinto. Tienen más probabilidad de sugerirle que use ropa provocativa o buscar lugares exóticos para tener relaciones sexuales.

Cuando ustedes hacen el amor, el hombre probablemente se preocupa más acerca de su desempeño que usted. "Una mujer quiere saber si al hombre le gusta estar cerca de ella y si la encuentra atractiva. El hombre está interesado en averiguar qué tal lo hizo", dice el doctor Pietropinto.

La parte positiva, muchas de estas características desaparecen cuando el hombre envejece y su apetito sexual declina. Después de los 45 años de edad, los hombres necesitan más estimulación sicológica y como resultado a menudo se vuelven más sensibles, cariñosos y receptivos a las necesidades emocionales de una mujer, dice la doctora Helen S. Kaplan, Ph.D., directora del Programa de Enseñanza de la Sexualidad Humana, en el Centro Médico Cornell del Hospital de Nueva York, en la Ciudad de Nueva York.

doctor Roger Crenshaw, un siquiatra y terapeuta sexual en práctica privada en la Jolla, California. Los investigadores en el Colegio Bentley, en Waltham, Massachusetts, encontraron por ejemplo, que las mujeres en su década de los cuarenta años de edad que nadaban con regularidad tenían sexo cerca de siete

La opción del celibato

"El matrimonio tiene muchos dolores, pero el celibato no ofrece placeres", según expresó Samuel Johnson, un individuo ingenioso del siglo dieciocho. Pero esa declaración está muy lejos de dar en el blanco, dicen los expertos. Muchas parejas y más de unas cuantas mujeres solteras encuentran el celibato gratificante y de hecho dicen que refuerza sus relaciones y autoestima.

Aproximadamente uno en cada diez matrimonios se abstiene de las relaciones sexuales, según Michael S. Broder, Ph.D., un sicólogo clínico en Filadelfia y autor de *The Art of Staying Together* (El arte de permanecer juntos). Algunas personas se abstienen debido a las convicciones religiosas, los efectos secundarios de medicamentos o las enfermedades crónicas. Pero en realidad un número creciente de parejas se abstienen porque quieren reforzar su lazo de otras maneras.

Muchos solteros escogen la abstinencia en parte para protegerse del SIDA y otras enfermedades transmitidas sexualmente o incluso para terminar su maestría en administración de empresas, dice Shirley Zussman, Ed.D., una terapeuta sexual y de matrimonio y directora adjunta de la Association for Male Sexual Dysfunction (Asociación para la disfunción sexual masculina), en la Ciudad de Nueva York. Algunas mujeres solteras simplemente dicen que están esperando a alguien realmente especial.

"Una gran ventaja de escoger el celibato por algún período de su vida es que le da a usted la oportunidad de entender completamente el lugar del sexo en su vida o relaciones", dice Harrison Voigt, Ph.D., sicólogo clínico, terapeuta sexual y profesor del Instituto California de Estudios Integrales, en San Francisco. "Le ofrece a usted la oportunidad de ver qué tan bien realmente se puede relacionar con otros fuera del contexto sexual."

Aquí hay algunas guías para escoger el celibato.

• Dese cuenta de que va a continuar teniendo impulsos sexuales pero no tiene que hacer nada al respecto.

• Considere a el celibato como unas vacaciones —un tiempo para descansar o intentar nuevas experiencias. En lugar de pensar en eso como una privación, considérelo una opción. Véalo como una oportunidad para encontrar un significado más profundo en su vida.

• Recuerde, no tiene que ser para siempre. Usted puede dejar de ser célibe en el momento que quiera. Y cuando así sea, el sexo puede ser más excitante y gratificante que nunca.

veces por mes y lo disfrutaban más que sus colegas sedentarias, quienes solamente tenían sexo tres veces por mes. En otras palabras, las nadadoras eran tan sexualmente activas como las mujeres 10 a 20 años más jóvenes.

Hable al respecto. Hablar con su compañero ayuda para que ambos puedan explicar lo que cada uno quiere sexualmente. Si usted no le dice a él lo que realmente quiere, no espere que él la complazca, dice Shirley Zussman, Ed.D., una terapeuta sexual y de matrimonio y directora adjunta de la Asociación para la Disfunción Sexual Masculina, en la Ciudad de Nueva York. Evite decir cosas negativas como: "eso no se siente bien", o "tú sabes que eso no me gusta". En su lugar dígalo en forma positiva: "yo disfruto el tener relaciones sexuales contigo, pero tengo algunas ideas para hacerlo aún mejor."

Demuéstrele lo que le gusta. Aunque hablar ayuda, a menudo enseñar a su compañero lo que a usted le complace es igual de útil. Si él, por ejemplo, le está agarrando los senos y frotándola demasiado fuerte tome sus manos suavemente y muéstrele como usted prefiere que la acaricie, sugiere el doctor Klein.

Amplíe sus horizontes. "El coito se enfatiza demasiado como una actividad sexual", dice el doctor Klein. "La mayoría de las parejas se beneficiarían al ver las relaciones sexuales como una serie de experiencias más amplias." Por lo tanto tome el tiempo suficiente para besar, abrazar, acariciar, tomar de las manos, hablar o hacer otras actividades sexuales placenteras tales como masturbarse mutuamente que la hacen sentir cerca de su compañero, sugiere él.

Haga tiempo para la diversión. "Yo se que suena cómico, pero algunas parejas dicen que simplemente no tienen tiempo para el sexo", dice Carol Lassen, Ph.D., una sicóloga y profesora clínica de sicología en la Escuela de Medicina de la Universidad de Colorado, en Denver. "¿Por qué? Todas las otras cosas vienen primero. No pueden tener relaciones sexuales porque tienen que lavar la ropa o ver un partido de fútbol o simplemente dormir. Les queda muy poco tiempo para estar el uno con el otro."

En lugar de dejar que el sexo se pierda en la monotonía diaria, programe tiempo para éste, dice Michael Seiler, Ph.D., autor de *Inhibited Sexual Desire* (El deseo sexual inhibido) y director asistente del Instituto Phoenix, en Chicago. "Usted haría reservaciones en un restaurante elegante para las siete de la noche el sábado. ¿Por qué no decir que se reunirán en la recámara el martes a las nueve de la noche?", dice él. "¿Cómo sabe si se va a sentir con ganas? No lo sabe. Pero tampoco sabe si va tener hambre el sábado por la noche."

Deje sus complejos afuera. "Deje el trabajo, la religión y sus expectativas de desempeño fuera de la recámara", sugiere la doctora Barbach. "Simplemente entre a la recámara con su cuerpo y sus sentimientos. Concéntrese en la conexión emocional que usted tiene con su compañero y el placer que le espera a su cuerpo."

Manténgalo divertido. "¿Sabe usted cómo le llaman los esquimales al sexo? Hora de reírse", dice la doctora Zussman. "El sexo puede ser divertido, frívolo y relajante. Nuestra sociedad está muy lejos de eso. Pensamos que debemos tener sexo fantástico cada vez que lo hacemos." Olvídese del desempeño, dice la doctora Zussman. Concéntrese solamente en pasar un momento agradable con su

El significado de soñar con otro

Usted sueña que está desnuda en una fiesta elegante. Avergonzada, trata de esconderse detrás de su esposo, pero Antonio Banderas la ve desde el otro lado del cuarto, camina hacia usted y la invita a bailar.

¿Qué significa esto? Nada, excepto que usted es una mujer normal.

"Para las mujeres, los sueños sexuales por lo general son románticos y, bastante a menudo, acerca de un hombre que conocen o alguien como un novio, estrella de cine o músico de *rock* quien es emocionalmente significante para ella", dice Robert Van de Castle, Ph.D., profesor emérito de medicina de la conducta en el Centro Médico de la Universidad de Virginia y ex presidente de la Asociación para el estudio de los sueños.

Las mujeres con sueños sexuales probablemente tienen mejores vidas sexuales que aquellas que no sueñan mucho acerca del sexo, dice él. Eso es porque las mujeres que se sienten cómodas con su sexualidad en el mundo real tienen más probabilidades de soñar acerca de esto.

Si usted tiene un problema sexual, puede aparecer en sus sueños. "Si una mujer no puede alcanzar el orgasmo, puede soñar que está hecha de nieve, lo cual simboliza que se siente fría y frígida", dice el doctor Van De Castle.

Pero algunos sueños sexuales pueden no ser en lo absoluto acerca de las relaciones sexuales, dice Gayle Delaney, Ph.D., una sicóloga en San Francisco y autora de *Sexual Dreams* (Sueños sexuales). "Por ejemplo, si usted sueña acerca de tener relaciones sexuales con un compañero de trabajo, raramente significa que usted tiene un deseo no reconocido de tener relaciones sexuales con esa persona", dice ella. "Si ese compañero de trabajo es increíblemente egoísta, su sueño puede representar algún aspecto egoísta de su propio carácter o del carácter de alguien con quien usted tiene intimidad."

Usted ni siquiera puede escapar del envejecimiento en sus sueños. "Generalmente, tendemos a soñar acerca de compañeros sexuales que son de nuestra misma edad", dice el doctor Van de Castle. "La vasta mayoría de las personas que usted ve en sus sueños están dentro de los 20 años de su propia edad."

compañero y el sexo será más un momento de reírse que de trabajar horas de más.

Enamórense igual que antes. "Las parejas dejan de hacer las cosas que las unieron en primer lugar", dice el doctor Seiler. "Ya no se escriben pequeñas notas ni se mandan flores. Ya no se masajean la espalda ni salen juntos. Usted realmente tiene que esforzarse por conservar la alegría y la diversión en la relación. Sin eso, no habrá ninguna alegría y diversión en la recámara."

Entonces prepare una cena a la luz de las velas y pídale a él que salga con usted a dar una vuelta a la manzana a la noche tomados de la mano. Tal vez se sienta complacida en lo que puede terminar esto.

Hágase de un buen libro de recetas sexuales. Si su vida sexual, como una soda sin gas ha perdido la mayor parte de las burbujas, trate hojear manuales sexuales o ver videos eróticos juntos para obtener nuevas ideas, dice la doctora Domeena Renshaw, directora de la Clínica de Disfunción Sexual de la Escuela Stritch de Medicina de la Universidad de Chicago, en Maywood.

Mírelo profundamente. "El mantener contacto visual durante el sexo engendra intimidad. A menudo, es más íntimo que besarse y tomarse de las manos", dice Harrison Voigt, Ph.D., sicólogo clínico, terapeuta sexual y profesor del Instituto California de Estudios Integrales, en San Francisco. "Es una manera de poner a las personas en contacto con una forma poderosa de unión que no es física."

Cree un ritual. Encender una vela, masajearse el uno al otro los pies o colaborar en el intercambio de algunas intimidades especiales puede convertirse en parte de un ritual único que puede llevar a algunas parejas a conectarse emocionalmente antes del sexo, dice el doctor Voigt. "Un ritual es básicamente un acuerdo mutuo que el sexo debe ser algo único para la pareja. No necesita ser complicado, pero debería cambiar el contexto del sexo para hacerlo algo que es especial en lugar de simplemente tirarse en la cama y decir 'hey, vamos a hacerlo.'"

Concéntrese en la calidad, no en la cantidad. Si ustedes tuvieron relaciones sexuales cuatro veces la semana pasada y usted tuvo un orgasmo todas las veces, pero esta semana tuvieron relaciones sexuales una vez y no llegó a un orgasmo, no se presione para "anotar" la misma cantidad o más que la semana pasada. "La frecuencia no es tan importante como disfrutar verdaderamente las relaciones sexuales que tienen", dice la doctora Zussman.

Haga de la recámara un lugar de tranquilidad. La recámara debería ser un lugar donde usted y su compañero pueden retirarse para interludios íntimos. Si está llena de computadoras, la televisión, una máquina de escribir y archiveros, se parece más a una oficina. "Hay algo con respecto al desorden que distrae del romanticismo. La recámara debería tener una cierta tranquilidad", dice la doctora Zussman.

SUEÑO

Nos convierte en Bellas (y Jóvenes) Durmientes

¿Qué haría usted si le dijeran que podría verse y sentirse más joven, y estimular su nivel de energía sin gastar un solo centavo e incluso sin dejar su casa?

Para la mayoría de nosotras, la reacción sería simple: ¿qué tengo que hacer? ¿La respuesta? Duerma un poco.

No es una exageración que los beneficios del sueño pueden añadir muchísimo a la calidad de su vida. Sin embargo, el sueño a menudo es la primera cosa que se va cuando usted trabaja o se altera de más y se queda levantada sólo una hora más, o dos o tres, para terminar con un proyecto, terminar de planchar, leer un informe, fregar el piso del baño...

"Usted no puede engañar al sueño sin de alguna manera engañarse a sí misma", dice el doctor Mark Mahowald, director del Centro Regional de Trastornos del Sueño de Minnesota, en el Centro Médico del Condado de Hennepin, en Minneapolis.

El rejuvenecedor secreto

Todas podemos reconocer a una persona privada de sueño cuando la vemos: ojos caídos con círculos oscuros; una expresión aturdida, sombría, como un zombi; una postura pobre, caminar despacio, hablar lento. No precisamente la imagen de la juventud. ¿Pero qué pasa si empezamos a practicar buenos hábitos de sueño regularmente? ¿Podemos realmente agregar vitalidad e invertir algunas de esas señales del envejecimiento?

A menos que haya otros problemas médicos, la respuesta es sí. "El sueño es una parte de una constelación de conductas que elevan al máximo la calidad de nuestras vidas", dice Michael Vitiello, Ph.D., director asociado del Programa de

Hacer siesta o no

"Muchos individuos que no logran todo el sueño que necesitan durante la noche se benefician de una siesta corta en la tarde", dice Timothy Monk, Ph.D., director del Programa de Investigación de la Cronobiología Humana en la Escuela de Medicina de la Universidad de Pittsburgh. "Hay un descenso natural de agudeza a media tarde, parte de nuestros ritmos circadianos. Muchas de aquellas privadas de sueño o con fuertes instintos de tomar siestas, a menudo se revigorizan con una siesta de 30 minutos en este período."

Pero no todas tienen tiempo para una siesta, y la siesta no es para todas. "Si usted tiene insomnio, puede tener un deseo fuerte de tomarse una siesta en la tarde, pero eso puede empeorar su insomnio a la noche", dice el doctor Karl Doghramji, director del Centro de Trastornos del Sueño en el Hospital de la Universidad Thomas Jefferson, en Filadelfia. "Además, muchas personas no están hechas para las siestas. En realidad, se sienten peor después de una siesta debido a lo que llamamos inercia del sueño, la sensación de aturdimiento que puede permanecer por horas."

¿Qué debe hacer usted? Los doctores Monk y Doghramji dicen que experimente. Si tomar una siesta hace que se sienta bien por el resto del día y no interfiere con su sueño en la noche, y si su horario lo permite, por supuesto tome la siesta cuando le ataca esa baja repentina de la tarde. Por lo general unos 20 a 45 minutos después del almuerzo es el mejor momento.

Investigación sobre Sueño y Envejecimiento en la Universidad de Washington, en Seattle. "Cuando usted duerme mejor, se siente mejor. Hay más probabilidad de que rinda en sus niveles óptimos y mantenga las conductas de estilo de vida saludables como hacer ejercicio y comer saludablemente. Combine el sueño con estas otras conductas y todas esas cosas que asociamos con la juventud —apariencia, energía y actitud— mejorarán finalmente."

¿Por qué es tan importante?

Los científicos saben que el cuerpo emite su concentración más grande de la hormona del crecimiento —la substancia que ayuda a nuestros cuerpos a reparar los tejidos dañados— cuando duerme. Los animales de laboratorio privados de sueño sufren un colapso completo en sus funciones vitales. Y los estudios recientes muestran que los individuos privados de sueño aparentemente experimentan una disminución en la actividad de sus células asesinas naturales y otros amigos del sistema inmune que mantienen al cuerpo libre de infecciones.

La mayoría de los especialistas en el sueño creen que la mente se beneficia igualmente de una buena noche de sueño.

"La falta de sueño nos pone de mal humor e irritables", dice el doctor Mahowald. También limita nuestra capacidad para concentrarnos, formar opiniones y desempeñar tareas mentales. Como resultado, puede afectar nuestro rendimiento de trabajo o, aún peor, llevar a accidentes fatales en el trabajo o en el tráfico."

El sueño, según resulta, realmente es un estado muy activo compuesto de una serie de ciclos regulares. Hay etapas para cada ciclo: la primera y tercer etapa ocurren durante el sueño ligero y la cuarta etapa (también llamada el sueño delta) representa nuestro sueño más profundo. Una quinta etapa de sueño (llamada movimiento rápido de ojos o *REM*, por sus siglas en inglés) ocurre cuando soñamos. Una cantidad adecuada de sueños delta y REM es esencial, creen los expertos. Sin alguno de ellos, nos sentimos pésimamente y nuestra capacidad de aprender, memorizar y razonar se afectan tremendamente.

Sus patrones de sueño variables

¿Espera usted correr tan rápido o jugar al tenis tan bien cuando esté en sus décadas de los cuarenta, cincuenta o sesenta años de edad que como cuando estaba en su adolescencia o década de los veinte o treinta años? Por supuesto que no. Pero, ¿y qué pasa con el sueño? Usted probablemente piensa que no le llevará ningún esfuerzo o incluso será más fácil. Pero para la mayoría de nosotras, una buena noche de sueño podría ser más difícil de conseguir.

Cuando llegamos a la edad madura y al entrar a nuestros años dorados, a muchas de nosotras nos tomará más tiempo para dormirnos. Nos despertaremos frecuentemente y pasaremos menos tiempo en las valiosas etapas delta y REM. Pasaremos menos tiempo durmiendo, y punto.

"Al envejecer, nuestros relojes internos se perturban mucho más fácilmente", dice Timothy Monk, Ph.D., director del Programa de Investigación de la Cronobiología Humana en la Escuela de Medicina de la Universidad de Pittsburgh. "El efecto principal puede ser que no podamos dormir tan bien y entremos en un estado de malestar y depresión, como un caso crónico de desfase horario (*jet lag*)."

Cómo dormir mejor

¿Cuánto necesita usted dormir? Eso depende del individuo. Algunas de nosotras podemos funcionar perfectamente con sólo cuatro horas de sueño por noche; otras necesitan tantas como diez para sentirse renovadas. Para la mayoría de las mujeres, siete a ocho horas son suficientes, pero solamente usted sabe lo que necesita. "No hay un número mágico. Usted debería dormir tanto como necesite para sentirse descansada y capaz de funcionar al máximo el próximo día", dice el doctor Mahowald.

¿Cómo puede elevar al máximo la calidad y cantidad de su sueño? Aquí hay algo de ayuda.

Manténgase en un programa regular. Irse a la cama y despertarse a la misma hora todos los días (incluyendo los fines de semana) ayuda a mantener un ritmo circadiano consistente, el reloj natural de su cuerpo, dice el doctor Monk. Esto acondicionará a su reloj interno para que pueda dormirse más fácilmente, dormir más profundamente y despertar sintiéndose renovada.

Coma tres comidas regulares a horas regulares. "Nuestros ritmos diarios pueden perturbarse fácilmente por factores externos", dice el doctor Monk. "Usted necesita ciertas indicaciones externas para mantener a su reloj interno funcionando correctamente. Mantener las horas de comida consistentes le ayudará."

Tome tiempo para relajarse. Usted no puede saltar directamente del ajetreo a la cama. Dese dos horas antes de irse a la cama para relajarse y desconectarse del mundo; lea, vea la televisión, escuche música o realice alguna otra actividad que encuentre relajante. Encárguese de los negocios, las cuentas o de los demás fabricantes del estrés durante el día o temprano en la noche.

Establezca una rutina. Muchas personas no pueden dormir bien porque sus estilos de vida son demasiado caóticos antes de que se vayan a la cama. Es decir, se la pasan en distintas actividades noche tras noche sin tener una rutina fija. Si usted puede desarrollar un patrón *regular* de actividades y conductas que hará todas las noches un poco antes de irse a la cama, dormir será una experiencia más amable. Por ejemplo, suponga que todas las noches usted sacara al perro a dar una vuelta, leyera el periódico, tomara una ducha, se cepillara los dientes y se fuera a la cama. Usted estaría relajada y entraría en un buen ritmo previo al sueño.

Mantenga el entorno apropiado. Mejorar su alrededor puede hacer del sueño una mejor experiencia. La mayoría de la gente encuentra la luz y el ruido molestos, por lo tanto apague la radio y baje la persiana. También revise el termostato, la mayoría de la gente duerme mejor con una temperatura un poco más fría de lo normal.

Váyase a dormir sólo cuando está cansada. No se quede en la cama tratando de que le venga el sueño, dice el doctor Vitiello. Sólo se acondicionará a no dormirse mientras permanezca allí. En lugar de eso, levántese y lea un libro o haga algo constructivo hasta que se sienta cansada.

Siga con lo normal. Si necesita despertarse temprano o tiene un día activo por delante, irse a la cama más temprano probablemente no la ayudará, dice el doctor Vitiello. La mayoría de la gente solamente se pasa este tiempo adicional en la cama despierta, sólo para después tener problemas durmiéndose. "Aunque es fácil acumular una deuda de sueño, no es posible ahorrar sueño", dice él.

Evite las comidas y los bocadillos tarde. Un pequeño bocadillo (merienda o *snack*) antes de irse a la cama está bien, pero no coma una comida completa, alimentos picantes o un sándwich tipo medianoche por lo menos tres horas antes de la hora de dormir, dice el doctor Karl Doghramji, director del Centro de Trastornos del Sueño en el Hospital de la Universidad Thomas Jefferson, en

Filadelfia. El ruido de sus tripas puede hacer que se la pase despierta por horas o hacer que su sueño sea menos renovador.

Corte la cafeína. Guarde su café, té, colas, chocolates y otros alimentos que contienen cafeína para la mañana o temprano en la tarde, dice el doctor Doghramji. La cafeína es un inhibidor poderoso del sueño que permanece en el torrente sanguíneo por hasta seis horas.

Limite los líquidos después de las 8 de la noche. Por razones obvias: los viajes frecuentes al baño pueden tenerla despierta toda la noche.

Olvídese del alcohol por la noche. Todas sabemos que el alcohol la puede amodorrar en un abrir y cerrar de ojos. Pero también la puede hacer dar vueltas en la cama mientras duerme y cambiar el patrón de los sueños REM y no-REM. Además, tiene una mayor probabilidad de despertarse por breves períodos durante la noche. Aunque logre dormir varias horas, probablemente no serán buenas horas y se sentirá malísima por la mañana.

Evite los medicamentos. Las píldoras para dormir y otros sedantes, aunque a veces útiles, también pueden perturbar sus patrones de sueño, dice el doctor Doghramji. Además, es fácil volverse adicta, especialmente si no los usa correctamente. Su mejor opción es tratar de dormirse sin ninguna asistencia química. Si debe tomar píldoras para dormir, hágalo solamente bajo el control médico.

Úsela para dormir y para tener relaciones nada más. La cama se diseñó para dos propósitos solamente, dice el doctor Vitiello. "Si usted introduce actividades como pagar cuentas, comer pizza y ver la televisión, el cuerpo se confunde y puede no querer dormirse en la cama."

Tenga relaciones sexuales... o no. Algunas mujeres encuentran que el sexo antes de dormir es relajante; otras sienten que las mantiene despiertas por horas, dice el doctor Mahowald. Si tener relaciones sexuales le provoca sueño , adelante. Si no, guarde su pasión para otra hora del día.

Cambie su turno. "Fuimos hechas para trabajar durante el día y dormir por la noche", dice el doctor Monk. "Al envejecer, la trabajadora de turnos debería considerar seriamente cambiarse a una posición u horario de trabajo que no le requiera horas extrañas en lugar de luchar contra las inclinaciones naturales del cuerpo."

Sea prudente con el ejercicio. Es un mito que el ejercicio pesado la agotará y la hará sentirse soñolienta, dice el doctor Mahowald. Pero las personas que se encuentran físicamente activas y en buena forma duermen mejor, así que haga del ejercicio parte de su régimen diario. Una caminata moderada antes de irse a la cama está bien si la relaja, pero reserve sus sesiones fuertes de ejercicio para más temprano en el día; la mantendrán despierta por bastante rato.

Separe tiempo para preocuparse. "Usted nunca dormirá bien si se acuesta en la cama obsesionada con sus preocupaciones", dice el doctor Vitiello. "Separe 30 minutos, o algo así, lejos de la recámara antes de la hora de acostarse como tiempo para preocuparse y saque las dificultades fuera de su sistema. No use la cama como un escenario para la ansiedad."

TERAPIA DE REPOSICIÓN DE HORMONAS

Una opción para la edad madura

Usted ha tomado bastantes decisiones con respecto a su salud en su vida: qué tipo de control de la natalidad usar, cómo y cuándo hacer ejercicio, a qué doctor ir.

Ahora, con la menopausia por delante, usted se enfrenta a otra. Y esta vez, siente que realmente es una muy significativa. Usted continúa meditando sobre la pregunta: "¿debería yo tomar la terapia de reposición de hormonas?"

Millones de mujeres nacidas inmediatamente después de la segunda guerra mundial se están preguntando lo mismo. Se estima que más mujeres que nunca —de 40 a 50 millones— entrarán en la menopausia durante las próximas dos décadas.

Todas hemos oído acerca de las posibles dificultades de la menopausia: sofocos y sudor por las noches, sequedad vaginal y cambios en la piel, y un mayor riesgo de enfermedad del corazón y osteoporosis una vez que la menopausia ha pasado. También hemos oído acerca de la terapia de reposición de hormonas como un medio para combatir estos efectos envejecedores.

De hecho, una de las primeras preguntas que las mujeres hacen a menudo acerca de la menopausia es si tomar o no la terapia de reposición de hormonas, dice Joan Borton, una consejera licenciada en salud mental, en práctica privada en Rockport, Massachusetts, y autora de *Drawing from the Women's Well:*

Reflections on the Life Passage of Menopause (Extraiga de la fuente femenina: las reflexiones sobre el paso de la menopausia por la vida). "Todavía es una decisión muy difícil de tomar. Yo veo muchas mujeres que son muy precavidas y tratan de obtener la mayor cantidad de información posible", dice ella.

La decisión es difícil, debido a que hay beneficios y riesgos al tomar la terapia de reposición de hormonas (o *HRT*, por sus siglas en inglés). Las mujeres a menudo se encuentran tratando de balancear los pros —la HRT puede aliviar los sofocos y la sequedad vaginal, proteger contra la enfermedad del corazón y la osteoporosis y mantener la piel y el cabello juvenil— y las contras: las mujeres se preocupan que pueda aumentar su riesgo de cáncer de mama, cáncer uterino y cálculos biliares. La HRT también puede causar que las mujeres empiecen otra vez a tener sus períodos, lo cual muchas lo ven como un inconveniente. La mayoría de los expertos están de acuerdo que la decisión es personal y en gran parte depende de la historia de salud de una mujer y su propia experiencia con la menopausia.

Las hormonas de la HRT

La HRT es una formulación de hormonas creada para reponer los niveles naturales de hormonas de una mujer. En los años que anteceden a la menopausia, llamados perimenopausia, los niveles de estrógeno de una mujer disminuyen a un ritmo constante. Entonces, después de que ella deja de ovular y tiene su último período (cuando la menopausia realmente comienza), sus niveles de estrógeno disminuyen aún más. La edad promedio para la menopausia es los 51 años de edad, pero puede ocurrir antes; cerca de un 1 por ciento de las mujeres experimentan la menopausia antes de los 40 años de edad.

El estrógeno desempeña un papel vital en mantener los tejidos y órganos por todo el cuerpo de una mujer, incluyendo su piel, tejido vaginal, senos y huesos. Así que cuando los niveles de estrógeno se reducen durante la menopausia, puede haber sequedad vaginal, arrugas en la piel y deterioro en la masa y fuerza ósea. El estrógeno también afecta a un número de funciones del cuerpo, tales como el metabolismo y la regulación de la temperatura del cuerpo. Por lo tanto, cuando los niveles de estrógeno declinan, el colesterol de una mujer puede elevarse, poniéndola en un riesgo mayor de enfermedad del corazón. Su termómetro interno del cuerpo también puede estropearse —de allí los sofocos y los sudores nocturnos.

Años atrás, las formulaciones de hormonas creadas para las mujeres menopáusicas contenían sólo estrógeno y se llamaban terapia de reposición de estrógeno (o *ERT*, por sus siglas en inglés). Pero esas formulaciones contenían niveles de estrógeno que probaron ser demasiado altos; se encontró que las píldoras contribuían a la formación de coágulos de sangre. Y dar estrógeno solo probó ser peligroso: los estudios mostraron que promovía el cáncer uterino.

Por consiguiente, los investigadores rediseñaron las fórmulas, bajando el contenido de estrógeno y agregando una forma sintética de la hormona progesterona llamada progestina. Además de regular el estrógeno, la progesterona provoca el desprendimiento gradual del recubrimiento uterino. La combinación de estrógeno y progestina es lo que se conoce como la HRT. Las dosis bajas de estrógeno son suficientemente altas para remplazar lo que está faltando y para proporcionar protección del corazón pero lo suficientemente bajas para no promover los coágulos. Y la progestina ofrece protección contra el cáncer uterino porque provoca que el recubrimiento uterino se desprenda gradualmente, de esa manera impidiendo la acumulación peligrosa que puede terminar en cáncer si no se revisa. Así que en la actualidad, si una mujer menopáusica decide que quiere tomar hormonas y todavía tiene su útero, la recomendación de la mayoría de los médicos es una dosis baja de estrógeno más progestina.

Pero algunas mujeres tienen dificultad para tolerar la progestina, dicen los expertos. Ésta puede causar síntomas insoportables similares al síndrome premenstrual (o *PMS*, por sus siglas en inglés). Estas mujeres pueden recibir dosis bajas sólo de estrógeno, pero si lo hacen, tienen que hacerse biopsias del útero regularmente para verificar que no hay cáncer. Si una mujer ya no tiene su útero, está en condición de recibir una dosis baja de estrógeno solo, aunque en estos casos algunos médicos recomiendan estrógeno y progestina.

La HRT que contiene ambos estrógeno y progestina puede tomarse en varias distintas formas. El componente progestina de la terapia está disponible sólo en forma de píldora, la cual las mujeres pueden tomar ya sea en dosis más altas por 10 a 12 días al final de sus ciclos menstruales o en dosis más bajas todos los días del mes.

El estrógeno, sin embargo, está disponible en un número de distintas formas, incluyendo cremas, parches y píldoras, y se toma todos los días del mes o por las tres primeras semanas del ciclo menstrual.

Las cremas de estrógeno se insertan en la vagina con aplicadores y tienen su mayor impacto en el tejido vaginal; esta forma de estrógeno es más efectiva para la sequedad vaginal y los problemas de las vías urinarias. Los parches de estrógeno son del tamaño de un pequeño vendaje y se colocan sobre el abdomen; el estrógeno se emite del parche en secuencias de duración determinada y pasa directamente al torrente sanguíneo. Esta forma es apropiada para las mujeres con condiciones médicas que les prohiben tomar estrógeno en forma oral, tales como la enfermedad de la vesícula biliar o presión arterial alta.

Debido a que tanto el estrógeno en forma de crema como en forma de parche va directamente al torrente sanguíneo, no pasa a través del tracto digestivo y del hígado, donde normalmente tendría su mayor efecto en reducir el colesterol. Por lo tanto, se piensa que las formas de estrógeno en crema y parche son menos efectivas para proteger contra la enfermedad del corazón.

El estrógeno en forma de píldora se toma por la boca y se considera el mejor método para combatir la enfermedad del corazón. La píldora más común de estrógeno, llamada *Premarin*, está hecha de fuentes naturales —estrógeno de yeguas— mientras que las otras píldoras están hechas de fuentes sintéticas.

Preocupaciones inmediatas

Los sofocos y la sequedad vaginal son los dos síntomas principales que hacen que una mujer vaya a ver a su doctor acerca de la menopausia y la HRT, dice el doctor Brian Walsh, director de la Clínica de Menopausia en el Hospital Brigham y de Mujeres, en Boston.

Se estima que los sofocos afectan a un 75 a 85 por ciento de las mujeres menopáusicas. El 80 por ciento de las mujeres que tienen sofocos los experimentan por más de un año, y el 25 al 50 por ciento se quejan de ellos por más de cinco años. Los sofocos pueden variar de una sensación de calor leve a una moderada que dura entre 1 y 5 minutos, hasta una sensación de calor extrema que dura hasta 12 minutos e incluye sudor y sonrojo intensos.

Los sofocos pueden ocurrir durante el día o la noche, que es cuando se los conoce como sudores nocturnos. Las mujeres pueden despertarse con calor y sudando, dice el doctor Walsh. A menudo están tan empapadas que tienen que cambiarse la ropa de dormir, interrumpiendo aún más su sueño y dejándolas exhaustas e irritables durante el día. La HRT es altamente efectiva contra los sofocos, dicen los expertos.

La sequedad vaginal también responde a la HRT, dicen los expertos. El tejido de la vagina tiene receptores de estrógeno. Cuando el estrógeno disminuye con la menopausia, el recubrimiento de la vagina y del útero se adelgaza, y resulta en la sequedad vaginal.

La piel de una mujer también puede tener receptores de estrógeno, por ello cuando llega la menopausia, la piel puede empezar a arrugarse. La HRT es efectiva para mantener la piel suave, con aspecto juvenil, dicen los expertos.

Ayudante del corazón

Una preocupación grande para las mujeres que atraviesan la menopausia es la enfermedad del corazón, ya que el riesgo a ésta aumenta de una en nueve para las mujeres antes de los 65 años de edad a una en tres para las mujeres después de los 65 años de edad, según la Asociación del Corazón de los Estados Unidos.

La razón por la cual el riesgo de una mujer aumenta es que el estrógeno ayuda a mantener altos los niveles de colesterol tipo lipoproteína de alta densidad (o *HDL*, por sus siglas en inglés), el tipo bueno, y bajos los niveles de colesterol tipo lipoproteína de baja densidad (o *LDL*, por sus siglas en inglés), el tipo malo. También ayuda a impedir que las paredes de los vasos sanguíneos atraigan al colesterol. Cuando los niveles naturales de estrógeno en una mujer disminuyen con la menopausia, esta protección contra la enfermedad del corazón se termina.

¿Se podrá restablecer la protección al tomar la HRT? Algunos estudios indican que sí se puede.

El problema con los estudios existentes es que en su mayoría están basados en las formulaciones antiguas de la ERT —aquellas que contenían estrógeno solo. La mayoría de estos estudios indican que el tomar estrógeno sin progestina disminuirá el riesgo de una mujer a la enfermedad del corazón en un 50 por ciento en comparación con lo que podría ser si no la tomara, dice la doctora

Cynthia A. Stuenkel, profesora clínica asociada en el Departamento de Medicina y Medicina Reproductora de la Universidad de California, San Diego.

¿Pero qué pasa con la HRT, la cual usa tanto el estrógeno como la progestina? Bueno, no se ha efectuado tanta investigación en estas formulaciones. Y existen algunas dudas entre los investigadores sobre si la progestina reduce el efecto protector del estrógeno.

Sin embargo, un estudio publicado en el *New England Journal of Medicine* (Revista de Medicina de Nueva Inglaterra) observó los efectos tanto de la HRT como de la ERT sobre la enfermedad del corazón. El informe analizó datos del Estudio de Riesgo de Arteriosclerosis en las Comunidades, un estudio grande a 15.800 personas de cuatro zonas del país. Basándose en sus hallazgos, los investigadores informaron que los niveles de colesterol bueno eran similares tanto para las usuarias de estrógeno solo como para las usuarias de estrógeno más progestina. Y ambos grupos tenían niveles más altos de colesterol bueno que las mujeres que no usaban estrógeno. Los investigadores también estimaron que las mujeres que tomaron estrógeno solo redujeron su riesgo a una enfermedad del corazón en un 42 por ciento en comparación con las que no lo usaban, y que las mujeres que usaron estrógeno con progestina se hubieran beneficiado aún más, aunque no se especificó cuánto más.

La lucha contra la osteoporosis

Otra preocupación para las mujeres menopáusicas es la osteoporosis, una enfermedad en la cual la densidad y fuerza de los huesos, particularmente en las caderas y muñecas, disminuye. Los expertos dicen que cuatro en cada diez mujeres desarrollan esta enfermedad. Las consecuencias pueden ser devastadoras —cada año una cantidad estimada de 1,5 millones de estadounidenses sufren de fracturas relacionadas con la osteoporosis. Después de la menopausia, entre el 25 y el 44 por ciento de las mujeres experimentan fracturas de la cadera debido a la osteoporosis. Y para cuando cumplen los 90 años de edad, las mujeres tienen el doble de probabilidades que los hombres de fracturarse las caderas.

La investigación sugiere que al usar la HRT el riesgo se reducirá en un 50 por ciento de que una mujer sufra fracturas relacionadas con la osteoporosis. Y para las mujeres que ya tienen osteoporosis, se cree que la HRT aún es efectiva y puede aumentar en un 5 por ciento la densidad mineral del hueso, una medida de la fuerza del hueso.

¿Por cuánto tiempo necesita una mujer tomar la HRT para proteger sus huesos? En Boston, el Estudio Framingham de Osteoporosis analizó la densidad mineral de los huesos de 670 mujeres de ascendencia europea del Estudio Framingham del Corazón. (El Estudio Framingham del Corazón comenzó en 1948 y siguió a los participantes del estudio a lo largo de sus vidas para evaluar los factores de riesgo a la enfermedad del corazón). El Estudio Framingham de Osteoporosis concluyó que las mujeres necesitaban tomar la terapia de hormonas por más de siete años para que la densidad mineral de sus huesos aumentara. Las mujeres que la tomaron solamente por tres a cuatro años tenían densidades minerales de los huesos similares a las mujeres que nunca la habían tomado. Por lo tanto, según este estudio, las mujeres pueden tener que continuar con la HRT por lo menos siete años para que la densidad mineral de sus huesos aumente significativamente.

Los investigadores también encontraron que cuando las mujeres tomaron la HRT durante siete a diez años y después pararon, el efecto protector de la HRT contra la disminución de la densidad ósea sólo duró hasta los 75 años de edad. De ahí en más, cualquier efecto de una terapia prolongada pareció ser leve. Eso es importante, dado que el riesgo a la osteoporosis de una mujer es mayor en sus décadas de los 80 y los 90 años de edad.

Los hallazgos de este estudio han provocado discusión en la comunidad médica sobre por cuánto tiempo una mujer necesita tomar la HRT para conservar la densidad de los huesos hasta entrar en las últimas décadas de su vida. Algunos médicos están debatiendo la idea de mantener a las mujeres tomando la HRT indefinidamente, esto es, empezarían después de la menopausia y se mantendrían con ésta hasta sus décadas de los 80 y los 90 años de edad. Otros médicos están considerando la posibilidad de esperar más tiempo después de la menopausia para empezar con la HRT.

Riesgos de la HRT

Hay otros riesgos y temas tocante a la salud para las mujeres que toman hormonas. Primero, existe el riesgo del cáncer uterino, el cual afecta a 1 en cada 1.000 mujeres por año, dice el doctor Walsh. Tomar estrógeno solo aumenta el riesgo de una mujer al cáncer endometrial cerca de cuatro veces, dice el doctor Walsh. Esa es la razón por la cual los doctores hoy en día no recomiendan estrógeno solo a una mujer que aún tiene su útero. Pero las mujeres que toman estrógeno y progestina de hecho pueden tener un riesgo menor que si no tomaran hormonas en lo absoluto, dice el doctor Walsh. Su riesgo es posiblemente un 30 a 40 por ciento más bajo, dice él.

Tomar la HRT pone a una mujer en riesgo de cálculos biliares, particularmente durante el primer año, dice el doctor Walsh. Además, para algunas mujeres no es apropiada la HRT ni la ERT. Ninguna de éstas se recomienda a las mujeres que saben o sospechan que tienen cáncer del útero o de mama, que han tenido problemas con coágulos de sangre llamados émbolos pulmonares o que tienen una enfermedad activa del hígado, dice el doctor Walsh.

La cuestión del cáncer de mama

Una preocupación importante para la mayoría de las mujeres que están considerando la HRT es si ésta aumentará su riesgo al cáncer de mama. Los senos contienen receptores de estrógeno, y el administrar estrógeno a los animales promueve el cáncer. Por lo tanto, hay alguna razón para sospechar que el tomar la HRT o la ERT podría promover el cáncer de mama en las mujeres.

La relación entre la HRT y el cáncer de mama es discutible; varios estudios sobre el tema han resultado en distintas conclusiones y a veces contradictorias. Pero un estudio realizado por los investigadores de los Centros para el Control y la Prevención de las Enfermedades, en Atlanta, recopiló los resultados de un número de distintos estudios y llegó a las siguientes conclusiones: las usuarias actuales pueden estar en un riesgo mayor, pero parece que el riesgo es relativo a la duración de tiempo que una mujer toma la ERT. No parece haber una asociación entre el uso de la ERT y el cáncer de mama en las mujeres que la han tomado por menos de 5 años, pero las mujeres que la han usado por más de 15 años pueden tener un riesgo mayor del 30 por ciento. Las mujeres que usaron la ERT en el pasado pero no la están tomando actualmente no parecen estar en un riesgo mayor de cáncer de mama.

Lo que usted puede hacer

Por consiguiente, ¿cómo decide una mujer? No es fácil. Pero aquí está lo que usted puede hacer.

Encuentre al médico correcto. Los médicos pueden variar en sus enfoques con respecto a la HRT, así que es importante encontrar uno con el cual usted se sienta cómoda y que respete sus sentimientos y opiniones, dice Borton. No tenga miedo de salir a la búsqueda de un médico, y pregúntele a sus amigas acerca de los de ellas.

Conozca su historia familiar. Al decidir acerca de la HRT, es importante conocer su historia familiar, dice el doctor Walsh. Descubra si alguien en su familia tiene una historia de enfermedad del corazón, osteoporosis, cáncer de mama o cáncer endometrial. Dígaselo a su médico.

Sopese sus riesgos. Tomar una decisión con respecto a la HRT a menudo es una cuestión de balancear su riesgo a una enfermedad contra su riesgo a otra. Una solución es tratar "de decidir como mujer a qué está usted en riesgo y cuál es su perfil de riesgo, y tomar una decisión inteligente acerca de cuáles son las enfermedades a las que usted está predispuesta y por lo tanto debería prevenir", dice el doctor David Felson, del Centro de Artritis en la Universidad de Boston.

Lleve un registro menstrual. Cuando las mujeres empiezan con la HRT, a menudo vuelven a tener sus períodos, particularmente si están tomando progestina con estrógeno. Las preparaciones de hormonas pueden afectar su flujo. Así que registre sus patrones de sangramiento, dice el doctor Walsh. Tome un calendario, marque los días en que usted sangra y muéstreselo a su doctora, para que ella puede determinar si el tiempo y la cantidad de flujo son apropiados, dice él.

Anticipe un tiempo de adaptación. Puede tomar de cuatro a seis semanas para que las hormonas empiecen a actuar y para que usted sienta un efecto, dice el doctor Walsh. Y una vez que usted las está tomando, puede llevar varios meses para adaptar su terapia de tal manera que sus períodos se hagan regulares.

Hágase autoexámenes de senos. Todas las preguntas acerca de la conexión entre la HRT y el cáncer de mama no están definitivamente contestadas. Así que protéjase y hágase los autoexámenes mensuales de sus senos; estos le permitirán detectar el cáncer de mama temprano si lo desarrolla. Una de las cosas más importantes que una mujer puede hacer es llevar a cabo autoexámenes mensuales de sus senos, dice el doctor Walsh. "La mayoría de los cánceres de mama son descubiertos por la mujer misma, por eso es que tiene sentido que ella se examine sus senos una vez al mes", dice él. "Eso significa once veces más probabilidad de la que su doctor tiene de encontrar una masa en el seno."

Hágase su mamograma. Un mamograma es otra forma de descubrir el cáncer de mama. La mayoría de los doctores recomiendan que las mujeres tengan sus primeros mamogramas entre los 35 y los 40 años de edad. Es importante hacerse mamogramas regularmente para las mujeres que toman la HRT, dice el doctor Walsh. "La gente discute sobre qué tan a menudo y a qué edad empezar, pero para cuando las mujeres cumplen los 50 años de edad, deberían estar haciéndose los mamogramas por lo menos una vez al año", dice él. Los mamogramas "permiten descubrir el cáncer de mama cuando es pequeño y potencialmente curable", dice el doctor Walsh.

Examínese para el cáncer. Otro tipo de prueba de seguimiento que las mujeres pueden tener se llama biopsia endometrial. Esta revisa el recubrimiento del útero o endometrio, para ver si hay cáncer. Algunos doctores hacen una biopsia de base al empezar con la HRT y luego hacen una biopsia como un examen anual, aunque no todos los doctores hacen esto con las mujeres que están recibiendo tanto estrógeno como progestina. La prueba es más importante cuando la mujer está tomando sólo estrógeno, porque el efecto protector de la progestina está ausente. Pregunte a su doctora cuál es su enfoque.

Busque quien la apoye. Otras mujeres que atraviesan por la menopausia pueden ser una tremenda fuente de apoyo, dice Borton. Hable con otras mujeres de su edad —sean mujeres que usted ya conoce o aquellas que conozca en un grupo de apoyo— acerca de cómo piensan, sus decisiones y experiencias alrededor de la HRT, dice ella. El escuchar las experiencias de otras mujeres puede ayudar frecuentemente. Llame a su hospital local para que le informen sobre los grupos de apoyo en su área. O bien, usted empiece uno propio.

TIEMPO LIBRE

A ninguna mujer le debe faltar

Desde que suena el despertador por la mañana, usted está en movimiento. Hay que hacer café, bañarse, levantar a los niños, hacer el desayuno para todo el mundo, vestirse, y después trabajar duro por ocho horas. Luego llegar a casa, cocinar, limpiar, ayudar a los niños con sus tareas, arbitrarles sus pleitos sobre los juguetes y quién le pegó a quién, coser la camisa de su esposo, planchar la ropa, prepararle el almuerzo a los niños para el próximo día, etc., etc., etc.

Cómo dicen en México, "¡Híjole!" ¡Qué clase de ajetreo! Igual que a los futbolistas, a usted le hace falta un *time out*, un tiempo para descansar. Y, según los médicos, el tiempo libre no es un lujo, sino una necesidad si se quiere sentir joven.

El tiempo libre desempeña un papel importante en su salud y bienestar en general, dice la doctora Leslie Hartley Gise, profesora asociada de siquiatría en el Centro Médico Monte Sinaí, en la Ciudad de Nueva York. Si usted no tiene suficiente de éste, puede empezar a sentirse malhumorada, fatigada y deprimida. Al pasar el tiempo, la vida sin el tiempo libre puede conducir a úlceras, migrañas, enfermedad cardiovascular, presión arterial alta y otros padecimientos físicos, dice ella.

"Las actividades de tiempo libre ciertamente pueden ayudarla a sentirse más satisfecha con su vida. ¿Podría eso hacer que algunas personas se sientan más jóvenes? Supongo que sí", dice Howard Tinsley, Ph.D., profesor de sicología en la Universidad de Illinois del Sur, en Carbondale. "Algunas podrían pensar en esto como literalmente sentirse más joven, mientras que otras podrían sentir que simplemente tienen más entusiasmo por la vida. Pueden sentirse mas vigorizadas y entusiasmadas al despertar por la mañana."

Aumenta sus reservas

Una forma de ver la importancia del tiempo libre es imaginándose que su cuerpo es un gran campo de petróleo con dos tipos de energía. Un tipo de petróleo, llamado energía superficial, es como la gasolina. Proporciona las explosiones rápidas de energía que necesitamos para vivir día a día. Pero el otro tipo, llamado energía profunda, es como un aceite que se quema lentamente para sostenernos cuando estamos enfermas y durante otros períodos extensos de estrés. Su energía es irreemplazable y está calculada para que dure toda la vida, dice Walt Schafer, Ph.D., profesor de sociología en la Universidad Estatal de California, Chico, y director del Instituto de Buena Salud del Pacífico, en Chico.

"Con el sueño adecuado, la diversión adecuada y el tiempo adecuado lejos de las presiones, podemos reponer esas reservas superficiales de energía", dice el doctor Schafer. "Pero si no lo hacemos, entonces comenzamos a sacar de esas reservas profundas de energía, y eso acelera el proceso de envejecimiento."

Aprenda a divertirse

Desafortunadamente, muchas mujeres simplemente no han aprendido cómo crear el tiempo libre o a usarlo debidamente. Para ellas, la diversión es sólo otra tarea más.

"Algunas mujeres tratan su tiempo libre como si fuera un trabajo", dice el doctor Schafer. "Su tiempo libre es orientado a las tareas, orientado a las exigencias y atestado de presión para lograr un buen rendimiento. En lugar de experimentar el placer y la alegría del tiempo libre, se ponen en riesgo de drenar sus reservas de energía aún más."

Irónicamente, la presión de ese enfoque a la diversión puede crear estrés, precisamente lo que el tiempo libre trata de aliviar. Y los expertos sospechan que el estrés chupa la juventud de su cuerpo como un vampiro.

"Todas queremos sentirnos útiles. Todas queremos sentir como si estuviéramos contribuyendo. Pero si eso es todo lo que usted hace, no está siendo justa consigo misma", dice Jeanne Murrone, Ph.D., una sicóloga clínica en el Centro para la Salud Mental, una clínica afiliada al Distrito Hospitalario Charlotte-Mecklenburg, en Charlotte, Carolina del Norte. "El tiempo libre es un tiempo para renovarse. Sin ese tiempo para renovarse, usted se agotará. Así que el tiempo libre —ese tiempo cuando usted no tiene que hacer nada perfectamente, sino solamente por el placer de hacerlo— es probablemente tan necesario para nosotras como dormir, hacer ejercicio y comer correctamente."

Aquí hay algunas formas de crear más tiempo libre en su vida.

Planificar para gozar. El tiempo libre no sucede así porque sí. Se requiere esfuerzo y planificación para introducir las actividades divertidas en su vida. Lea el periódico, revise los tableros de avisos en los supermercados de su vecindad. Llame por teléfono a su departamento local de parques y recreación y pregúnteles acerca de paseos al aire libre, ligas deportivas y clases de artesanía, sugiere Patsy B. Edwards, una consejera de tiempo libre en práctica privada en Los

Ángeles. Usted también puede explorar su biblioteca, colegio comunitario e iglesia para las actividades nuevas.

Separe algo de tiempo todos los días para una actividad de tiempo libre que usted disfrute, aun cuando sólo sea una caminata de diez minutos alrededor de la manzana, dice el doctor Schafer.

Que su motivo tenga sentido. Encuentre una razón para dejar espacio en su vida para el tiempo libre, dice Carol Lassen, Ph.D., profesora clínica de sicología en la Escuela de Medicina de la Universidad de Colorado, en Denver. Esto puede ser tan sencillo como decirse que quiere vivir más tiempo o tener una mejor relación con su esposo, niños o amistades. Pero cualquier cosa que sea, debe ser algo que es más importante para usted que el trabajo. Si no lo es, hay menos probabilidad que persevere con eso.

Cómo aprovechar bien su tiempo

La mayoría de nosotras realmente tenemos más tiempo libre de lo que pensamos. El problema es cómo lo usamos, dicen los expertos.

¡Ni lo piense!

Al final del día su jefe quiere que a usted invente una manera innovadora de resolver un problema que ha estado acosando a su compañía por meses. Pero parece que mientras usted más piensa en el problema, más difícil es tener ideas deslumbrantes.

Entonces deje de pensar tanto, dice Jeanne Murrone, Ph.D., una sicóloga clínica en el Centro para la Salud Mental, una clínica afiliada al Distrito Hospitalario Charlotte-Mecklenburg, en Charlotte, Carolina del Norte. Salga a caminar, haga un crucigrama o alguna otra actividad de tiempo libre. Lo milagroso del tiempo libre es que no sólo puede mantenerla joven, sino que también puede darle una ventaja creativa sobre sus compañeros de trabajo más intensos.

"Algunos de sus momentos más creativos pueden ocurrir cuando no está pensando acerca del trabajo," dice la doctora Murrone. "Es como hacer pan. Usted puede juntar todos los ingredientes, pero a menos que lo ponga a un lado por un rato y permita que la masa se levante y descanse, no va a ser un muy buen pan. El tiempo libre bien tiene el mismo propósito. Si usted deja un espacio en su vida para el tiempo libre, puede darse cuenta de que es más productiva y creativa."

En promedio, las mujeres tienen aproximadamente 41 horas de tiempo libre a la semana cuando no están trabajando, durmiendo o haciendo las tareas de la casa, dice William Danner de Leisure Trends, una compañía en Glastonbury, Connecticut que analiza cómo las personas que viven en los Estados Unidos utilizan su tiempo libre. Pero debido a que el número de actividades de tiempo libre —incluyendo los deportes como hacer *surf* a vela, pasatiempos como fabricar joyas y entretenimientos como la música *country*— están extendiéndose rápidamente, la cantidad de tiempo que podemos dedicar a una sola actividad va en disminución.

Pero una actividad —ver la televisión— está haciendo más estragos con nuestro tiempo libre de lo que usted podría sospechar. De hecho, una encuesta de Leisure Trends a más de 5.000 personas encontró que el 30 por ciento de nuestro tiempo libre —casi una de cada tres horas de nuestro tiempo libre— se gasta anclada enfrente de la pantalla. En comparación, alternar con otra gente y leer —la segunda y tercera actividades más populares— tomaron sólo el 8 y 6 por ciento respectivamente, del tiempo libre disponible todos los días.

Si usted quiere gastar su juventud haciendo cosas mejores, los expertos recomiendan el siguiente enfoque.

Apúntelo en su diario. Durante una semana, escriba lo que está haciendo cada 30 minutos incluyendo cosas como ducharse, preparar la comida y trabajar, dice Roger Mannell, Ph.D., un sicólogo y presidente del Departamento de Recreación y Estudios de Tiempo Libre en la Universidad de Waterloo, en Waterloo, Ontario. Al final de la semana échele una mirada a su diario y vea cuánto tiempo se gastó trabajando y cuánto tiempo libre tuvo.

Todos los días mida su satisfacción con cada actividad de tiempo libre. ¿Fue el tenis el martes más divertido que la fiesta el viernes? Si está llenando su tiempo con obligaciones que no encuentra gratificantes, debería hacer cambios.

Define la frontera. Es importante establecer líneas divisorias entre su trabajo y su vida hogareña. Por ejemplo, evite llevar trabajo a la casa en la noche. "Al hacer eso, le está haciendo saber tanto a su empleador como a su familia que su tiempo libre es tan importante para usted como llegar al trabajo a tiempo, cumplir con sus plazos y lo que sea que haga en su trabajo", dice la doctora Murrone.

Aprenda a cambiar de velocidad. Cree un espacio al final de su día —aunque sólo sea de 10 a 15 minutos— para estar sola con sus pensamientos y para que pueda hacer la transición entre el trabajo y la casa. Caminar, leer el periódico o escuchar música puede funcionar para usted. Para algunas personas, es sólo una cuestión de cambiarse de ropa, dice la doctora Lassen.

Cree su propia diversión. Lo que para una persona es tiempo libre para otra es trabajo. Conózcase a sí misma y lo que usted piensa que es diversión. Haga una lista de todos sus puntos fuertes y sus puntos débiles, de lo que usted disfruta y lo que usted detesta. Entonces haga su selección de tiempo libre basándose en esta lista. "La jardinería, por ejemplo, es diversión para algunas personas, pero para otras es un trabajo aburrido", dice el doctor Schafer. "Yo hago piragüismo en aguas rápidas y pienso que es alegre y muy divertido, pero para otros podría ser aterrador."

Sea imperfecta. Algunas personas evitan hacer ciertos tipos de actividades de tiempo libre porque no se sienten como que las pueden dominar. "Es importante reconocer que usted no necesita hacer todo bien", dice la doctora Murrone. "Escriba una historia pero no la edite, haga un dibujo pero no se lo enseñe a nadie así puede ser tan descuidada como quiera. Usted no tiene que ganar el torneo de golf, ni tiene que ganar la carrera, ni tiene que crear una pintura que es una obra de arte. No se trata de qué tan bien usted lo hace, sino si disfrutó haciéndolo."

VEGETARIANISMO

Vaya por lo verde

La comida latina sí que es tentadora. No importa de qué país sea, nuestros platillos realmente son riquísimos: ropa vieja, chuletas de puerco con plátanos (guineos) fritos, yuca con mojito, tamales, tortillas, frijoles refritos —la lista es extensa. Pero como todo en la vida, nuestra comida no es perfecta. Desafortunadamente, tiene una cantidad enorme de grasa —y si usted quiere mantenerse joven, un exceso de grasa en su dieta puede ser un desastre. Las dietas con alto contenido de grasa producen niveles altos de colesterol, presión arterial alta y problemas con el tracto digestivo. Y luego hay otros problemas como los muslos flácidos y las caderas crecientes de los cuales usted no tenía que preocuparse tan solo unos cuantos años atrás.

Si usted está buscando una forma de recuperar un poco de energía, perder peso y prevenir los problemas de salud serios en el futuro, a lo mejor le interesaría echarle un vistazo a un estilo de vida sin carne.

"Muy sencillamente, los vegetarianos tienden a ser personas más saludables", dice Reed Mangels, R.D., Ph.D., una consejera en nutrición en el Grupo de recursos vegetarianos, en Baltimore. "Uno obtiene la mayor parte de su grasa a través de los productos animales y mientras menos productos animales coma, probablemente se sentirá mejor."

Más delgada, más ligera, más animada

Estudio tras estudio muestra que las vegetarianas están mejor que sus hermanas las carnívoras. Los investigadores en Alemania, por ejemplo, encontraron que un grupo de 1.904 vegetarianos tenía aproximadamente la mitad del índice total de mortalidad de los comedores de carne a lo largo de un período de 11 años. El estudio alemán mostró cómo las mujeres vegetarianas sufrieron cerca de un 25 por ciento menos de casos de cáncer del tracto digestivo que los que se podrían haber esperado de la gente que come dietas normales. También tenían menos de la mitad de la cantidad prevista de enfermedades del corazón.

Otros estudios realizados en budistas, adventistas del séptimo día, personas en países en desarrollo y en occidentales mostró que los vegetarianos generalmente tienen presión arterial más baja que los comedores de carne. Los vegetarianos también tienen menos riesgo de desarrollar diabetes.

Los vegetarianos también reportan menos problemas de estreñimiento y cálculos biliares. Y las personas que se cambian a las dietas vegetarianas dicen que simplemente se sienten mejor —con más energía y vigor— después de haber quitado la carne de sus dietas.

¿Qué es lo que está detrás de todos estos resultados mágicos? En primer lugar, los vegetarianos tienden a pesar menos, en parte porque comen menos grasa, dice la doctora Mangels, y en parte porque tienden a llevar estilos de vida más activos. Los vegetarianos también fuman menos. "Muchos de ellos han hecho un compromiso serio a largo plazo con su salud", dice la doctora Mangels. "Se refleja en sus estilos de vida, no solamente en la comida que comen."

La mayoría de los vegetarianos también tienen dietas que son mucho más bajas en grasa que la típica dieta norteamericana. En promedio, las personas que viven en los Estados Unidos consumen el 36 por ciento de sus calorías en forma de grasa.

Menos grasa, menos peso, más ejercicio y menos cigarrillos pueden tener un efecto beneficioso prolongado para su salud, dice la doctora Mangels. "Todo va en armonía", dice ella. "Usted come mejor, se siente mejor, su corazón puede estar más fuerte, por lo tanto se siente con ganas de hacer más. El resultado final es una mejor salud en general."

Incluso existe cierta evidencia de que las dietas vegetarianas pueden ayudar a combatir el dolor de la artritis. Los síntomas de la forma más común de artritis, osteoartritis, pueden aliviarse porque las personas con menos peso no ponen tanta presión en sus articulaciones como sus rodillas, dice la doctora Mangels.

Y las personas con artritis reumatoide pueden obtener alivio de una dieta vegetariana hecha a la medida de sus necesidades, informan investigadores en Noruega. Ellos pusieron a 27 personas con artritis reumatoide en un ayuno, luego introdujeron lentamente los alimentos vegetarianos en sus dietas, rechazando los alimentos que causaban un empeoramiento del dolor. Después de un año, aquellos en el estudio dijeron sentir menos sensibilidad en sus articulaciones, menos rigidez por la mañana y mayor fuerza cuando agarraban.

Cómo reducir su consumo de carne

¿Suena bien, eh? ¿Pero dejar la carne? ¿Para siempre?

Probablemente no por completo. Usted no tiene que dejar la carne completamente para cosechar la mayoría de los beneficios de salud del vegetarianismo. "Si puede limitar su consumo de carne a una pequeña porción, como un platillo

Un mundo sin carne

Cuando usted era una niña, aprendió todo acerca de los cuatro grupos básicos de alimentos: la carne, los lácteos, las verduras y el pan.

Al crecer, cambió a nuevos grupos: los bistecs, los licuados (batidos), las hojuelas de papa frita y el pastel de queso.

Puede ser el momento de reagrupar.

"No necesita comer carne para ser saludable", dice Suzanne Havala, R.D., una consejera en nutrición para el Grupo de recursos para vegetarianos y una dietista quien fue una de las redactoras del documento aclarando la posición de la Asociación dietética de los Estados Unidos con respecto al vegetarianismo.

Aquí hay un manual vegetariano rápido, cortesía de Havala. Y estos grupos de alimentos son:

Panes, cereales y pasta. Ocho o más porciones por día. Los ejemplos del tamaño de las porciones incluyen una rebanada de pan de grano entero, medio panecillo o *bagel*, media taza de cereal cocido, arroz o pasta y 1 onza (28 g) de cereal seco.

Verduras. Cuatro o más porciones por día. Los tamaños de las porciones son media taza de verduras cocidas o una taza crudas. Asegúrese de incluir una porción cruda rica en beta caroteno como las zanahorias.

Legumbres y sustitutos de carne. Dos o tres porciones por día. Los ejemplos del tamaño de las porciones incluyen media taza de frijoles (habichuelas) cocidos, 4 onzas (113 g) de tofu y 2 cucharadas de nueces o semillas.

Frutas. Tres o más porciones por día. Los tamaños de las porciones son un pedazo de fruta fresca, tres cuartos de taza de jugo y media taza de fruta cocida o enlatada.

Lácteos o alternativas. Opcional, dos a tres porciones por día. Los ejemplos del tamaño de las porciones son una taza de leche baja en grasa o descremada, una taza de yogur bajo en grasa o sin grasa, 1,5 onza (43 g) de queso bajo en grasa y una taza de leche de soja fortificada con calcio.

Huevos. Opcional, tres a cuatro yemas por la semana. Esto incluye los huevos en los alimentos horneados. Nota: los vegetarianos estrictos o vegetalistas no comen huevos. Los sustitutos de huevos funcionan bien en la mayoría de las recetas.

acompañante, probablemente estaría bien", dice Suzanne Havala, R.D., una consejera en nutrición para el Grupo de Recursos para Vegetarianos y una dietista quien fue una de las redactoras del documento aclarando la posición de la Asociación Dietética de los Estados Unidos con respecto al vegetarianismo.

Además, dice Havala, para cuando usted descubre la variedad que las comidas vegetarianas pueden ofrecer, posiblemente extrañará la carne menos y menos. "Por experiencia propia, la gente encuentra las comidas vegetarianas tan deliciosas que con gusto podrían olvidarse de la carne por completo."

Aquí hay algunos consejos para que usted empiece.

Tómese su tiempo. Usted no tiene que eliminar la carne roja de una sola vez, dice Havala. "Para algunas personas es más fácil de esa forma. Pero muchas otras prefieren reducir gradualmente hasta que dejan de comer carne después de unas pocas semanas o meses", dice ella.

Trate de empezar con un día sin carne por semana. ¿Qué tan difícil es eso? Tan difícil, dice Havala, como comer cereal y un pedazo de fruta para el desayuno, un sándwich de mantequilla de cacahuate (maní) y jalea con un pedazo de fruta para el almuerzo, y pasta mezclada con verduras cocidas al vapor y una ensalada para la cena.

Vaya aumentando a dos, después a tres o más días sin carne por semana. Al llegar a ese punto, usted puede fácilmente dar el salto al vegetarianismo total, si así lo desea.

Sírvase unos substitutos. Las tiendas de alimentos saludables y algunos supermercados venden productos llamados análogos de carne. Usted probablemente ha oído hablar de estos —las hamburguesas de tofu y los perros calientes sin carne son los más comunes. "Algunas personas necesitan ver algo que a primera vista parezca como un platillo de carne", dice la doctora Mangels. "Pruebe estos por un tiempo. Podrían ayudarla a hacer la transición."

No calcule sus comidas. La gente solía pensar que los vegetarianos necesitaban planear sus comidas hasta el último gramo para obtener la nutrición adecuada. "Si se asegura solamente de obtener las suficientes calorías para satisfacer sus necesidades de energía al comer una variedad de frutas, vegetales, granos y legumbres, debería estar bien", dice Havala.

Una cosa a evitar: escoger una comida favorita y comerla cinco veces por día. "El equilibrio es la clave", dice la doctora Mangels. "No coma solamente toronja por dos semanas sin interrupción, y después cambie a papas asadas al horno por medio mes."

Busque la B. Los vegetalistas —los vegetarianos estrictos que no comen productos animales incluyendo huevos o leche— deben estar seguros de tener suficiente B_{12}, una vitamina auxiliar en las funciones del sistema nervioso. La vitamina se encuentra principalmente en los productos animales y en suplementos. La Asignación Dietética Recomendada es de dos microgramos.

Si usted bebe leche baja en grasa, come queso bajo en grasa o se cocina una tortilla de huevos ya obtuvo todo lo que necesita. Pero si no hace esto, pruebe un cereal de grano entero o leche de soja.

Tire a la basura la comida basura. Ninguna dieta, sin carne o cualquier otra, necesita incluir mucha comida basura. "Para cosechar el mayor beneficio de la dieta vegetariana, limite o elimine los alimentos llenos de azúcar o grasa", dice Havala.

Deshágase de la grasa. La carne está cargada de grasa. Pero no es el único lugar donde usted encontrará esa diablita que viene en tres variedades: saturada, monoinsaturada y poliinsaturada. Para reducir su consumo de grasa, la doctora Mangels sugiere cocinar al vapor los alimentos, salteándolos en agua, caldo, jugo o vino y teniendo cuidado con el queso y la mayonesa. "Tampoco son una mala idea los aliños (aderezos) bajos en grasa", dice ella.

No se preocupe por las proteínas. La carne no es el único alimento lleno de proteínas. Usted obtendrá más que suficiente con una dieta vegetariana balanceada. "Hay bastante proteína en los granos, verduras y legumbres. Los platillos comunes sin carne como los burritos de frijoles (habichuelas), el chile vegetariano y las verduras fritas en poco aceite (estilo oriental) con arroz también están llenas de proteínas", dice Havala.

Ayúdese con la C. De nuevo, una dieta vegetariana balanceada proporciona la cantidad de hierro suficiente. Aunque la mejor fuente de hierro absorbible todavía se encuentra en la carne. Usted puede aumentar la absorción del hierro en las verduras tomando vitamina C. Havala sugiere comer una fuente de vitamina C en todas las comidas. Los alimentos altos en vitamina C incluyen los tomates, el brócoli, los melones, los pimientos y las frutas cítricas y los jugos.

No se acompleje por el calcio. Usted obtendrá suficiente calcio en una dieta vegetariana balanceada, dice la doctora Mangels. Si bebe leche y come quesos bajos en grasa, obtendrá lo que necesita. El calcio también se puede encontrar en las verduras rizadas, las semillas y nueces, la col rizada y el brócoli.

Salga sin miedo. "Usted no tiene que quedarse en casa para comer sus alimentos tan solo porque es una vegetariana", dice la doctora Mangels. "Puede comer afuera todas las veces que quiera. Solamente encuentre un lugar con un buena mesa de ensaladas y está lista." La mayoría de los restaurantes también, le servirán un plato de verduras cocidas al vapor si las pide.

"O pruebe un restaurante chino. Allí puede comer comida tras comida y ni siquiera pensar en extrañar la carne", agrega la doctora Mangels.

VITAMINAS Y MINERALES

Las necesidades básicas de la vida

Sin fallar, usted come tres comidas completas al día. Empieza con el desayuno; tal vez usted se comerá unos huevos con chorizo y pan o una tortilla, después un almuerzo completo, y además una merienda por la tarde. Luego viene la cena: puede ser un bistec fino, arroz con gandules, tamales, carne de puerco, o algo no típico, como una pizza o hamburguesas de McDonald's. Lo cierto es que su dieta lleva todos los nutrientes necesarios, ¿no? No. Aunque usted coma esas tres comidas completas de carnes y vegetales y también meriendas o bocadillos, a su cuerpo le hacen falta complementos nutritivos, materiales esenciales para mantenerla joven y saludable, y vital.

Esos materiales esenciales son las vitaminas y los minerales, las herramientas que su cuerpo debe tener para satisfacer sus demandas diarias de trabajo y actividad. Esas maravillas microscópicas rejuvenecen y dan energía a sus células y hacen posible cada uno de los procesos del cuerpo.

Cuando están presentes, todo funciona como sobre ruedas. Pero cuando no lo están prepárese para un aterrizaje forzoso. Llevadas al extremo, las deficiencias en vitaminas y minerales pueden conducir a enfermedades desagradables como el escorbuto, la pelagra y el raquitismo —enfermedades temidas que causan los dientes flojos y las encías sangrantes, los huesos débiles y quebradizos, la piel y el cabello poco saludable e incluso la muerte.

Afortunadamente, las mujeres que viven en los Estados Unidos tienen una dieta lo suficientemente nutritivo como para mantener a esas enfermedades a

(continúa en la página 592)

589

LAS 13 VITAMINAS ESENCIALES

Aquí hay una tabla de requerimientos de vitaminas para las mujeres de 25 a 50 años de edad.

Vitamina	Consumo diario
Vitamina A	800 mcg. RE o 4.000 UI (1.300 mcg. RE o 6.500 UI si está embarazada o amamantando)
Vitaminas B	
Thiamin	1,1 mg. (1,5 mg. si está embarazada; 1,6 mg. si está amamantando)
Riboflabina	1,3 mg. (1,6 mg. si está embarazada; 1,8 mg. si está amamantando)
Niacina	15 mg. (17 mg. si está embarazada; 20 mg. si está amamantando)
Vitamina B_6	1,6 mg. (2,2 mg. si está embarazada; 2,1 mg. si está amamantando)
Folato	180 mcg. (400 mcg. si está embarazada; 280 mcg. si está amamantando)
Vitamina B_{12}	2 mcg. (2,2 mcg. si está embarazada; 2,6 mcg. si está amamantando)
Biotina	30 a 100 mcg.*
Ácido pantoténico	4 a 7 mg.*
Vitamina C	60 mg. (70 mg. si está embarazada; 95 mg. si está amamantando)
Vitamina D	200 UI o 5 mcg. (10 mcg. si está embarazada o amamantando)
Vitamina E	12 UI o 8 mg. alfa-TE (15 UI o 10 mg. alfa-TE si está embarazada; 18 UI o 12 mg. alfa-TE si está amamantando)
Vitamina K	65 mcg.

NOTA: Los valores diarios de consumo son las Asignaciones Dietéticas Recomendadas (RDAs, por sus siglas en inglés) a menos que se indique de otra manera.
*Valor es el consumo diario estimado como seguro y adecuado. No hay RDA para esta vitamina.

Beneficio rejuvenecedor	Fuentes alimenticias
Necesaria para la visión normal en luz tenue; mantiene la estructura normal y las funciones de las membranas mucosas; ayuda al crecimiento de los huesos, los dientes y la piel	Frutas y verduras amarillas-anaranjadas; verduras frondosas verde oscuro; leche fortificada; huevos
Metabolismo de carbohidratos; mantiene saludable al sistema nervioso	Carne de puerco; productos de grano integral y enriquecido; frijoles (habichuelas); nueces
Metabolismo de grasa, proteínas y carbohidratos; piel saludable	Productos lácteos; productos de grano integral y enriquecido
Metabolismo de grasa, proteínas y carbohidratos; función del sistema nervioso; necesario para el uso de oxígeno por las células	Carnes; aves; leche; huevos; productos de grano integral y enriquecido
Metabolismo de proteínas; necesario para el crecimiento normal	Carnes; aves; pescado; frijoles; granos; verduras frondosas verde oscuro
Desarrollo de los glóbulos rojos; crecimiento y reparación de los tejidos	Verduras frondosas verdes; naranjas; frijoles
Necesaria para el crecimiento de los tejidos, los glóbulos rojos, el sistema nervioso y la piel nuevos	Carne; aves; pescado; productos lácteos
Metabolismo de grasa, proteínas y carbohidratos	Se encuentra en cantidades pequeñas en muchos alimentos
Metabolismo de grasa, proteínas y carbohidratos	Productos de grano integral y enriquecido; verduras; carnes
Forma el colágeno; conserva las encías, los dientes y los vasos sanguíneos saludables	Frutas cítricas; pimientos; repollo; fresas; tomates
Absorción de calcio; crecimiento de los huesos y dientes	Luz del sol; leche fortificada; huevos; pescado
Protege a las células del daño	Aceites vegetales; verduras frondosas verdes; germen de trigo; productos de grano integral
Coagulación de la sangre	Repollo; verduras frondosas verdes

raya —en parte debido al hecho de que muchos de los alimentos que comemos, como los cereales, los panes y la leche, están fortificados con vitaminas y minerales. Pero aún es posible que usted no esté obteniendo todas las vitaminas que necesita especialmente si, como muchas mujeres, está tratando de perder unas cuantas libras o está demasiado ocupada y apenas puede comer algo a la carrera.

"A medida que envejecemos, nuestros requerimientos de ciertas vitaminas y minerales en realidad aumentan", dice Jeffrey Blumberg, Ph.D., director asociado del Centro de Investigación de la Nutrición Humana sobre el Envejecimiento del Departamento de Agricultura de los Estados Unidos, en la Universidad de Tufts, en Boston. "En general tendemos a comer menos alimentos en una base diaria. Así que si a su dieta ya le está faltando algo de ciertos nutrientes, al envejecer, existe la posibilidad de que esa deficiencia aumente, y de alguna manera su cuerpo pagará el precio por esto."

Los niveles bajos de vitaminas y minerales pueden conducir a una mayor susceptibilidad a la infección, a una curación más lenta, una capacidad mental disminuida y fatiga crónica, dicen los especialistas en nutrición. La conclusión es obvia: para verse, sentirse y desempeñarse en su nivel óptimo, usted no puede hacer que el escatimar sus vitaminas y minerales se transforme en un hábito.

Las vitaminas son vitales

Dentro de nuestros cuerpos, se llevan a cabo cientos de reacciones bioquímicas las 24 horas del día. Y al igual que las reacciones químicas en un laboratorio, estas reacciones químicas internas necesitan de catalizadores para facilitarlas y regularlas. Las vitaminas son compuestos químicos orgánicos que actúan como catalizadores. Cada una tiene su función específica —desde ayudar al crecimiento de los huesos y mantener saludable a la piel, hasta ayudar a las células en el procesamiento de la energía. Al carecer de sólo una vitamina, se puede poner en peligro cualquiera de las funciones vitales que dependan de esa vitamina.

Los especialistas en nutrición dividen las 13 vitaminas esenciales en dos grupos basándose en su conducta dentro del cuerpo. Vitaminas solubles en agua —vitamina C y las ocho vitaminas B (tiamina, riboflavina, niacina, B_6, ácido pantoténico, B_{12}, biotina y folato)— son compuestos de vida corta y actuación rápida que se almacenan en las partes acuosas de las células del cuerpo. Pero no por mucho tiempo. El cuerpo pone a estas vitaminas rápidamente a trabajar asistiendo a las células en las reacciones químicas y en el procesamiento de energía, y por lo general excretan cualquier exceso.

Las vitaminas solubles en grasa —A, D, E y K— se encuentran en las partes grasosas de las células y regulan una amplia variedad de procesos metabólicos. Estas tienden a ser almacenadas a largo plazo y el cuerpo las extrae a medida que las necesita.

Aunque muchos estudios reconocen al consumo de las vitaminas como un factor para disminuir el riesgo de las enfermedades crónicas, se han seleccionado a varias vitaminas por su capacidad para hacer más lenta o aun prevenir la aparición de las enfermedades relacionadas con la edad, como la enfermedad del corazón y el cáncer, y potencialmente hacer más lento el proceso mismo del envejecimiento. Estas vitaminas, C y E y betacaroteno (una substancia que el cuerpo convierte en vitamina A), se conocen como antioxidantes por su capacidad para neutralizar las partículas destructivas derivadas del oxígeno, las que se cree que inician muchos de los procesos de las enfermedades.

Los minerales son esenciales

Venimos originalmente de la tierra, y de la tierra extraemos una variedad de nutrientes para mantenernos en buenas condiciones de funcionamiento.

Al igual que las vitaminas, los minerales ayudan a mantener al cuerpo funcionando. Pero a diferencia de las vitaminas, estos son inorgánicos y el cuerpo no los metaboliza. En lugar de eso, actúan más como cubos de construcción, proveyendo estructura a los huesos y dientes, sirviendo como componentes importantes de la sangre, la piel y los tejidos y manteniendo equilibrados a los fluidos de nuestro cuerpo.

Hay dos categorías de minerales. Los minerales mayores —calcio, cloruro, magnesio, fósforo, potasio y sodio— se encuentran en cantidades grandes en el cuerpo y abundan en las fuentes alimenticias. Nosotras necesitamos grandes cantidades de estos minerales.

Los microminerales —cromo, cobre, fluoruro, yodo, hierro, manganeso, molibdeno, selenio y cinc— se encuentran en una cantidad mucho más pequeña en nuestros cuerpos y en nuestros alimentos y por ello, nuestra necesidad de ellos es más baja.

Algunos minerales se almacenan en el cuerpo, en reserva para reponer aquellos que perdemos a través de la orina y el sudor. Si no reponemos nuestras provisiones de minerales tan pronto como se reducen, corremos el riesgo de desarrollar tales enfermedades como la anemia por deficiencia de hierro y la osteoporosis, dos problemas serios de salud que afectan a millones de mujeres.

Las necesidades nutritivas de la mujer

Obtener las cantidades correctas de estos nutrientes esenciales requiere de planificación, y para facilitar la tarea, la Junta de Alimento y Nutrición del Consejo Nacional de Investigación estableció guías para el consumo de vitaminas y minerales. Se conocen con el nombre de Asignaciones Dietéticas Recomendadas (o *RDAs*, por sus siglas en inglés).

Las RDAs son la cantidad de nutrientes considerados como adecuados para la típica persona saludable. "Debido a que los niveles exceden las necesidades reales de la mayoría de las personas usted puede estar por debajo de las RDAs para un nutriente pero estar aún bien por encima del nivel de deficiencia", dice Paul R. Thomas, R.D., Ed.D, científico parte del personal con la Junta de

(continúa en la página 596)

LOS 15 MINERALES ESENCIALES

Aquí hay una tabla útil acerca de requerimientos de minerales importantes y microminerales para las mujeres de 25 a 50 años de edad.

Mineral	Consumo diario
Calcio	800 mg. (1.200 mg. si está embarazada o amamantando)
Cinc	12 mg. (15 mg. si está embarazada; 19 mg. si está amamantando)
Cloruro	750 mg.*
Cobre	1,5 a 3,0 mg.†
Cromo	50 a 200 mcg.†
Fluoruro	1,5 a 4,0 mg.†
Fósforo	800 mg. (1.200 mg. si está embarazada o amamantando)
Hierro	15 mg. (30 mg. si está embarazada; 15 mg. si está amamantando)
Magnesio	280 mg. (300 mg. si está embarazada; 355 mg. si está amamantando)
Manganeso	2,0 a 5,0 mg.†
Molibdeno	75 a 250 mcg.†
Potasio	2,000 mg.*
Selenio	55 mcg. (65 mcg. si está embarazada; 75 mcg. si está amamantando)
Sodio	500 mg.*
Yodo	150 mcg. (175 mcg. si está embarazada; 200 mcg. si está amamantando)

NOTA: Los valores diarios de consumo son las Asignaciones Dietéticas Recomendadas (RDAs, por sus siglas en inglés) a menos que se indique de otra manera.

Beneficio rejuvenecedor	Fuentes alimenticias
Huesos y dientes fuertes; función de los músculos y nervios; coagulación de la sangre	Productos lácteos; verduras frondosas verdes; sardinas con espinas; tofu
Curación de las heridas; crecimiento; apetito	Mariscos; carnes; nueces; legumbres
Ayuda a la digestión; funciona con sodio para mantener el equilibrio de los fluidos	Alimentos con sal
Formación de las células sanguíneas y el tejido conectivo	Granos; legumbres; mariscos
Metabolismo de carbohidratos	Verduras; granos integrales; levadura de cerveza
Refuerza el esmalte de los dientes	Agua fluorizada; pescado; té
Metabolismo de energía; se junta con el calcio para huesos y dientes más fuertes	Carne; aves; pescado; leche; frijoles
Lleva el oxígeno en la sangre; metabolismo de energía	Carne roja; pescado; aves; granos integrales; verduras frondosas verde oscuro; legumbres
Ayuda en el funcionamiento de los nervios y músculos; huesos fuertes	Frijoles (habichuelas); nueces; cocoa; granos; verduras verdes
Formación de los huesos y el tejido conectivo; metabolismo de grasa y carbohidratos	Espinaca; nueces; calabaza; té; legumbres
Metabolismo de nitrógeno	Granos y verduras sin procesar
Controla el equilibrio de los ácidos en el cuerpo; funciona con el sodio para mantener el equilibrio de los fluidos	Verduras; frutas; carnes; leche
Ayuda a la vitamina E a proteger las células y el tejido del cuerpo	Granos; carne; pescado; aves
Equilibrio de los fluidos; función del sistema nervioso	Sal; alimentos procesados; salsa de soja; condimentos
Mantiene el funcionamiento adecuado de la tiroides	Leche; granos; sal yodada

*Valor es el requerimiento mínimo estimado. No hay RDA para este mineral.
†Valor es el consumo diario estimado como seguro y adecuado. No hay RDA para este mineral.

Alimento y Nutrición de la Academia Nacional de Ciencias en Washington, D.C. "Generalmente caer por debajo de las RDAs no es peligroso, pero si su consumo es rutinariamente de 20 a 30 por ciento por debajo de las RDAs, con el tiempo se pueden desarrollar problemas de deficiencia."

Eso está muy bien para las mujeres que quieren evitar la anemia. ¿Pero y qué si usted quiere una salud superior? "Una cantidad de pruebas crecientes indican un vínculo directo entre la longevidad en aumento y la salud mejorada en general cuando ciertos consumos de vitaminas y minerales exceden las RDAs", dice el doctor Blumberg. "Esto sugiere que quizás las RDAs son inadecuadas para las necesidades cambiantes del adulto a medida que envejece."

Pero aun todo en exceso puede ser malo. "Las vitaminas y los minerales tomados en dosis extremadamente altas pueden ser tóxicos", advierte Diane Grabowski, R.D., educadora en nutrición en el Centro Pritikin de Longevidad, en Santa Mónica, California. "Pueden interferir con el funcionamiento de los órganos vitales como el corazón, el hígado o los riñones. O pueden producir cualquier cantidad de efectos secundarios inofensivos pero molestos como la acidez, la náusea o la urinación frecuente."

Hay una investigación en proceso para determinar los niveles exactos de cada vitamina y mineral necesarios para una salud óptima. Hasta que no se llegue a tales resultados, los médicos dicen que su meta debería ser alcanzar por lo menos el 100 por ciento de las RDAs para cada mineral y vitamina esenciales, especialmente si usted lleva una vida activa.

Los alimentos: nuestra mejor fuente

Actualmente, con la gama disponible de alimentos frescos y saludables, la mayoría de las mujeres no deberían tener ninguna dificultad para llegar al 100 por ciento de sus RDAs. "Una dieta bien balanceada que consista de una variedad de alimentos ricos en nutrientes fácilmente proporcionará todas las vitaminas y minerales que usted necesita, probablemente hasta más", dice Grabowski.

Aquí hay algunos consejos para obtener el contenido máximo de las vitaminas y los minerales de los alimentos que usted come, y por la mínima cantidad de calorías.

Vaya a lo básico. "Concéntrese en comer de los cinco grupos básicos de alimentos: frutas, verduras, carnes magras y legumbres, granos y cereales, y productos lácteos bajos en grasa o sin grasa", dice Grabowski. "Si usted come mucha comida basura o bocadillos (meriendas o *snacks*) que son inferiores nutritivamente, solamente le está dando a su cuerpo calorías vacías carentes de vitaminas y minerales."

Enfóquese en las frutas y las verduras. "Usted debería comer un mínimo de cinco porciones abundantes de frutas y verduras todos los días", dice Grabowski. "En la mayoría de los casos, mientras más oscuros y más vibrantes son los colores de las frutas y verduras mayor es su contenido de vitaminas y minerales." Dele color a su dieta con los favoritos de siempre tales como el cantaloup, las naranjas, los melocotones (duraznos), los tomates, la espinaca, los camotes (batatas dulces, *yams*) y las zanahorias. También pregúntele a su verdulero acerca de algunas de las frutas y verduras más exóticas para tener variedad. La mayoría de las frutas tropicales son ricas en vitaminas.

Cómaselas crudas o apenas cocidas. Al cocer los alimentos se les extraen o se destruyen muchas de las vitaminas y minerales, así que siempre que pueda, trate de comer las frutas, las verduras y los granos en su estado natural crudo o sin procesar o cocidos al mínimo.

Absténgase de hervirlas. Hervir tiende a extraer más vitaminas y minerales de los alimentos que otros métodos para cocinar, dice Grabowski. "Mientras menos tiempo se pasen en el horno, en la estufa o rodeados de agua caliente mejor." Ella recomienda cocinar al vapor o con el horno de microondas.

Atrape a los nutrientes. La exposición al aire puede robar las vitaminas y minerales del alimento. Lo mismo puede hacer la luz del sol cuando penetra en las botellas de vidrio o las envolturas de celofán. Grabowski recomienda usar envases herméticos y opacos. Para almacenar alimentos o jugos por largo tiempo, pruebe congelarlos. Esto conserva intactos a los nutrientes por un tiempo prolongado.

Cuídese de los medicamentos. Ciertas drogas y medicamentos sin receta pueden interferir con los depósitos de vitaminas y minerales en el cuerpo. La aspirina, los laxantes, los diuréticos, los antibióticos, los antidepresivos y los antiácidos pueden acelerar la excreción de algunas vitaminas y minerales o impedir su absorción. Si usted está tomando cualquier de estos medicamentos, consulte con su médico antes de dejarlos o probar con alternativas.

La verdad acerca de los suplementos

Si usted cree que se está quedando corta con sus RDAs, busque a un profesional en salud o nutrición quien pueda evaluar su dieta y decirle cuáles son los nutrientes que más puede necesitar. Pero no espere que los suplementos compensen completamente sus malos hábitos de comer; no será así. Si usted prueba los suplementos, el tomar niveles que excedan las RDAs debería hacerse sólo bajo la consulta de un médico.

Aquí hay algunas guías para seleccionar y usar los suplementos.

Vaya por las multi. Un suplemento seguro y benéfico sería el tipo de multivitaminas con minerales para tomar una diaria, dice Grabowski. Un suplemento así debería contener una mezcla de todos o la mayoría de las vitaminas y los minerales esenciales y contener el 100 por ciento de las RDAs en cada uno.

Cuidado con los suplementos individuales. En la mayoría de los casos, usted probablemente no necesita dosis adicionales de vitaminas y minerales específicos si ya está tomando una multivitamina y comiendo correctamente.

Las excepciones podrían ser si se encuentra bajo tratamiento médico por una deficiencia o si está buscando protección antioxidante al tomar vitaminas C, E y betacaroteno adicionales. De otra manera, evite los suplementos individuales, especialmente la vitamina A, la vitamina D y el hierro, dice el doctor Thomas. Estos nutrientes son tóxicos en dosis altas y pueden resultar en efectos secundarios tales como el vómito, la pérdida de cabello, las anormalidades en los huesos, la anemia, el daño cardiovascular, y las insuficiencias del hígado y renal.

Consuma bastante calcio. El calcio es vital para la fuerza de los huesos y para evitar la osteoporosis —la enfermedad del desgaste de los huesos que se les acerca sigilosamente a muchas mujeres después de la menopausia. Sin embargo, muchos estudios muestran que la mayoría de las mujeres no consumen lo suficiente —los 800 miligramos al día recomendados antes de la menopausia y los 1.000 miligramos al día de ahí en adelante. Esa es la razón por la cual el suplemento de calcio se le recomienda a las mujeres como una protección adicional contra la pérdida de los huesos.

Los suplementos de calcio de más fácil absorción son aquellos hechos con citrato de calcio, dice la doctora Margo Denke, profesora asistente de medicina en el Centro Médico de la Universidad de Texas Sudoeste, en el Centro de Dallas para la Nutrición Humana y miembro del comité de nutrición de la Asociación del Corazón de los Estados Unidos. Estos se absorben más fácilmente por el cuerpo que los suplementos hechos con carbonato de calcio, dice ella. El citrato de calcio se puede encontrar en algunos suplementos sin receta o en los jugos de naranja fortificados con calcio. Sólo revise las etiquetas.

Pero usted tal vez prefiere obtener su calcio de las pastillas antiácidas baratas sin receta hechas de carbonato de calcio. Es mejor tomarlas con las comidas, dice el doctor Clifford Rosen, director del Centro Maine para Investigación y Educación de la Osteoporosis, en Bangor. El ácido producido por su cuerpo cuando usted come descompone el carbonato de calcio y permite su absorción, dice él.

Algunas marcas de antiácidos como *Gelusil*, *Maalox* y *Mylanta*, no se recomiendan para usarse como suplementos regulares debido a que también contienen aluminio. Sus mejores opciones son *Tums* o *Rolaids*, ambos sin aluminio.

Pruebe los genéricos. Las marcas genéricas y las de las tiendas típicamente son comparables en calidad a las marcas reconocidas, dice el doctor Thomas. De hecho, los genéricos a veces están hechos por los mismos fabricantes de las marcas más conocidas pero cuestan bastante menos. Su farmacéutico debería poder decirle si un genérico vale la pena.

Olvídese de los "super suplementos". Usted puede ver "*high potency*" (alta potencia) o "*extra strength*" (fuerza extra) en las etiquetas. Estos productos por lo regular contienen niveles de vitaminas y minerales que exceden por mucho las RDA y pueden ser peligrosos, dice el doctor Thomas. O usted puede terminar simplemente por excretar el exceso en cuyo caso está desperdiciando su dinero.

Dígale no a las artimañas. Las frases tales como *"antistress formula"* (fórmula antiestrés) son falaces, dice el doctor Thomas, y aunque *"time-released"* (liberadas con el tiempo) y *"effervescent"* (efervescente) son descripciones legítimas, en algunos suplementos estas cualidades pueden no ser importantes. Por ejemplo, efervescente en el calcio puede ser útil pero no se necesita en la vitamina C. Verifique con su médico o profesional en nutrición.

Acuérdese que una vitamina es una vitamina. También ignore los argumentos acerca de los ingredientes naturales u orgánicos, dice el doctor Thomas. No hay una definición estándar de *natural*. De hecho algunos suplementos "naturales", pueden contener principalmente nutrientes sintéticos.

Evite las dosis múltiples. Si la etiqueta le dice que tome más de una diaria, verifique la cantidad total para ver cómo se compara con las RDAs. Si las excede demasiado, puede ser una estratagema para hacerle gastar a usted más dinero, dice el doctor Thomas.

Tráguelas con las comidas. Como regla general, los suplementos serán absorbidos por el cuerpo más eficientemente si se toman durante una comida en vez de con el estómago vacío, dice el doctor Thomas. También se descompondrán mejor si se toman con agua o alguna otra bebida.

Verifique la fecha de expiración. Cuando compre los suplementos, asegúrese de que la fecha de expiración esté en la etiqueta. Si la fecha ya pasó o está muy cercana, encuentre una botella con una vida más larga en el estante.

Guárdelos en un lugar fresco y seco. La luz, el calor y la humedad pueden quitarle potencia a los suplementos. Debido a esto, probablemente el mejor lugar para guardar sus suplementos es un gabinete en la cocina, lejos del calor de la estufa, en lugar de sobre el alféizar de la ventana o el botiquín de medicinas en el baño. Otro buen lugar para guardarlos es el refrigerador. Trate de usar un envase no transparente. Y siempre cierre la tapa apretadamente.

YOGA

Encuentre paz en el caos

Usted busca un oasis, un lugar tranquilo donde se pueda restablecer después de un día de plazos imposibles, personas imposibles y sueños imposibles.

Para muchas mujeres la respuesta es yoga. Si usted busca algo que la dejará sintiéndose relajada, ágil, con confianza en usted misma y más juvenil, el yoga podría ser lo ideal para usted también.

"Son tantas las cosas que usted hace en la vida las cuales usan energía", dice Alice Christensen, fundadora y directora ejecutiva de la Asociación de yoga de los Estados Unidos, en Sarasota, Florida. "Pero el yoga proporciona una constante fuente de energía. Cuando usted practica yoga, realmente tiene más vitalidad y vigor. De esa manera, yo realmente creo que la puede ayudar a sentirse más joven."

Salud nueva derivada de un arte antiguo

El yoga existe desde hace miles de años. Traducido literalmente significa "unión". Quienes abogan por el yoga creen que la mente, el espíritu y el cuerpo son inseparables. Asimismo, creen que los ejercicios llamados *asanas*, o poses, pueden ayudar en la flexibilidad, el relajamiento, la fuerza creciente y la paz interior.

Aunque hay tantas como ocho ramas diferentes de yoga, la mayoría de las mujeres occidentales se enfocan en el *hatha yoga*. Este yoga destaca el relajamiento a través de asanas y técnicas de respiración y a menudo se enseña en clases en sus *YMCA*s (Asociaciones Cristianas para Hombres Jóvenes) o *YWCA*s (Asociaciones Cristianas para Mujeres Jóvenes) locales, o en clubes de gimnasia.

El hatha yoga no es un ejercicio aeróbico. Sin embargo, los estudios muestran que puede ayudarle a calmar su cuerpo y mente de muchas maneras.

Los beneficios más obvios parece que se logran al reducir el estrés y mejorar el estado de ánimo. Un estudio a 170 estudiantes universitarios mostró que aquellos que toman clases de yoga para principiantes, después de la clase tenían de menos tensión, depresión, ira, fatiga y confusión que antes. Los sentimientos reportados por los estudiantes fueron similares a los de otros que habían comenzado actividades más extenuantes como nadar. Según el estudio, los estudiantes empezaron a notar una reducción del estrés después de tomar su primera clase.

Las técnicas de respiración del yoga también pueden ayudar a las personas con asma. Un estudio británico a 18 pacientes mostró que la respiración del yoga podía reducir los síntomas del asma, aunque no eliminarlos. Algunos médicos ahora recetan yoga como parte de la terapia para ayudar a sus pacientes asmáticos a lograr mayor autocontrol sobre sus dificultades respiratorias.

Christensen dice que el yoga puede ser tremendamente útil para las personas con dolor de espalda, siempre y cuando sigan los principios del yoga de estirarse lentamente y sólo tanto como el cuerpo quiere. Y ella dice que también puede ayudar a las personas con artritis. Aunque hay pocos estudios que vinculan el yoga con la artritis, Christensen dice que muchos de sus estudiantes, con la artritis común relacionada con el envejecimiento, reportan sentirse más flexibles y con menos dolor después de comenzar una clase de yoga. Christensen advierte, no obstante, que las personas con artritis reumatoide del tipo que inutiliza los huesos no deberían intentar los ejercicios de yoga cuando sus articulaciones están inflamadas y doloridas.

Además de las ventajas físicas del yoga, hay un aspecto meditativo difícil de medir con un estetoscopio. "El yoga hace callar la plática continua en su mente", dice Christensen. "Usted se enfrenta constantemente con los pensamientos dispersos, las voces de otras personas, las emociones, los deseos. Y después de un tiempo ya ni siquiera los nota."

El yoga puede despejar eso de su mente. "Le ayuda a mejorar su concentración y le permite hacerse más observadora de sus pensamientos, sentimientos y reacciones", dice Christensen. "Una buena parte del tiempo andamos por el mundo como la bola de acero en un flípper, rebotando de una cosa a la otra. La meditación yoga aumenta la conciencia de las cosas para que usted pueda tomar decisiones más conscientes en su vida."

Cómo empezar a practicar yoga

Suena bien, ¿no cree? Aquí hay algunos consejos para ayudarla a cosechar los considerables beneficios del yoga.

Respire profundamente. El yoga comienza con respirar, algo en lo que rara vez pensamos. La mayoría de nosotras aspiramos desde nuestro pecho respirando rápida y poco profundamente. Los practicantes de yoga, sin embargo, respiran desde sus diafragmas, el músculo grande en forma de domo que se arquea a través de la base de los pulmones. Cuando una persona aspira profundamente, el diafragma se expande, permitiendo más aire en los lóbulos inferiores de los pulmones.

Para comenzar, siéntese cómodamente en el piso, apoyando sus caderas en un cojín firme. O se puede sentar en la orilla de una silla. Coloque las manos en su barriga, un poco más abajo del ombligo. Esta es el área, no su pecho, que

Venza el estrés con el escáner

Ay, ¡qué día! Todo desde se levantó esta mañana le ha ido mal. Ahora usted tiene un dolor de cabeza por la tensión, el cuello que palpita y los dolores punzantes en la espalda y los hombros.

Pero tranquila, no está todo perdido. Un método de meditación efectivo para hacerse cargo del dolor es un ejercicio tipo yoga llamado el escáner del cuerpo. Puede ayudarla a concentrarse en esos dolores y hacer que lentamente desaparezcan de su cuerpo. Enseñado a las pacientes del Centro Médico de la Universidad de Massachusetts, el escáner del cuerpo es una manera excelente de identificar y aliviar los puntos de su propio estrés.

Aquí está cómo hacerlo.

Recuéstese boca arriba, cierre los ojos y simplemente respire. Después de unos cuantos minutos empiece a concentrarse en los dedos de su pie izquierdo. Note las sensaciones: ¿están calientes, fríos, cansados o acalambrados? Después de un minuto o algo así imagine soltar el peso de sus dedos, sintiendo que se derriten en el piso.

Ahora concéntrese en su pierna izquierda, al practicar la misma rutina con su pie, tobillo, pantorrilla, rodilla, muslo y cadera. Luego haga lo mismo con su pierna derecha. Muévase hacia arriba por su torso haciendo una pausa en la pelvis, la parte baja de la espalda, la barriga, la parte de arriba de la espalda, el pecho y los hombros. En sus brazos, muévase hacia los dedos de ambas manos, el dorso de las manos, las palmas, las muñecas, los antebrazos, los codos, la parte de arriba de los brazos y los hombros. Finalmente, muévase hacia el cuello, luego a su cabeza, prestando atención en su mentón, boca, nariz, ojos y cejas, frente, orejas y cuero cabelludo.

La Asociación de Yoga de los Estados Unidos, en Sarasota, Florida recomienda un ejercicio parecido de relajamiento completo, ejercicio que se introduce justo antes de la meditación, aunque cuyo plan va desde la cabeza hacia abajo y después hacia arriba de la parte de atrás del cuerpo.

"El beneficio sutil de practicar este tipo de ejercicio es que usted se volverá más consciente de su cuerpo en una base diaria", dice Alice Christensen, fundadora y directora ejecutiva de la Asociación de Yoga de los Estados Unidos. "Entonces, aun cuando usted esté sentada en su escritorio en el trabajo, notará '¡Ah!, mi estómago está tenso' o 'estoy apretando los dientes.' "

"El simple acto de tomar conciencia del área tensa la ayudará a aflojar la tensión."

debería expandirse cuando usted inhala. Recuerde siempre respirar hacia afuera y hacia adentro por la nariz. Cuando inhale, sienta como sus manos se elevan. Cuando exhala, contraiga su barriga. Respire suave y regularmente. Después de unas cuantas respiraciones, coloque sus manos en las piernas y continúe respirando con los ojos cerrados, concentrándose en el sonido de su respiración.

Idealmente, usted siempre debería respirar desde su diafragma todo el tiempo —en el trabajo, en la casa, en el carro, donde sea. Christensen dice que esto la ayuda a tener más oxígeno en su sistema, haciéndola más alerta. También se encontrará respirando a un paso más relajado de aproximadamente 10 a 14 veces por minuto en lugar de las típicas 16 a 18 veces. Recuerde, siempre respire por la nariz.

Encuentre una buena clase. Muchos lugares ofrecen clases de yoga, pero no todas las clases son iguales. Christensen sugiere buscar una instructora que practique yoga diariamente y quien ve a su propia instructora de yoga regularmente. Pídale recomendaciones a la instructora. Tome una clase de prueba antes de invertir un tiempo prolongado o dinero. Y si usted tiene problemas específicos, como problemas de la espalda o artritis, asegúrese de encontrar una instructora que individualice la instrucción para usted.

Establezca su propio paso. El yoga no es una competencia. No se supone que usted deba estirarse más, meditar más o respirar más que sus amigas o las otras personas en la clase que practican yoga.

"Por lo menos, usted debe saber que no debería competir", dice Martin Pierce, director del Programa Pierce, un estudio de yoga en Atlanta. "Si usted voltea para ver a las demás mientras que piensa que lo debería hacer tan bien como ellas lo hacen, va a crearse más estrés." Dirija su atención hacia adentro, dice Christensen. "Preste atención en sus propias experiencias y logrará los resultados más perdurables."

Póngase a posar. Muchos de los estiramientos del yoga, o asanas, son fáciles para los principiantes, dice Christensen.

Recuerde: no presione a su cuerpo. Estírese lenta y acompasadamente. No rebote. Y haga solamente tanto como su cuerpo le permita. "Ir muy lejos puede lesionarla. Sea amiga de su cuerpo", dice Christensen.

Siempre consulte con su médico antes de empezar a practicar yoga o cualquier programa de ejercicios.

Persevere en esto. Usted puede empezar a sentirse mejor después de una sola sesión de yoga, pero no se quede allí. "Las personas no pueden esperar beneficiarse mucho con el yoga sin comprometerse con éste", dice Jon Kabat-Zinn, Ph.D., director de la Clínica de Reducción de Estrés en el Centro Médico de la Universidad de Massachusetts, en Worcester.

"La práctica de yoga debería ser regular, diariamente si es posible", dice Christensen. "Por lo menos, si usted quiere ver los resultados, requiere tres ejercicios y unos cuantos minutos de respiración y meditación. Esto puede tomarle tan poco como 15 minutos. Si se encuentra con ganas de practicar más, le bastará con una hora al día. Lo importante es disfrutar lo que hace.

(continúa en la página 606)

Yoga para principiantes

Si usted está interesada en intentar el yoga, estas cuatro poses son una buena manera de empezar. Recuerde: vaya a su propio paso y no se estire más allá del punto que le sea cómodo.

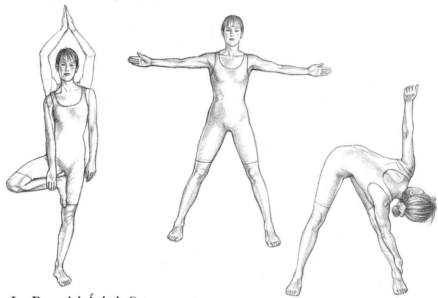

La Pose del Árbol. *Esta es una pose de equilibrio para mejorar el porte, la postura y la concentración. Párese con los pies paralelos. Cambie el peso a su pierna derecha y coloque el talón de su pie izquierdo contra el tobillo derecho. Sosténgase de una pared o silla para apoyo si lo necesita. Levante despacio el pie izquierdo hacia arriba, ayudándose con su mano libre, hasta que el pie alcance la parte interior de su muslo derecho. Coloque los brazos a los lados, entonces levántelos lentamente sobre la cabeza tan rectos como sea posible con las palmas juntas. Relaje su estómago y la respiración. Mire fijamente a un punto para equilibrio. Mantenga la posición por varios segundos o tanto como pueda cómodamente. Luego baje despacio y repita en el lado opuesto.*

El Triángulo que Gira. *Este ejercicio hace más flexibles la espalda, las caderas y las piernas y puede ayudar a aliviar la depresión. Párese con sus pies apuntando hacia adelante y tan separados como pueda pararse cómodamente. Aspire y levante los brazos hacia afuera y hacia los lados, entonces suelte la respiración y gire hacia la izquierda. Agarre la parte exterior de su tobillo izquierdo con la mano derecha, extienda el brazo izquierdo recto hacia arriba con los dedos flexionados ligeramente y mire su pulgar izquierdo. Mantenga la posición por sólo un momento, luego aspire y regrese a estar parada con los brazos extendidos. Exhale y repita con la pierna derecha. Estírese tres veces con cada pierna.*

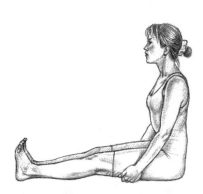

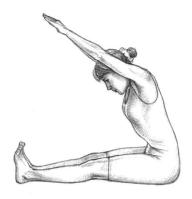

Pose del Sol Sentado. *Este ejercicio hace más flexibles la espalda y las piernas, masajea los órganos internos y mejora la circulación. Siéntese en el piso con las piernas extendidas y los dedos de los pies hacia su cara (arriba). Aspire y levante los brazos a los lados y por encima de la cabeza. Estírese y mire hacia arriba (abajo).*

Luego meta la cabeza, empiece a exhalar y lentamente inclínese hacia adelante tanto como pueda sin esforzarse (arriba). Agárrese bien las piernas hasta donde alcance, flexione los codos y jale suavemente la parte superior de su cuerpo para abajo hacia las piernas (abajo). Use los brazos para jalar, no los músculos de la espalda. Mantenga la posición por unos cuantos segundos. Aspire y alce los brazos otra vez por encima de la cabeza. Entonces exhale y baje sus brazos a los lados. Repita dos veces más.

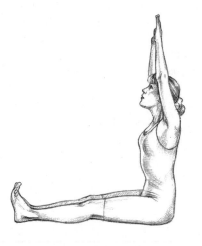

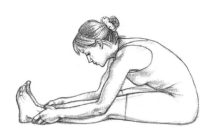

(continúa)

Yoga para principiantes —continuado

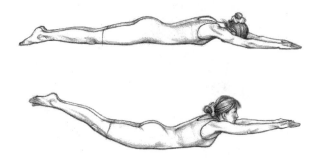

La Pose del Bote. *Este es un ejercicio excelente para forta-lecer la espalda y mejorar la postura. Acuéstese boca abajo con sus brazos extendidos hacia adelante y su frente sobre el piso (arriba). Exhale completamente, luego aspire al levantar las piernas, los brazos y la cabeza todo al mismo tiempo, mirando hacia arriba (abajo). Exhale y baje el cuerpo. Repita dos veces más.*

Siga con sus sesiones de ejercicio. El yoga para principiantes no es un ejercicio aeróbico. Christensen recomienda que usted continúe andando en bicicleta, caminando, corriendo o haciendo alguna otra actividad que le proporcione a su corazón una sesión de ejercicio. "Piense en el yoga como una dimensión agregada a su programa de estar en buena condición física", dice ella. "Nunca es aburrido porque además de ofrecer los beneficios físicos de agilidad, salud y fuerza, agrega significado a su vida."

FUENTES Y CRÉDITOS

"¿Cuánto vivirá usted?" en la página 12 está adaptado del libro *Health Risks* (Riesgos de la salud) por el doctor Elliot J. Howard. Copyright © 1986 por el doctor Elliot J. Howard y Susan A. Roth. Reimpreso con autorización.

"¿Está usted en riesgo de glaucoma?" en la página 72 está adaptado de *How's Your Vision? Family Home Eye Test* (¿Cómo tiene la vista? La prueba casera de vista para la familia) por Prevent Blindness America. Copyright © 1991 por Prevent Blindness America. Reimpreso por autorización.

"¿Se está acumulando el estrés?" en la página 180 esta adaptado de *Is It Worth Dying For?* (¿Vale la pena morir por eso?) por el doctor Robert S. Eliot y Dennis L. Breo. Copyright © 1984 por el doctor Robert S. Eliot y Dennis L. Breo. Utilizado con la autorización de Bantam Books, una división de la casa editorial Bantam Doubleday Dell Publishing Group, Inc.

"¿La está desgastando el trabajo?" en la página 182 es del Instituto del Estrés de los Estados Unidos.

"Una solución a la mano" en página 185 está reimpreso con la autorización del Putnam Berkley Group del libro *The 15-Minute Executive Stress Relief Program* (El programa ejecutivo de 15 minutos para aliviar el estrés) por Greg Herzog y Craig Masback. Copyright © 1992 por Herzog Body Tech, Inc. Reimpreso con el permiso de Greg Herzog y Craig Masback.

"¿Se encuentra usted entre las garras del alcohol?" en la página 290 se adaptó de la *American Journal of Psychiatry*, (La Revista Norteamericana de Siquiatría), volumen 127, N° 12, 1655, junio de 1971. Copyright © 1971 por la Asociación Siquiátrica de los Estados Unidos. Reimpreso con autorización.

La tabla en "¿Después de todo, cuál es su peso saludable?" en la página 345 es del Departamento de Agricultura de los EE.UU. y del Departamento de Salud y Servicios Humanos de los Estados Unidos.

"¿Usted generaliza o detalla?" en la página 426 está reimpreso con la autorización de Rawson Associates, una editorial de la casa editorial Macmillan Publishing Company de *Thinking Better* (Pensar mejor) por David Lewis, Ph.D., y James Greene, M.A. Esta reimpresión está hecha a base de un acuerdo con David Lewis, a cargo de la Joan Daves Agency como agente del autor.

607

Recursos de la Salud

A continuación brindamos una lista de organizaciones que proveen información en español sobre varios temas de la salud, organizado por tema. Algunas dan información por el teléfono, otras mandan folletos gratis en español por la correspondencia si les escriben.

Cáncer

National Cancer Institute
(Instituto Nacional de Cáncer)
Cancer Information Service
31 Center Drive, Room 10A-16
Bethesda, MD 20892
Horas: Lunes a viernes, 9 a.m. hasta 4:30 p.m., EST (hora oficial del este de los EE.UU.)
Provee folletos gratis, recomendaciones para mamografías y otra información general.

YM-E National Breast Cancer Organization,
212 West Van Buren Street, Fifth floor
Chicago, IL 60607
Ofrece folletos gratis en español con información general sobre el cáncer de mama, y también da recomendaciones nacionales para mamografías.

Cuidado Prenatal

National Hispanic Prenatal Care Hotline
(Línea Directa Hispana para el Cuidado Prenatal), 1-800-504-7081
Horas: Lunes a viernes 9 a.m. hasta 6 p.m., EST (hora oficial del este de los EE.UU.)
Representantes contestan preguntas acerca del cuidado prenatal.

Diabetes

American Diabetes Association (Asociación de la Diabetes de los Estados Unidos)
Attn: Customer Service
1660 Duke Street
Alexandria, VA 22314
Ofrece folletos gratis en español sobre la diabetes tipo I y tipo II e información sobre la nutrición.

Drogodependencia
National Clearinghouse for Alcohol and Drug Information
P.O. Box 2345
Rockville, MD 20847-2345
Esta organización provee información general sobre el abuso de drogas y del alcohol.

Envejecimiento
National Institute on Aging Information Center
(El Centro de Información del Instituto Nacional sobre el Envejecimiento)
P.O. Box 8057
Gaithersburg, MD 20898-8057
Envía folletos gratis sobre el proceso del envejecimiento.

Osteoporosis
Osteoporosis and Related Bone Diseases, National Resource Center
(Centro Nacional de Recursos de Osteoporosis y Enfermedades
de los Huesos Relacionadas)
1150 17th Street, NW, Suite 500
Washington, DC 20036-4603
Envía folletos sobre la osteoporosis y otras enfermedades de los huesos.

Salud Cardiovascular (Del Corazón)
American Heart Association
(La Asociación del Corazón de los Estados Unidos)
7272 Greenville Avenue
Dallas, TX 75231-4596
Brinda folletos gratuitos en español sobre nutrición, ejercicio, fumar, derrames cerebrales y ataques al corazón.

Salud Femenina (General)
National Latina Institute for Reproductive Health
(Instituto Nacional Latina para la Salud Reproductora)
1200 New York Avenue NW, Suite 300
Washington, DC 20005
Ofrece información sobre temas generales de la salud femenina y un boletín bilingüe de la salud que se publica cada tres meses.

American College of Obstetricians and Gynecologists Resource Center
(Centro de Recursos del Colegio Norteamericano de Obstetras y Ginecólogos)
P.O. Box 96920
Washington, DC 20090-6920
Provee folletos gratis sobre temas de salud femenina como embarazos y anticonceptivos.

Salud Mental y Emocional

National Mental Health Consumers' Self-Help Clearinghouse
1211 Chestnut Street
Suite 1000
Philadelphia, PA 19107
Provee información sobre trastornos mentales.

Office of Scientific Information, National Institute of Mental Heath
(Oficina de Información Científica, Instituto Nacional de Salud Mental)
5600 Fishers Lane, Room 7C-02, MSC 8030
Bethesda, MD 20832
Envía folletos gratis sobre los siguientes temas: depresión, ataques de pánico, esquizofrenia, y otros trastornos mentales y emocionales.

Temas Generales de Salud

National Coalition of Hispanic Health and Human Services Organizations
(COSSHMO)
1501 Sixteenth Street NW
Washington, DC 20036
Brinda información gratis sobre varios temas de salud, entre ellos VIH/SIDA, cáncer cervical, y cáncer de mama.

Amigas Latinas en Acción Pro-Salud
240 A Elm Street Third Floor
Somerville MA 02144
Ofrece información sobre los anticonceptivos, el SIDA, el uso de condones, nutrición, y temas de salud femenina.

SIDA y VIH

CDC National AIDS Hotline
(Línea Directa Nacional del SIDA del Centro para el Control
de las Enfermedades)
1-800-344-7432
Horas: 8 a.m. hasta 2 a.m. todos los días
Representantes contestan preguntas sobre el SIDA.

American Red Cross, Hispanic HIV/AIDS Education Program
(Programa de Educación sobre VIH/SIDA para los Hispanos)
8111 Gatehouse Road
Falls Church, VA 22042
Provee información sobre la comunicación entre familia sobre el SIDA y el VIH.

ÍNDICE DE TÉRMINOS

Los números de páginas <u>subrayados</u> indican que el texto se ubica dentro de los cuadros. Las referencias presentadas en **negrilla** indican las ilustraciones. Se indican los nombres de los medicamentos debidamente recetados por un médico a través del símbolo "Rx".

A

Abejas, picaduras de, 23
Ablación
    catéter de, 31
    endometrial, 210
Absorciometría radiológica de doble energía (DEXA), 242
Ácaros de polvo, 24, 26
Accesos de calor. *Veáse* Sofocos
Accidentes. *Veáse también* Lesiones
    alcohol y, 295, 438
    caídas, 223
    cinturones de seguridad, 224
    incidencia de, 218-19
    en lugar de trabajo, 219, 223
    cómo reducir su riesgo, 219-22
    de tráfico, 224, 295, 438
Aceites para cocinar, <u>399</u>
    recomendados, 194
Acetominófeno, 365, <u>431</u>
Acidez estomacal, 322-23
Ácido biliar, aglutinadores de, 116
Ácido glicólico, 37
Ácido nicotínico, 115–16, 176
Ácidos alfahidróxidos, 108, 459–60
Ácido tricoloroacético, 37, 228
Actividad sexual
    afectada por
        alcohol, 436
        diabetes, 131
        ejercicio aeróbico, 560–61, 563
        endometriosis, 160
        histerectomía, 211
        humor, 563–64
        menopausia, 85
        pérdida de audición, 268
        problemas con alcohol, 293–94
        las *STD*, 334–36
        sueños eróticos, 564
    beneficios de, 558–59

celibato versus, <u>562</u>
coito, 331–33, 563
comunicación y, 563
control de natalidad y, <u>560</u>
diferencias entre hombres y mujeres, <u>561</u>
dolor de cabeza y, 333–34
antes de dormir, 570
cómo mejorar, 559–65
reservando tiempo para, 331, 563
Acupuntura, 160
ADN, cáncer y, 418
Advanced Pain Relief Corn Cushions del *Dr. Scholl*, 308
Advil, 366, <u>431</u>
Afirmaciones, 390–94, **391**, **392**
Agonistas Gn RH, 157–58
Agua, tomar
    antes de consumir alcohol, 437
    aumentar consumo de, 507–8
    efectos sobre
        acidez estomacal, 323
        deshidratación, 505–7, <u>506</u>
        fatiga, 194
        incontinencia, 302
        pérdida de peso, 350
        venas varicosas, 375
    ejercicio y, 508–9
    estreñimiento, 322, 492
Agudeza mental
    afectada por
        alcohol, 436
        ejercicio aeróbico, 385
    yoga, 601
AIDS. *Veáse* SIDA
Alas de murciélago, ejercicio para, **351**
Alcohol. *Veáse también* Alcohol, problemas del
    alergias, 24
    beneficios de consumo moderado, 434
    cáncer, 293

REM. *Veáse* Movimiento rápido de los ojos
Replens, jalea de marca, 85
Reposición de estrógeno, terapia de. *Veáse*
    Terapia de reposición de estrógeno
Reposición de hormonas, terapia de. *Veáse*
    Terapia de reposición de hormonas
Reproducción, 8. *Veáse también* Embarazo;
    Infertilidad
Resfriado (catarro), 169, 172–73
Resistencia, entrenamiento de, 353–54
Respiración, 187, 601–2
Retin–A (Rx). *Veáse Tretinoin* (Rx)
Retinopatía diabética, 73
RICE, tratamiento de, 222
Risa, 526–27
Ritmo del corazón, 386
Robitussin, 173
Rodillas
    de criada, 51
    dolores en, 51, 53
Rogaine (Rx), 254–55
Rolaids, como suplemento de calcio, 443, 598
Rollo lumbar, 145
Ruido
    estrés y, 183, 187
    pérdida de la audición y, 260–63, 266

S

Sal. *Veáse también* Sodio
    efectos sobre
        diabetes, 134
        presión arterial alta, 166
        síndrome premenstrual, 340
Salud mental, 555
Salvado, 489, 492
    de avena, 114, 489, 492
    insoluble, 489
    soluble, 489
    de trigo, 489
Sarpullido, 22
Sarro en los dientes, 315
Seldane (Rx), 24
Selenio, 34, 504
Senos, cuidado de los
    caída de senos, 466–69
    cirugía cosmética para, 467
    envejecimiento y, 467–68
Sequedad vaginal, 85, 334, 573–74
Serotonina, 236, 238, 517
SIDA
    anticonceptivos y, 560
    combatir, 335

fumar y, 203
neumonía y, 177
sistema inmune y, 500
Siestas, 567
Síndrome de fatiga crónica, 192–93
Síndrome premenstrual (SPM o PMS)
    afectado por, 341
        azúcar, 340
        cafeína, 340
        calcio, 340–41
        ejercicio, 340, 385
        relajamiento, 341, 546
        sal, 340
    comunicación y, 341–42
    concepto de, 337–38
    controversia sobre, 338–39
    diagnósticos de, 342
    incidencia de, 338
    menopausia y, 83
    prevención de, 340–42
    tipos de, 338
Sistema cardiovascular, 4–5, 283
Sistema inmune
    afectado por
        betacaroteno, 502
        cinc, 504
        depresión, 119–20
        dieta, 502–4
        ejercicio aeróbico, 501–2
        envejecimiento, 5, 498
        estrés, 501
        fumar, 501
        grasa dietética, 503
        hierro, 503–4
        humor, 494–95
        magnesio, 504
        pesimismo, 534
        radicales libres, 500
        selenio, 504
        sueño, 501, 568
        vacuna para gripa, 500
        vitaminas, 502–3
    alergias, 22
    elementos de, 499
    herencia y, 500
    cómo mantenerlo fuerte,
        500–2
    SIDA y, 500
Sobrepeso. *Veáse también* Grasa corporal;
    Obesidad
    causado por
        danazol, 157

GUÍA MÉDICA DE REMEDIOS CASEROS

Tapa dura $29.95
739 páginas

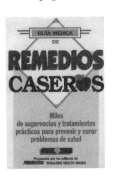

El famoso bestséller, traducido en 6 idiomas y con más de 10 millones de ejemplares vendidos en el mundo entero. Contiene más de 2.000 remedios caseros para 138 malestares y problemas comunes de la salud, todos comprobados por médicos.

LAS HIERBAS QUE CURAN

Tapa dura $29.95
559 páginas

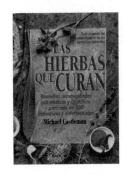

La guía esencial del poder curativo de las medicinas naturales. Aprenda cómo usar las 100 hierbas medicinales más potentes del mundo para tratar a más de 200 malestares y enfermedades. También encontrará instrucciones para la preparación de infusiones, herbarios, decocciones y mucho más.

LOS ALIMENTOS QUE CURAN

Tapa dura $29.95
511 páginas

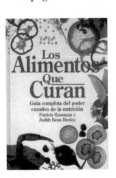

Descubra cuáles comidas pueden contrarrestar y hasta curar 30 enfermedades comunes. Este libro brinda una plétora de recetas ricas y nutritivas más información importante sobre vitaminas y minerales.

GUÍA MÉDICA DE REMEDIOS CASEROS II

Tapa dura $29.95
622 páginas

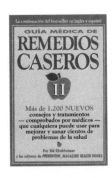

La continuación del bestséller *Guía médica de remedios caseros*, con más de 1.200 NUEVOS consejos para mejorar y tratar cientos de problemas de la salud.

Si le interesa inspeccionar uno de estos libros gratis por 21 días, favor de llamar al 1-800-424-5152.

ENCICLOPEDIA DE LA SALUD Y EL BIENESTAR EMOCIONAL DE LA MUJER

Tapa dura $29.95
639 páginas

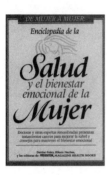

Combina las historias personales y emocionantes de cientos de mujeres con remedios caseros y consejos brindados por doctoras y expertas en la salud. Desde la autoestima hasta las venas varicosas, este libro inspirador abarca todos los temas claves de salud que afectan a la mujer moderna con un toque tanto práctico como personal.

GUÍA COMPLETA DE MEDICAMENTOS Y REMEDIOS NATURALES

Tapa dura $29.95
745 páginas

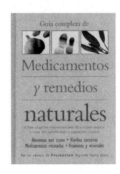

Elija los tratamientos más eficaces para su familia. Contiene más de 2.000 asombrosos secretos curativos de los médicos. Infórmese sobre hierbas, alimentos, vitaminas y medicamentos para conocer sus efectos secundarios y su interacción; además, encuentre las curas para más de 300 enfermedades con el exclusivo localizador de remedios.

EL ABC DE LOS SÍNTOMAS: SUS CAUSAS Y CURAS

Tapa dura $29.95
741 páginas

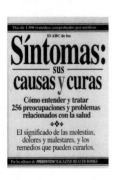

Aprenda fácilmente a interpretar las señales que su cuerpo le envía, y también 1.490 maneras de responder a esas señales ANTES de que necesite un médico. Además, aproveche de los cientos de consejos prácticos para prevenir y curar enfermedades.

VIVIR BIEN CON POCA GRASA

Tapa dura $29.95
502 páginas

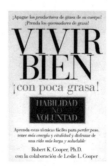

El primer libro en español que explica cómo podemos eliminar la grasa de nuestra dieta y nuestros cuerpos para perder peso y mejorar tanto nuestra salud como la de nuestra familia. Brinda consejos prácticos, ejercicios y 100 recetas deliciosas bajas en grasa en un programa completo y comprobado científicamente.